按摩

健体祛病大全书

李志刚 主编

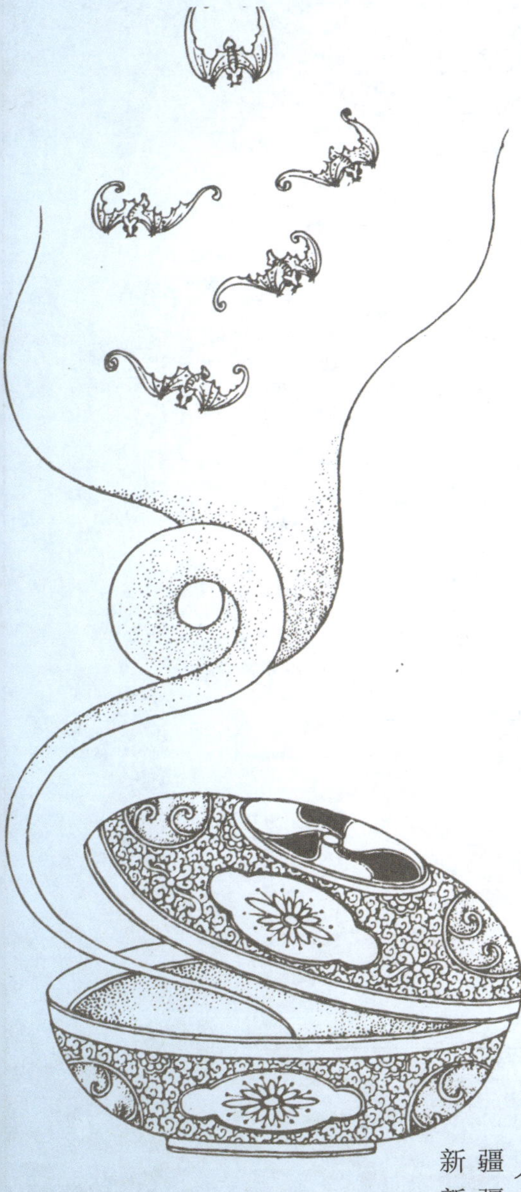

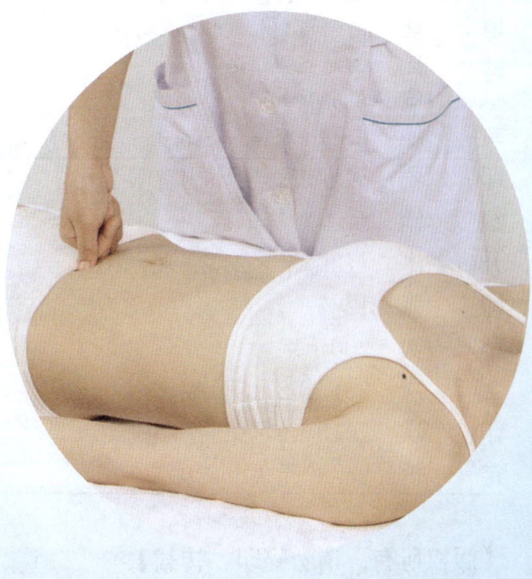

新疆人民出版总社
新疆人民卫生出版社

图书在版编目（CIP）数据

按摩健体祛病大全书/李志刚主编. ——乌鲁木齐：
新疆人民卫生出版社，2015.3
ISBN 978-7-5372-6115-9

Ⅰ.①按… Ⅱ.①李… Ⅲ.①按摩疗法（中医）
Ⅳ.①R244.1

中国版本图书馆CIP数据核字(2015)第048906号

按摩健体祛病大全书
ANMO JIANTI QUBING DAQUAN SHU

出版发行 新疆人民出版總社
新疆人民卫生出版社
策划编辑 江 娜 林辉时
责任编辑 赵笑云
版式设计 谢丹丹
封面设计 曹 莹
地 址 新疆乌鲁木齐市龙泉街196号
电 话 0991-2824446
邮 编 830004
网 址 http://www.xjpsp.com

印 刷 深圳市彩美印刷有限公司
经 销 全国新华书店
开 本 173毫米×243毫米 16开
印 张 12
字 数 200千字
版 次 2015年3月第1版
印 次 2015年3月第1次印刷
定 价 24.80元

前言 Preface

按摩疗法在中国流传了几千年，是我国劳动人民在与疾病长期斗争中逐渐总结、认识和发展起来的自然疗法。早在几千年以前，我们老祖宗就知道当人体的某一部位由于受伤而出血时，用手按压可以止血；当局部由于损伤而隆起时，人们又会很自然地通过按摩、揉动来隆起变小甚至消失，从而缓解肿痛。在长期的认识实践过程当中，按摩疗法逐渐从无意识的偶然动作演变成了为人们所自由运用的系统治疗方法。中国现存最早的医典《黄帝内经》，其中《素问》中有9篇论及按摩，《灵枢》中5篇对按摩进行了论述。至于其他典籍，更是有不少关于按摩的记载。

按摩疗法可以增强免疫力。保健按摩疗法主要是通过对身体局部进行刺激，促进整体的新陈代谢，从而调整人体各部分功能的协调统一，保持机体阴阳相对平衡，以增强机体的自然抗病能力。临床实践证明，按摩具有抗炎、退热、提高免疫力等作用。现代实验证明，按摩治疗后能促进血液中的细胞总数增加，使其吞噬能力提高，血管容积也会出现明显的改变。

按摩疗法可以祛病强身、益寿延年。按摩疗法可以因人而异、辩证施治，通过刺激特定穴位和经络来帮助慢性疾病康复，促进新陈代谢，可有效达到祛病强身、益寿延年的效果。

按摩疗法在经络保健养生中是非常有效的一种，包括经穴点穴疗法和全身按摩。它运用按摩的各种手法、其中以搓擦为主，配合揉、按、点、捏等各种手法，从上往下或从内往外地进行按摩，直接循经于经络，作用于皮肤、末梢神经、血管和肌肉等，促进血液循环和新陈代谢，对内脏起保健作用，同时还可以治疗一些慢性疾病，放松肌肉，消除疲劳，恢复人体机能。按摩疗法不仅效果显著，同时还具有方便易行，随时灵活应用的特点。

本书分为经络按摩基础课、按摩养生、按摩治病三大部分。从经络到按摩，从养生到治病，详细讲述了按摩相应的穴位以达到不同的养生治病效果。本书通俗易懂、严谨科学，并采用了图文并茂的形式，清晰地将每个穴位展现给读者，以方便大家取穴按摩，为您和您家人的健康保驾护航。

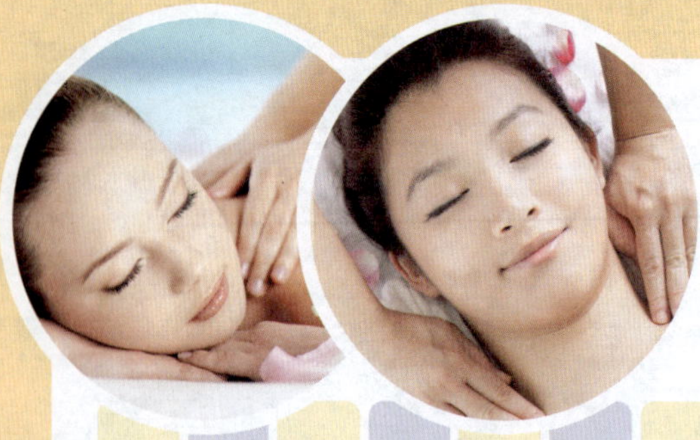

目录 Contents

第一章 祖先留给我们的养生祛病秘方——按摩

第二章 按摩养生，未病先防

第三章 按摩祛病保健康

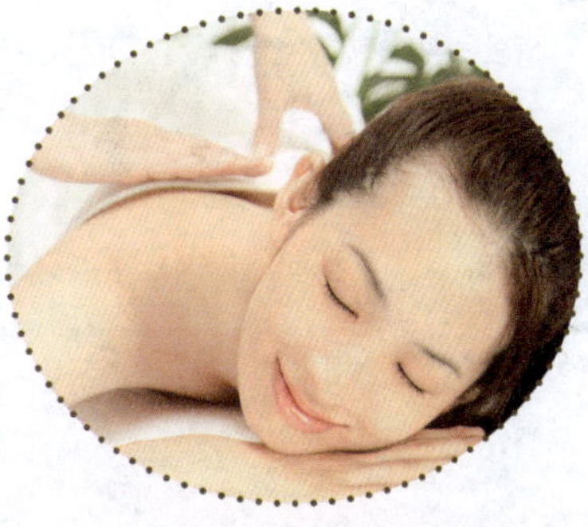

泌尿生殖系统疾病

内分泌及循环系统疾病

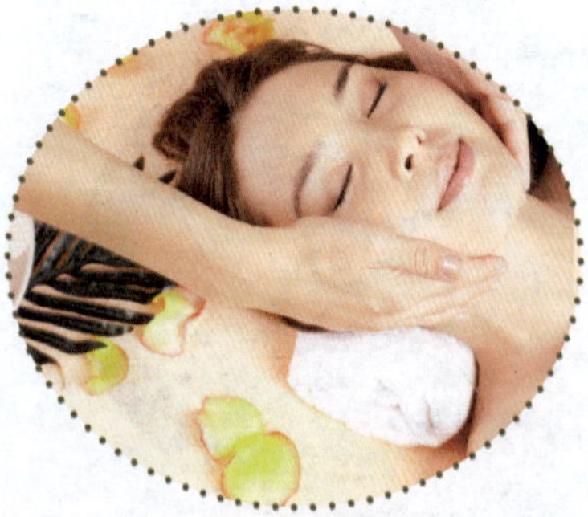

妇产科疾病

儿科疾病

骨伤科疾病

五官科疾病

皮肤科疾病

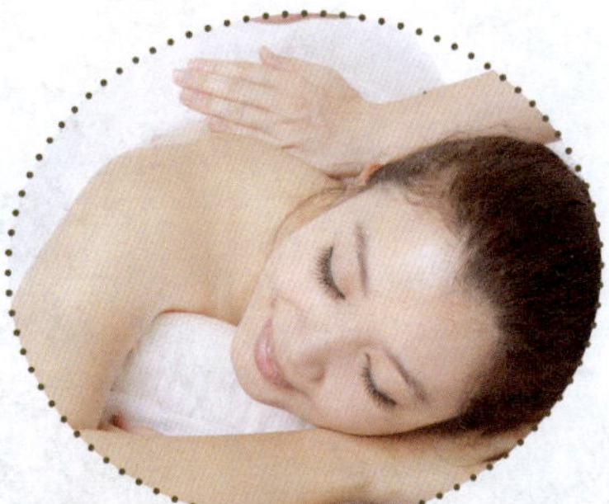

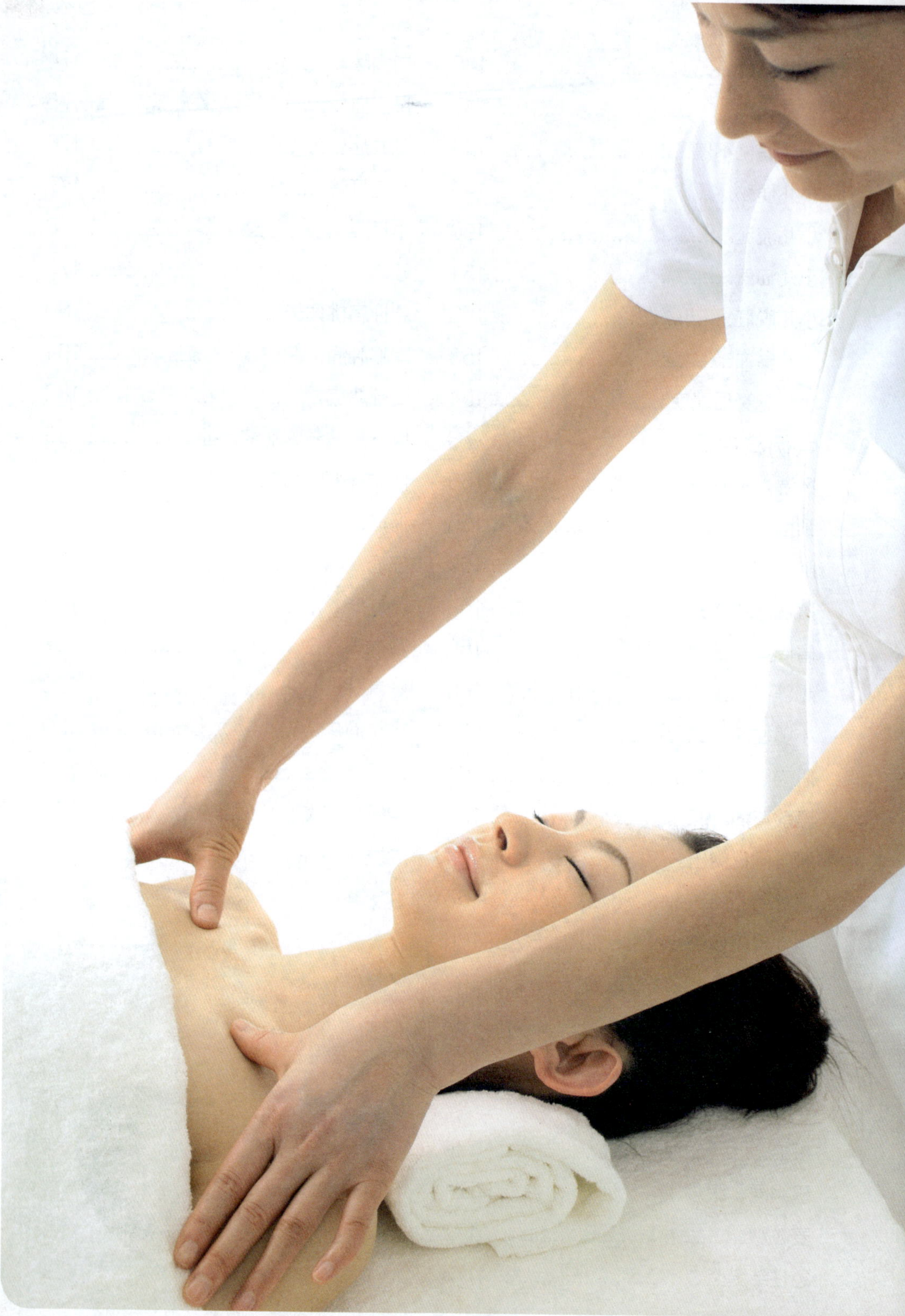

第一章 祖先留给我们的养生祛病秘方——按摩

按摩，又称推拿，古称按硗、案杌等，是中国最古老的医疗方法。中国古代文献《史记•扁鹊仓公列传》说：“上古之时，医有俞跗，治病不以汤药……而以桥引、案杌、毒熨等法”。这些记载中的“案杌”、“桥引”都是指按摩疗法。《史记》记载，先秦时名医扁鹊曾用按摩疗法治好了虢太子的尸厥症。

随着物质生活水平的提高及人们对健康的重视和追求，按摩也广泛应用于家庭生活中。问题在于，有不少朋友对按摩比较感兴趣，但却不懂得如何操作，所以虽向往之而从未行之。本章则重点讲解如何精确找准穴位、按摩手法如何操作等基础知识，让您轻轻松松就能做最好的按摩师。

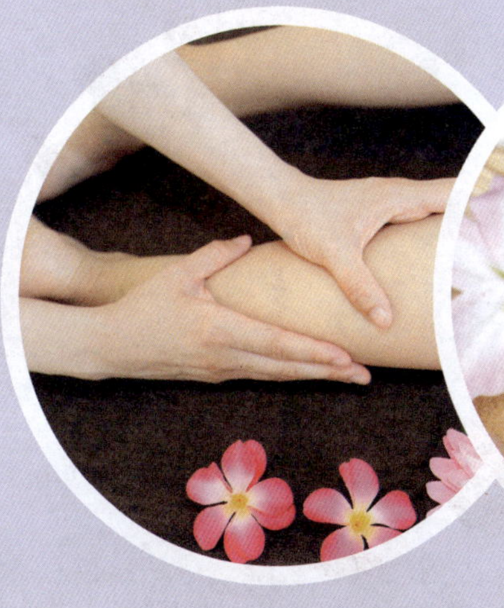

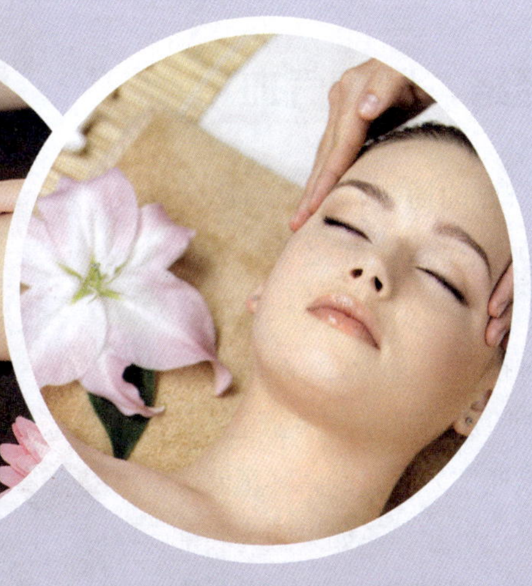

按摩穴位能够有效祛病保健康

穴位是人体脏腑经络之气输注于体表的部位，也是邪气所客之处。在防治疾病时，穴位是治疗疾病的刺激点与反应点，以通其经脉，调其气血，使阴阳归于平衡，脏腑趋于和调，从而达到祛除病邪的目的。按摩穴位可以增强机体免疫力，防病治病，有效地改善人体体质。临床实践证明：按摩一般有以下五大功效。

1. 平衡阴阳，调理脏腑

阴阳失调会引发脏腑功能的紊乱，从而导致疾病的发生。《内经》曰："阴盛则阳病、阳盛则阴病。阳盛则热，阴盛则寒。"而按摩能够调整脏腑的功能，使之达到阴阳平衡。实践证明：强而快的按摩手法能够引起神经和肌肉的兴奋；轻而缓的按摩手法则可以抑制神经、肌肉的功能活动。比如使用轻柔手法对头部进行推抹，能够抑制大脑皮质；使用较重的手法进行按揉，则可以兴奋大脑皮质。血糖过高的病人，通过按摩，可以令血糖值下降；血糖过低者，经过按摩后，血糖值能够升高。除此之外，按摩还可以调整血压、心率，调节胰岛素和肾上腺素的分泌等等。

2. 疏通经络，调和气血

作为运行气血的通路，经络内属于脏腑，外络于肢节，它将人体的各个部分有机地联系在一起。当经络不通时，机体便会发生疾病，而通过按摩则可以使经络疏通，气血流通，进而消除疾病。《医宗金鉴》曰："按其经络，以通郁闭之气，摩其壅聚，以散瘀结之肿，其患可愈。"如果因为腹部受寒而出现了胃痛、腹胀以及不思饮食等症状，便可通过按摩胃俞、中脘、足三里等

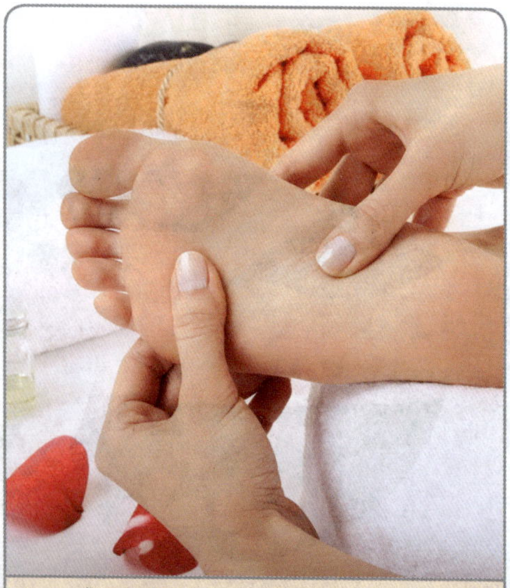

《医宗金鉴》曰："按其经络，以通郁闭之气，摩其壅聚，以散瘀结之肿，其患可愈。"

穴，来温通经络、祛寒止痛。

按摩还能够延缓心肌纤维退化，扩张冠状动脉，增加供血流量，促进血氧和营养物质的吸收，进而加强心脏功能，防治冠心病、脉管病、肌肉僵直以及手足麻木、痉挛和疼痛等。如果年过四十，还能够每日坚持自我按摩的话，便可以降低血液当中的尿酸水平，防止血小板聚集，从而预防脑血栓等疾病。

3. 扶正祛邪，增强体质

《素问•邪客篇》曰："补其不足，泻其有余，调其虚实，以通其道而去其邪。"自我按摩是患者通过自我刺激穴位，增强其扶正、祛邪的功能，从而促进自身的消化吸收和营养代谢，保持软组织的弹性，提高肺活量等的自我疗法。经常进行自我按摩能够使苍白、松弛、干燥的面部皮肤变得红润并且富有弹性；令肥胖者的身体变得灵活，使瘦弱者体重增加，身体强健；使肺气肿患者的呼吸功能得以改善，提高机体免疫能力，进而防止发病等。

4. 强壮筋骨，通利关节

骨伤疾患会直接影响到运动系统功能，自我按摩能够强健筋骨，令患者的正常功能得以恢复，令由于肌肉等软组织痉挛、粘连而导致关节失利的患者能够松解粘连、滑利关节。实践证明，在病变的关节部位进行按摩，可以促进关节滑液的代谢，增强关节囊和关节的韧性。中医认为肾主骨，为先天之本，小儿先天不足，便容易患上佝偻病；壮年肾气亏损，就会过早出现颈椎、腰椎骨质增生等病。经常对肾俞、关元等穴位进行按摩，能够补肾强骨，令全身筋骨强健、关节灵活，还可以防治上述病变。

5. 活血化瘀，消肿止痛，松解粘连

肌体软组织损伤之后，这个部位的毛细血管便会破裂出血，形成局部瘀血而又肿胀疼痛的现象。外伤或者出血这种局部的刺激可引起血管的痉挛。按摩则能够加速局部供血、消散瘀血、松解粘连、消除痉挛、恢复关节功能。如肩周炎患者经过自我按摩并配合肩关节的运动后，能够松解关节周围的粘连，消除局部疼痛而痊愈。

总之，按摩不仅能够强身健体、益寿延年，还可以防治许多疾病。

简便找穴法，教您轻松找到穴位

使用经络穴位是一项技术活，也可以说是一把双刃剑，如果找对了穴位，再加上适当的操作手法，便可以益寿延年，缓解身体的各类疾病；但如果在一窍不通或是一知半解的情况下胡乱摆弄，则往往会弄巧成拙。所以，在进行自我按摩之前，要学会如何找准穴位。

1. 手指度量法

利用手指的宽度作为量取穴位的尺度，中医称为“同身寸”。由于骨节长短不一，所以即便两人同时各测得1寸长度，但是实际长度也会不一样。

一般来说，拇指指间关节的横向宽度为1寸；中指中节屈曲时，两端纹头之间的宽度为1寸；食指与中指并拢的横向宽度为1.5寸；食指、中指、无名指与小指并拢的横向宽度为3寸。

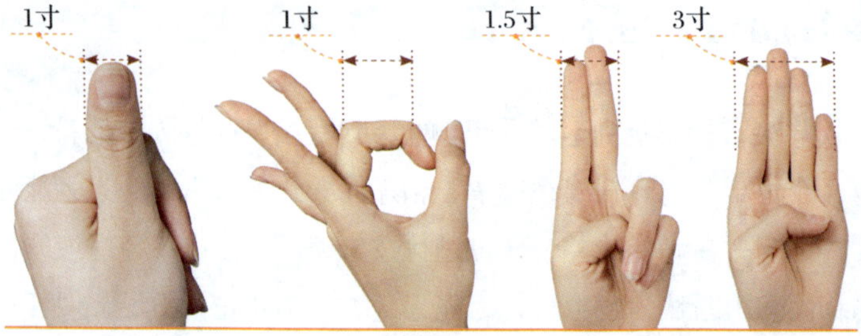

2. 标志参照法

固定标志：常见判别穴位的固定标志有眉毛、乳头、指甲、趾甲、脚踝等。如：神阙位于腹部脐中央；膻中位于两乳头中间。

动作标志：需作出相应的动作才能显现出来的标志，如张口取耳屏前凹陷处为听宫穴。

3. 感知找穴法

身体感到异常时，用手指压一压，捏一捏，摸一摸，若有痛、痒等感觉，或和周围皮肤有温度差，或皮肤出现黑痣、斑点、硬结，那么那个地方就是所要找的穴位。按压时有酸、麻、胀、痛等感觉的部位，可以作为阿是穴治疗。

常用基础按摩手法

按摩手法有很多种，常用的按摩手法有压法、点法、按法、揉法、推法、捏法等等。对于初学者而言，一定要选对按摩手法，因为不同的按摩手法所产生的刺激作用、治疗作用是不一样的。

1. 压法

以肢体在施术部位压而抑之的按摩方法被称为压法。压法具有疏通经络、活血止痛、镇惊安神、祛风散寒和舒展肌筋的作用，经常被用来进行胸背、腰臀以及四肢等部位的按摩。

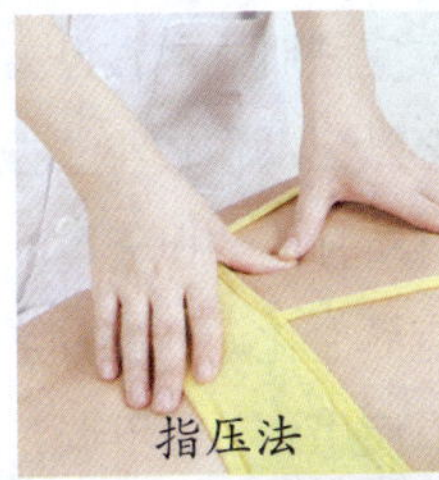
指压法

指压法：以手指用力按压穴位，还可以一边用力，一边顺着一定的方向滑动。

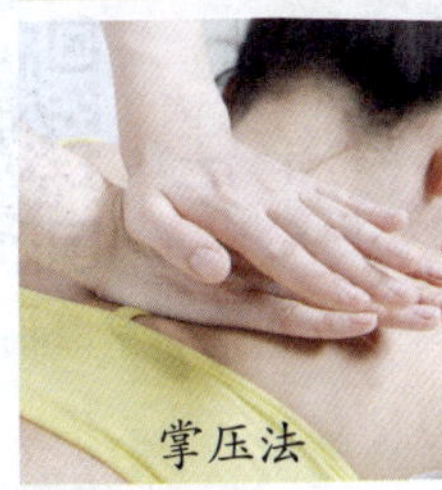
掌压法

掌压法：以掌面为着力点来对体表的治疗部位进行按压，可以一边用力一边进行滑动。

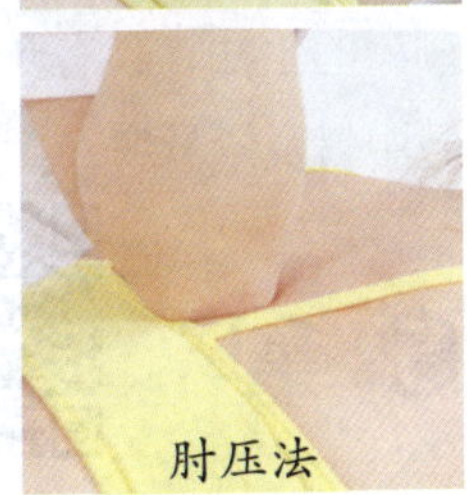
肘压法

肘压法：肘关节屈曲，以肘尖部为着力点，对体表治疗部位进行按压。施压的过程当中要注意压力应平稳缓和，不可突发暴力，肘压力量以患者能够忍受为原则。

2. 点法

用指端或屈曲的指关节突起部分着力，点压在一定部位的按摩方法称为点法，也称点穴。点穴时也可瞬间用力点按人体的穴位。具有开通闭塞、活血止痛、解除痉挛、调整脏腑功能的作用，适用于全身各部位及穴位。

拇指指端点法：手握空拳，拇指伸直并紧靠于食指中节，用拇指端点压一定部位。

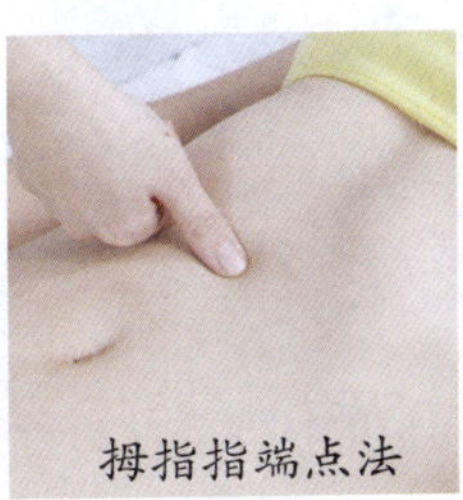
拇指指端点法

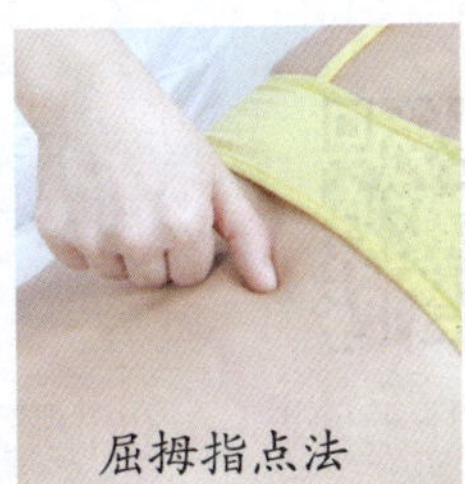
屈拇指点法

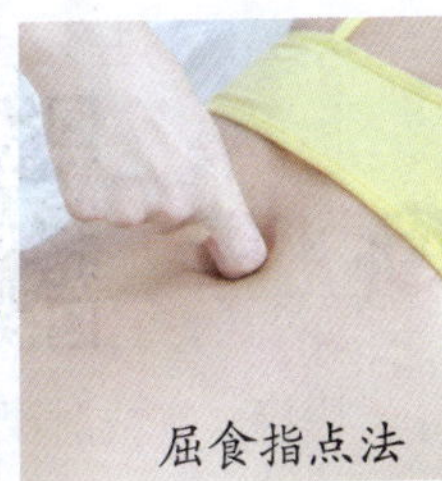
屈食指点法

屈拇指点法：拇

指屈曲，用拇指指间关节桡侧点压一定部位，操作时可用拇指端抵在食指中节外缘，以助力。

屈食指点法：食指屈曲，其他手指相握；用食指第一指间关节突起部分点压一定部位。操作时，可用拇指末节内侧缘紧压食指指甲部，以助力。

3. 捏法

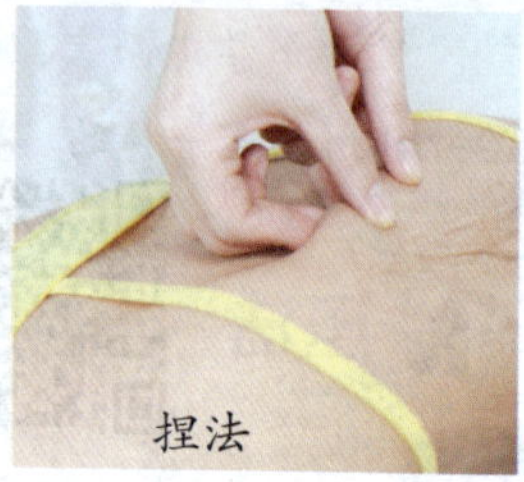
捏法

捏法就是用拇指、食指和中指相对用力，提捏身体某一部位皮肤肌肉的按摩方法。捏法的动作和拿法相似，只是用力较轻微，动作较小。捏法如果施用于脊柱两侧部位，就是我们平时所称的“捏脊”。捏法适用于头部、颈部、四肢和脊背。具有活血化瘀、舒筋活络、安神益智的作用，因此能够治疗消化道疾患、月经不调、神经衰弱等多种慢性疾患。

4. 掐法

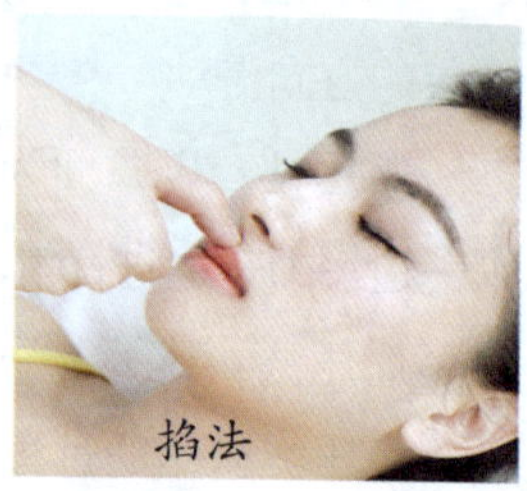
掐法

掐法指的是以拇指指甲在一定的部位或穴位上用力按压的一种按摩手法。掐法适用于面部及四肢部位的穴位，是一种强刺激的手法，具有开窍解痉的功效。比如掐人中穴位，可以解救中暑及晕厥病人。

5. 拿法

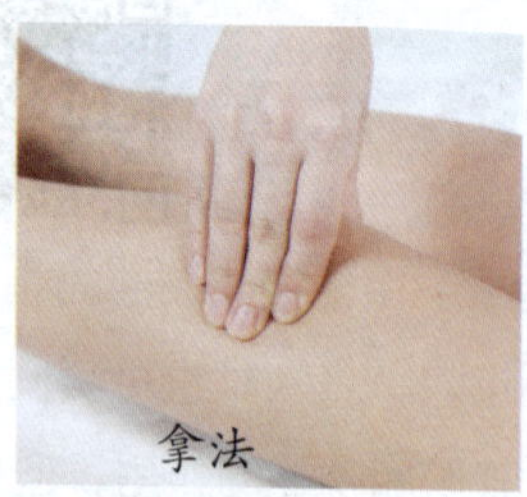
拿法

以单手或者是双手的拇指与其余四指相对，握住施术部位相对用力，并做持续、有节律的提捏的按摩方法，称为拿法。主要用于颈部、肩背部及四肢部位。在临床应用的时候，拿后需配合揉摩，以缓解刺激引起的不适。注意：拿捏时间不要过长，次数不宜过多。

6. 按法

用指、掌或肘深压于体表一定部位或穴位的按摩方法，称为按法。按法是一种较强刺激的手法，有镇静止痛、开通闭塞、放松肌肉的作用。指按法适用于全身各部位穴位；掌根按法常用于腰背及下肢部位穴位；肘按法压力最大，多用于腰背、臀部和大腿部位穴位。

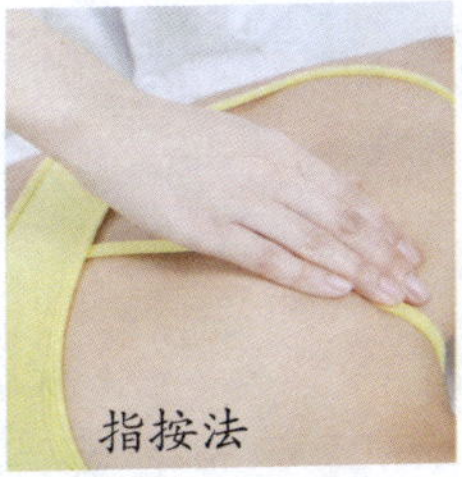
指按法

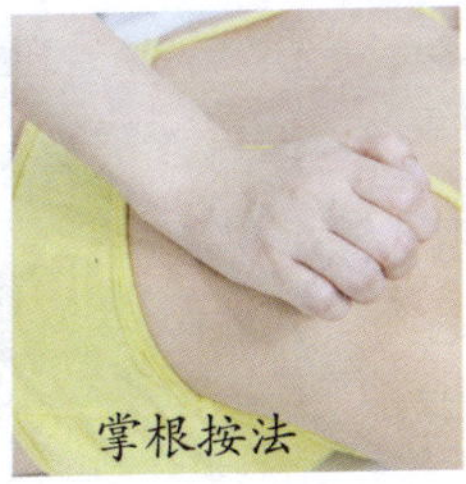
掌根按法

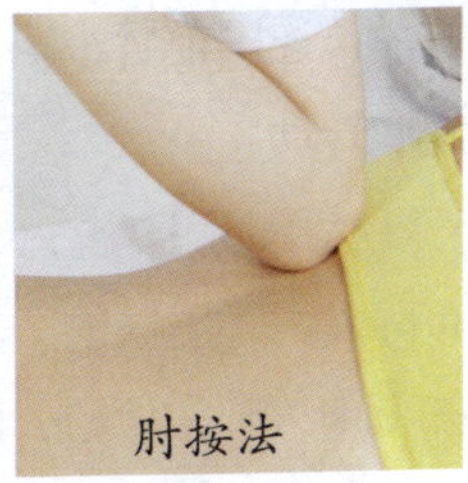
肘按法

7. 振法

以手掌或手指为着力部位，在人体某一穴位或部位振动的一种按摩手法，称为振法。这种方法非常温和，常用于内科、妇科、儿科疾病和其他杂病的治疗，具有和中理气、养血安神、消积导滞、温经止痛等作用。

指振法：通过手指的指端着力，多用于头面、胸腹以及四肢关节部位的穴位上。

掌振法：以手掌为着力部，多用于腹部及腰背部和头部的按摩。

鱼际振法：用大鱼际为着力部，多用于面部及胸腹部。

振法经常与按法结合使用，组成按振的复合手法。

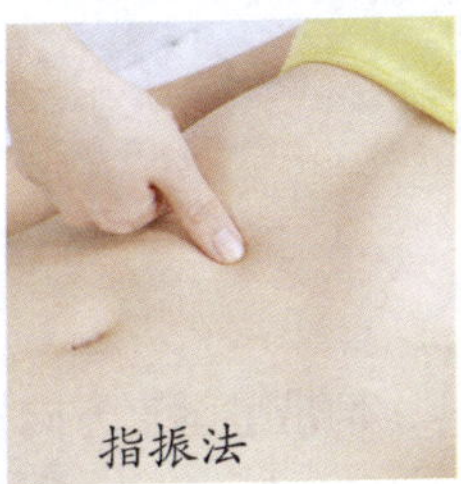
指振法

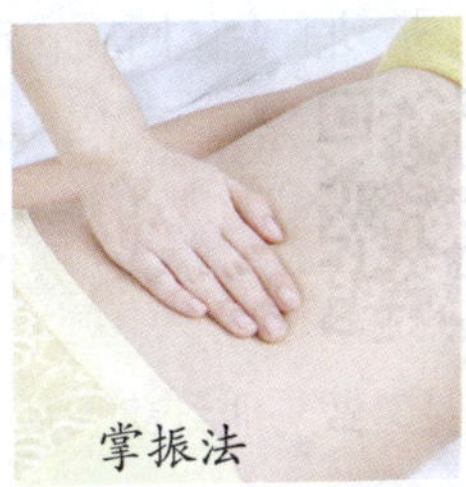
掌振法

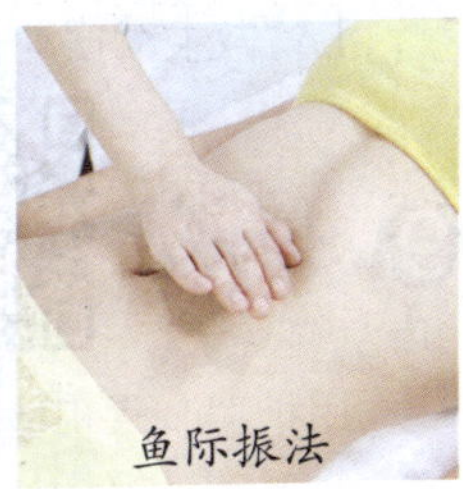
鱼际振法

8. 揉法

揉法指的是用指、掌、肘部吸附于机体表面某些部位或穴位或反射区上做柔和缓慢的回旋转动或摆动，并带动皮下组织一起揉动的一种按摩手法。主要有单指揉法、多指揉法、大鱼际揉法、掌根揉法、掌揉法、肘揉法等。揉法具有宽胸理气、消积导滞、祛风散寒、舒筋通络、活血化瘀、消肿止痛、缓解肌肉痉挛、改善肌肉营养、强身健体等作用。

单指揉法：用拇指或食指或中指指腹吸定于机体的某些部位，或穴位或反射区上做回旋的揉动，适用于狭小部位或穴位或反射区。

多指揉法：将食指、中指或多指并拢，指腹着力吸定于肌肤的某些部位或穴位上做腕关节连同前臂小幅度回旋转动。

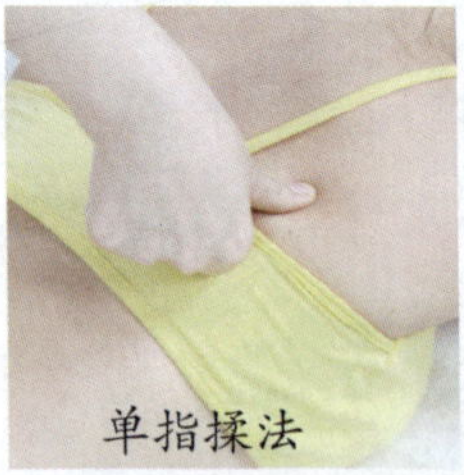
单指揉法

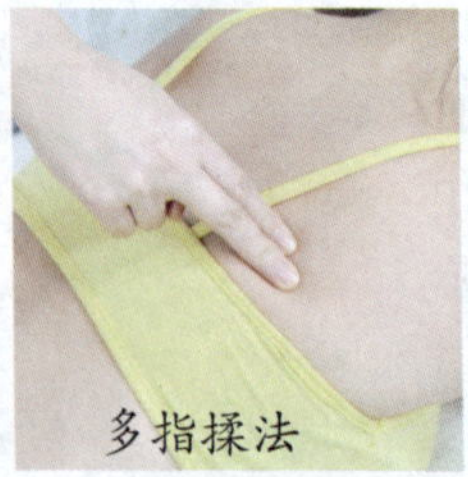
多指揉法

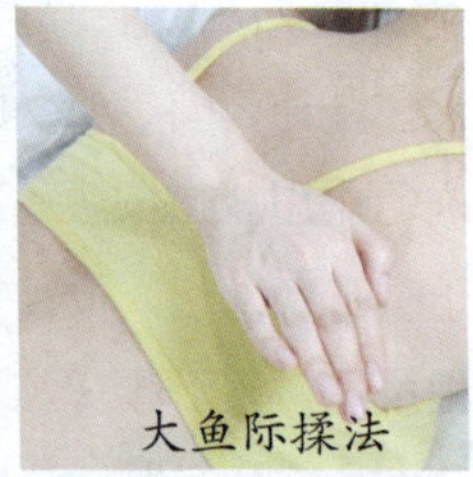
大鱼际揉法

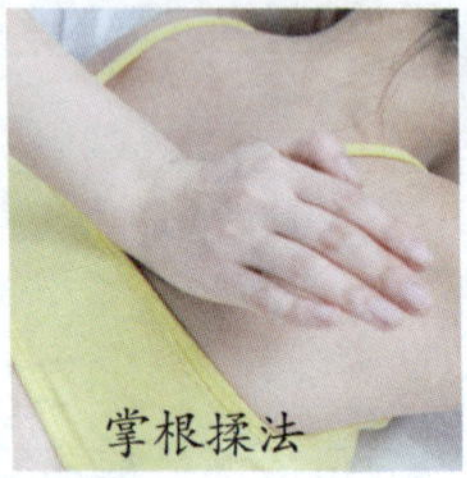
掌根揉法

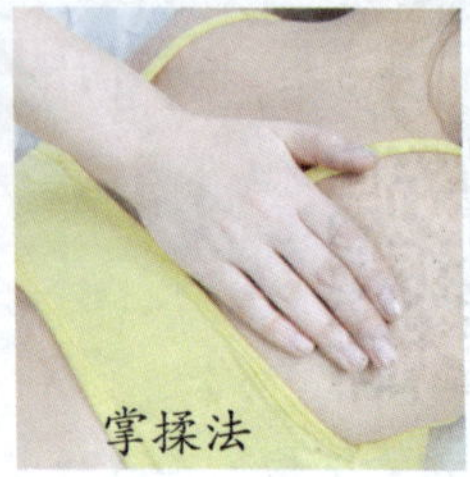
掌揉法

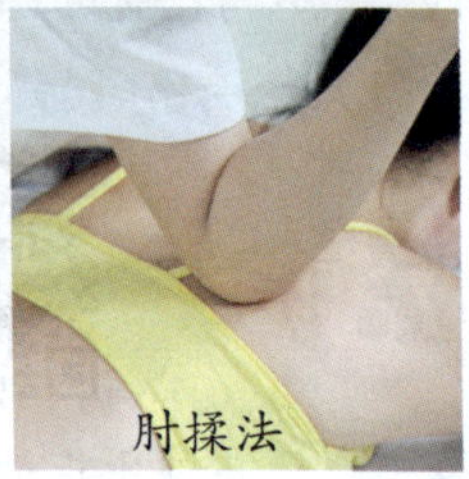
肘揉法

大鱼际揉法：大鱼际着力于肌肤的一定部位上，腕部放松，以前臂为支点，前臂做主动摆动，带动腕部做柔和缓慢的旋转。

掌根揉法：以掌根部吸定于机体的某些部位或穴位上，腕部放松，以肘部为支点，前臂做主动摆动，带动腕部做回旋转动。

掌揉法：全掌紧贴于肌肤的某些部位上，腕部自然放松，以肘为支点，前臂做主动摆动，带动腕做柔和缓慢的回旋转动。

肘揉法：用肘的尺桡交界处肌肉丰满的部位着力于机体的某些部位上，以肩为支点，上臂做主动摆动，带动前臂做回旋转动。

9. 拨法

用指端、掌根或肘尖做与肌纤维、肌腱、韧带呈垂直方向拨动的按摩方法，称为拨法。本法具有解痉止痛、疏理肌筋、调和气血的作用，可适用于全身各部位。拇指拨法、掌指拨法用于肌腱、肌腹、腱鞘等部位；若单手指力不足时，可用双手拇指重叠弹拨。

拇指拨法：以拇指螺纹面按于施治部位，以上肢带动拇指，垂直于肌腱、肌腹、条索往返用力推动。也可以两手拇指重叠进行操作。

掌指拨法：以一手拇指指腹置于施治部位，另一手手掌置于该拇指之上，以掌发力，以拇指着力，垂直于肌腱、肌腹、条索往返推动。

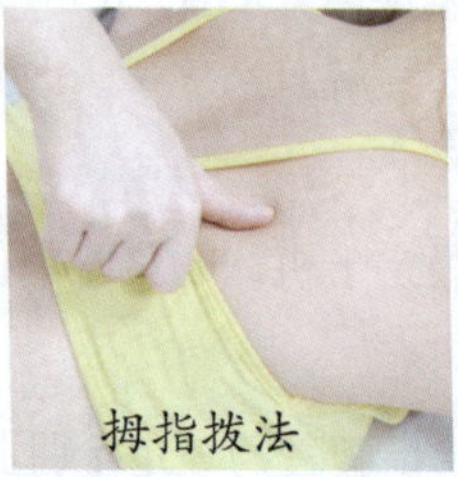
拇指拨法

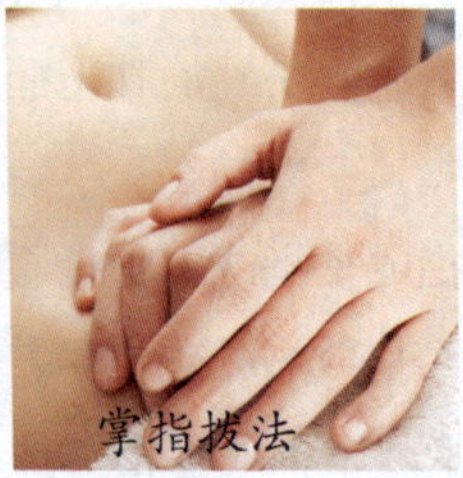
掌指拨法

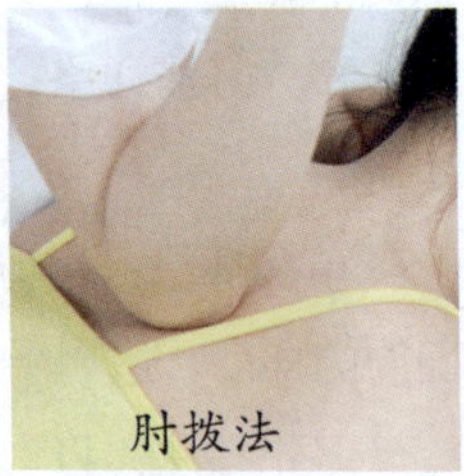
肘拨法

肘拨法：以尺骨鹰嘴着力于施治部位，垂直于肌腹往返用力推动。本法用于臀部环跳穴及背部穴位。

注意：用指端或

肘按压于施术部位要有酸胀感、疼痛感后，再做与肌纤维走向垂直方向的拨动，单向或往返拨动皆可。弹拨时不能在体表摩擦，指下应有弹动感。压力应视部位、病情和受术者的耐受性而定。

10. 运法

运法指的是用拇指指端桡侧或中指指端在一定穴位上做弧形或环形移动的一种按摩手法。运法轻柔缓和，为小儿按摩的主要手法之一。多用于特定穴位，如运土入水、运水入土、运八卦等，具有调气血、通经络等作用。

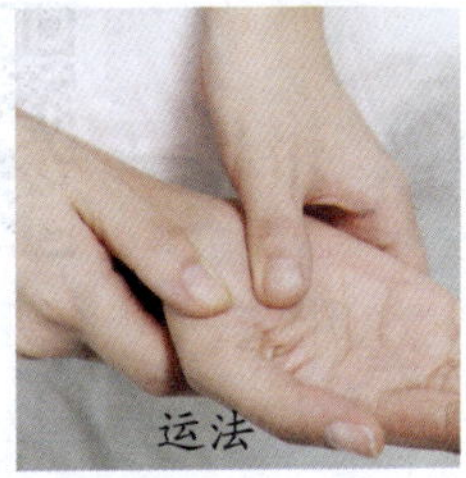
运法

11. 滚法

将肢体某部位置于患者体表一定部位上进行滚动的方法称为滚法。滚法具有体表接触面积大、刺激力量强而且又十分柔和的特征。主要用于治疗运动系统和周围神经系统疾病。多用于背部、腰骶部和大腿后部。

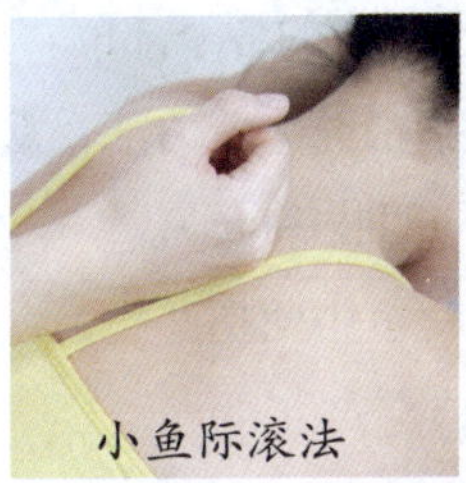
小鱼际滚法

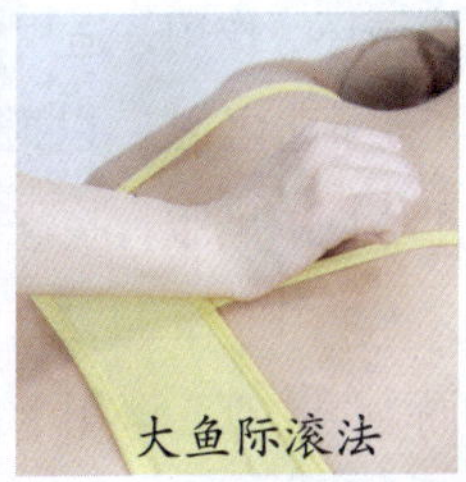
大鱼际滚法

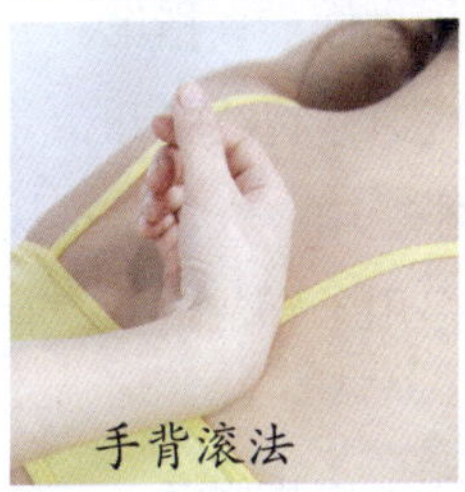
手背滚法

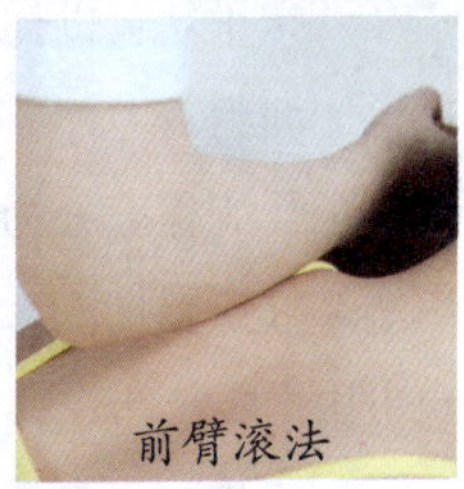
前臂滚法

小鱼际滚法：用小鱼际的部位置于患者体表的一定部位上，进行滚动。

大鱼际滚法：用大鱼际的部位置于患者体表的一定部位上，进行滚动。

手背滚法：用手背的部位置于患者体表的一定部位上，进行滚动。

前臂滚法：用前臂的部位置于患者体表的一定部位上，进行滚动。

12. 一指禅法

一指禅法是一指禅按摩流派中的主要手法，又称一指禅功。一指禅具有舒筋活络、调和营卫、祛瘀消积、健脾和胃、醒脑明目、镇静安神、移痛止痛的作用。现代医学认为，该法能改善局部和远端的血液循环，转移大脑的兴奋灶，移痛等功能。

指端禅法：用大拇指指端着力于一定部位或穴位或反射区上，做腕部的往返摆动，带动拇指指间关节的活动，使所产生的动力持续不断地作用于施术部位。

指偏峰禅法：用大拇指桡侧偏峰着力于所施术部位，腕关节略屈，其余四肢自然屈曲，摆动腕部带动拇指指间关节的活动。

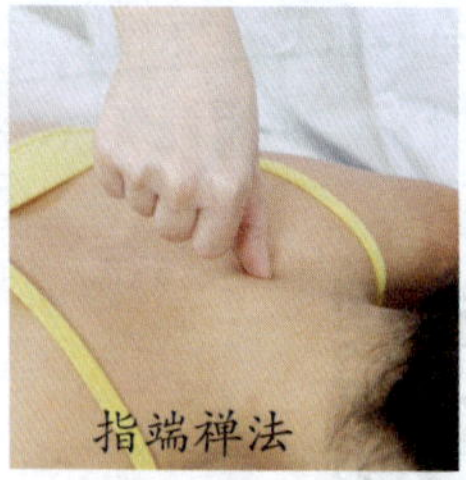
指端禅法

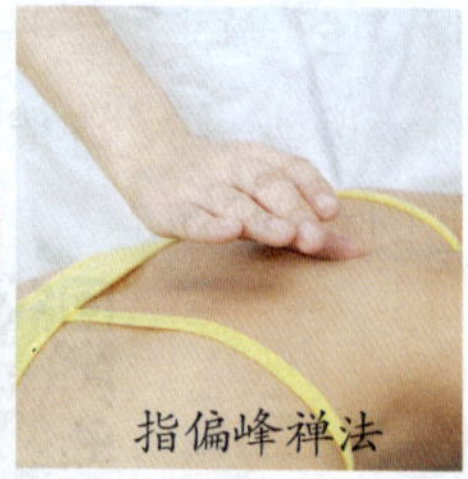
指偏峰禅法

13. 推法

用指、掌、肘后鹰嘴突起的部位着力于一定穴位或者是部位，缓缓地进行单方向的直线推动的一种手法。推法是临床常用的手法之一，它具有理顺经脉、舒筋活络、行气活血、消肿止痛、增强肌肉兴奋性、促进血液循环等作用，适用于全身的各个部位。

拇指推法：以拇指指面为着力部，常用于头面、胸腹、腰背与四肢等部位。

食中二指推法：食、中两指并拢，以指面为着力部，多用于特定穴位。

八字推法：以拇指指面与食指第一节指骨桡侧面为着力部，虎口并拢或张开，并以虎口张开的程度分为小、中、大八字推法。本法又称挟脊推法，多用于脊柱两侧，有时也可用于四肢部。

屈指推法：屈拇指，以指间关节突起部着力，多用于背部与下肢部。

掌推法：以全掌或者掌根为着力部，多用于肩背与腰骶部。

大鱼际推法：以大鱼际为着力部，多用于头面与胸腹部。

小鱼际推法：以小鱼际为着力部，多用于头颈、肩背、腰骶部和四肢部。

肘推法：以尺骨鹰嘴突起部为着力部，

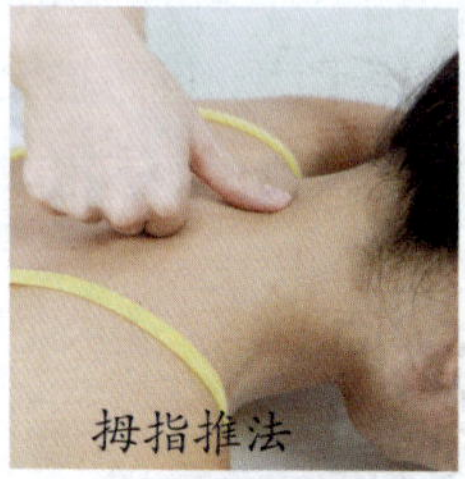
拇指推法

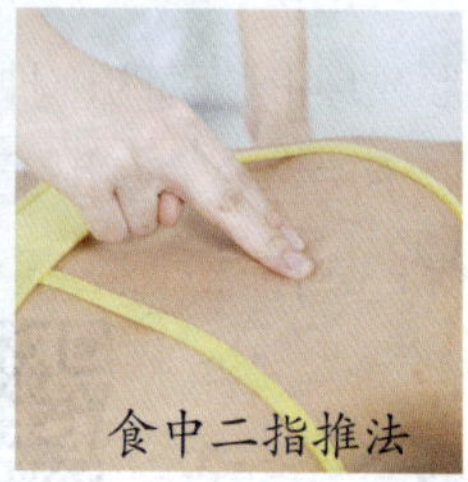
食中二指推法

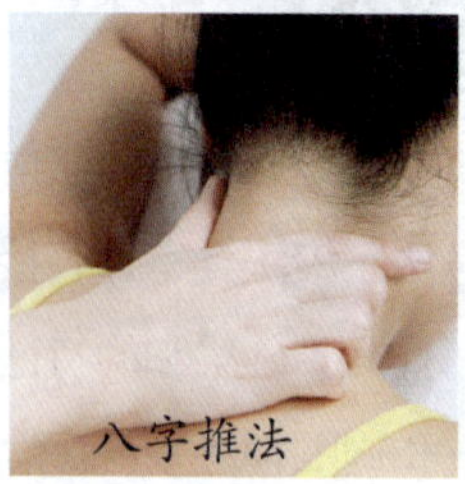
八字推法

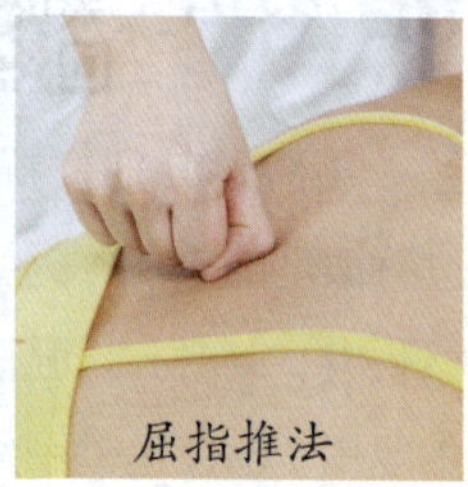
屈指推法

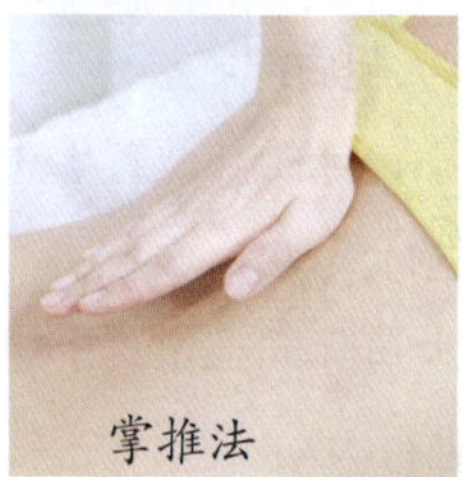
掌推法

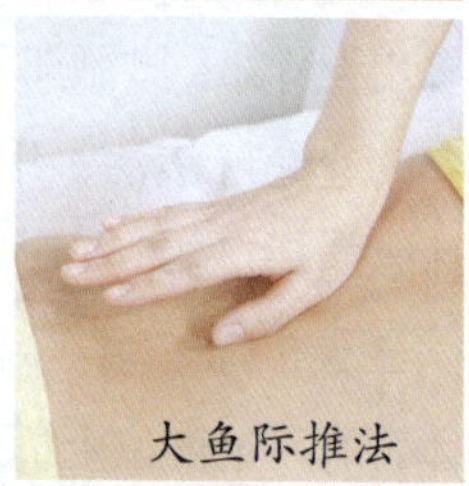
大鱼际推法

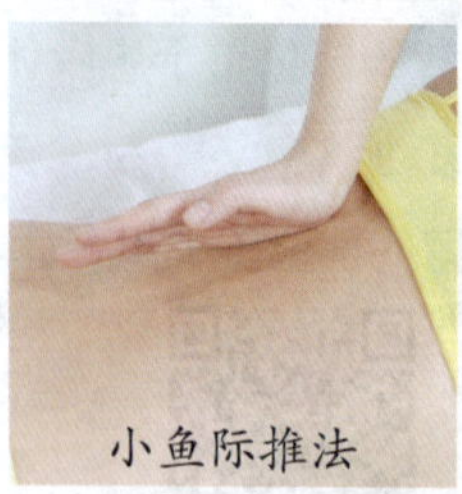
小鱼际推法

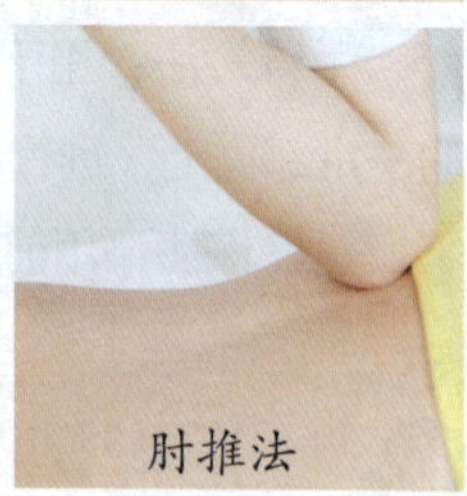
肘推法

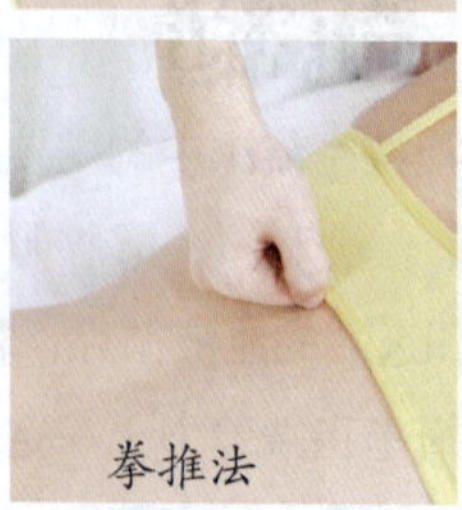
拳推法

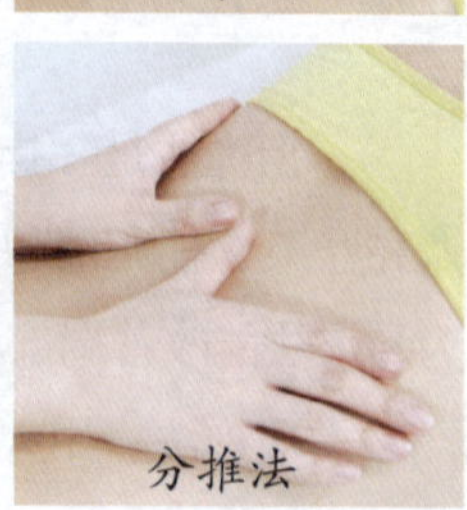
分推法

多用于背、腰骶、臀部及大腿后部。

拳推法：以拳面近指关节为着力部，多用于背、腰骶部及大腿后部。

分推法：以两手拇指指面自一点同时分别向左右直推，多用于头面、胸腹、腰背部等。

14. 抹法

抹法指的是用双手或单手拇指指面为着力部，紧贴于一定部位，做上下或者是左右轻轻往返移动的一种手法。常用于头面颈项、胸腹、腰背及腰骶等部位，具有清醒头目、疏肝理气、消食导滞、活血通络、解除痉挛等作用。

双手抹法：又称为分抹法。以两手拇指指面着力，从中间向上下或者是左右同时分抹。多用于面部、脊柱部及胸腹部的按摩。

单指抹法：以手指指面着力，多用于胸腹部与面部。

三指抹法：以食、中、无名指三指指面着力，多用于胸腹部。

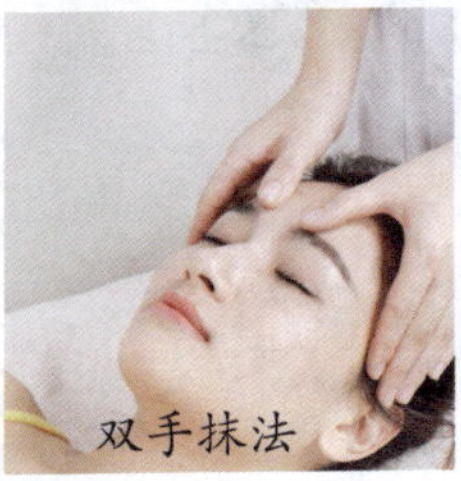
双手抹法

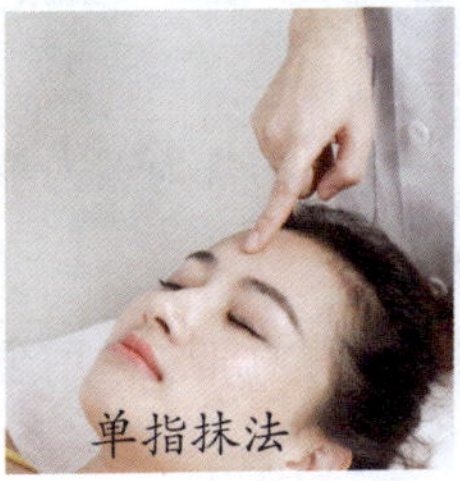
单指抹法

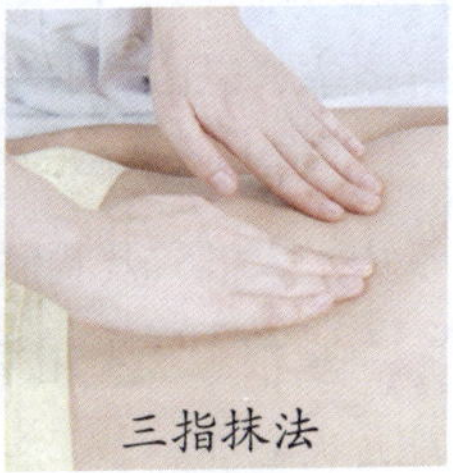
三指抹法

15. 敲法

用指端垂直方向着力于施治部位，如敲打戳击，并略有弹响的按摩方法称为敲法。敲法能够调和气血、引血归经、营养脉络、祛风散寒，主要适用于头部、背部的按摩。

指敲法：以单指或多指的指尖，以腕部的力度一起一落地敲打施治部位。

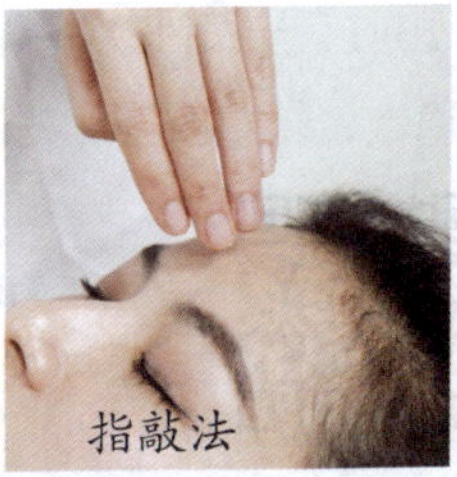
指敲法

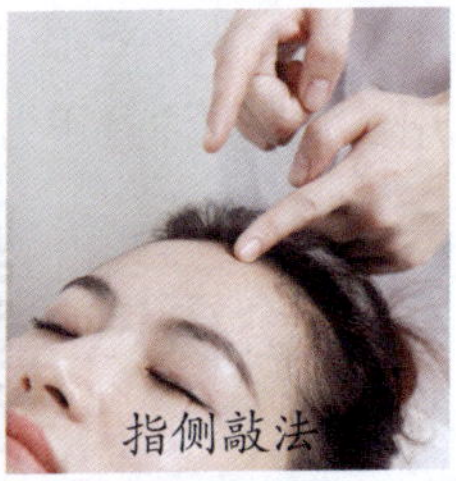
指侧敲法

指侧敲法：用手指侧面，以腕部的力度一起一落地敲打施治部位。

16. 拍法

用虚掌或拍子拍打体表部位的一种手法，称为拍法，又称拍打法。拍打法在临床上较为常用，多作为治疗的辅助手法。可用于全身各部，但是胸腹部却少应用，常用于肩背、腰骶、臀部及大腿部，具有舒经活络、调和气血、缓解痉挛、消除疲乏等作用。

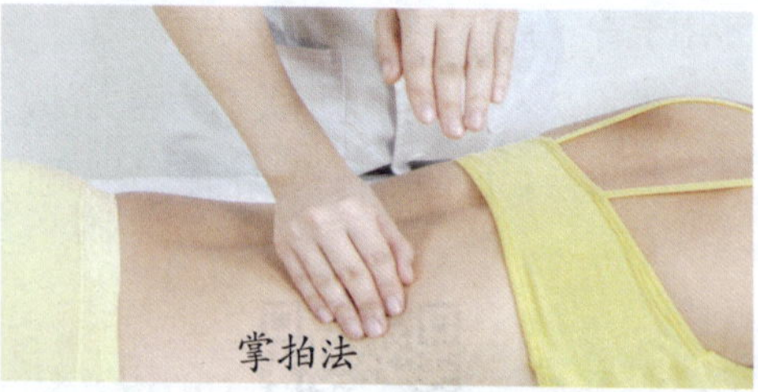
掌拍法

掌拍法：以虚掌拍之，常用于肩背部、腰骶部及臀部。

17. 击法

击法指的是用拳背、掌根、鱼际、指端或棒，叩击体表的一种按摩方法。击法是一种刺激较强的手法，临床应用较广，适用于全身各部位，具有宣通气血、通络止痛、缓解痉挛、兴奋元阳等作用。

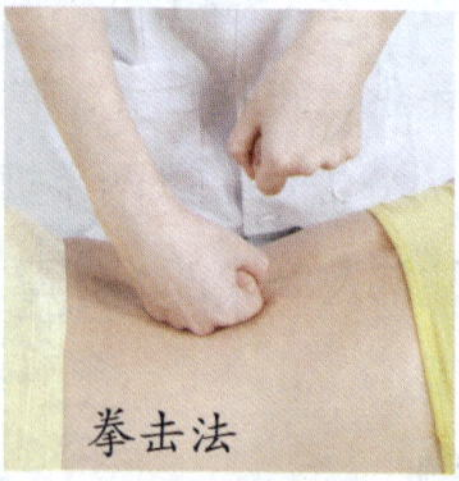
拳击法

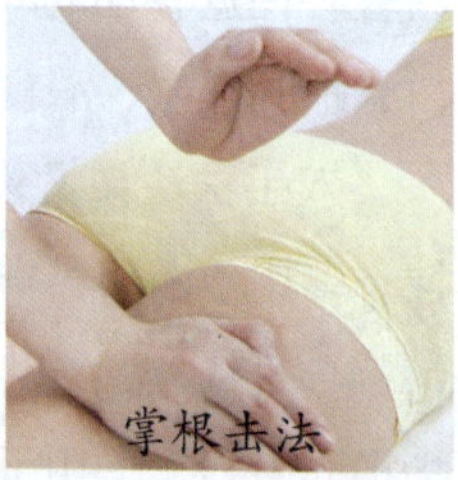
掌根击法

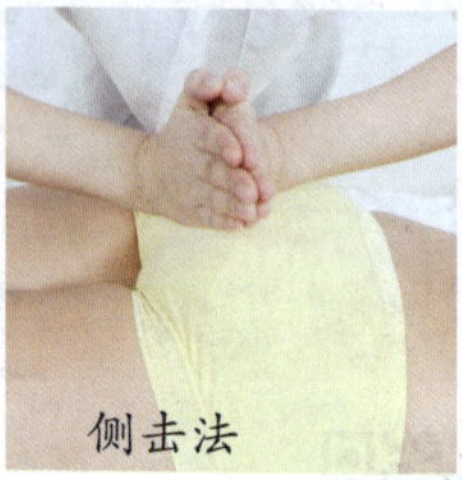
侧击法

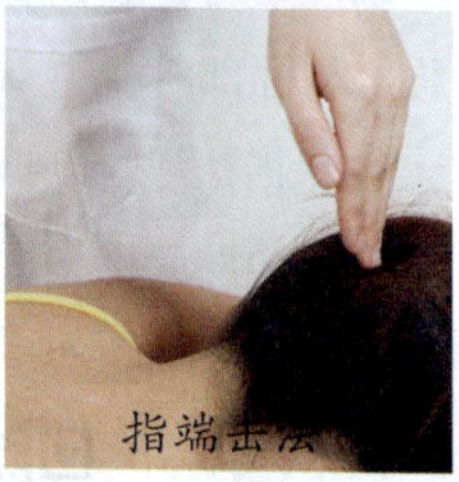
指端击法

拳击法：手握空拳，用拳背为着力部，常用于大椎穴及腰骶部。

掌根击法：用掌根为着力部，常用于臀部及大腿部。

侧击法：以小鱼际尺侧缘为着力部，又称小鱼际击法，常用于头部、肩背部及四肢部，可单手操作，也可合掌同时操作。

指端击法：用中指指端或三指、或五指指端为着力部，用于全身各部。

注意：本法在应用时，一定要根据病情和病人的体质、耐受力等具体情况审慎使用。尤其要注意用力稳定，轻重得当。对久病体虚、年老体弱者慎用。

18. 滚揉法

滚揉法指的是用肢体某部位置于患病部位上，进行边滚边揉的按摩方法。这种按摩方法能够疏通经络，散风祛寒，松解肌筋。适用于全身各个部位的按摩。

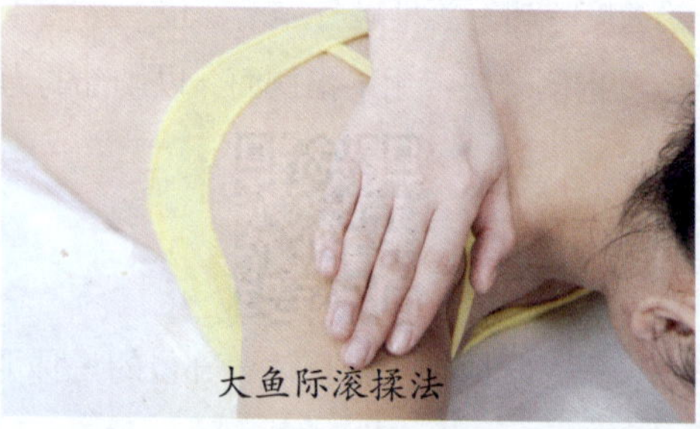
大鱼际滚揉法

大鱼际滚揉法：用大鱼际置于患病部位上，进行边滚边揉。

小鱼际滚揉法：用小鱼际置于患病部位上，进行边滚边揉。

前臂滚揉法：用前臂置于患病部位上，进行边滚边揉。

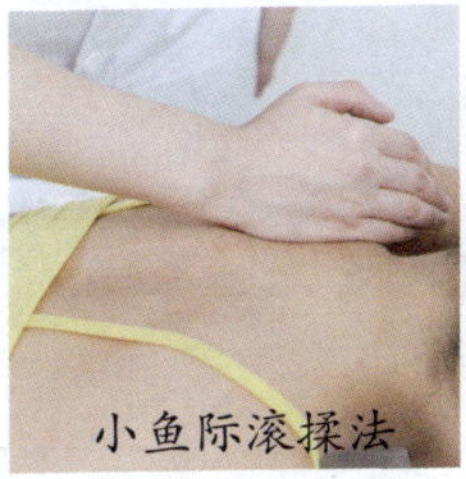
小鱼际滚揉法

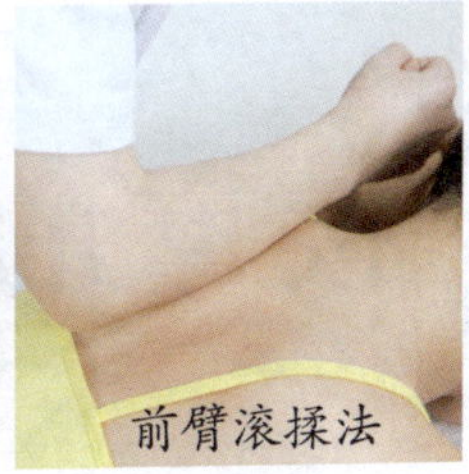
前臂滚揉法

19. 按揉法

按揉法指的是用指腹和掌根置于一定的部位上进行短时间的按压，再做旋转揉动或边按边揉的方法。按揉法能够开窍提神，调和气血，散寒止痛。按揉法刚柔并济，作用舒适，易于被人接受，具备按法与揉法的双重作用，临床应用频度较高。适用于全身各个部位的按摩，多用于颈椎病、肩关节周围炎、腰背筋膜炎、腰椎间盘突出症、高血压、糖尿病、痛经、颞颌关节功能紊乱、近视等多种病症。

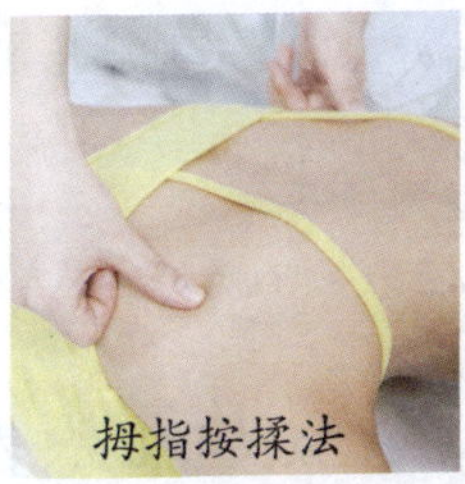
拇指按揉法

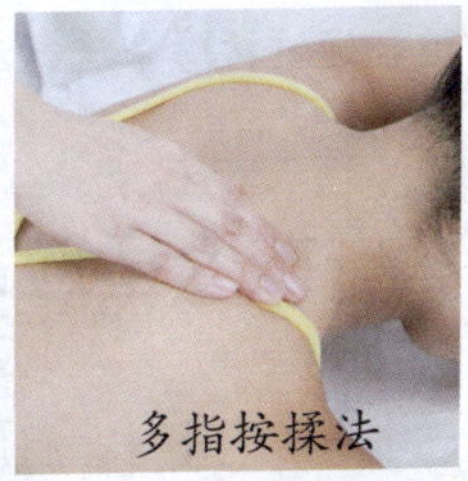
多指按揉法

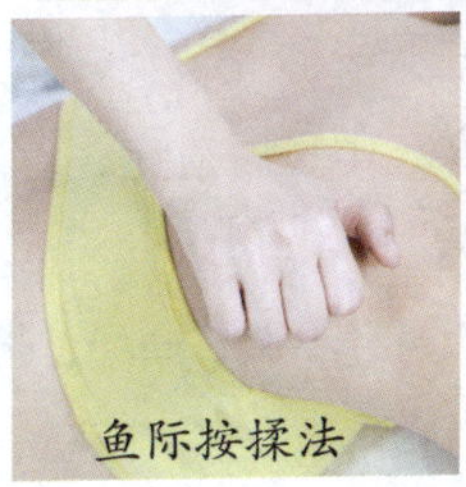
鱼际按揉法

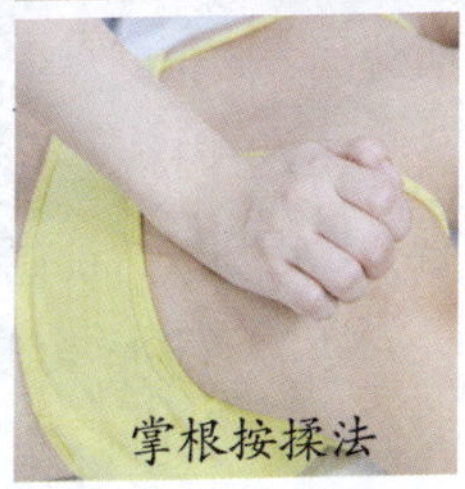
掌根按揉法

拇指按揉法：以拇指的指腹置于一定的部位上进行短时间的按压，再做旋转揉动或边按边揉的方法。指按揉法的力点是在拇指侧，余指仅起到助力、助动的作用。

多指按揉法：以多指的指腹置于一定的部位上进行短时间的按压，再做旋转揉动或边按边揉的方法。

鱼际按揉法：用大鱼际或小鱼际的部位置于一定的部位上进行短时间的按压，再做旋转揉动或边按边揉的方法。

掌根按揉法：用手掌根部置于一定的部位上，进行边按边揉的方法。操作时以掌中部或掌根部着力，以肩关节为支点，身体上半部小幅度节律性前倾后移，于前倾时将身体上半部的重量经肩关节、前臂传至手部，从而产生节律性按压揉动。

按摩的适应证和禁忌证

按摩治疗的范围很广，无论是伤科、内科、妇科、儿科、五官科还是保健美容方面都适用，尤其是对于慢性病、功能性疾病疗效较好。但是它也不能包治百病，有些疾病便不适合通过按摩来进行治疗。通过长期临床实践得出按摩有以下适应证和禁忌证。

1. 按摩适应证

（1）外科：肩周炎、腕关节扭伤、腱鞘炎、落枕、颈椎病、急性腰扭伤、慢性腰肌劳损、腰椎间盘突出症、膝关节炎、踝关节扭伤、跟痛症等。

（2）内科：不寐、中风后遗症、胃痛、泄泻、便秘、胁痛、头痛、口眼㖞斜、近视、焦虑症、忧郁症等。

（3）妇科：包括月经不调、痛经、带下病、产后缺乳、乳腺炎、乳腺增生等。

（4）儿科：包括感冒、发热、咳嗽、厌食、腹泻、便秘、遗尿、夜啼等。

另外，还有其他方面的疾病也适合用按摩方法进行治疗，如男科疾病等。

2. 按摩禁忌证

（1）脑部出现脑栓塞和处于急性发作期的脑出血患者，以及各种恶性肿瘤患者。

（2）皮肤破溃或者是患有妨碍按摩施术的皮肤病的，都要禁用或者是慎用头部按摩。

（3）伤寒、梅毒、淋病、脑膜炎、痢疾以及其他急性传染病的患者，不宜按摩。

（4）皮肤常有瘀斑的血小板减少性紫癜或过敏性紫癜患者、血友病患者禁用头部按摩。

（5）患有诊断不明的急性颈部脊椎损伤伴有脊髓不良症状的患者应该禁用按摩。

（6）对于癌症、恶性贫血、久病体弱而又极度消瘦的患者要禁用头部按摩。

（7）带有开放性损伤，施用血管、神经吻合术的患者，都应该禁用头部按摩。

（8）对于处于特殊生理期（如月经期和怀孕期）的妇女，均不宜按摩。

（9）年老体弱、久病气虚等体质虚弱者，应慎用或禁用头部按摩手法。

（10）各种中毒，如食物中毒、药物中毒、煤气中毒、毒蛇咬伤、狂犬咬伤等禁用。

（11）严重器官功能衰竭，如肾衰竭、心力衰竭和肝坏死等患者，不宜按摩。

按摩穴位时应遵循5个原则

通过自我按摩进行防病、治病时，首先要做的工作便是选穴，在选好穴位之后就要开始进行按摩了。不过，在对不同的穴位进行按摩时，力度也是各不相同的，大体上要遵循以下这几个原则。

1. 先轻后重

在对身体进行按摩的时候，要注意先轻后重，这样能够让身体有一个适应的过程。

2. 宜慢不宜快

要注意保持柔和的速度，力度均匀，太快就会显得生硬粗暴甚至还会产生不良反应。

3. 胖人用力要略重

胖人的脂肪层较厚，所以对于外来的压力会有一定的缓冲力，胖人在进行自我按摩的时候，只有用力略重才能够起到治疗的效果。

4. 不用的部位用力不同

按摩不同的身体部位的时候，要使用不同的力度，如腰部、臀部、腿部力度可大；胸前、腹部力度适中；脑部的穴位要略微轻柔，但也不能太轻；肾部不能拍打、击打。总之，以按摩时有适度的酸胀、麻木、舒适感为宜。

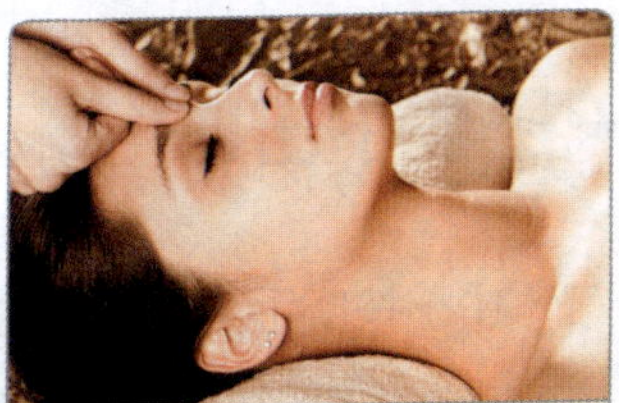

按摩头部时用力要轻，且要达到按摩的效果。

5. 按揉头部穴位时力量要分外轻

人的头部的肌肉都很薄弱，也比较敏感，所以在对头部进行按摩的时候，注意用力一定要轻，但是太轻，以至于没有感觉的话也是起不到治疗的效果的。

按摩时出现不良反应如何处理

按摩作为常用的治疗手段，对很多疾病都有着良好的效果。按摩简便、安全、舒适，易被人接受。但如果对按摩方法、按摩部位等不加以注意，在按压经穴进行治疗的过程中，有时候会出现不良反应，如晕厥、疼痛加重等，也会让受术者承受不应有的痛苦。因此，在按摩前一定要做好一切准备工作，然后根据需要制定正确的按摩方案，认真细致地操作。一旦发生异常情况，要及时采取相应的措施进行处理。

常见的按摩异常反应有以下几种：

1. 晕厥

在按摩的过程中，有的人由于精神紧张或体质特别虚弱或过度劳累、饥饿，或手法过重过强，可能会突然出现头晕目胀，心慌气短，胸闷泛呕，严重者四肢厥冷，出冷汗，甚至晕倒等现象。这时候，应该立即停止按摩，取头稍低位，轻者静卧片刻或服温开水或糖水后即可恢复，重者可配合掐人中、老龙、十宣或送医院就诊。

为了防止昏厥的发生，体质虚弱的患者和神经衰弱的患者，在进行自我按摩治疗时应该采用轻柔的手法；精神紧张的患者应该在按摩之前消除思想顾虑；饥饿的患者应该先进食或喝些糖水再进行自我按摩治疗。

2. 皮肤破损

有的人在接受按摩的过程中，局部皮肤会出现发红、疼痛、破裂等现象。这时应该立即停止手法治疗，同时做好皮肤的消毒和保护，防止感染的发生。

3. 皮下出血

由于按摩手法过重，或时间过长，或本身有血小板减少症，或老年性毛细血管脆性增加，在按摩部位可出现皮下出血。这种现象如果在局部出现，一般不必处理，若局部青紫严重者，待出血停止后可用缓摩法消肿散瘀。

4. 疼痛加重

对腰痛、腿痛、背痛等症状，如果按压手法过重，或第一次按压，有可能疼痛反而加重。一般情况下，痛感会在一两天后消失，原来的病症也有可能一起消失。当然，手法应轻柔和缓，以自己感觉不是非常痛苦为宜，特别是腰的肾脏解剖部位，切忌用蛮力进行按压。

5. 岔气与肌肉损伤

体位不舒适，按压用力过猛，患者肌肉紧张也都可能造成肌肉损伤或者是岔气。当出现岔气时，要请人配合自己的呼吸对上肢进行牵拉，或者是推压后背以减轻痛感。对于肌肉皮肤损伤，可用红花油轻涂血瘀处一两次即可。

6. 疲乏

有的人在按摩治疗后会产生疲倦感，其实这是人疲倦的自我调节，也说明按摩是作为一种外力介入的泻法。做完按摩后要多喝水，休息片刻后即可恢复，亦可配合头面部手法操作，如推抹前额，抹眼眶，按揉太阳穴、风池，以及肩井等。

7. 烫伤

有些人在按摩时，由于湿热敷不当，局部皮肤会出现水疱而发生局部烫伤。这时应该立即停止湿热敷，轻者涂抹油剂，重者用无菌注射器抽出水疱内的液体（不必剪去表皮）。

8. 骨折

按摩时由于手法过重或过于粗暴导致骨折，应该立即停止按摩，按骨折处理原则及时整复固定。

按摩治疗时，用力要先轻后重，不要用蛮力、暴力随意重压猛拍，应按照规范动作的要求进行，这样才能避免不良反应的出现。

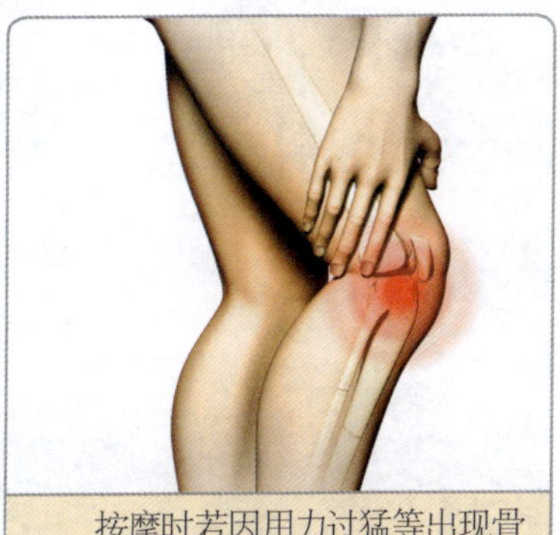

按摩时若因用力过猛等出现骨折，要停止按摩，及时处理。

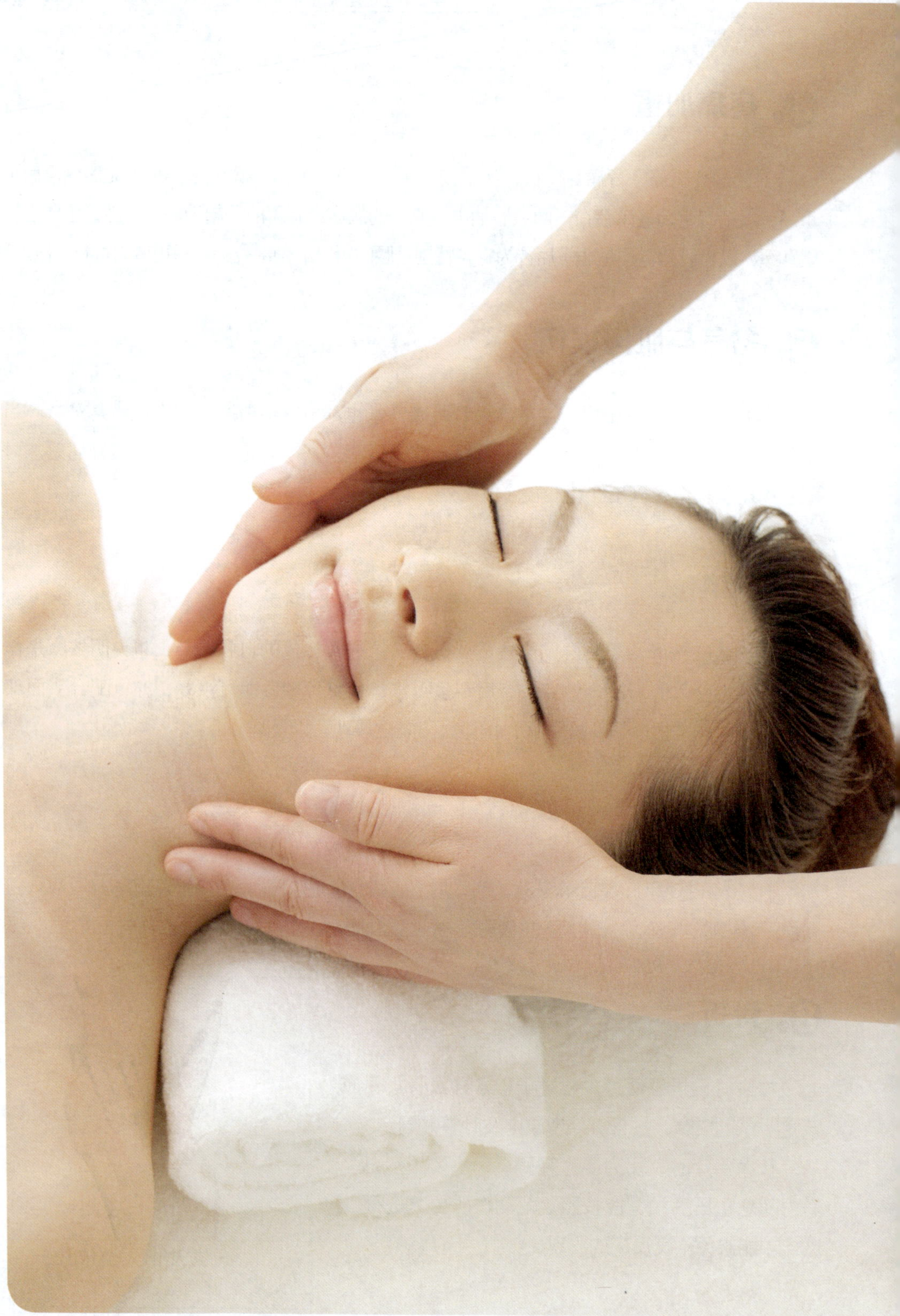

第二章 按摩养生，未病先防

“不治已病治未病”是早在《黄帝内经》中就提出来的防病养生谋略，是至今为止我国卫生界所遵守的“预防为主”战略的最早思想。著名医家朱震亨在《格致余论》中说：“与其求疗于有病之后，不若摄养于无疾之先……未病而先治，所以明摄生之理。”

在长期实践的基础上，历代医家创造了许多行之有效的养生保健的方法，其中按摩养生是现代运用最广的养生方法之一，通过长期的实践证明：按摩人体一定部位或穴位，通过对身体局部刺激，能有效促进人体新陈代谢，调整各脏腑功能的协调统一，对正常人可以增强自身的抗病能力，具有保健效果，达到舒筋活血、健身防病之效果。

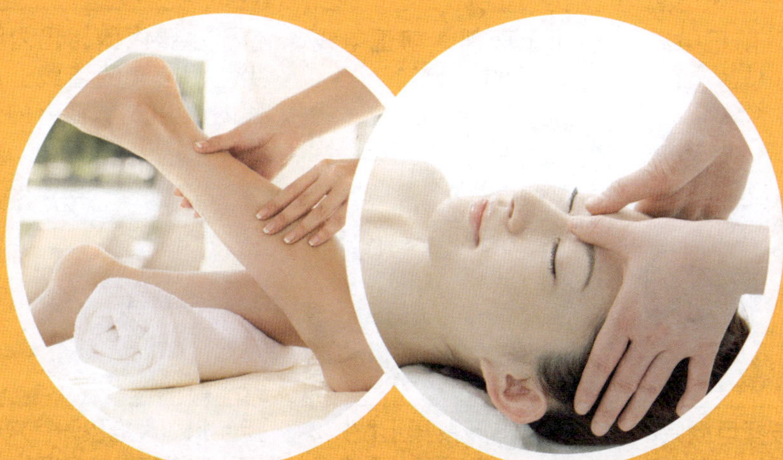

成人保健

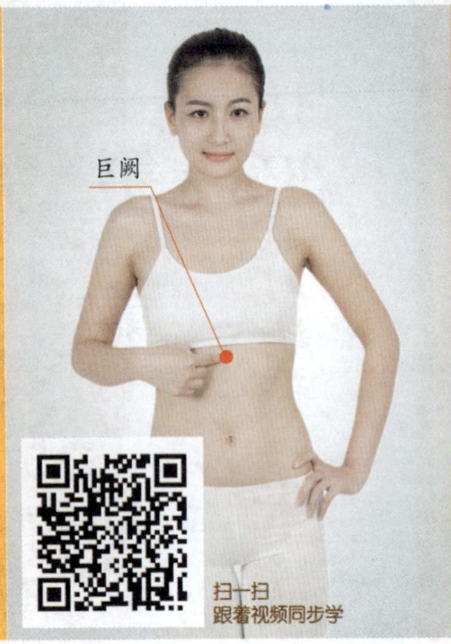

健脾养胃

◎现代社会工作和生活节奏较快，人们承受的压力大，以致饮食不规律，常常暴饮暴食，结果导致各种胃部疾病的发作，造成“脾虚”，使人出现胃胀痛、食欲差、便溏、疲倦乏力等症状。

穴位

特效穴位包括巨阙、上脘、漏谷。另外，再加上建里（见088页）、中脘（见047页）、足三里（见033页）、三阴交（见048页）、公孙（见067页）效果会更佳。

1 第一步按这里 巨阙

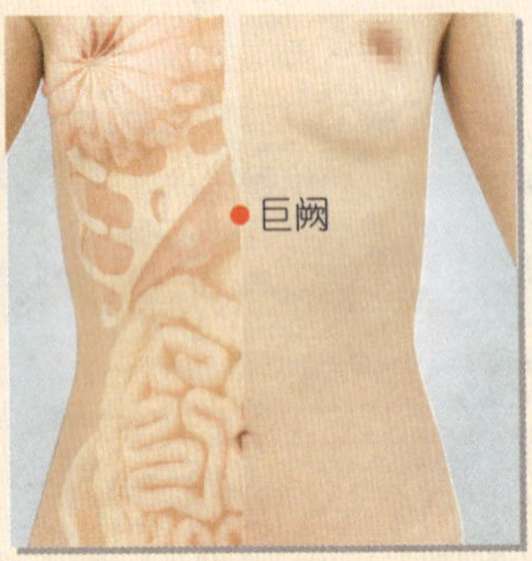

位于上腹部，前正中线上，当脐中上6寸。

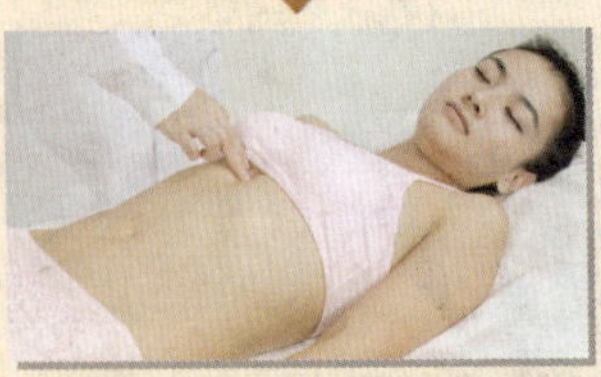

用手指指腹按揉巨阙穴2分钟，力度适中，手法宜轻柔。

2 第二步按这里 上脘

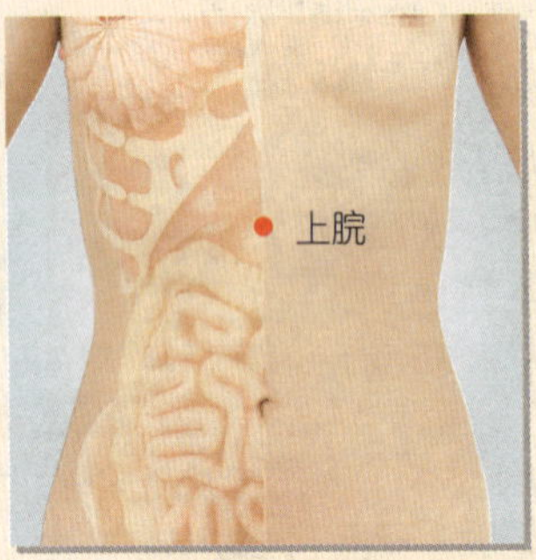

位于上腹部，前正中线上，当脐中上5寸。

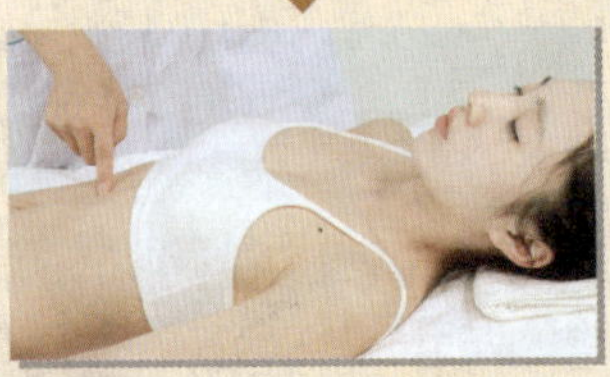

用手指指腹按揉上脘穴2分钟，力度适中，手法宜轻柔。

3 第三步按这里 漏谷

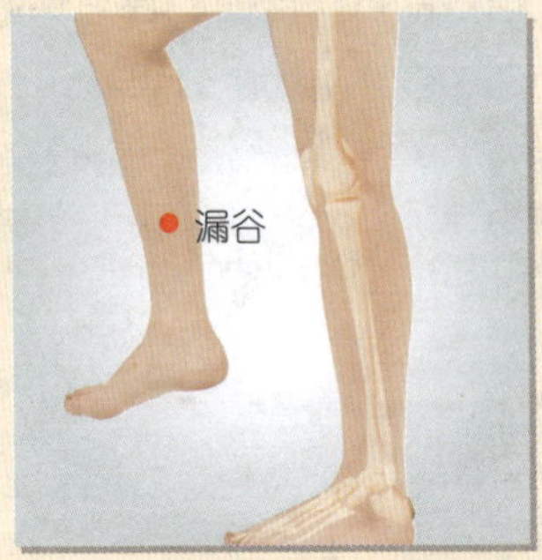

位于小腿内侧，当内踝尖与阴陵泉的连线上，距内踝尖6寸，胫骨内侧缘后方。

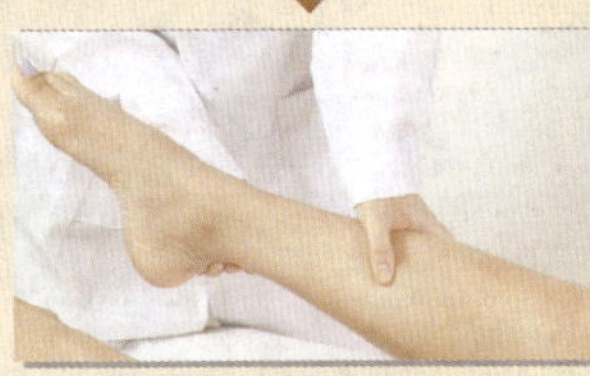

用手指指腹掐按漏谷穴50次，以潮红发热为度。

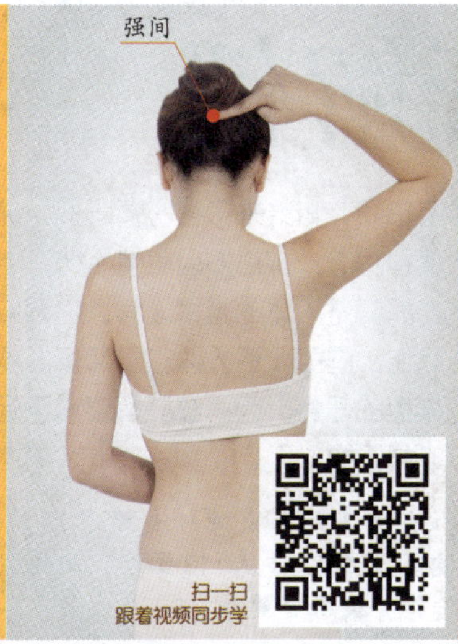

养心安神

◎心烦意乱，睡眠浅表，稍有动静就会惊醒是焦虑性失眠症的常见症状，也是亚健康的表现。焦虑、睡眠质量差以及精神恍惚等都与人的心态有着密切的关系，对工作和生活都会产生很严重的影响。

穴位 特效穴位包括百会、强间、四神聪。另外，再加上太阳（见072页）、鼻窦（见120页）效果会更佳。

1 第一步按这里 百会

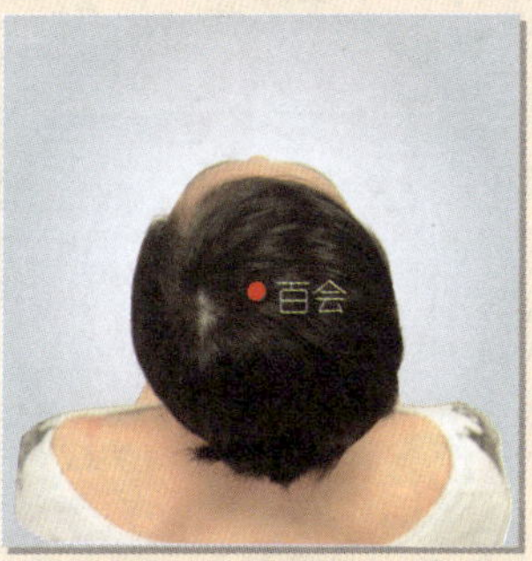

位于头部，当前发际正中直上5寸，或两耳尖连线的中点处。

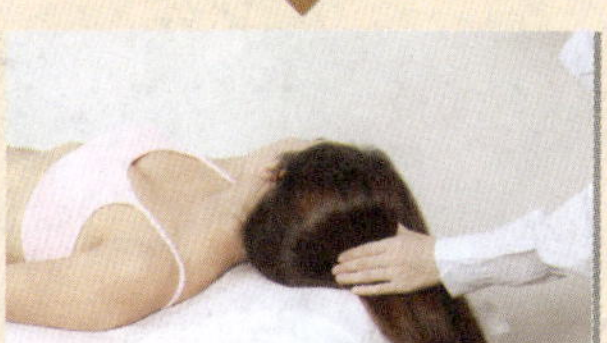

用手指指腹向下用力按揉百会穴，有酸胀、刺痛感，按揉1～3分钟。

2 第二步按这里 强间

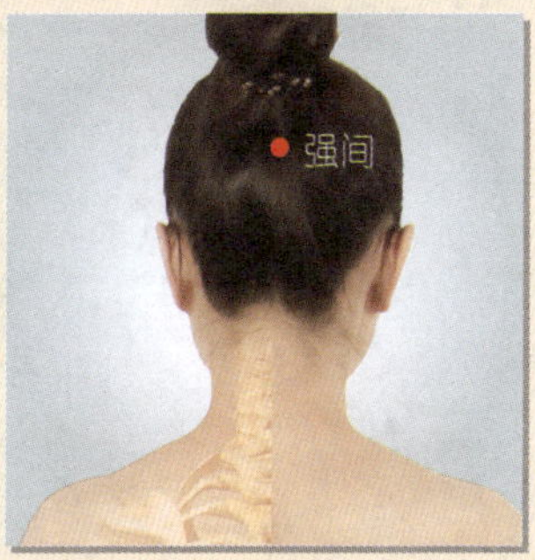

位于头部，当后发际正中直上4寸（脑户上1.5寸）。

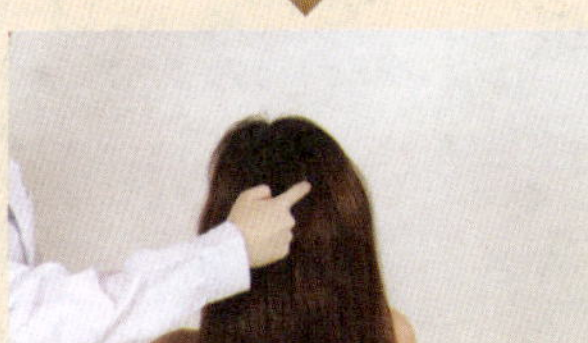

用手指指腹用力按揉强间穴，有酸胀、刺痛感，按揉1～3分钟。

3 第三步按这里 四神聪

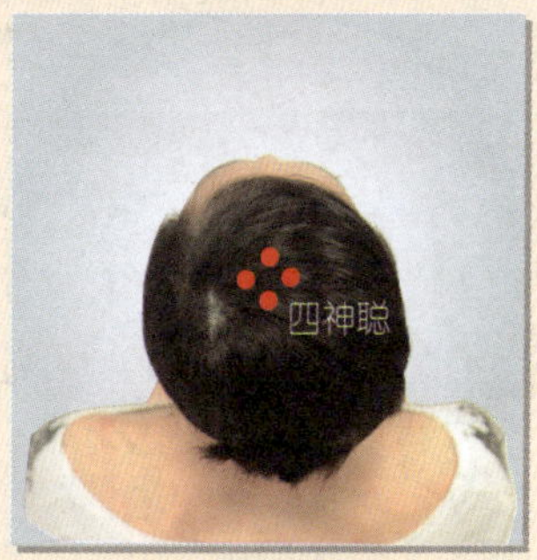

位于头顶部，当百会前后左右各1寸，共四穴。

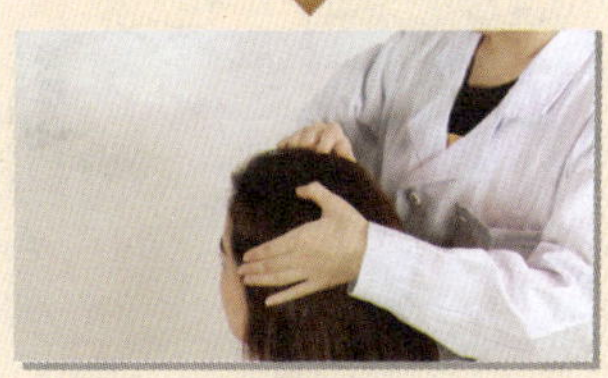

用双手大拇指指腹同时揉按四神聪穴1～3分钟，以有酸麻胀痛感为佳。

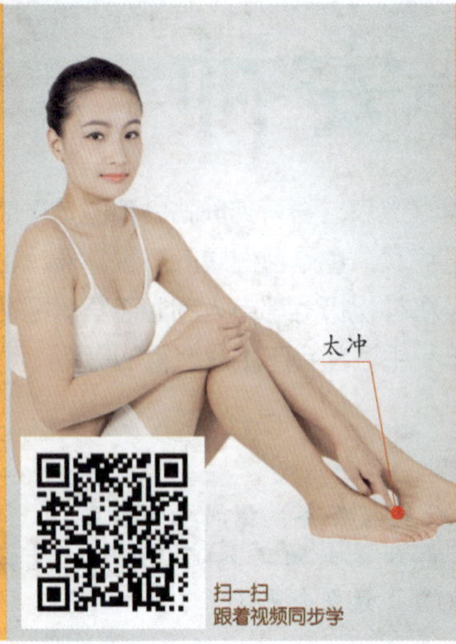

疏肝解郁

◎现在年轻人常用郁闷、纠结来形容心情压抑、忧郁和各种不良的精神状态。抑郁多因七情所伤，结果导致肝气郁结。而肝是人体的将军之官，它调节血液，指挥新陈代谢，同时保证人体血气通畅，承担着解毒和废物排泄的任务，因此疏肝解郁对于保证肝的正常工作非常重要。

穴位 特效穴位包括期门、太冲、大敦。另外，再加上章门（见043页）、阳陵泉（见043页）效果会更佳。

1 第一步按这里 期门

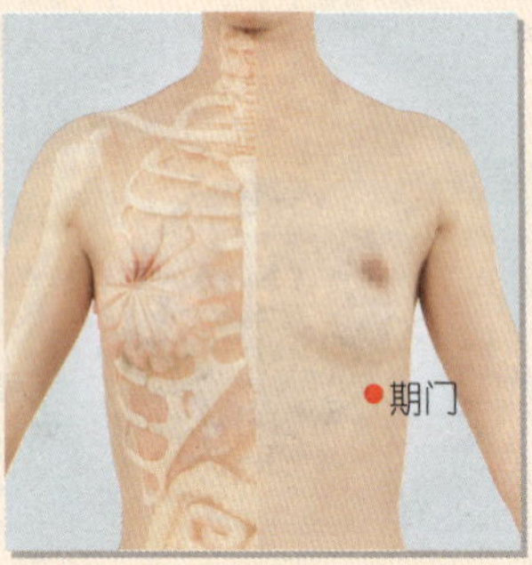

位于胸部，当乳头直下，第六肋间隙，前正中线旁开4寸。

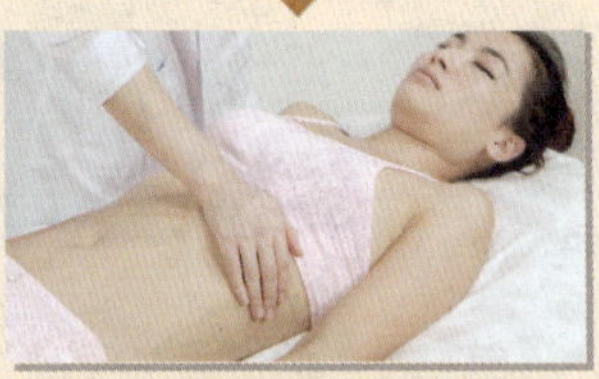

用手掌贴在患者肋骨上，用手掌鱼际推揉期门穴至章门穴，以有胀痛的感觉为度，按揉1～3分钟。

2 第二步按这里 太冲

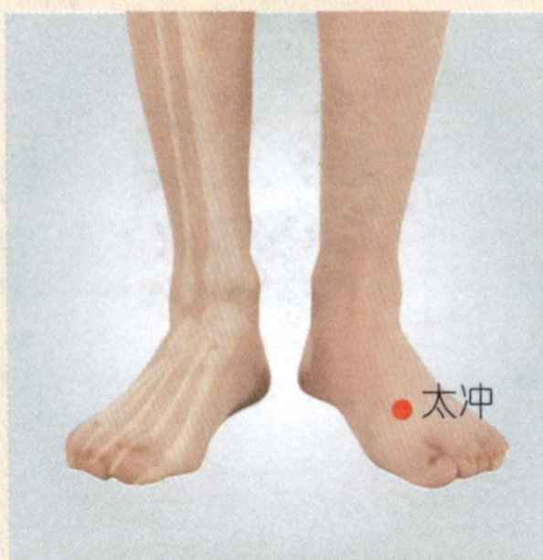

位于足背侧，当第一跖骨间隙的后方凹陷处。

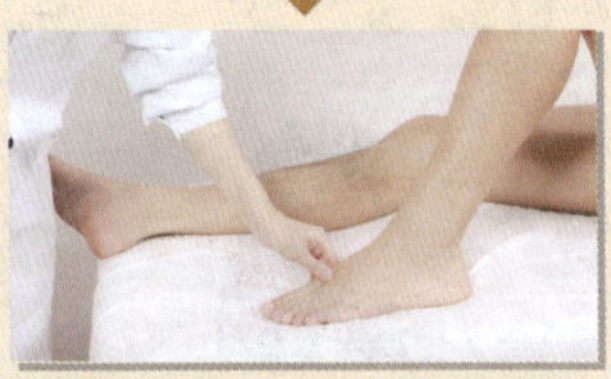

用大拇指指尖从上到下垂直按揉太冲穴，有胀痛、刺痛感，按揉1～3分钟。

3 第三步按这里 大敦

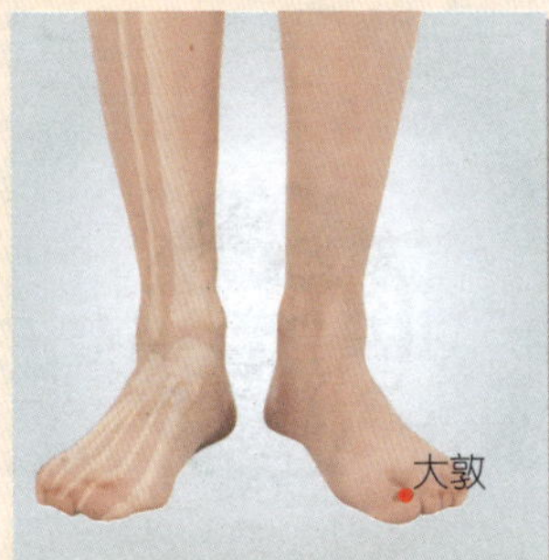

位于足大趾末节外侧，距趾甲角0.1寸（指寸）。

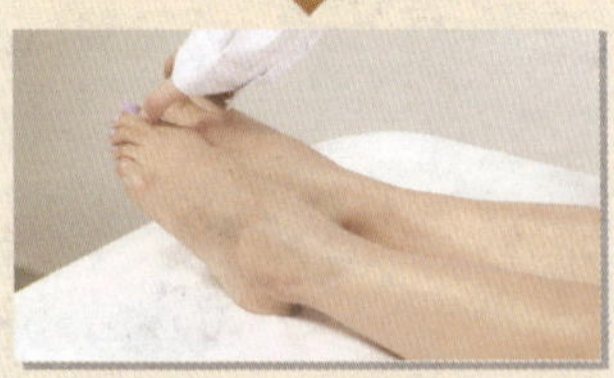

用大拇指揉按大敦穴，以有胀痛感为佳，揉按1～3分钟。

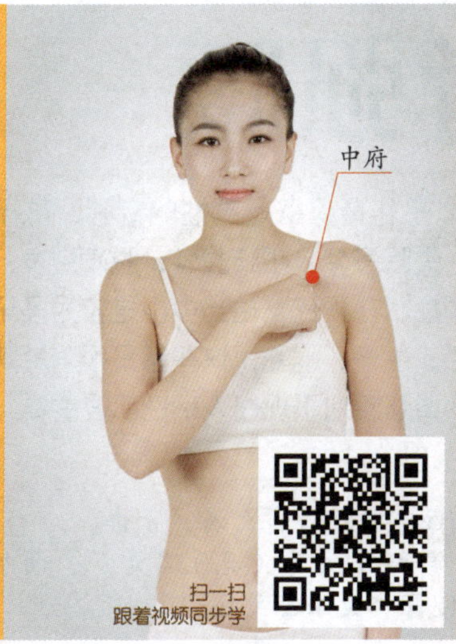

宣肺理气

◎肺病是目前临床上比较常见的疾病之一，是在外感或内伤等因素影响下所造成的肺脏功能失调和病理变化的病症，患者经常会咳嗽、流涕、气喘等。平时可以经常到空气新鲜的地方锻炼身体，做做深呼吸，以达到宣肺理气的目的。

穴位 特效穴位包括中府、少商、经渠。另外，再加上尺泽（见060页）效果会更佳。

1 第一步按这里 中府

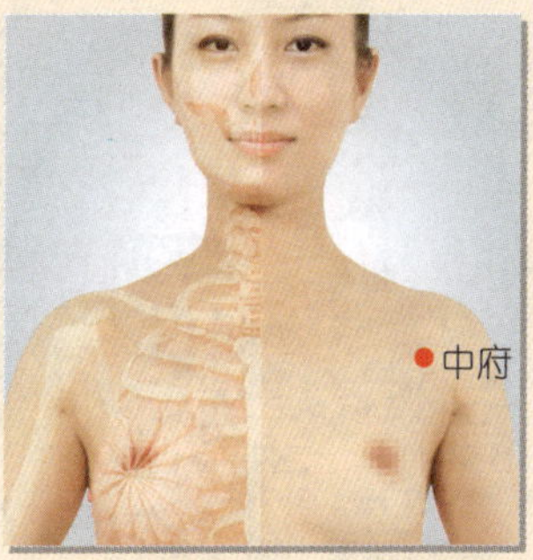

位于胸前壁的外上方，云门下1寸，平第一肋间隙，距前正中线6寸。

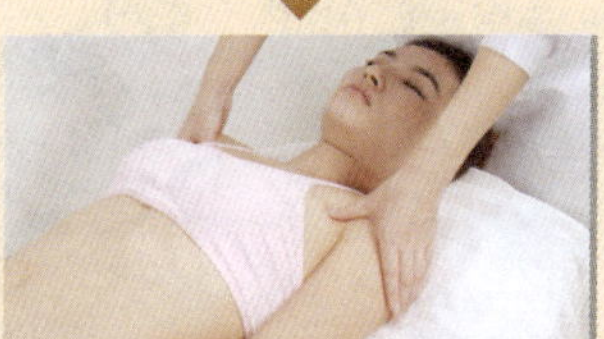

用手指指腹按揉中府穴，有酸痛、闷胀的感觉，向外顺时针按揉1～3分钟，再逆时针按揉1～3分钟。

2 第二步按这里 少商

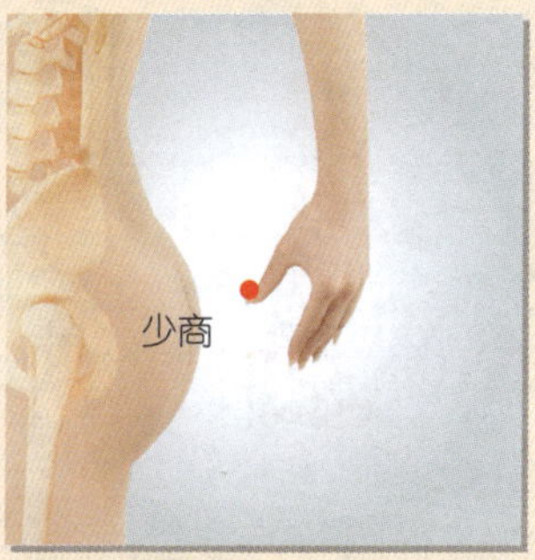

位于手拇指末节桡侧，距指甲角0.1寸（指寸）。

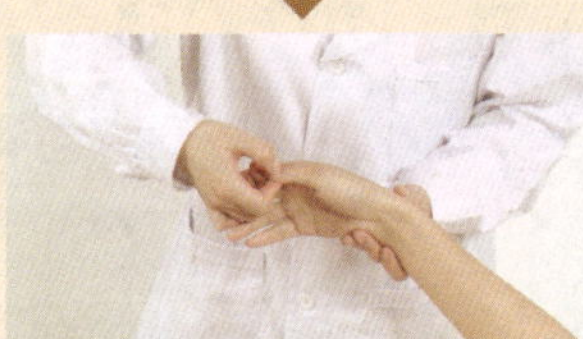

用手指尖掐按少商穴，以有刺痛感为度，依次掐按左右两手，掐按1～3分钟。

3 第三步按这里 经渠

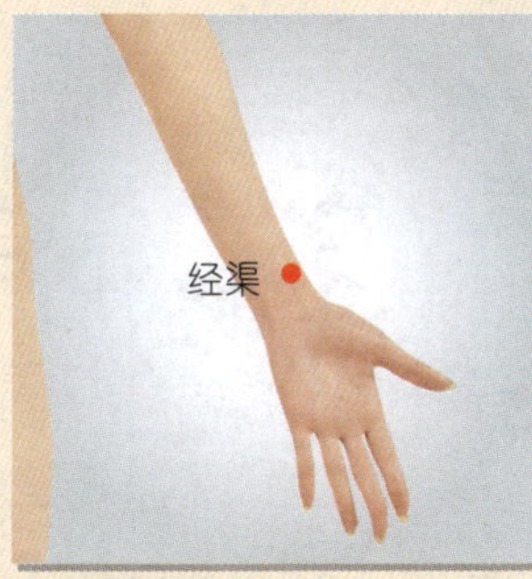

位于前臂掌面桡侧，桡骨茎突与桡动脉之间凹陷处，腕横纹上1寸。

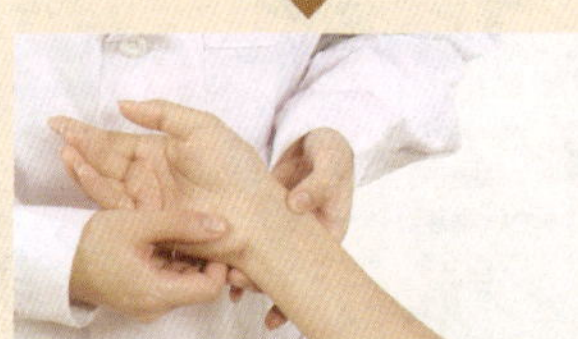

用拇指按压经渠穴，稍用力，以有轻微的酸胀感为佳，各按压1～3分钟。

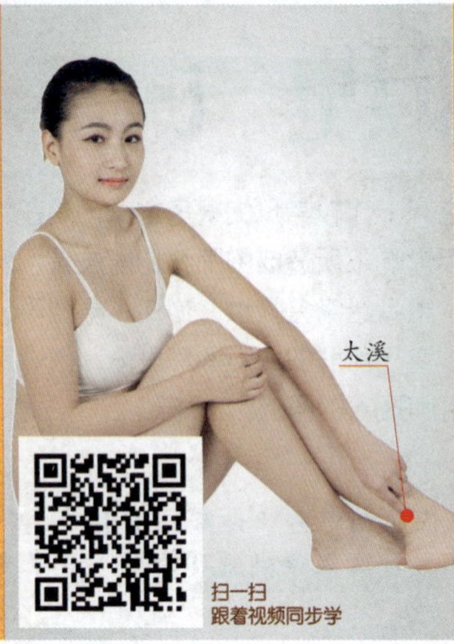

补肾强腰

◎从古至今，似乎补肾仅仅是男性的专利，殊不知，夜尿频多、失眠多梦、腰膝酸软、脱发白发、卵巢早衰等这些症状在现代女性当中也是较为多见的。女性要行经、生产、哺乳，这些都是很消耗精气神的，因此补肾强腰对于现代人来说都很重要。

穴位 特效穴位包括气冲、太溪、肾俞。另外，再加上关元（见034页）、涌泉（见042页）效果会更佳。

1 第一步按这里 气冲

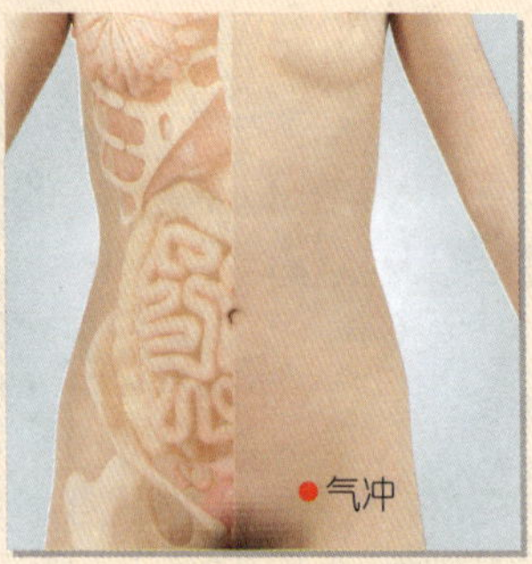

位于腹股沟稍上方，当脐中下5寸，距前正中线2寸。

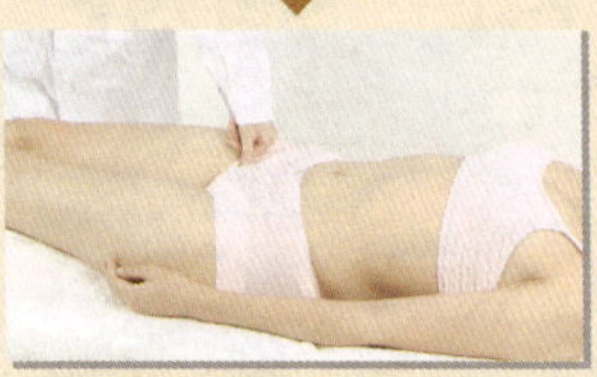

用拇指指腹稍用力揉按气冲穴，按揉1～3分钟。

2 第二步按这里 太溪

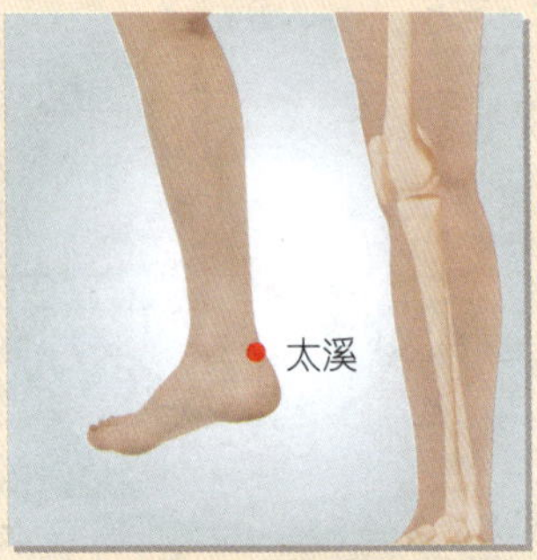

位于足内侧，内踝后方，当内踝尖与跟腱之间的凹陷处。

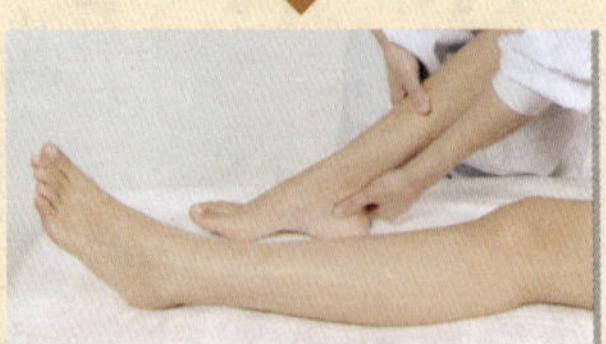

用拇指按揉太溪穴，力量柔和，以感觉酸胀为度，不可力量过大伤及皮肤。

3 第三步按这里 肾俞

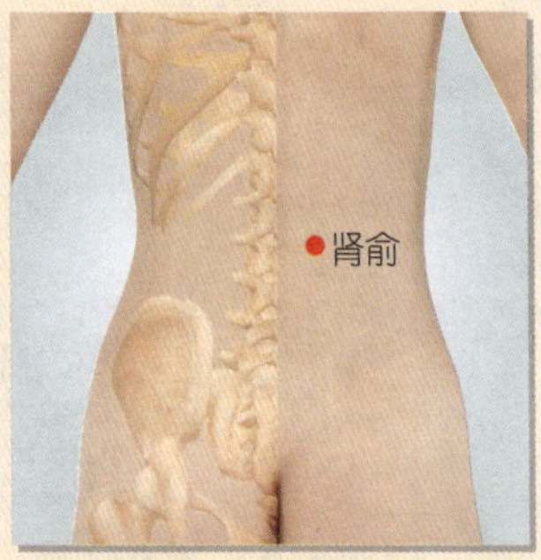

位于腰部，当第二腰椎棘突下，旁开1.5寸。

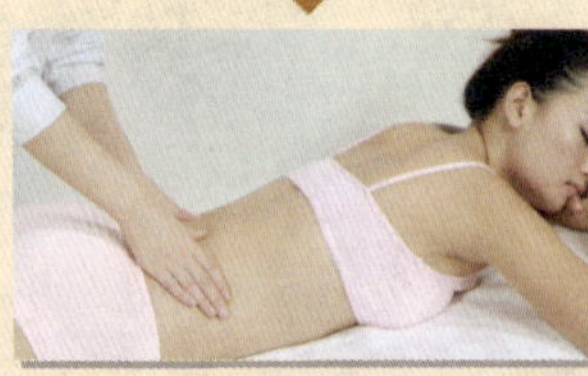

反复拍打两腰处的肾俞穴，以有热感为度，力度适中，拍打3～5分钟。

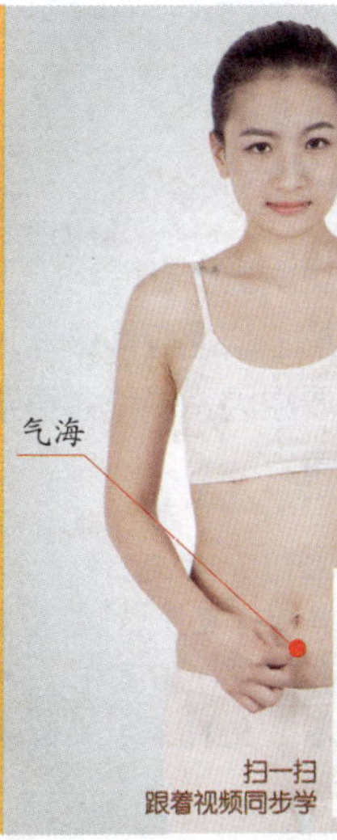

益气养血

◎气血对人体最重要的作用就是滋养。气血充足，则人面色红润，肌肤饱满丰盈，毛发润滑有光泽，精神饱满，感觉灵敏。若气血不足皮肤容易粗糙、发暗、发黄、长斑等。

穴位 特效穴位包括气海、血海、足三里。另外，再加上关元（见034页）、中极（见045页）效果会更佳。

1 第一步按这里 气海

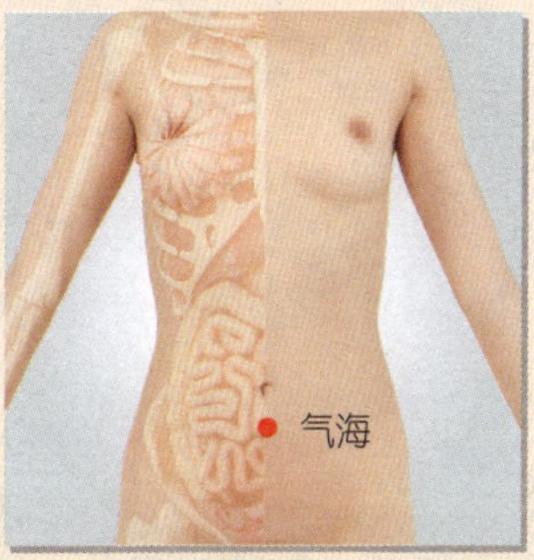

位于下腹部，前正中线上，当脐中下1.5寸。

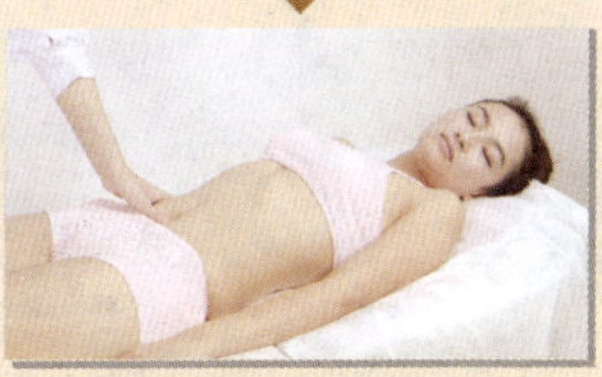

用手指指腹垂直点按气海穴1分钟，以有酸胀的感觉为度。

2 第二步按这里 血海

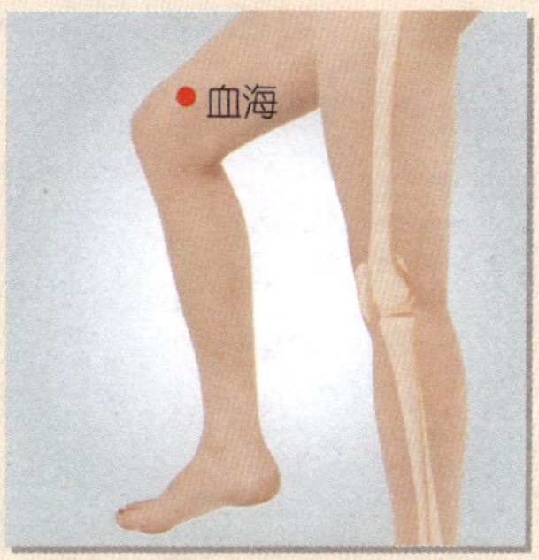

屈膝，位于大腿内侧，髌底内侧端上2寸，当股四头肌内侧头的隆起处。

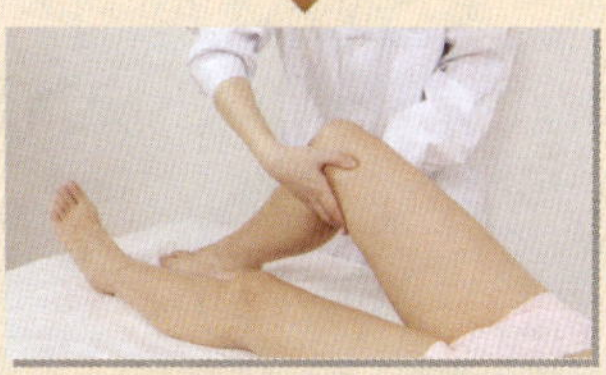

用手指指腹垂直按揉一侧血海穴，以有酸、胀、痛感为度，也可两侧同时进行，按揉1～3分钟。

3 第三步按这里 足三里

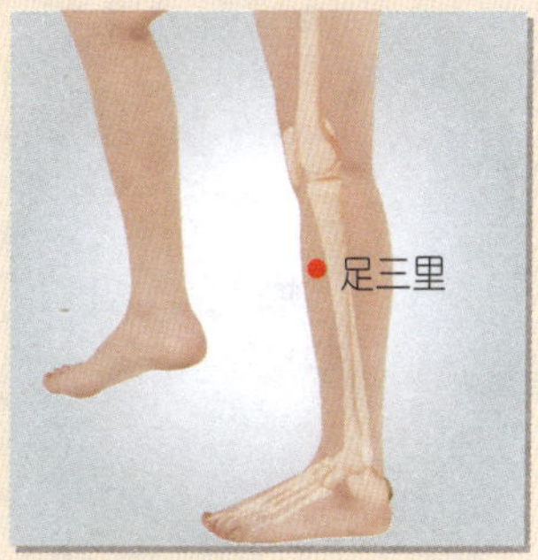

位于小腿前外侧，当犊鼻下3寸，距胫骨前缘一横指（中指）。

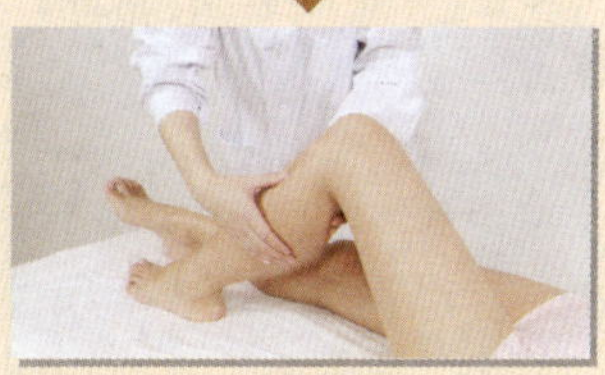

用手指指腹揉按一侧足三里穴，以有酸、胀、痛感为度，也可两侧同时进行，按揉1～3分钟。

成人保健

排毒通便

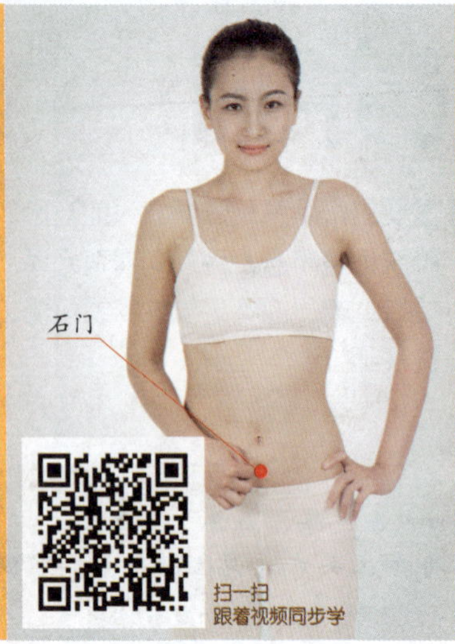

○近年来，患便秘的中青年人呈明显上升趋势，工作压力大，心理上过度紧张，加上缺乏身体锻炼，活动量小，都是导致便秘的主要原因。便秘会导致毒素在体内堆积，影响身体健康。

穴位

特效穴位包括天枢、石门、关元。另外，再加上支沟（见091页）、足三里（见033页）、大肠俞（见096页）、神阙（见103页）、气海（见121页）效果会更佳。

1 第一步按这里

天枢

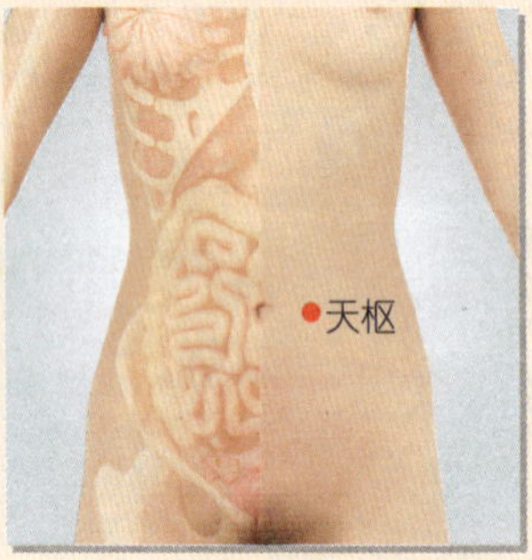

位于腹中部，距脐中2寸。

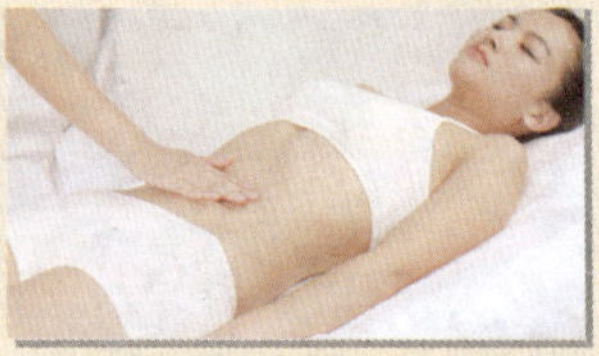

用手掌心或鱼际分别按揉两侧的天枢穴，各按揉1分钟。

2 第二步按这里

石门

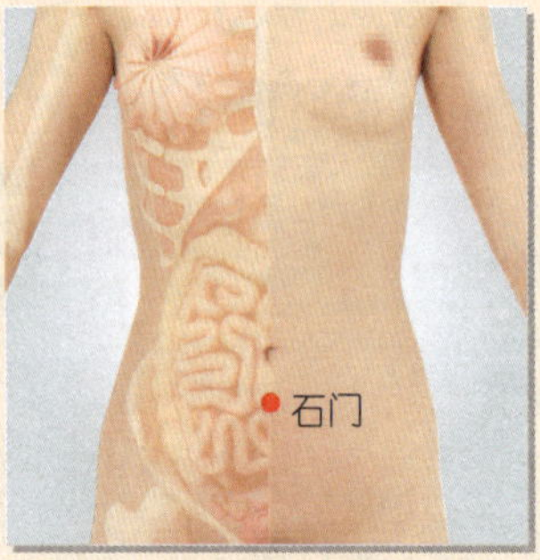

位于下腹部，前正中线上，当脐中下2寸。

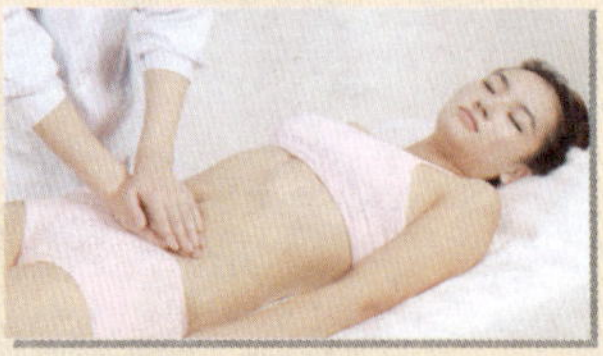

用手掌心按揉石门穴1分钟，以穴位处有酸胀的感觉为度。

3 第三步按这里

关元

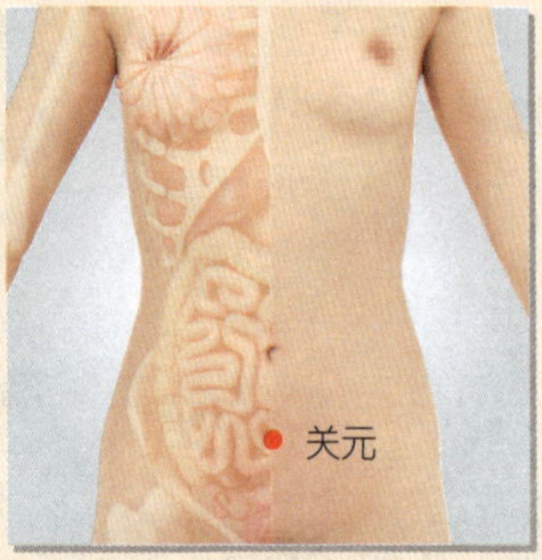

位于下腹部，前正中线上，当脐中下3寸。

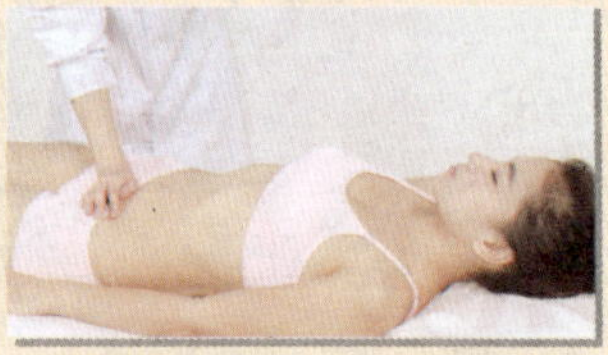

用手掌掌心按揉关元穴1分钟，以穴位处感觉温热、酸胀为度。

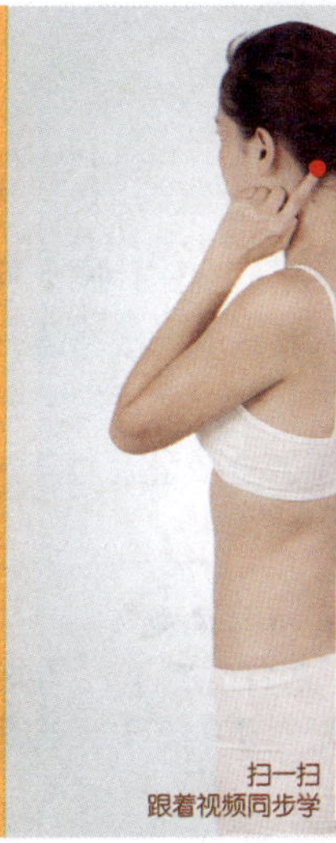

扫一扫
跟着视频同步学

降压降糖

◎被称为“富贵病”的高血压、糖尿病，已如“旧时王谢堂前燕，飞入寻常百姓家”，它们俨然已是人类致命的“头号杀手”。在中国的十大死亡原因中，与高血压、糖尿病相关的死亡人数已占总死亡人数的27%。

穴位

特效穴位包括百会、风池、肩井。另外，再加上胆俞（见143页）、足三里（见033页）、三阴交（见048页）、脾俞（见124页）效果会更佳。

1 第一步按这里 百会

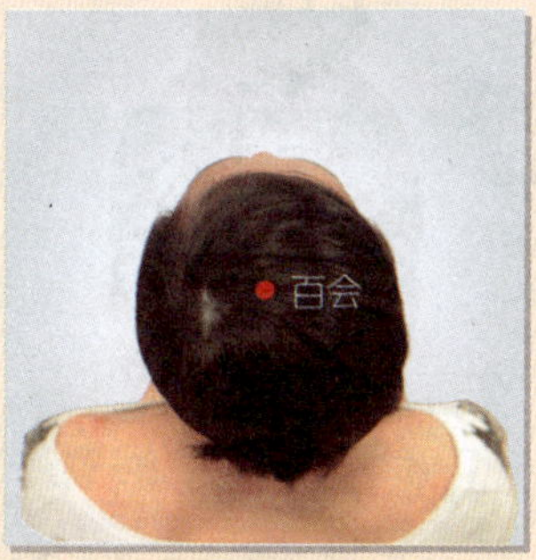

位于头部，当前发际正中直上5寸，或两耳尖连线的中点处。

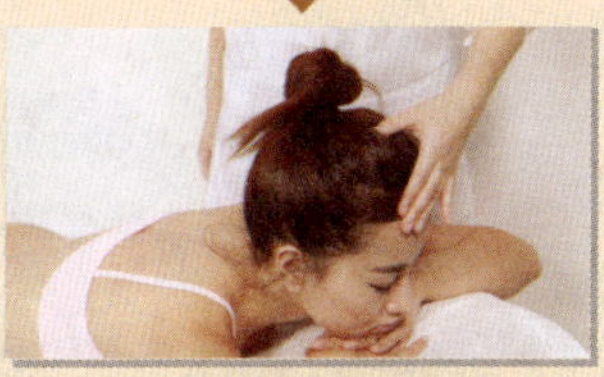

用手指指腹按揉百会穴，力度适中，以有酸胀感觉为度，按揉1～3分钟。

2 第二步按这里 风池

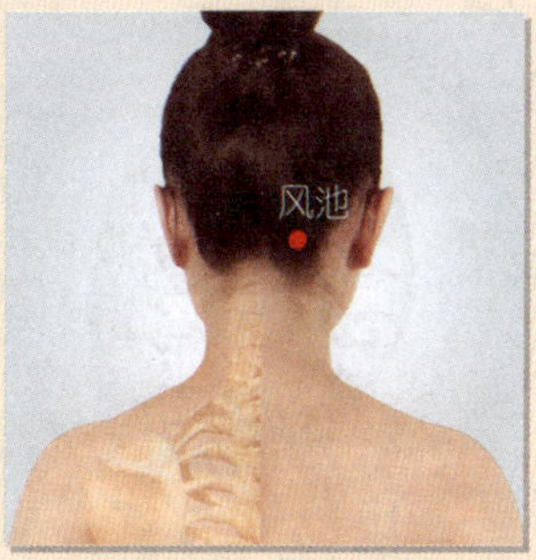

位于项部，当枕骨之下，与风府相平，胸锁乳突肌与斜方肌上端之间的凹陷处。

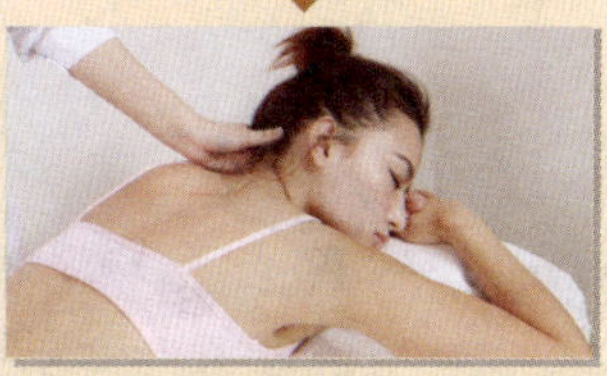

用拇指指腹揉按一侧风池穴，力度适中，以有酸胀感觉为度，揉按1～3分钟。

3 第三步按这里 肩井

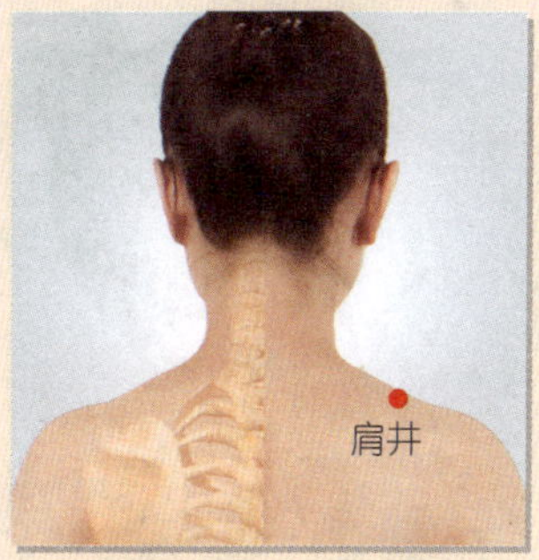

位于肩上，前直乳中，当大椎与肩峰端连线的中点上。

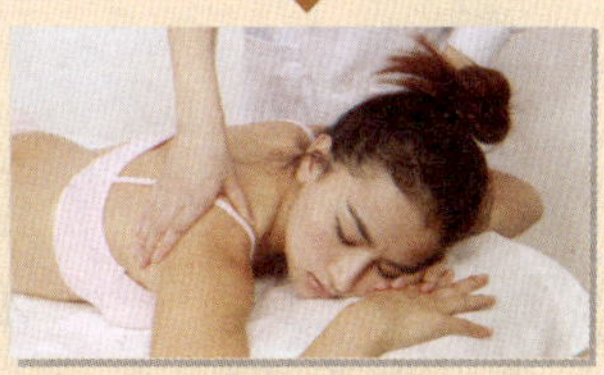

用拇指指腹揉按一侧肩井穴，力度宜适中，以有酸胀的感觉为度，揉按1～3分钟。

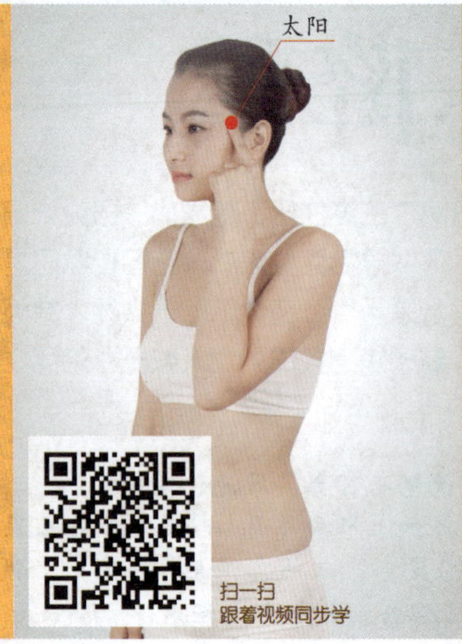

消除疲劳

◎由于现代社会生活节奏较快，人们为生计疲于奔波，造成身体疲劳的原因也较为复杂。一般将疲劳分为以下几种：体力疲劳、脑力疲劳、病理疲劳、精神疲劳。人经常处于疲劳状态，主要是因为身体营养不均衡，免疫力低下所致。

穴位

特效穴位包括百会、太阳、风池。另外，再加上神门（见105页）、内关（见116页）、三阴交（见048页）效果会更佳。

1 第一步按这里

太阳

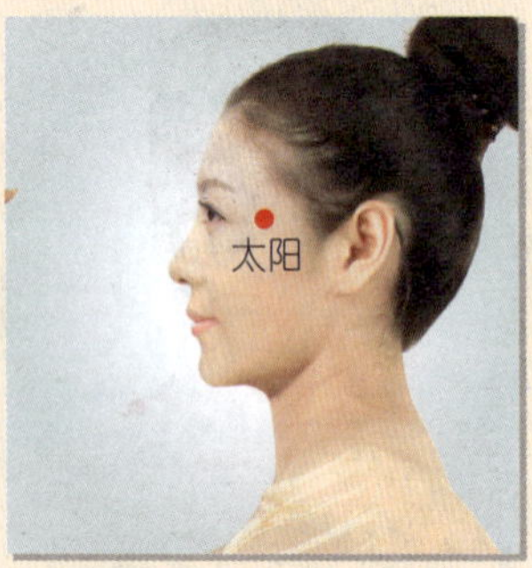

位于颞部，当眉梢与目外眦之间，向后约一横指的凹陷处。

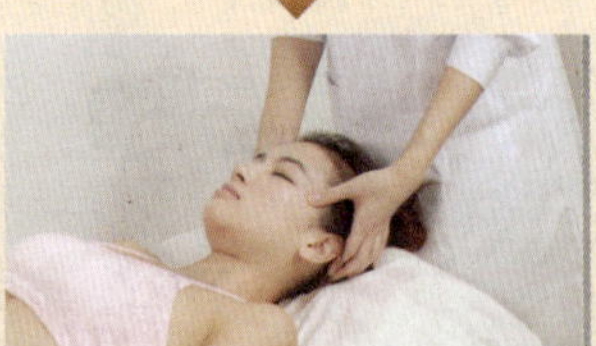

用手指指腹同时按揉两侧太阳穴，做环状运动，力度适中，感觉酸胀即可，按揉1～3分钟。

2 第二步按这里

百会

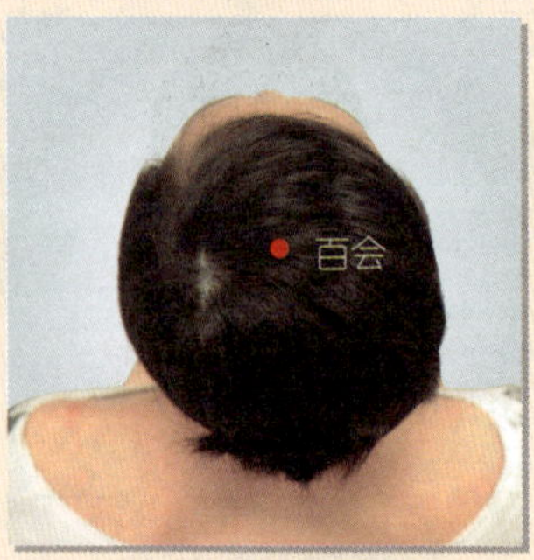

位于头部，当前发际正中直上5寸，或两耳尖连线的中点处。

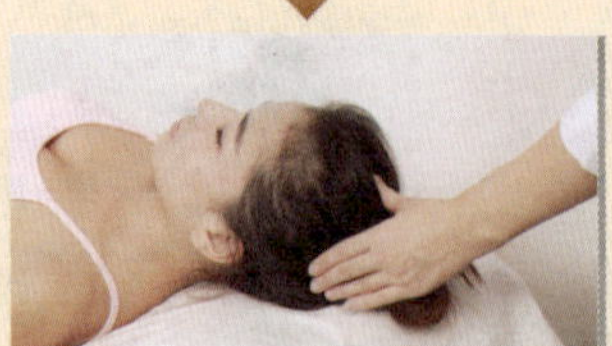

用大拇指指腹来回按揉百会穴，以有酸胀感为宜，按揉1～3分钟。

3 第三步按这里

风池

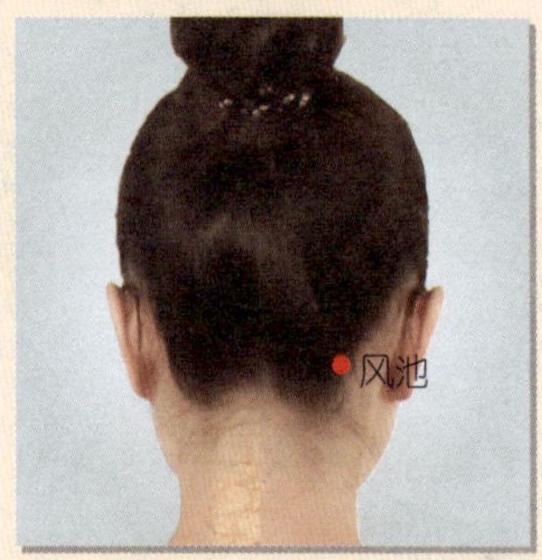

位于项部，当枕骨之下，与风府穴相平，胸锁乳突肌与斜方肌上端之间的凹陷处。

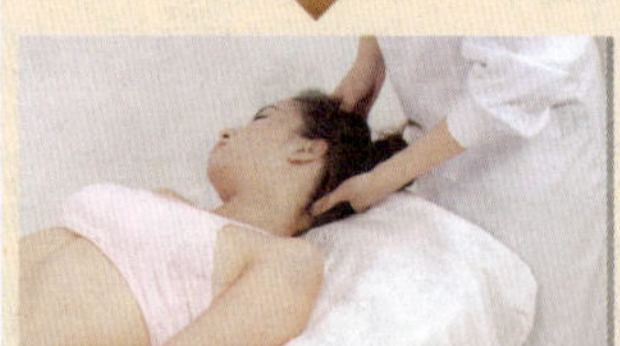

用手指指尖垂直掐按风池穴，以有酸麻胀痛感为宜，按揉1～3分钟。

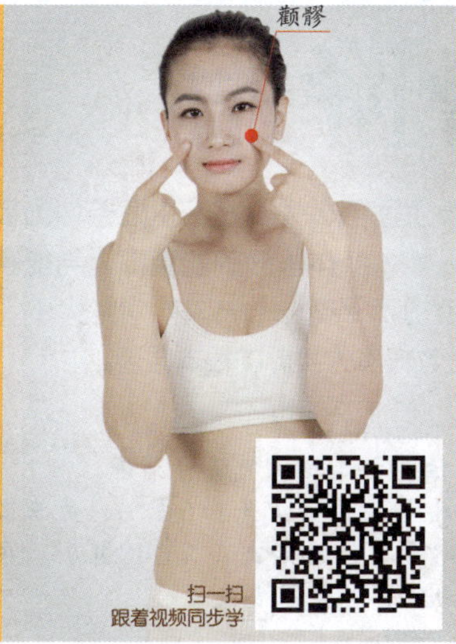

美容养颜

◎爱美是女人的天性，容颜亮丽能为女人增添不少光彩。但是女人过了黄金年龄后，容颜极易衰老，气色也极易变差，因此，补益气血、美容养颜便显得尤为重要。

穴位

特效穴位包括印堂、承浆、颧髎。另外，再加上血海（见122页）、三阴交（见048页）、足三里（见033页）、太阳（见072页）、颊车（见179页）效果会更佳。

1 第一步按这里

印堂

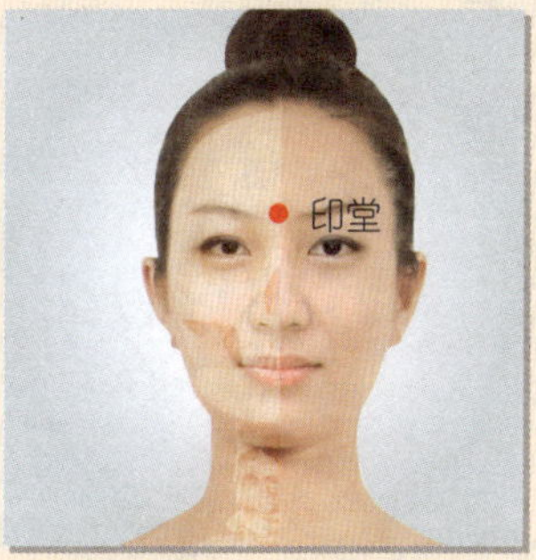

位于额部，当两眉头之中间。

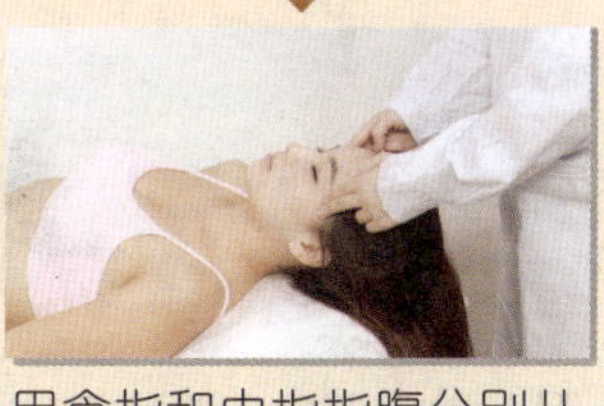

用食指和中指指腹分别从印堂穴揉按至太阳穴，重复2分钟。

2 第二步按这里

承浆

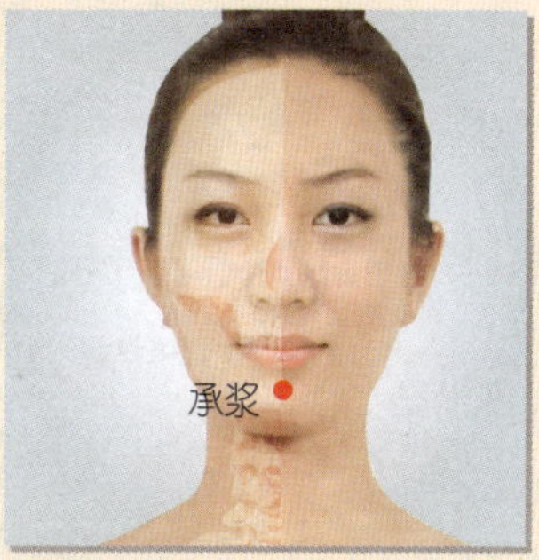

位于面部，当颏唇沟的正中凹陷处。

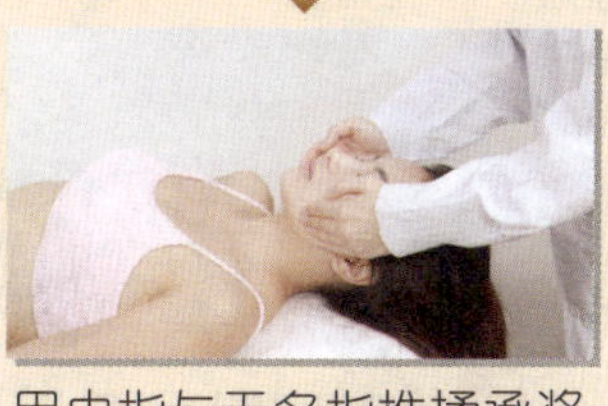

用中指与无名指推揉承浆穴至颊车穴，由下往上推50次。

3 第三步按这里

颧髎

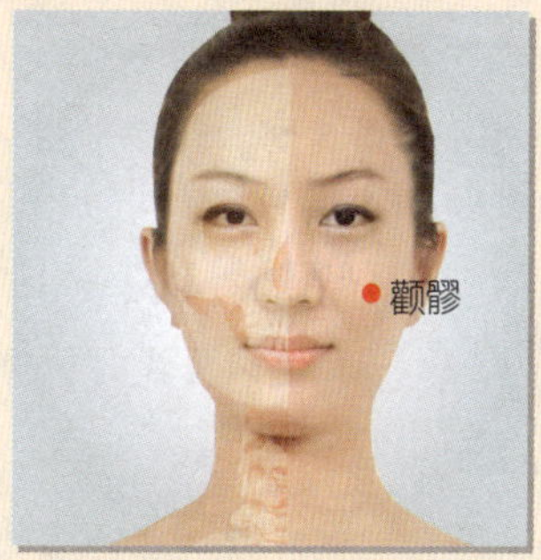

位于面部，当目外眦直下，颧骨下缘凹陷处。

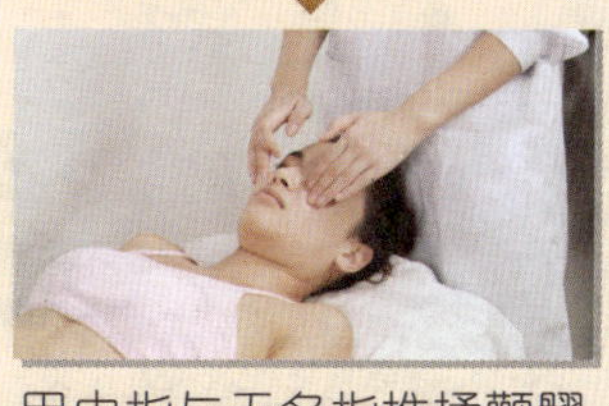

用中指与无名指推揉颧髎穴，由下往上推50次。

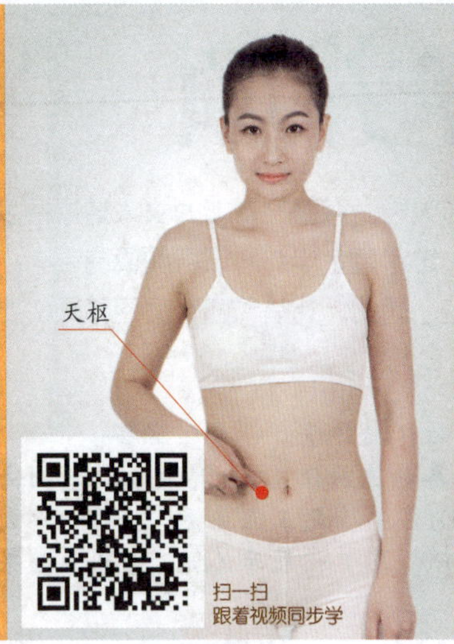

瘦身降脂

◎由于现代物质生活的极大丰富和生活条件的极为优越，使得现代人身体里面的能量摄入与能量消耗形成了严重的不平衡——“入”常常大于了“出”，这是导致很多人发胖的根本原因。

穴位

特效穴位包括天枢、气海、消泺。另外，再加上内关（见116页）、足三里（见033页）、三阴交（见048页）、关元（见034页）效果会更佳。

1 第一步按这里 ▼ 天枢

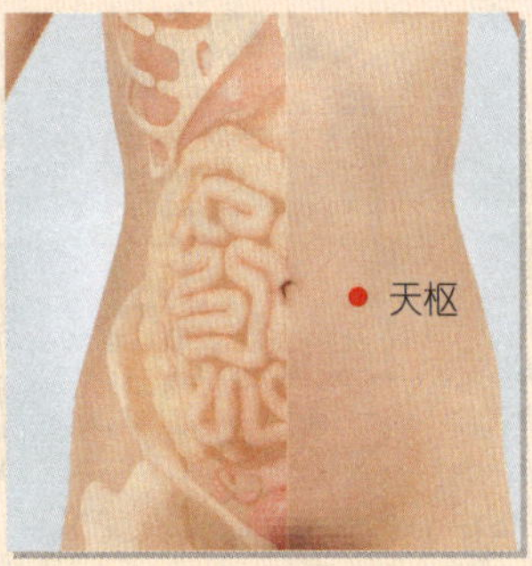

位于腹中部，距脐中2寸。

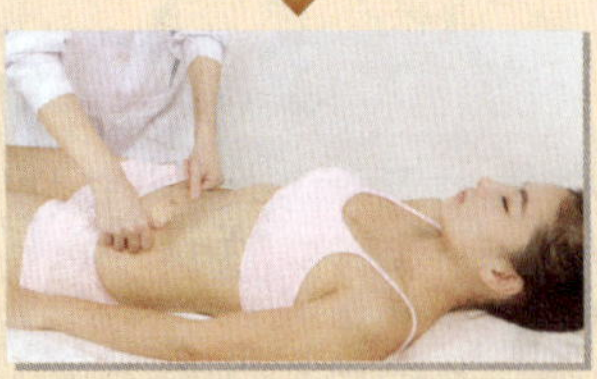

用双手指指腹垂直向下按揉天枢穴，力度由轻到重，以潮红发热为度。

2 第二步按这里 ▼ 气海

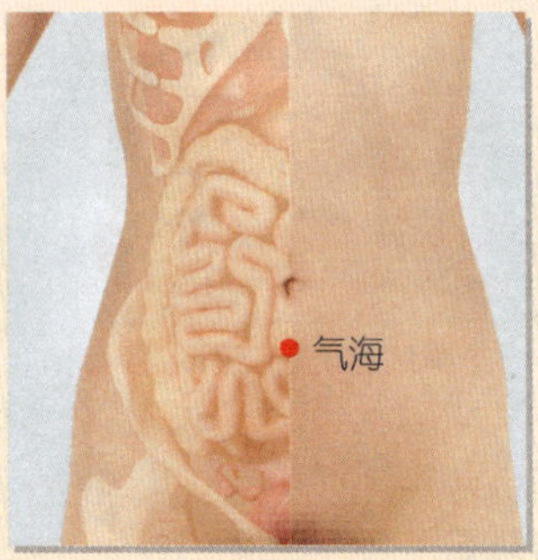

位于下腹部，前正中线上，当脐中下1.5寸。

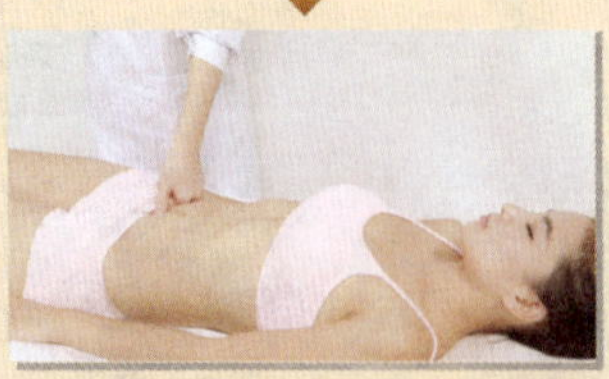

用拇指的指腹揉按气海穴，力度略重，按揉1～3分钟。

3 第三步按这里 ▼ 消泺

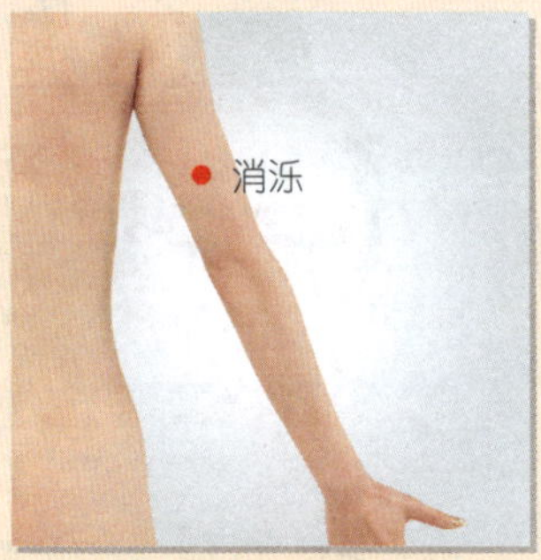

位于臂外侧，当清冷渊与臑会连线的中点处。

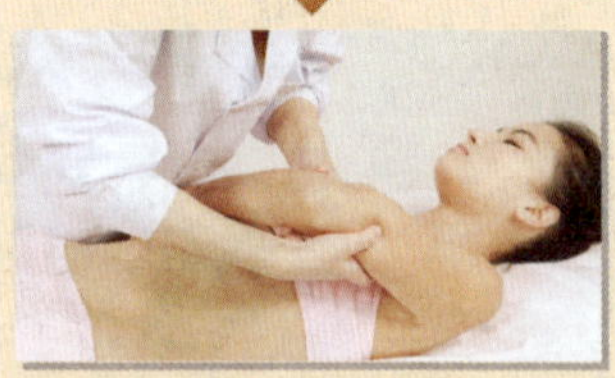

用手指指尖掐按消泺穴，以有酸胀感为度，掐按1～3分钟。

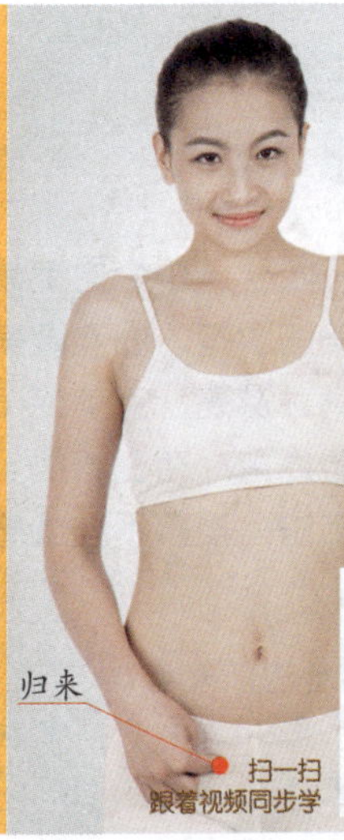

调经止带

◎每个月有那么几天，都是女性颇为烦恼的日子。有规律、无疼痛地度过了还算好，如果碰到不按规律“办事”的时候，的确够女性朋友们烦恼的。尤其是当出现月经不调、白带增多、有异味等症状时，女性朋友则应及时到医院检查身体。

穴位

特效穴位包括中极、归来、阴廉。另外，再加上三阴交（见048页）、关元（见034页）效果会更佳。

1 第一步按这里 中极

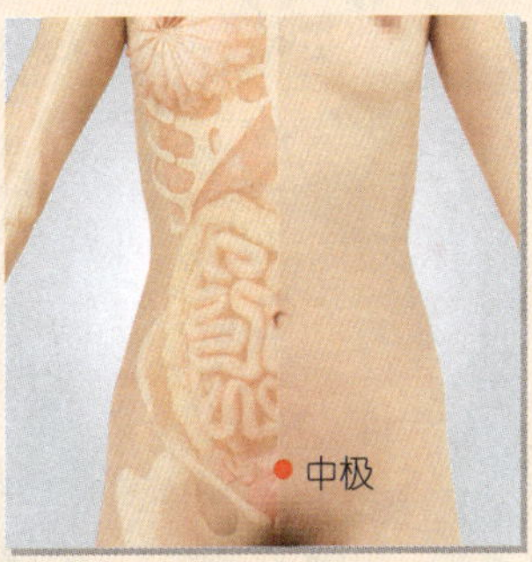

位于下腹部，前正中线上，当脐中下4寸。

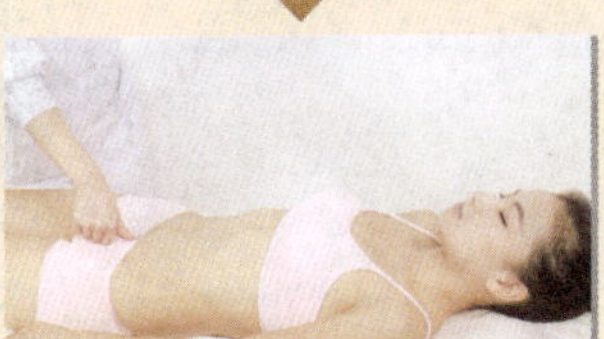

用手指指腹按揉中极穴，力度略重，做环状运动，按揉1～3分钟，腹部有热感即可。

2 第二步按这里 归来

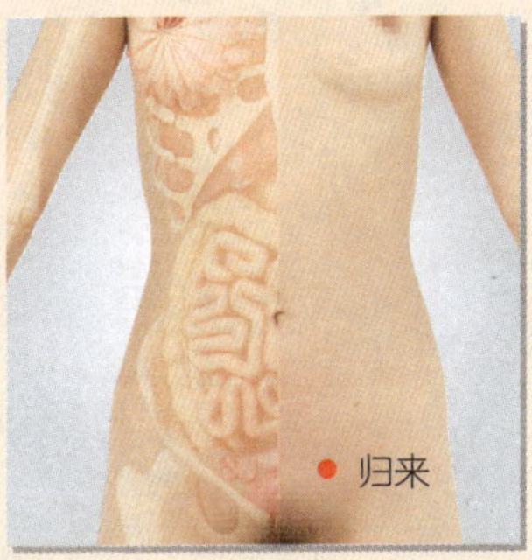

位于下腹部，当脐中下4寸，距前正中线2寸。

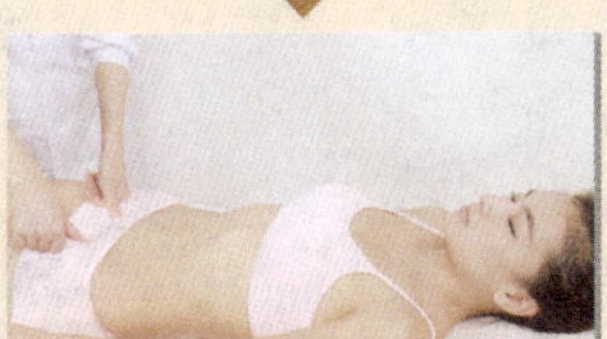

用双手拇指指腹同时揉按归来穴1～3分钟，至局部有微热感为佳。

3 第三步按这里 阴廉

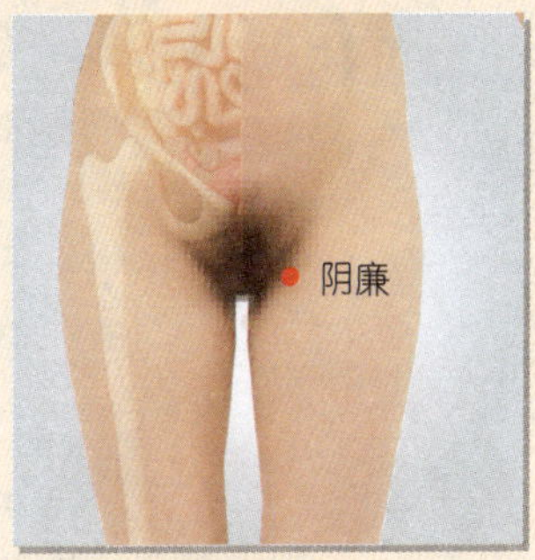

位于大腿内侧，当气冲直下2寸，大腿根部，耻骨结节的下方，长收肌的外缘。

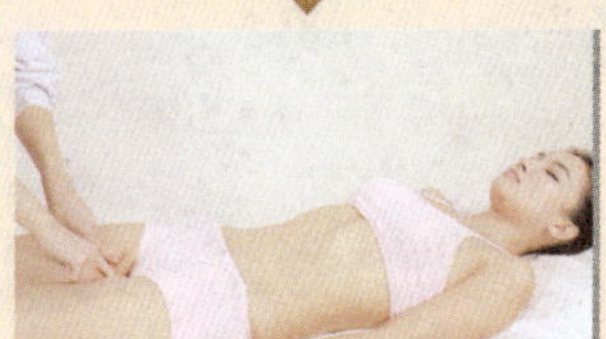

用双手拇指指腹同时揉按阴廉穴1～3分钟，动作宜轻柔。

成人保健

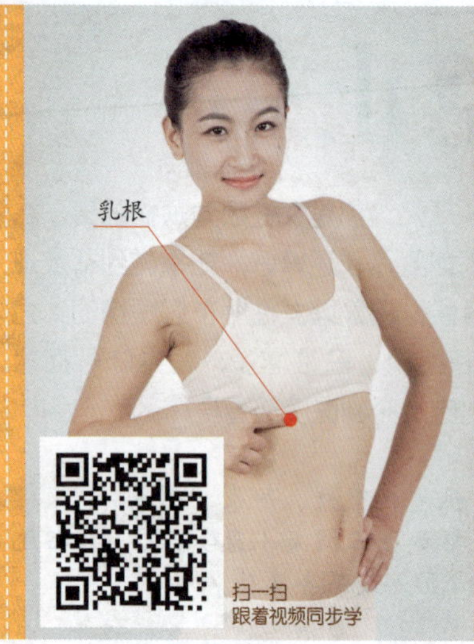

丰胸美乳

◎很多女性都想走在大街上，收获一个个男士频频回首的目光，打心底里赞美的眼神，而丰胸美乳便是女性追求自身达到丰满、漂亮、完美的一种手段。但现在社会由于信息泛滥，存在着很多良莠不齐、真假难辨的丰胸方法，操作不当或盲目跟进都有可能有反作用。

穴位 特效穴位包括乳根、大包、天宗。另外，再加上膻中（见042页）、中脘（见047页）效果会更佳。

1 第一步按这里 乳根

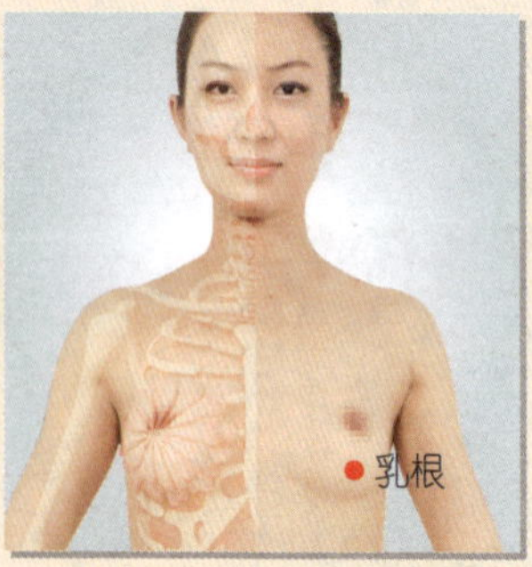

位于胸部，当乳头直下，乳房根部，第五肋间隙，距前正中线4寸。

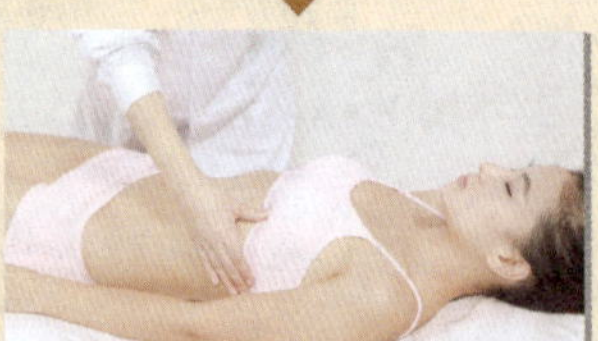

用拇指指腹推按乳根穴1～3分钟，力度略轻，可逐渐加力，做环状运动。

2 第二步按这里 大包

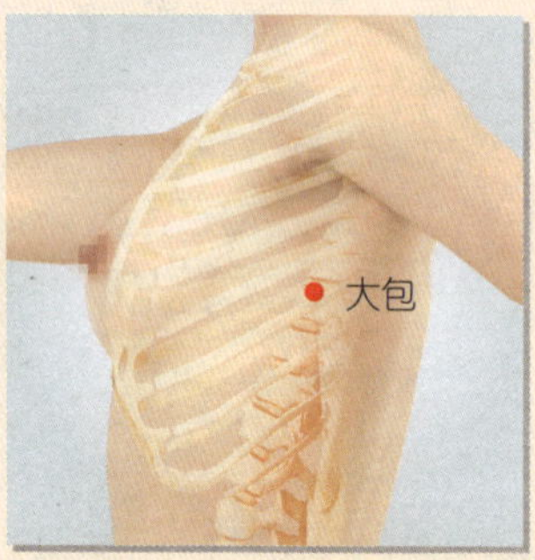

位于侧胸部，腋中线上，当第六肋间隙处。

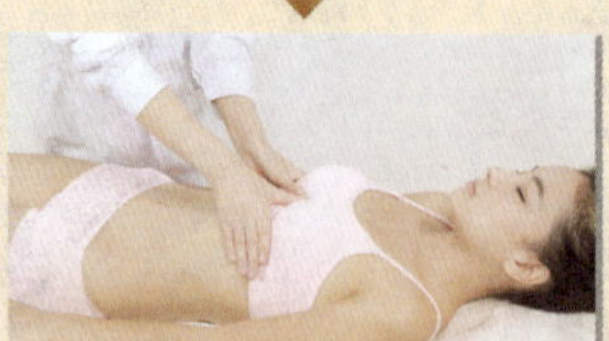

用四指指腹推按大包穴3～5分钟，力度适中。

3 第三步按这里 天宗

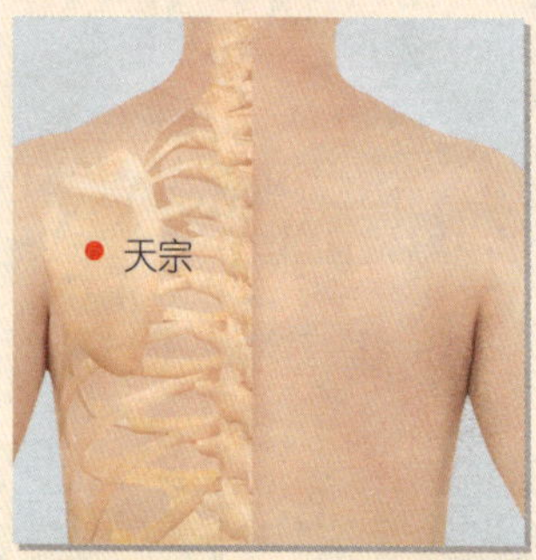

位于肩胛部，当冈下窝中央凹陷处，与第四胸椎相平。

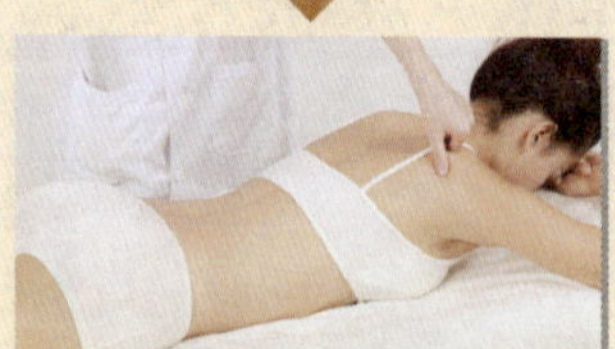

用手指指尖垂直掐按天宗穴，力度略重，左右各掐按1～3分钟。

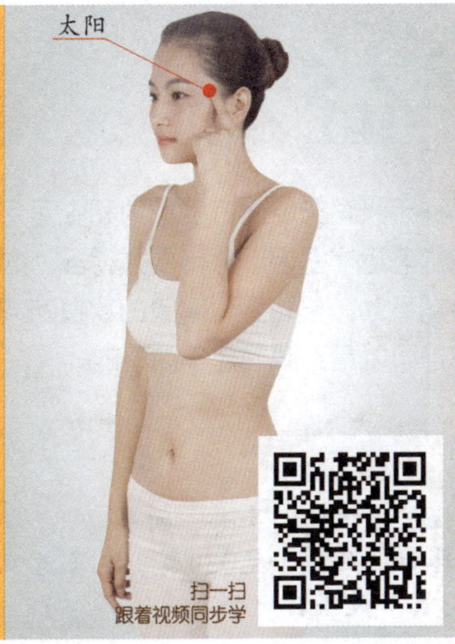

强身健体

◎人一旦过了60岁就感觉身体已大不如从前，免疫功能开始衰减，这时机体就会出现或多或少的问题。众所周知的是，疾病和损伤是影响健康和长寿的重要因素，但人吃五谷杂粮，没有不生病的，所以，归根到底，也只有强身健体才能祛病延年，护佑健康。

穴位 特效穴位包括太阳、关元、足三里。另外，再加上气海（见121页）效果会更佳。

成人保健

1 第一步按这里 太阳

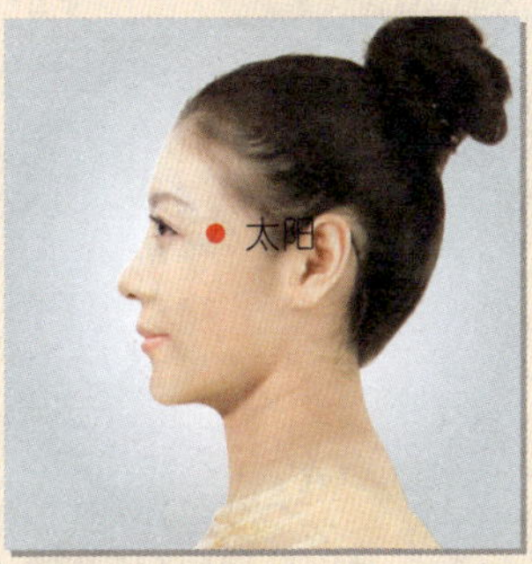

位于颞部，当眉梢与目外眦之间，向后约一横指的凹陷处。

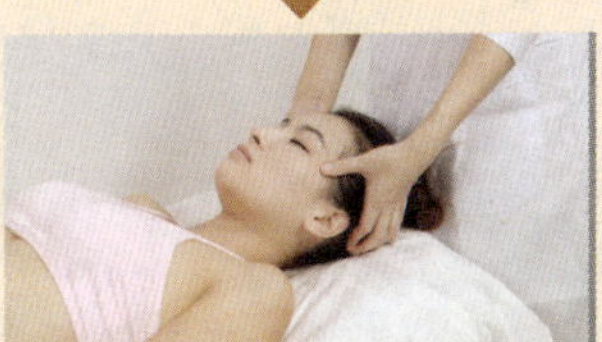

用手指指腹按揉太阳穴，力度稍重，做旋转按摩，先顺时针方向后逆时针方向，按揉1～3分钟。

2 第二步按这里 关元

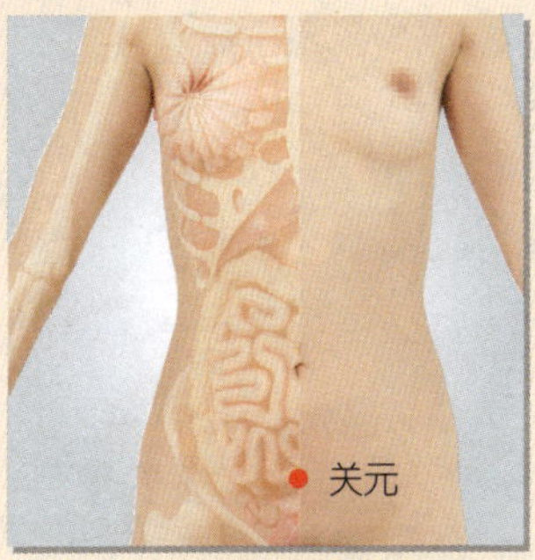

位于下腹部，前正中线上，当脐中下3寸。

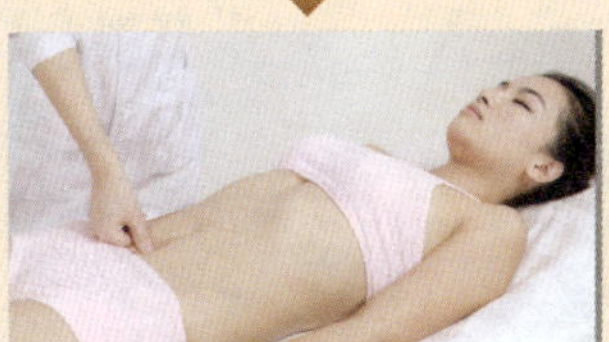

用手指指腹垂直点按关元穴，并向两侧拨动，力度略重，按揉1～3分钟。

3 第三步按这里 足三里

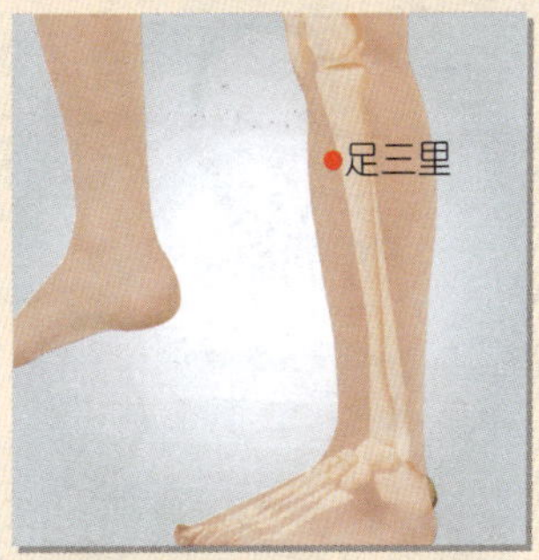

位于小腿前外侧，当犊鼻下3寸，距胫骨前缘一横指（中指）。

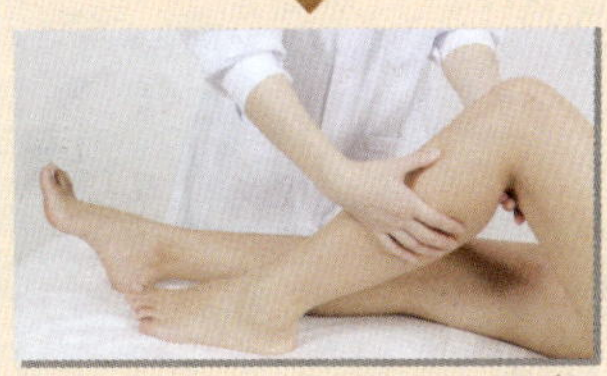

用手指指尖垂直掐按足三里穴，力度稍重，左右各掐按1～3分钟。

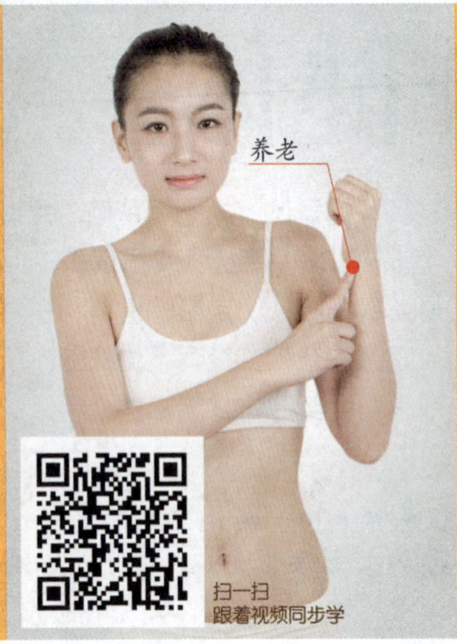

延年益寿

◎寿命长短与多种因素有关，良好的行为和生活方式对人的寿命的影响远比基因、遗传要大得多。心态良好，适当参加运动，坚持合理健康的饮食方式和保健方式，都是可以帮助我们延年益寿的。

穴位 特效穴位包括膻中、养老、涌泉。另外，再加上关元（见034页）、足三里（见033页）效果会更佳。

1 第一步按这里 膻中

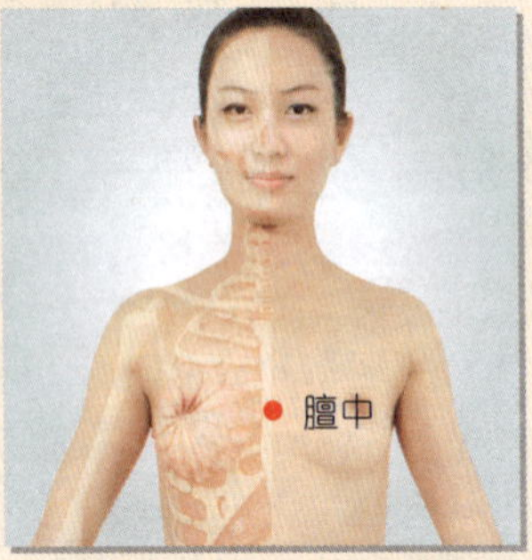

位于胸部，当前正中线上，平第四肋间，两乳头连线的中点。

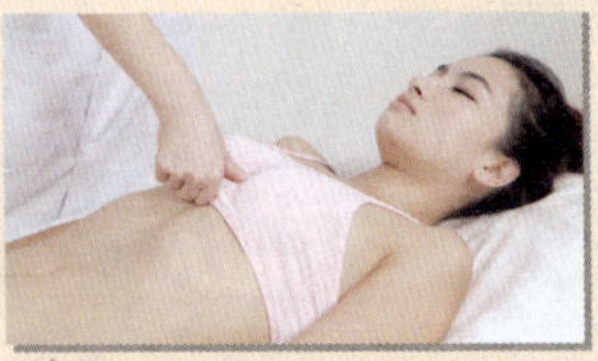

用手指指腹按揉膻中穴，力度稍轻，做环状运动，按揉1～3分钟。

2 第二步按这里 养老

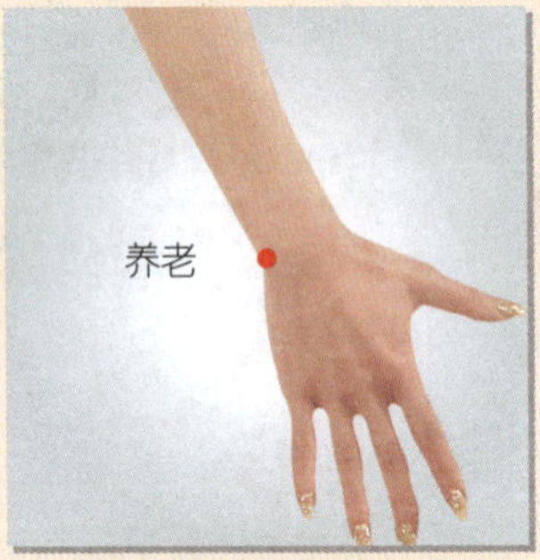

位于前臂背面尺侧，当尺骨小头近端桡侧凹陷中。

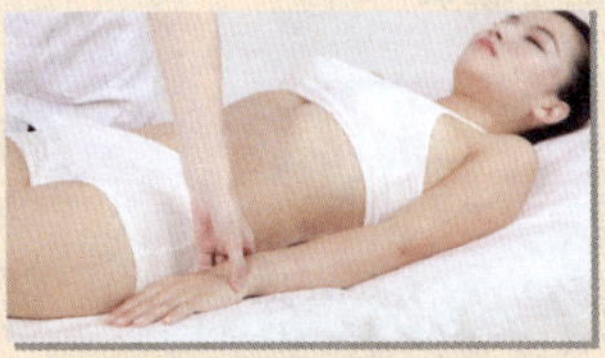

用手指指尖垂直掐按养老穴，力度略重，左右各按揉1～3分钟。

3 第三步按这里 涌泉

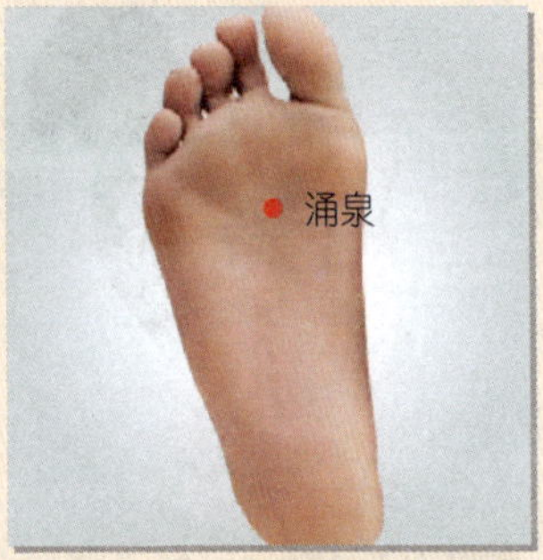

位于足底部，蜷足时足前部凹陷处，约当足底二、三趾趾缝纹头端与足跟连线的前1/3与后2/3交点上。

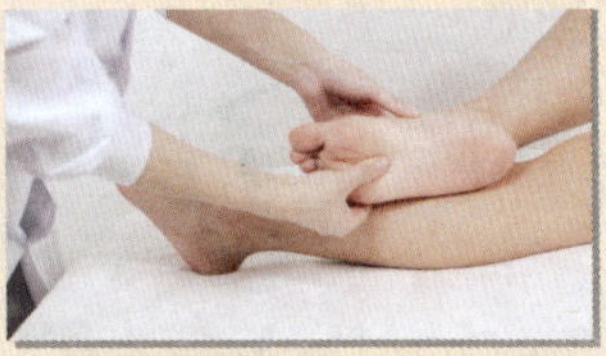

用手指指腹用力推按涌泉穴，至潮红发热为度，推按1～3分钟。

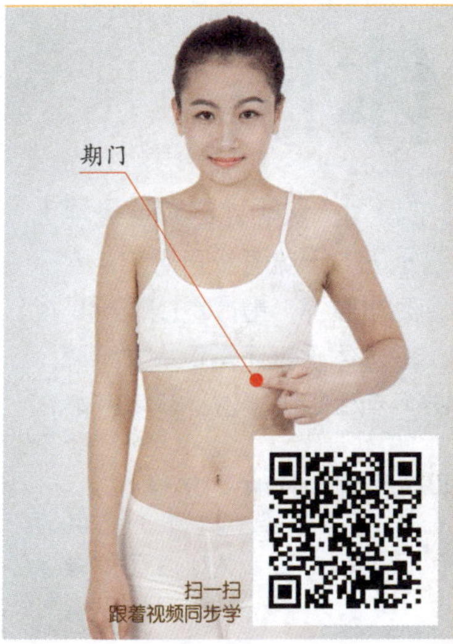

气郁体质

◎人体的气，除与先天禀赋、后天环境以及饮食营养相关以外，还与肾、脾、胃、肺的生理功能密切相关。中医认为，气郁多因忧郁烦闷、心情不舒畅所致。气郁体质者平素表现为性情急躁易怒，或忧郁寡欢，一旦生病则胸胁、胃脘胀痛，泛吐酸水，呃逆嗳气，体内之气逆行，头晕目眩。

穴位 特效穴位包括期门、章门、阳陵泉。另外，再加上膻中（见042页）效果会更佳。

1 第一步按这里 期门

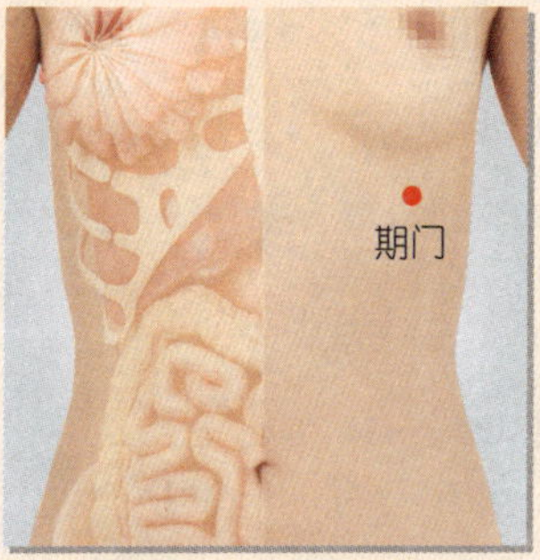

位于胸部，当乳头直下，第六肋间隙，前正中线旁开4寸。

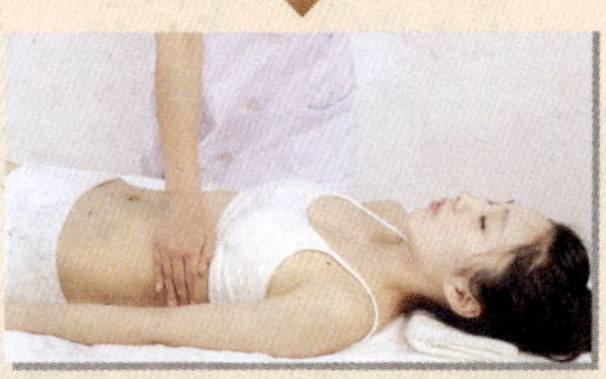

掌心向下，指尖相对放于乳房下、肋骨上，用手掌鱼际按揉期门穴，左右各按揉1～3分钟。

2 第二步按这里 章门

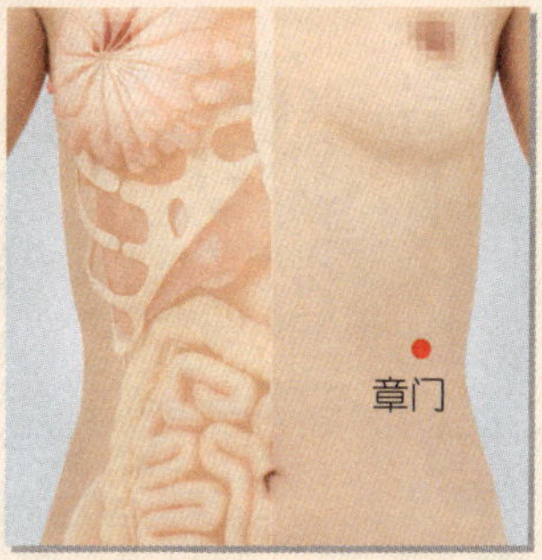

位于侧腹部，当第十一肋游离端的下方。

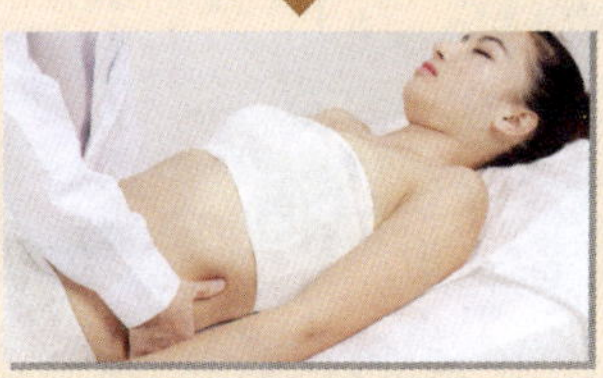

用大拇指按揉章门穴，以有胀痛感为宜，左右各按揉1～3分钟。

3 第三步按这里 阳陵泉

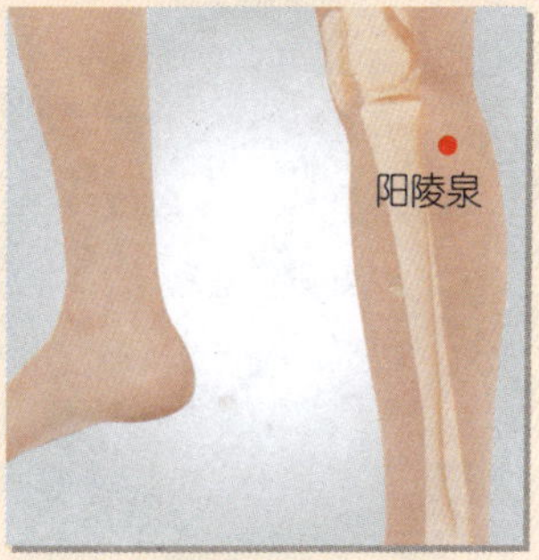

位于小腿外侧，当腓骨头前下方凹陷处。

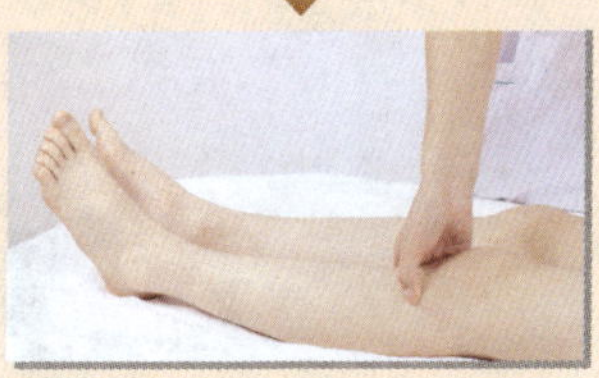

用拇指指尖掐按阳陵泉穴，力度略重，以有酸胀感为度，左右各按揉1～3分钟。

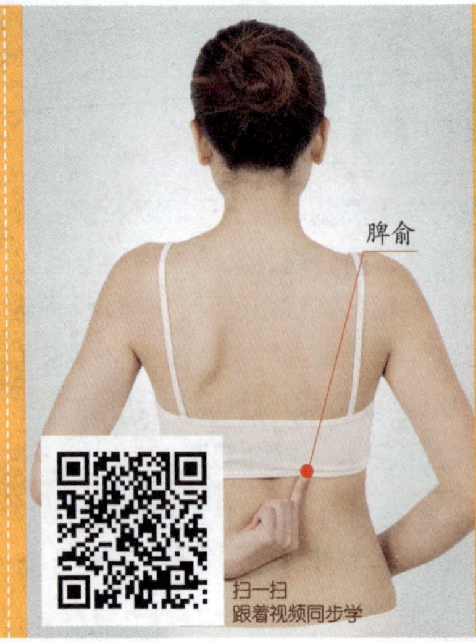

阳虚体质

◎阳虚体质者会经常腹泻，最明显的特征是早上五六点钟拉稀便。这是因为阳虚者没有火力，水谷转化不彻底，所以会经常腹泻，最严重的情况是食谷不化即排泄出来。阳虚体质者还常见头发稀疏，眼圈发黑，口唇发暗，舌体胖大娇嫩，脉象沉细。

穴位

特效穴位包括脾俞、肾俞、命门。另外，再加上气海（见121页）、关元（见034页）、足三里（见033页）效果会更佳。

1 第一步按这里 脾俞

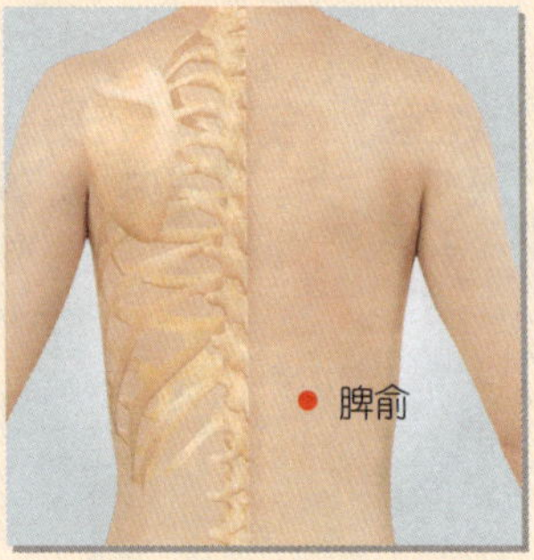

位于背部，当第十一胸椎棘突下，旁开1.5寸。

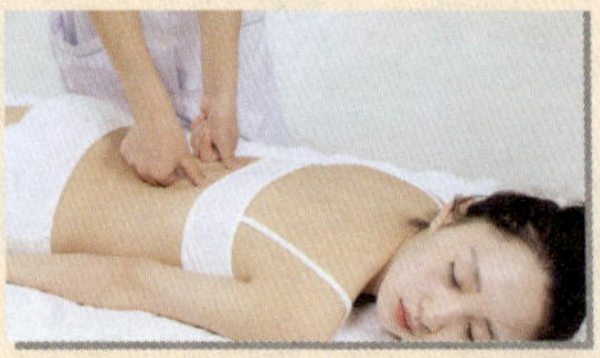

患者取俯卧位，医者将拇指指腹放在脾俞穴上，适当用力点揉1分钟，以有酸胀感为佳。

2 第二步按这里 肾俞

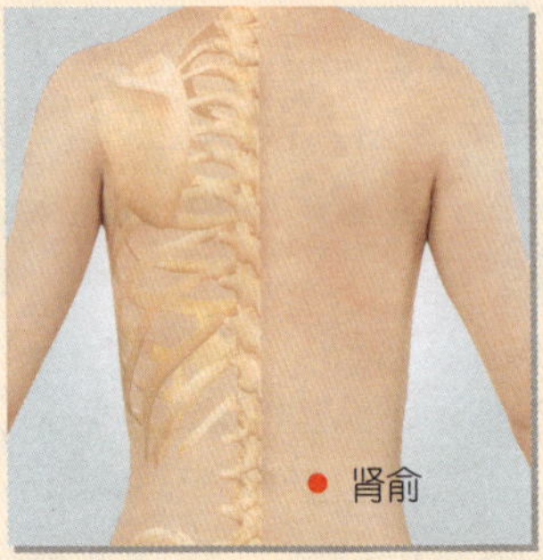

位于腰部，当第二腰椎棘突下，旁开1.5寸。

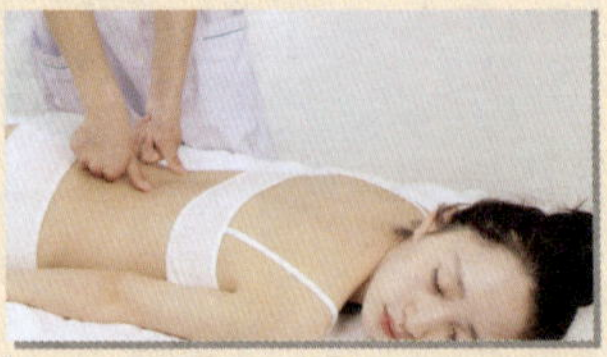

将拇指指腹放在肾俞穴，适当用力点揉1分钟，以有酸胀感为佳。

3 第三步按这里 命门

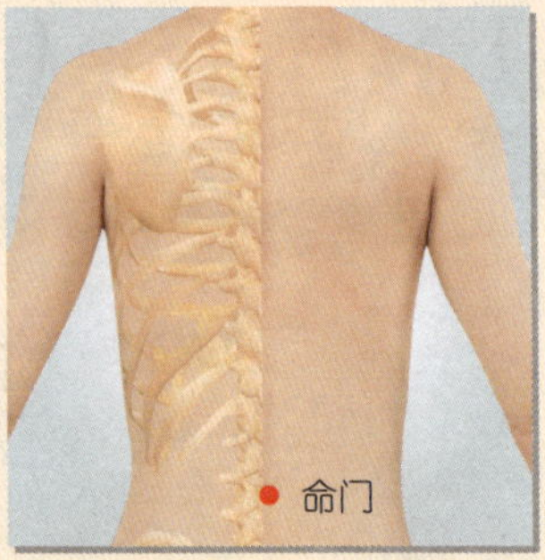

位于腰部，当后正中线上，第二腰椎棘突下凹陷中。

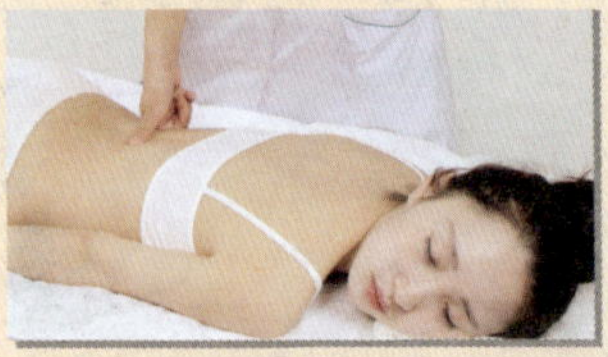

用拇指指腹揉按命门穴，以有酸麻胀痛感为佳，揉按1～3分钟。

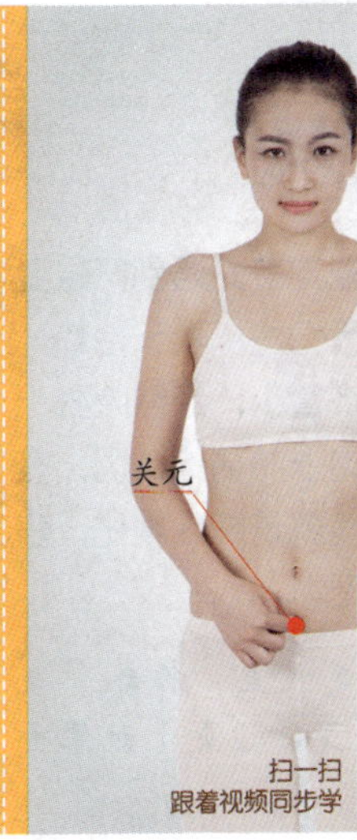

扫一扫
跟着视频同步学

阴虚体质

○阴虚体质，实质是身体阴液不足。阴虚内热反映为胃火旺，能吃能喝，却怎么也不会胖，虽然看起来瘦瘦的，但是形体往往紧凑精悍，肌肉松弛。阴虚的人还会“五心烦热”——手心、脚心、胸中发热，但是体温正常。

穴位

特效穴位包括气海、关元、中极。另外，再加上血海（见122页）、足三里（见033页）、太溪（见032页）效果会更佳。

1 第一步按这里 气海

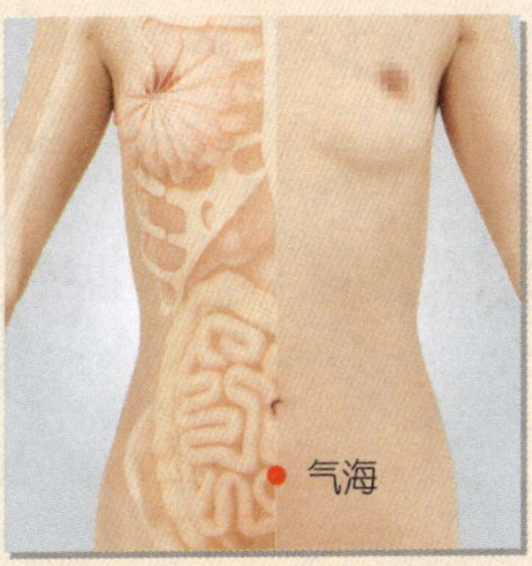

位于下腹部，前正中线上，当脐中下1.5寸。

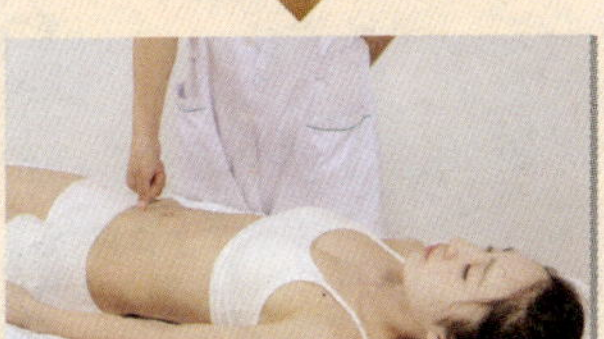

取仰卧位，用手指指腹垂直点按气海穴1分钟，以有酸胀感为度。

2 第二步按这里 关元

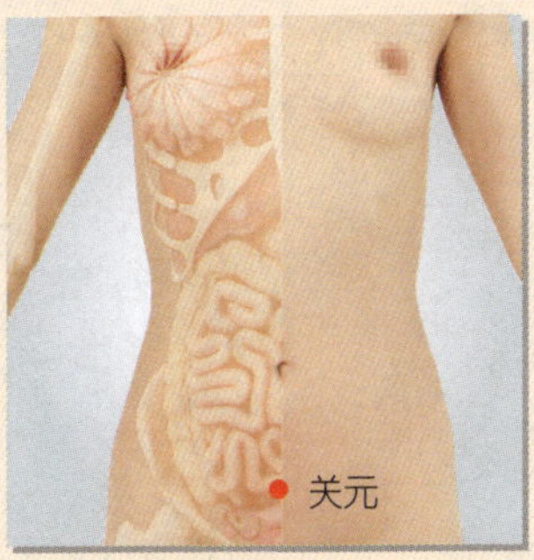

位于下腹部，前正中线上，当脐中下3寸。

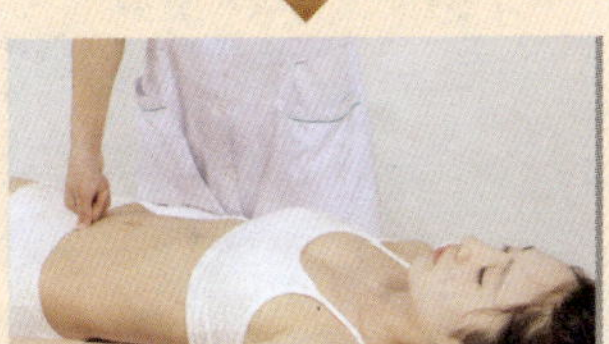

用拇指按摩关元穴，以顺时针方向按摩5分钟，以腹部有热感为佳。

3 第三步按这里 中极

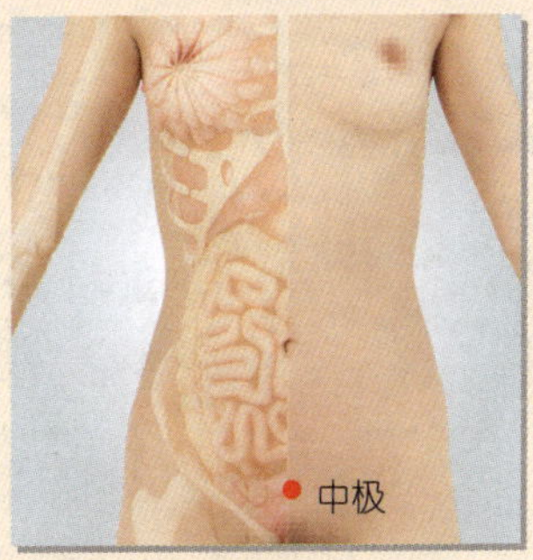

位于下腹部，前正中线上，当脐中下4寸。

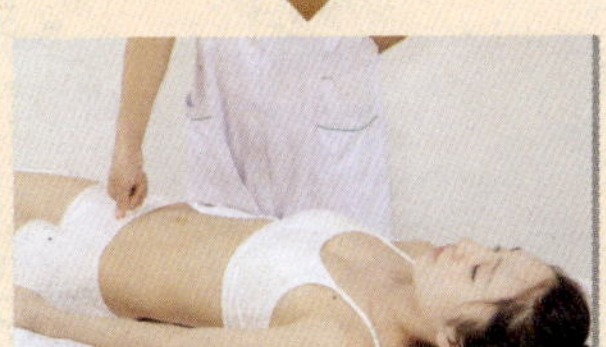

用拇指按摩中极穴，以顺时针方向按摩5分钟，以腹部有热感为佳。

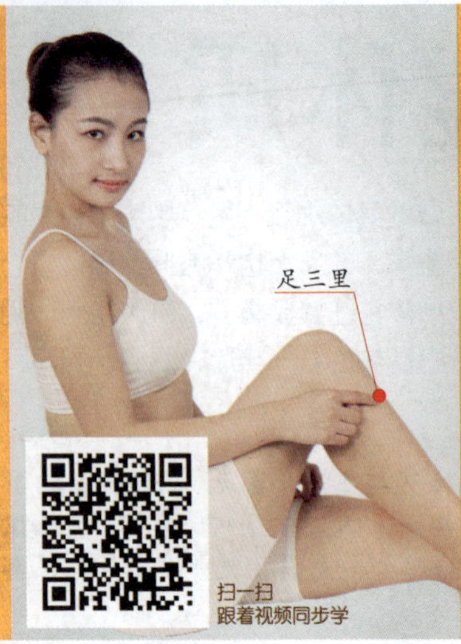

扫一扫
跟着视频同步学

气虚体质

◎气虚体质的人对环境的适应能力差，遇到气候变化，季节转换很容易感冒，冬天怕冷，夏天怕热。脾气虚主要表现为胃口不好，饭量小，经常腹胀，大便困难，每次一点点。也有胃强脾弱的情况，表现为食欲很好，食速很快；再有就是脾虚难化，表现为饭后腹胀明显，容易疲乏无力。

穴位 特效穴位包括气海、足三里、脾俞。另外，再加上膻中（见042页）效果会更佳。

1 第一步按这里 气海

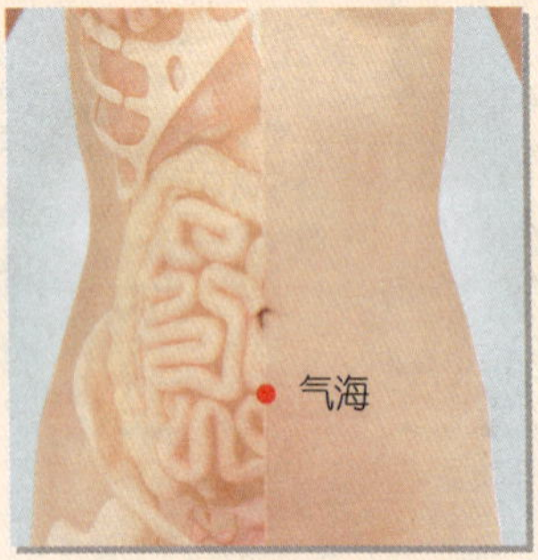

位于下腹部，前正中线上，当脐中下1.5寸。

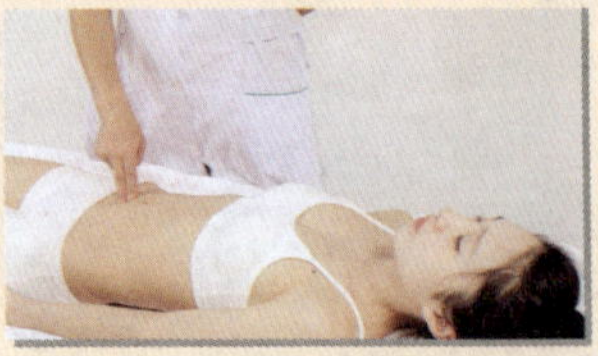

用手指指腹垂直点按气海，并向两侧拨动，力度略重，按揉1～3分钟。

2 第二步按这里 足三里

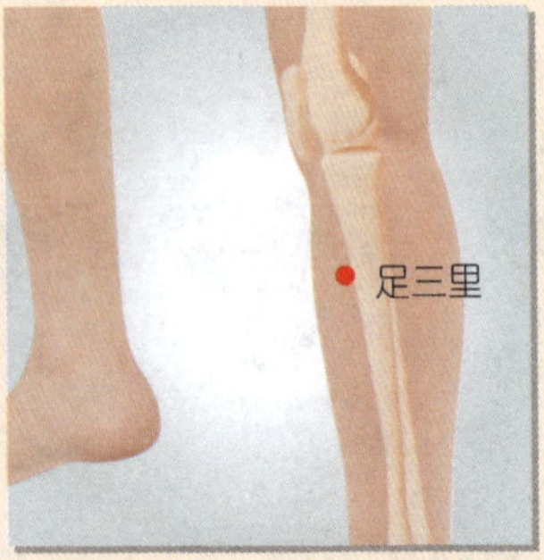

位于小腿前外侧，当犊鼻下3寸，距胫骨前缘一横指（中指）。

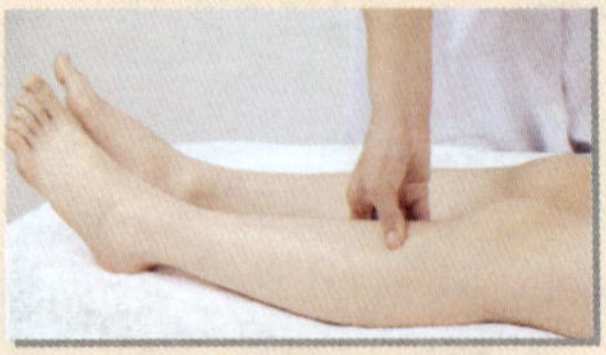

用手指指尖垂直掐按足三里穴，力度稍重，左右各掐按1～3分钟。

3 第三步按这里 脾俞

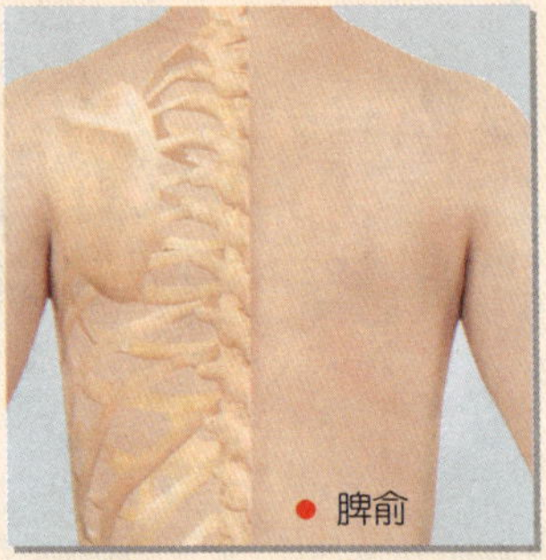

位于背部，当第十一胸椎棘突下，旁开1.5寸。

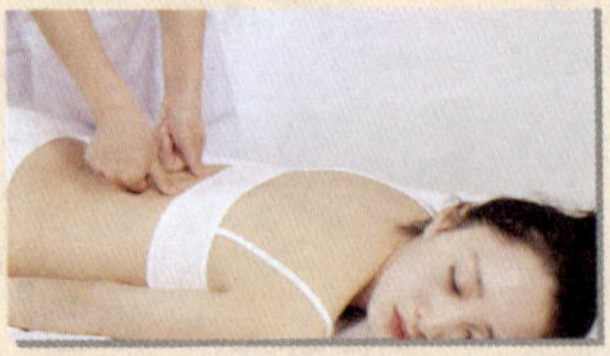

将拇指指腹放在脾俞上，适当点揉1分钟，以有酸胀感为佳。

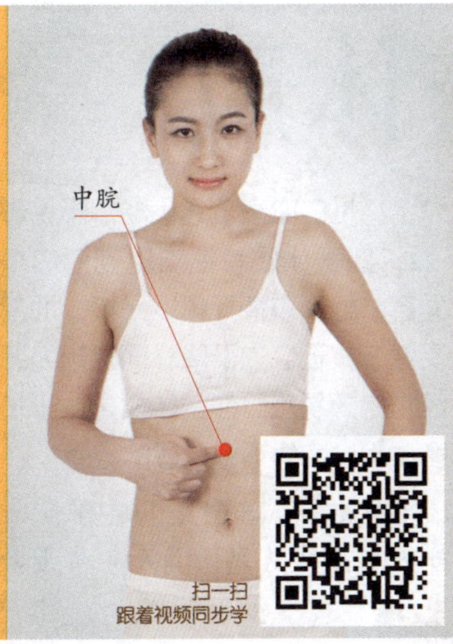

痰湿体质

○痰湿体质的人多数容易发胖，而且不喜欢喝水，常常表现为舌体胖大、舌苔偏后。女性常见的还有经迟、经少、闭经等症状。此外，还表现为形体动作、情绪反应、说话速度缓慢迟钝，似乎连眨眼都比别人慢，经常胸闷、头昏脑涨、头重、嗜睡，身体沉重，惰性较大。

穴位

特效穴位包括中脘、内关、丰隆。另外，再加上上脘（见028页）效果会更佳。

1 第一步按这里 中脘

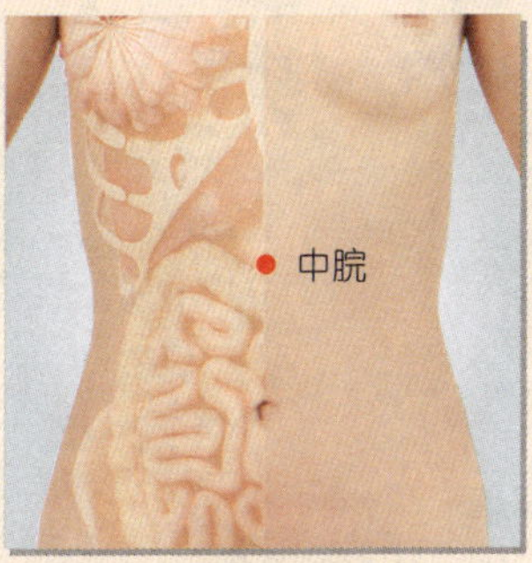

位于上腹部，前正中线上，当脐中上4寸。

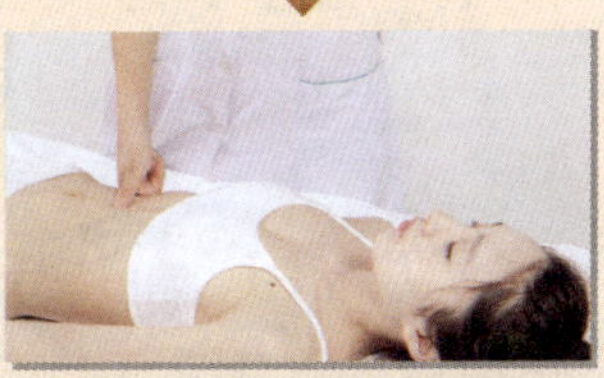

用拇指指腹按揉中脘穴，力度略轻，做环状运动，按揉1～3分钟。

2 第二步按这里 内关

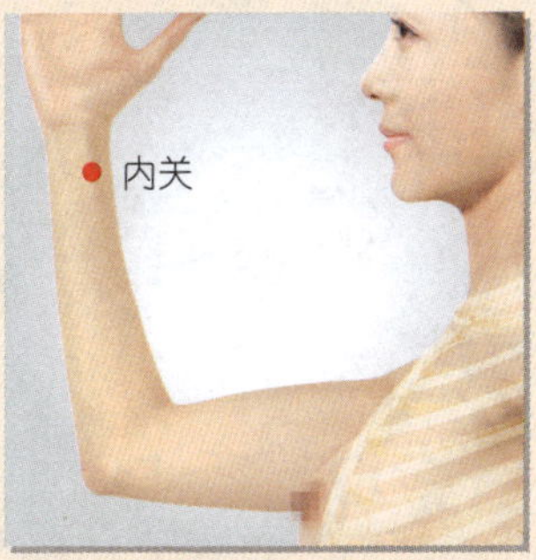

位于前臂正中，腕横纹上2寸，在桡侧屈腕肌腱同掌长肌腱之间。

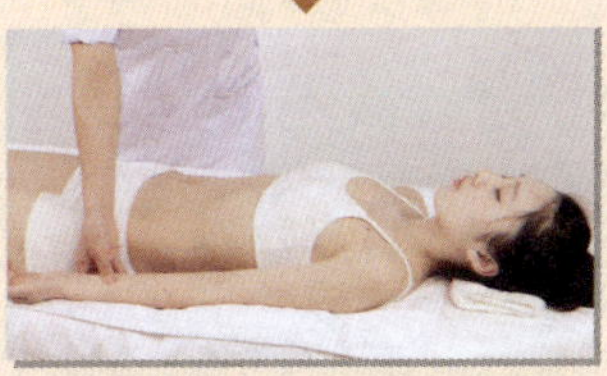

将拇指指腹放于内关穴上，其余四指附于手臂上，力度由轻渐重，揉按1～2分钟。

3 第三步按这里 丰隆

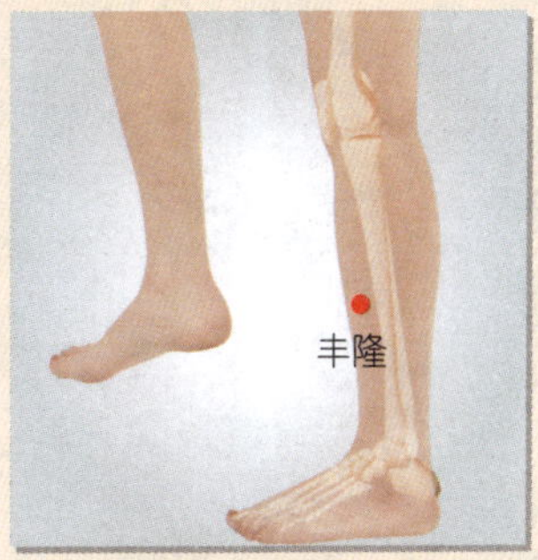

位于小腿前外侧，当外踝尖上8寸，条口外，距胫骨前缘二横指（中指）。

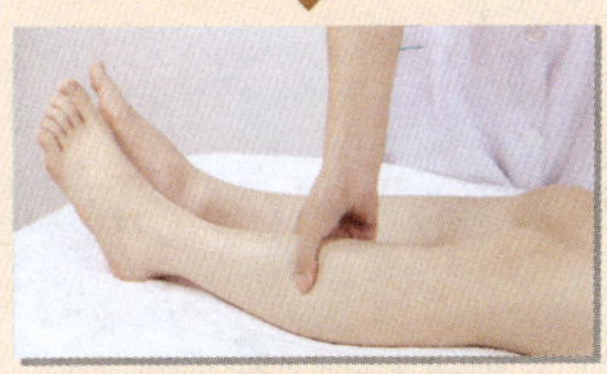

将大拇指放于丰隆穴上，其余四指半握附于腿部，揉按3～5分钟，以有酸痛感为宜。

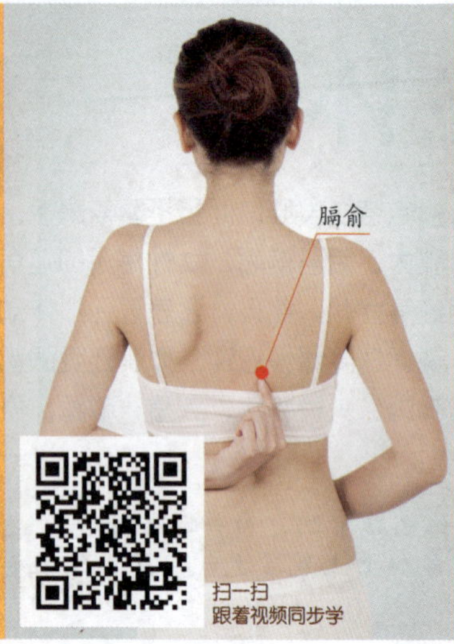

血瘀体质

○血瘀体质表现为全身性的血液流通不畅，多见形体消瘦，皮肤干燥。血瘀体质者很难见到白白净净、清清爽爽的面容，经常表情抑郁、呆板，面部肌肉不灵活，容易健忘，记忆力下降。而且因为肝气未能舒展，还经常心烦易怒。血瘀体质是由于长期七情不调、伤筋动骨、久病不愈造成的。

穴位

特效穴位包括血海、三阴交、膈俞。另外，再加上膻中（见042页）效果会更佳。

1 第一步按这里 血海

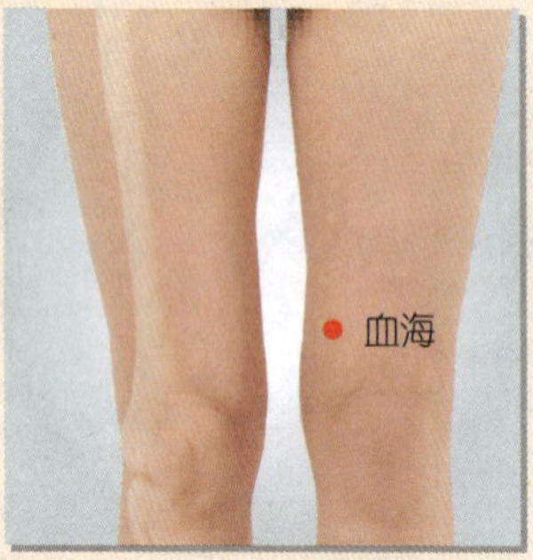

屈膝，位于大腿内侧，髌底内侧端上2寸，当股四头肌内侧头的隆起处。

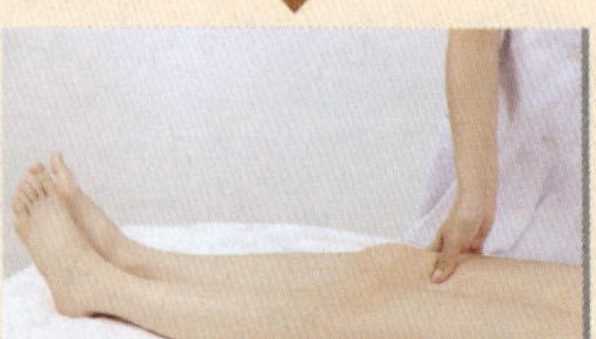

用手指指腹垂直按揉血海穴，有酸胀、痛感为度，也可两侧同时进行，按揉1～3分钟。

2 第二步按这里 三阴交

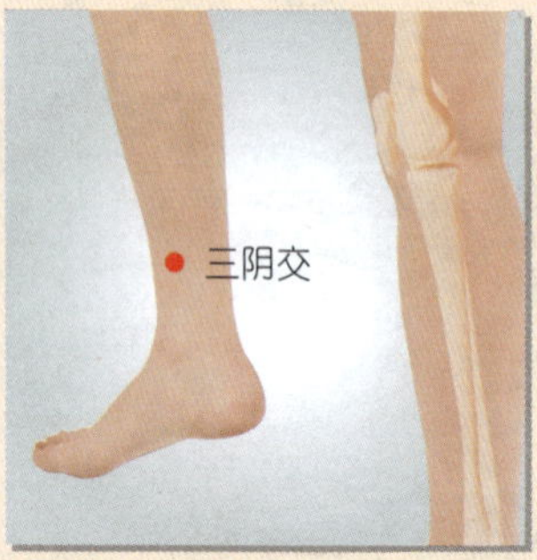

位于小腿内侧，当足内踝尖上3寸，胫骨内侧缘后方。

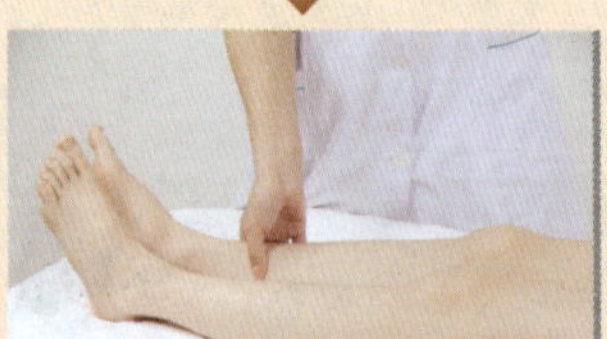

用指腹按揉三阴交穴50次，以有酸麻胀痛为佳。

3 第三步按这里 膈俞

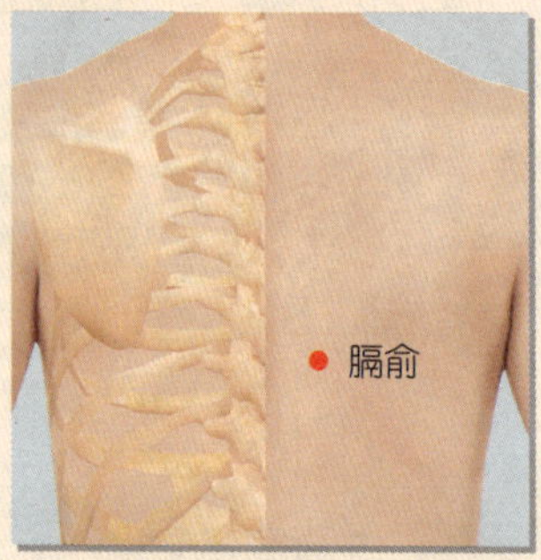

位于背部，当第七胸椎棘突下，旁开1.5寸。

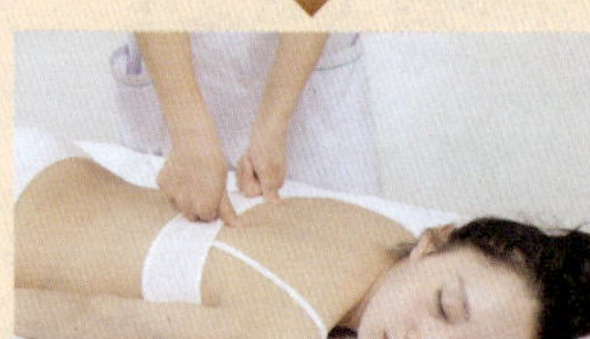

用拇指或食指点按膈俞穴位中心，以顺时针的方向揉按1分钟，力度由轻至重，再由重至轻。

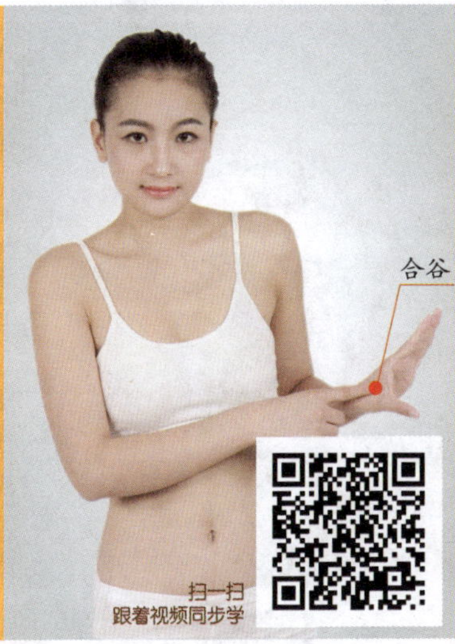

湿热体质

◎湿热一般表现为肢体沉重，发热多在午后明显，且并不因出汗而减轻。通常所说的湿热多指湿热深入脏腑，特别是脾胃的湿热，可见脘闷腹满，恶心厌食，便溏稀，舌质偏红，苔黄腻，脉濡数。湿热体质者常常性情急躁，容易发怒，不能忍受湿热环境，易患黄疸、火热症、痈疮和疖肿等病症。

穴位 特效穴位包括曲泽、合谷、阴陵泉。另外，再加上大椎（见053页）效果会更佳。

1 第一步按这里

曲泽

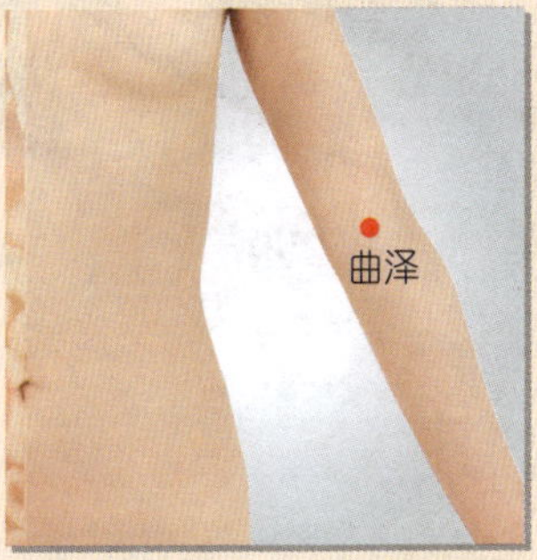

位于肘横纹中，当肱二头肌腱的尺侧缘。

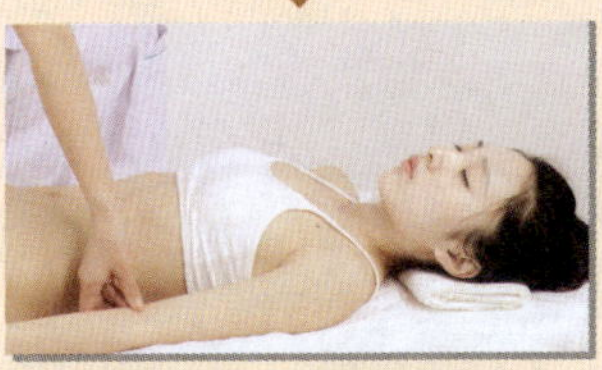

用拇指揉按曲泽穴50次，以穴位处皮肤出现潮红、发热为佳。

2 第二步按这里

合谷

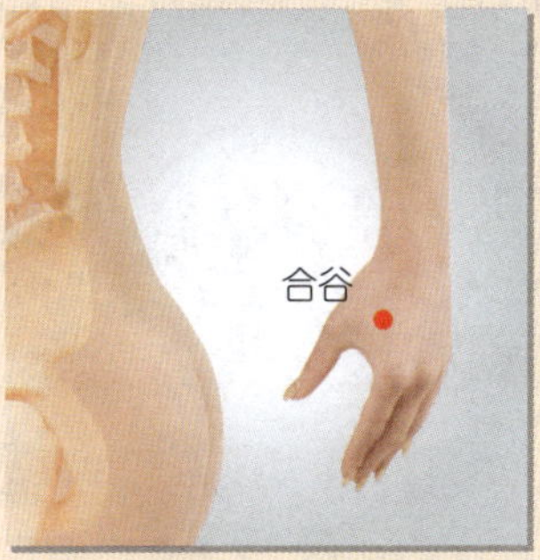

位于手背，第一、二掌骨间，当第二掌骨桡侧的中点处。

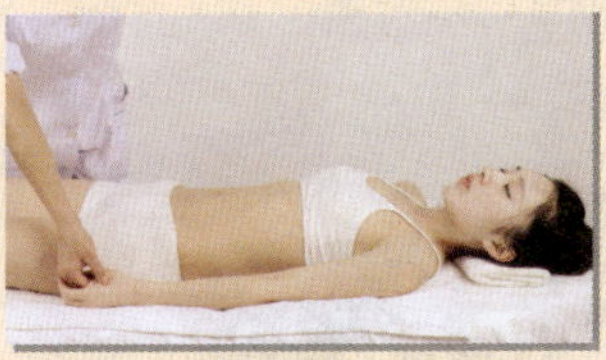

用手指指尖垂直掐按合谷穴，以有酸、胀、痛感为度，掐按1～3分钟。

3 第三步按这里

阴陵泉

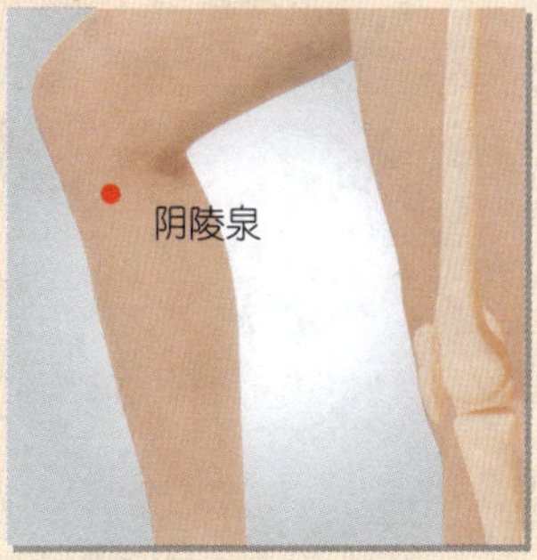

位于小腿内侧，当胫骨内侧髁后下方的凹陷处。

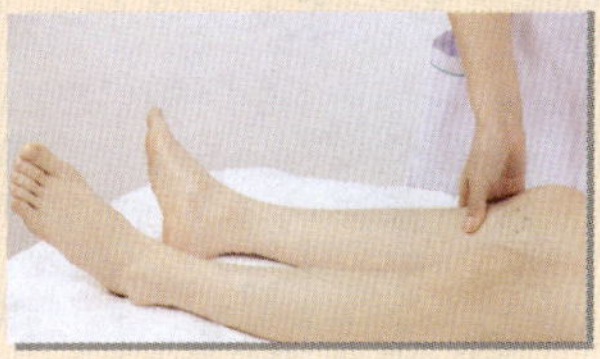

用拇指指腹按压阴陵泉穴，按揉1～3分钟，以有酸胀的感觉为度。

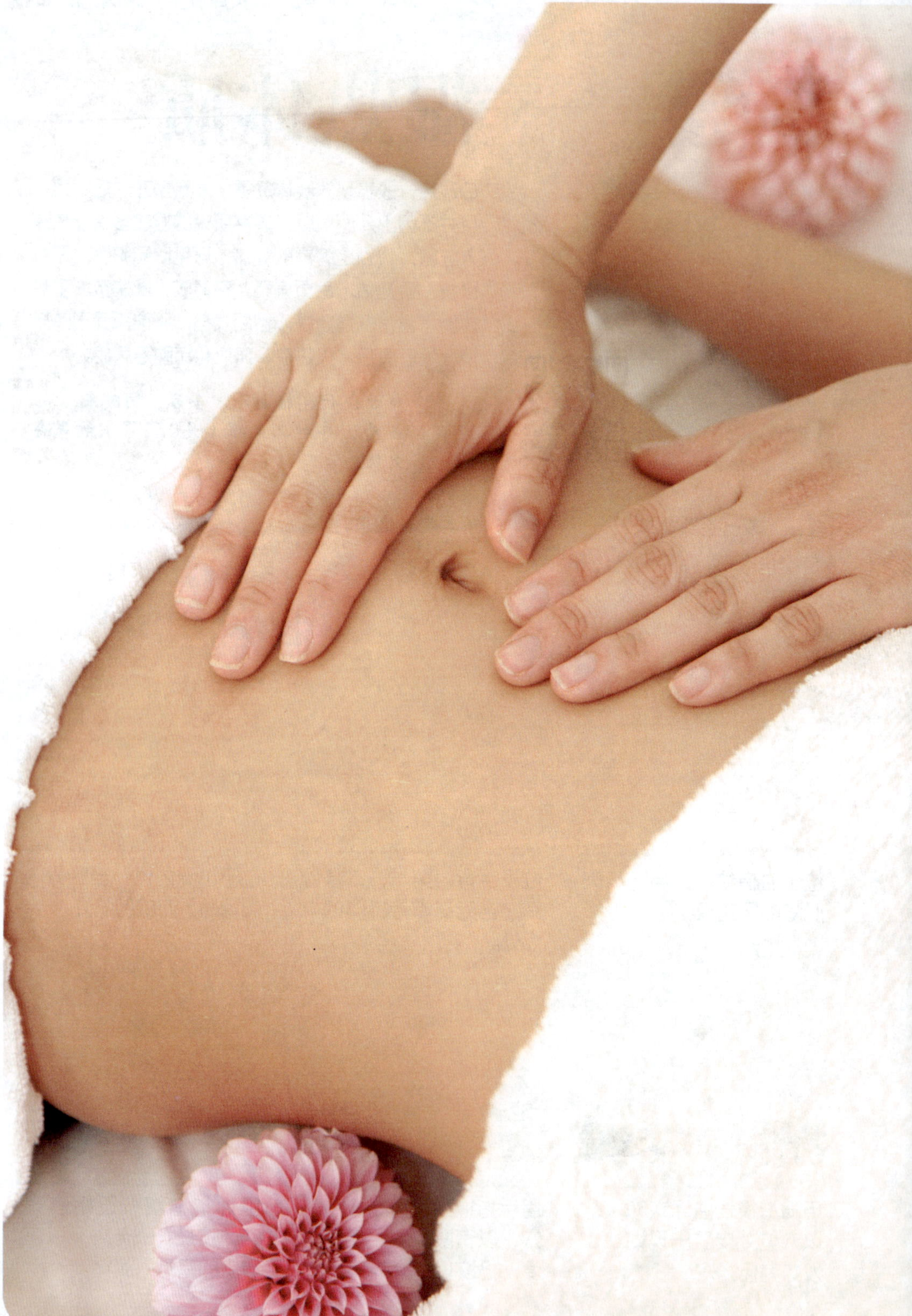

第三章 按摩祛病保健康

按摩是中医主要穴位疗法之一，也是最古老的物理疗法之一。舒筋活血，滑利关节，矫正错位，疏通经络，改善局部软组织的状况，这都是按摩的治病功效。经络疏通了，人体的很多病症也就随之减轻或者消失了，这就是中医理论中常说的“通则不痛，痛则不通”。

现实生活中昂贵的医疗费用已超出了普通人群常见病和多发病的治疗需要，再加之繁琐、费时地往返于医院与家里，也给人们造成了不少的不便与困扰，这是有目共睹的事实。而按摩疗法却以其简单便捷、经济有效、亲近自然等特点，逐步成为个人、家庭治病祛疾的首选疗法。

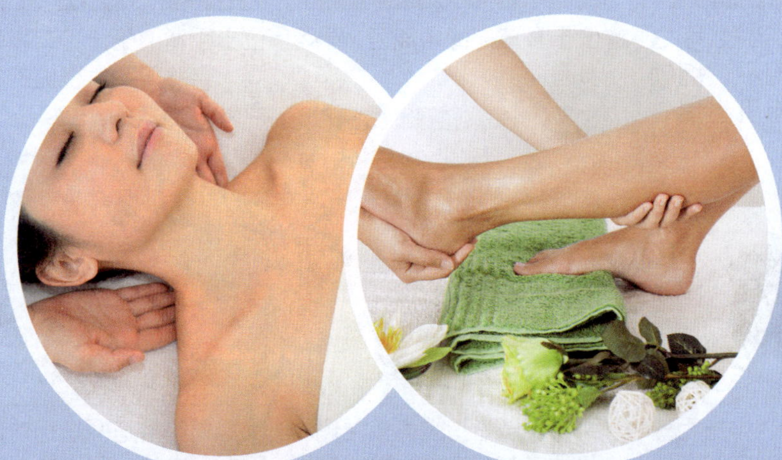

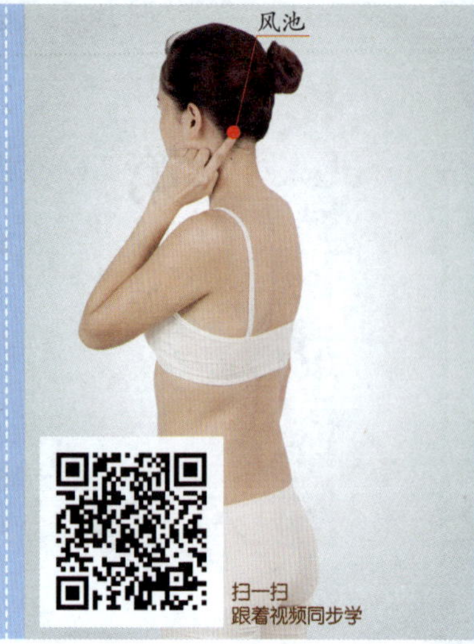

感冒

○感冒，中医称“伤风”，是一种由多种病毒引起的呼吸道常见病。感冒一般分为风寒感冒和风热感冒。风寒感冒表现为起病急，发热轻，恶寒重，头痛，周身酸痛，无汗，流清涕等。风热感冒主要症状为发热重，恶寒轻，流黄涕，咳吐黄痰，口渴，咽痛，大便干，小便黄，扁桃体肿大等。

穴位 特效穴位包括风池、迎香、合谷。再加上攒竹（见077页）效果会更佳。

1 第一步按这里 风池

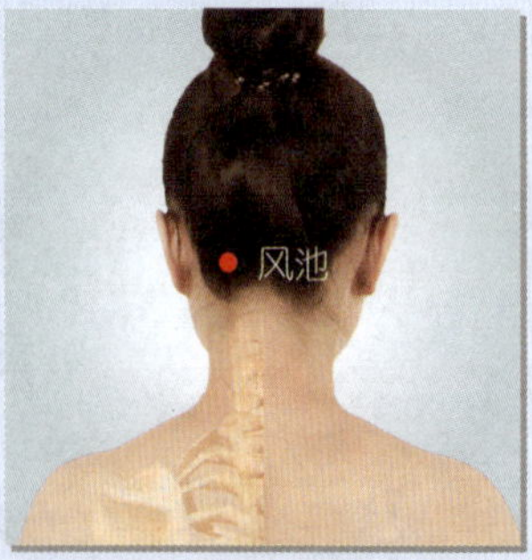

位于项部，当枕骨之下，与风府相平，胸锁乳突肌与斜方肌上端之间的凹陷处。

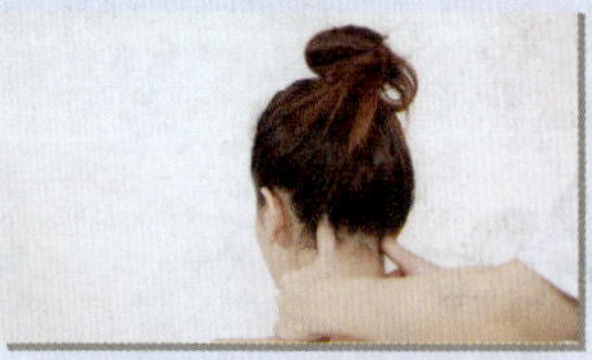

用拇指和食指、中指相对成钳形拿捏风池穴30次，再以拇指按揉风池穴30次，力度可重可轻。

2 第二步按这里 迎香

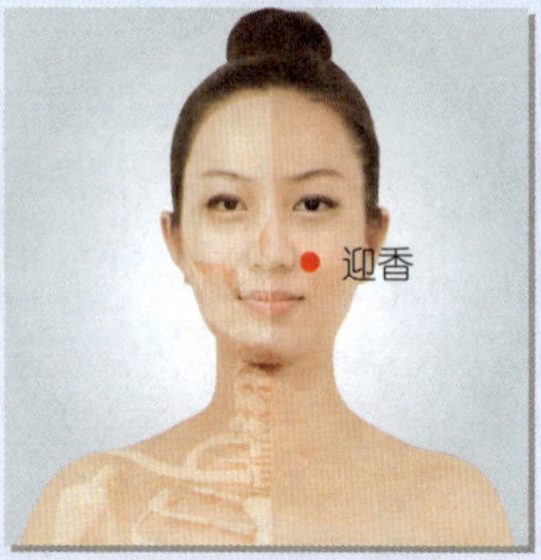

位于鼻翼外缘中点旁，当鼻唇沟中。

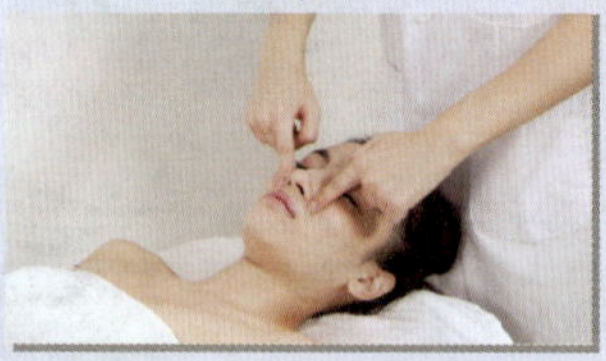

用双手食指指腹点按两侧迎香穴100次，以重刺激手法操作。

3 第三步按这里 合谷

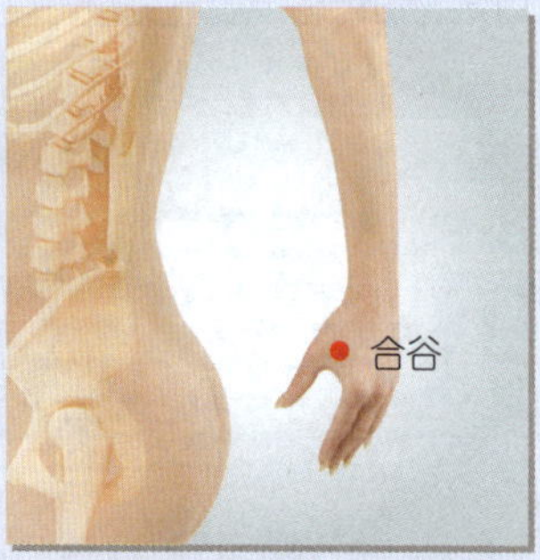

位于手背，第一、二掌骨间，当第二掌骨桡侧的中点处。

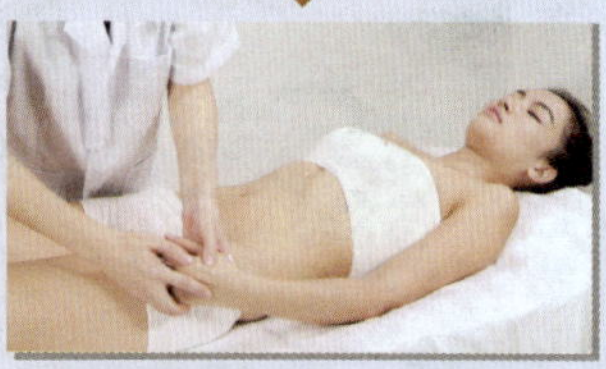

以拇指和食指两指相对置于合谷穴处，用掐法分别掐左右合谷穴5～7次。

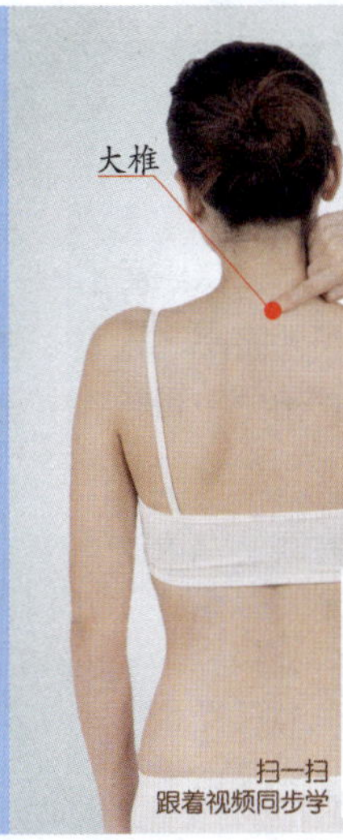

扫一扫
跟着视频同步学

发热

〇发热是指体温高出正常标准。中医认为，发热分外感发热和内伤发热。外感发热见于感冒、伤寒、瘟疫等病证。内伤发热有阴虚发热、阳虚发热、血虚发热、气虚发热等。西医认为常见的发热激活物有来自体外的外致热原，如细菌、病毒、真菌、疟原虫等。

穴位

特效穴位包括上星、鱼腰、大椎。再加上太阳（见061页）、风池（见064页）、印堂（见072页）效果会更佳。

1 第一步按这里

上星

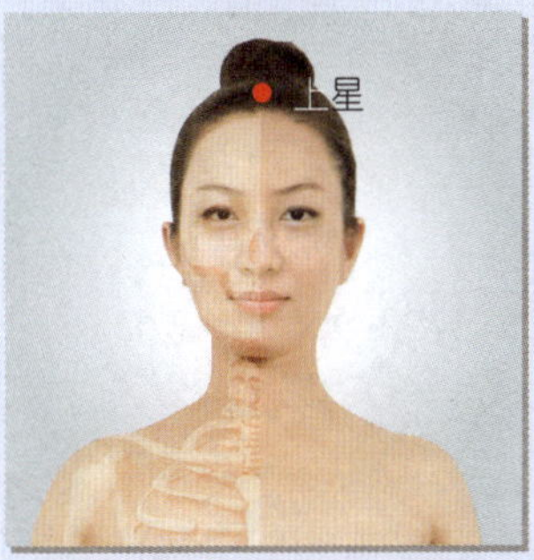

位于头部，当前发际正中直上1寸。

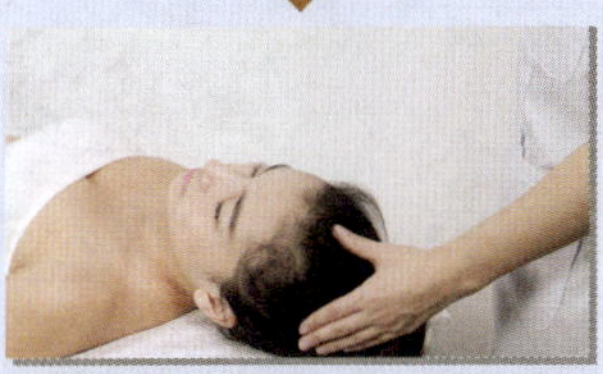

用拇指揉按印堂穴至上星穴30次。

2 第二步按这里

鱼腰

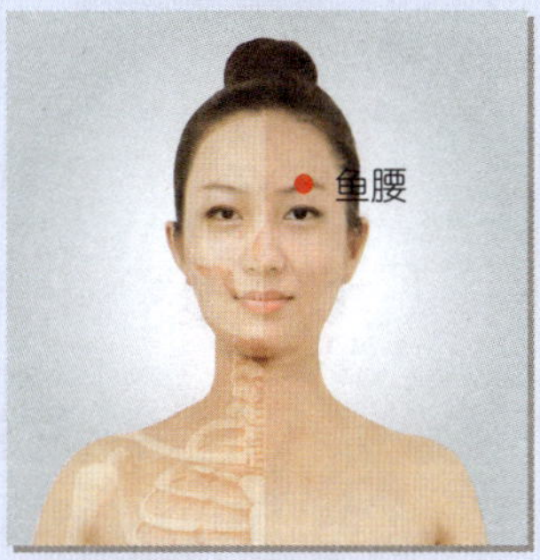

位于额部，瞳孔直上，眉毛中。

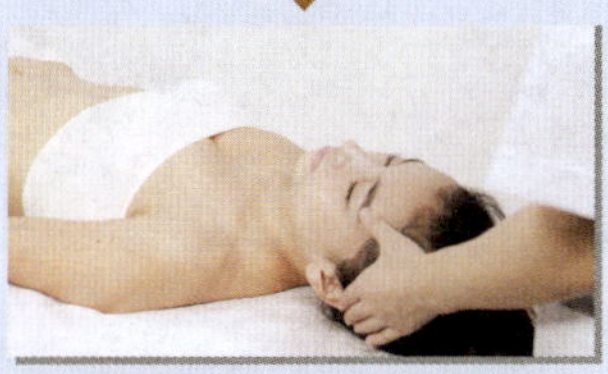

用拇指由印堂穴横推至左右鱼腰穴再推向两侧太阳穴，来回推按5～10遍。

3 第三步按这里

大椎

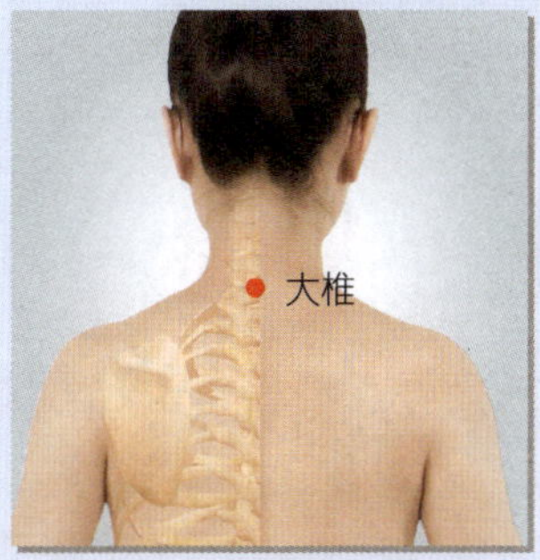

位于后正中线上，第七颈椎棘突下凹陷中。

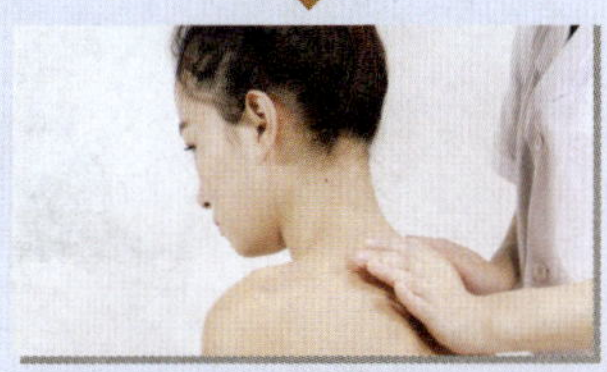

用掌根或大鱼际揉大椎穴和两侧风门穴，至有热感为宜。

呼吸系统疾病

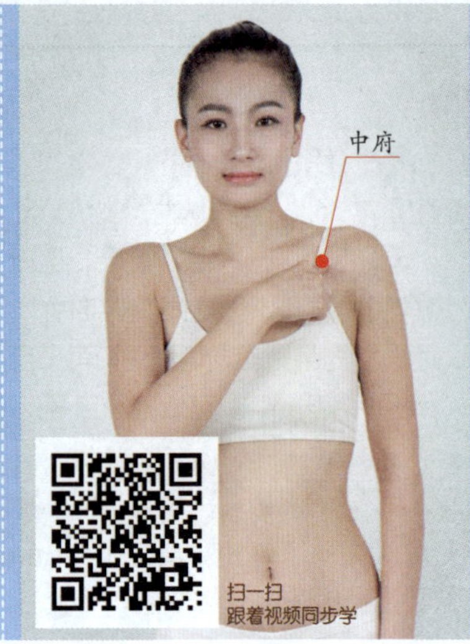

支气管炎

◎支气管炎是指气管、支气管黏膜及其周围组织的慢性非特异性炎症，临床上以长期咳嗽、咳痰、喘息以及反复呼吸道感染为特征。部分患者起病之前先有急性上呼吸道感染，如急性咽喉炎、感冒等。

穴位

特效穴位包括中府、列缺、涌泉。再加上尺泽（见060页）、丰隆（见119页）、肺俞（见055页）、膻中（见055页）、脾俞（见087页）、胃俞（见087页）、肾俞（见101页）效果会更佳。

1 第一步按这里

中府

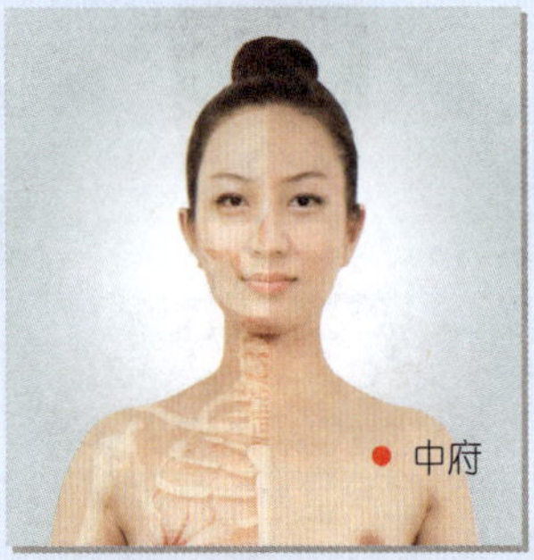

位于胸前壁的外上方，云门下1寸，平第一肋间隙，距前正中线6寸。

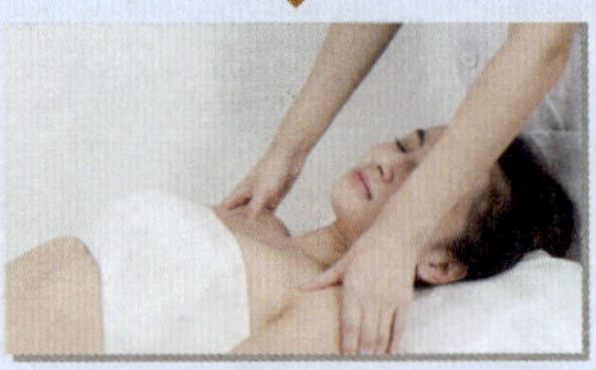

用拇指指腹放在两侧中府穴上，适当用力按揉0.5～1分钟。

2 第二步按这里

涌泉

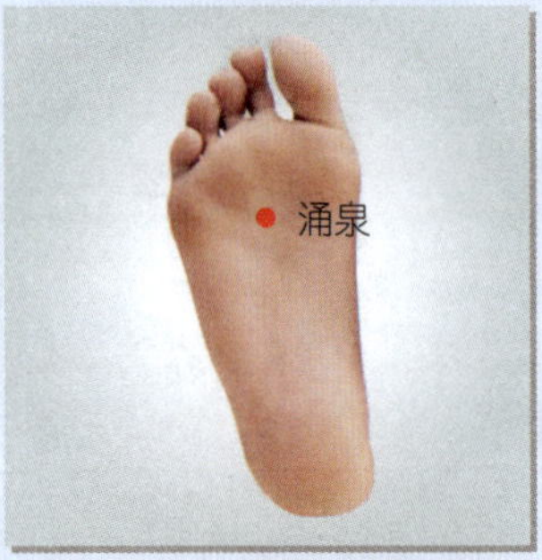

位于足底部，蜷足时足前部凹陷处，约当足底二、三趾趾缝纹头端与足跟连线的前1/3与后2/3交点上。

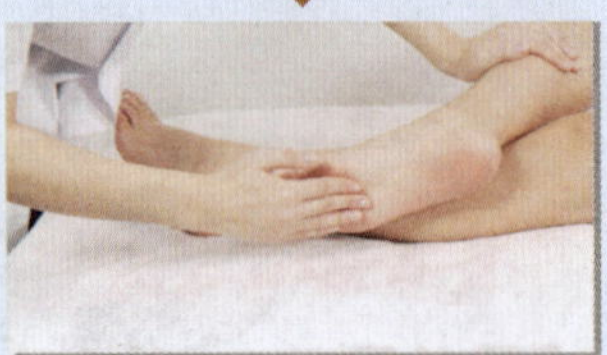

将腿部抬高，四指并拢按在涌泉穴上，反复搓擦1分钟，以足心发热为佳，双脚交替进行。

3 第三步按这里

列缺

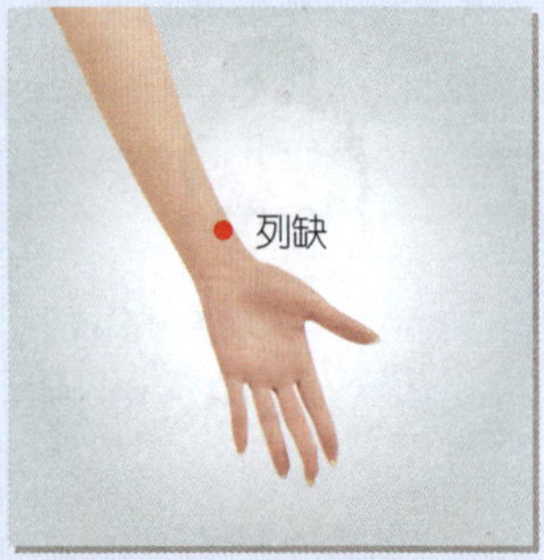

位于前臂桡侧缘，桡骨茎突上方，腕横纹上1.5寸。当肱桡肌与拇长展肌腱之间。

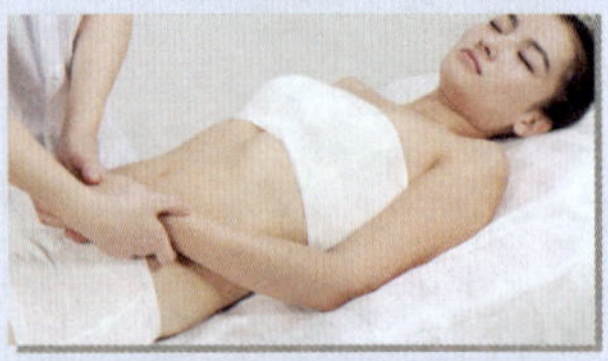

用大拇指的指腹按压列缺穴，揉按1分钟，以潮红发热为佳。

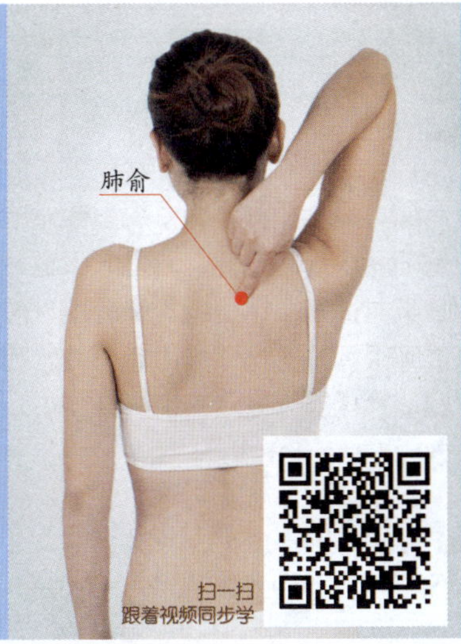

咳嗽

◎咳嗽是呼吸系统疾病的主要症状，中医认为咳嗽是因外感六淫，影响于肺所致的有声有痰之症。咳嗽的原因有上呼吸道感染、支气管炎、肺炎、喉炎等。咳嗽的主要症状：痰多色稀白或痰色黄稠，量少，喉间有痰声，似水笛哮鸣声音，易咳出，喉痒欲咳等。

穴位

特效穴位包括定喘、肺俞、膻中。再加上大椎（见113页）、太阳（见061页）效果会更佳。

1 第一步按这里 定喘

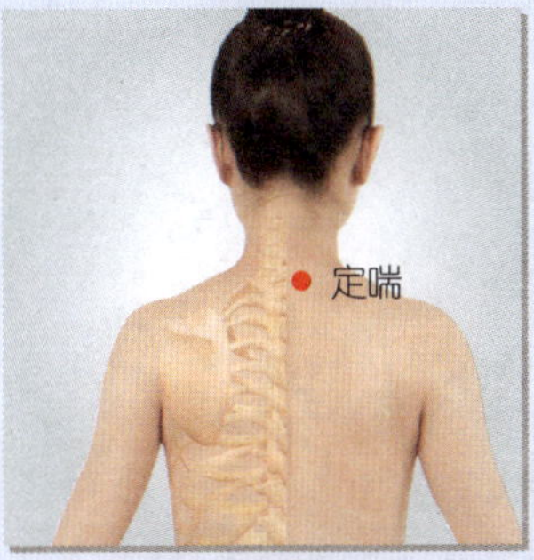

位于背部，当第七颈椎棘突下，旁开0.5寸。

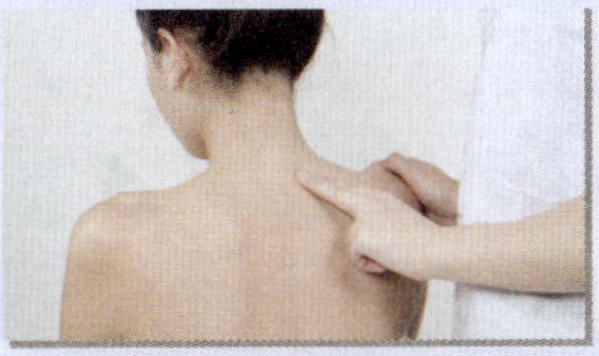

食指、中指并拢，指面附着在定喘穴上，以环形有规律地按揉3～5分钟。

2 第二步按这里 肺俞

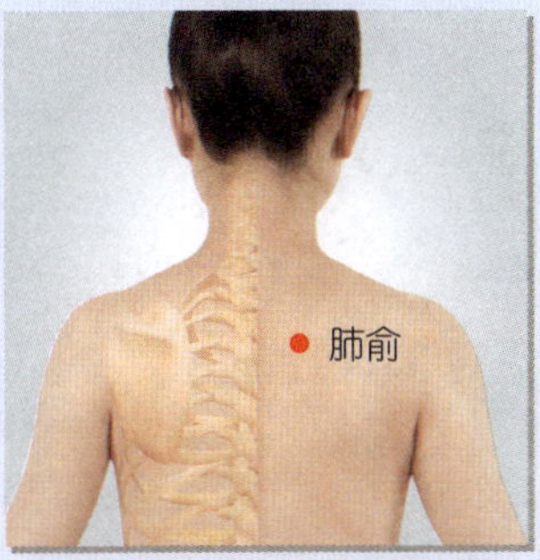

位于背部，当第三胸椎棘突下，旁开1.5寸。

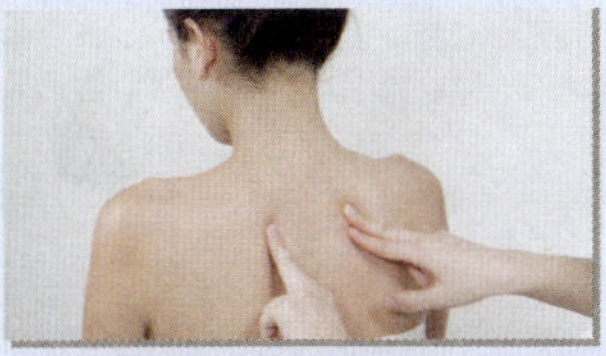

将食指紧并于中指手指前端，放于肺俞穴上，以环形按揉3分钟。

3 第三步按这里 膻中

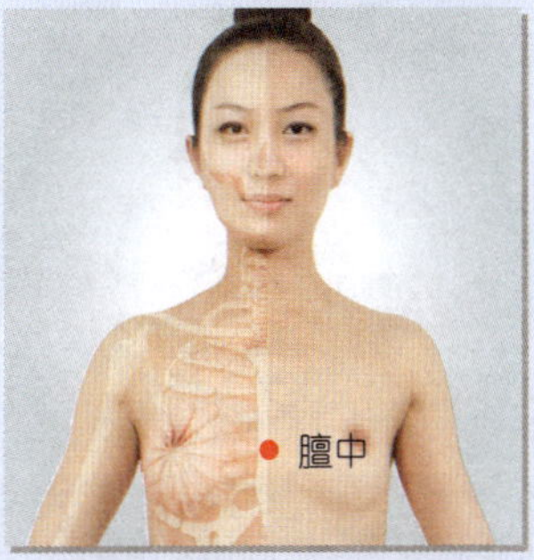

位于胸部，当前正中线上，平第四肋间，两乳头连线的中点。

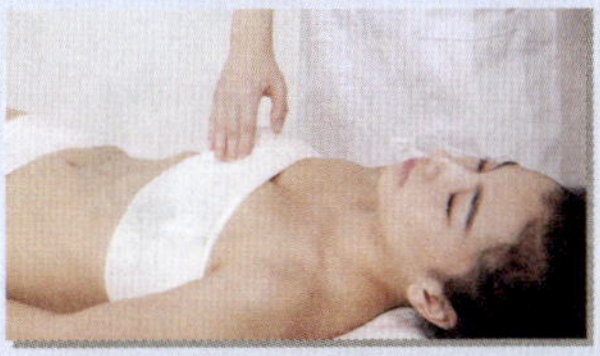

将食指、中指、无名指并拢，三指指腹放于膻中穴上，按揉3分钟。

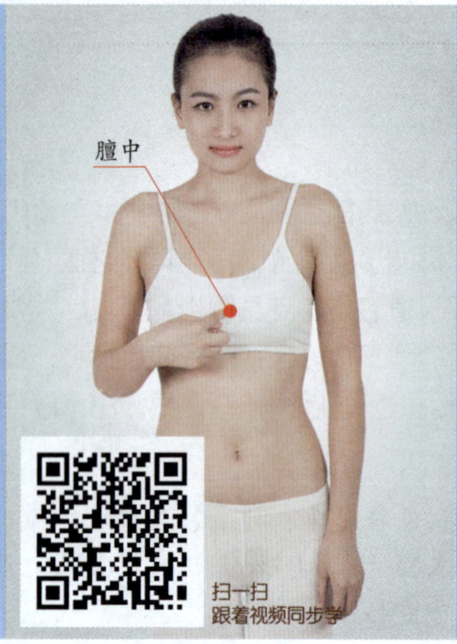

肺炎

○肺炎是指终末气道、肺泡和肺间质等组织病变所发生的炎症。主要临床表现为寒战、高热、咳嗽、咳痰；深呼吸和咳嗽时，有少量痰或大量的痰；部分患者可伴胸痛或呼吸困难；病情严重者可并发肺水肿、败血症、感染性休克、支气管扩张等疾病。本病起病急，自然病程是7～10天。

穴位 特效穴位包括天突、膻中、中府。再加上合谷（见049页）效果会更佳。

1 第一步按这里 天突

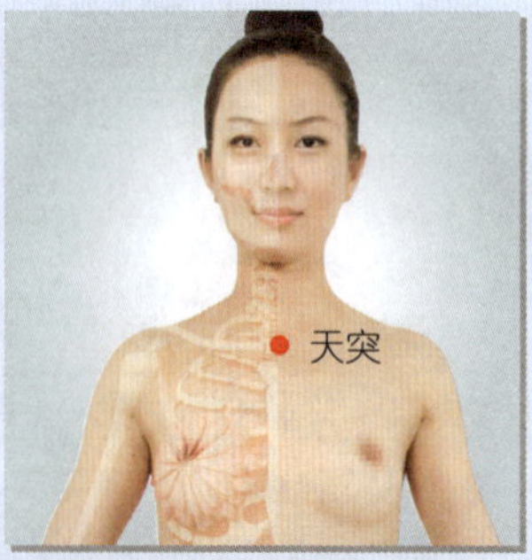

位于颈部，当前正中线上，胸骨上窝中央。

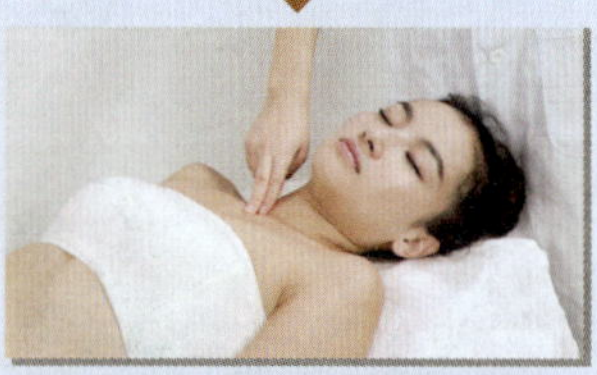

将右手食指中指并拢，其余三指弯曲握拳，用指腹环形按揉天突穴50次，力度轻柔。

2 第二步按这里 膻中

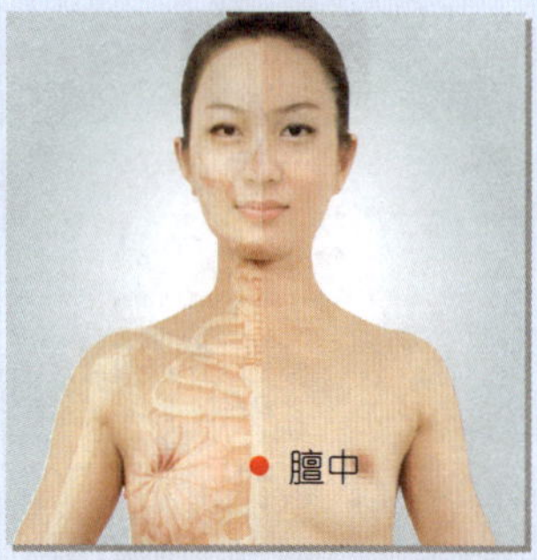

位于胸部，当前正中线上，平第四肋间，两乳头连线的中点。

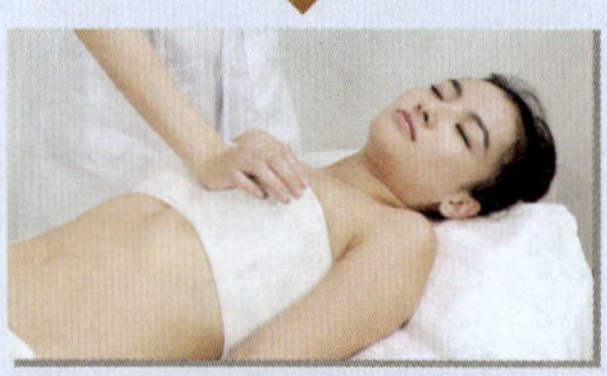

用大鱼际或掌根贴于膻中穴，逆时针揉按3～5分钟，以有胀麻感为宜。

3 第三步按这里 中府

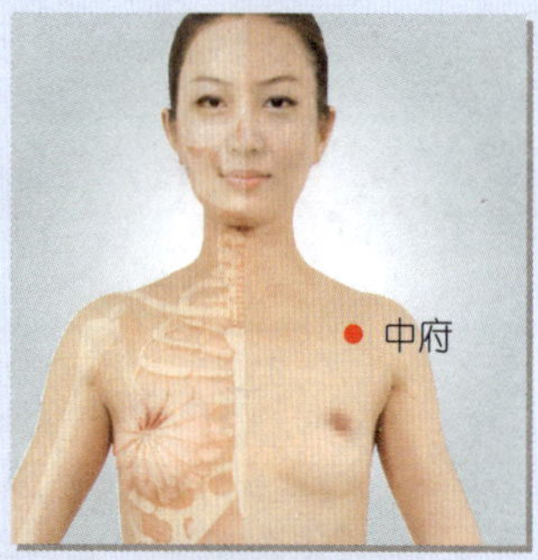

位于胸前壁的外上方，云门下1寸，平第一肋间隙，距前正中线6寸。

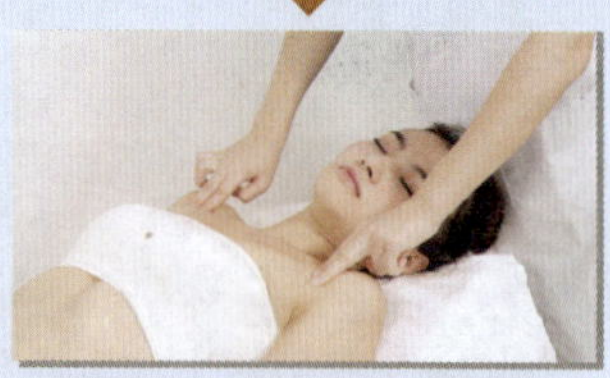

先用食指和中指指腹点按中府穴100次，然后向外揉按2～3分钟。

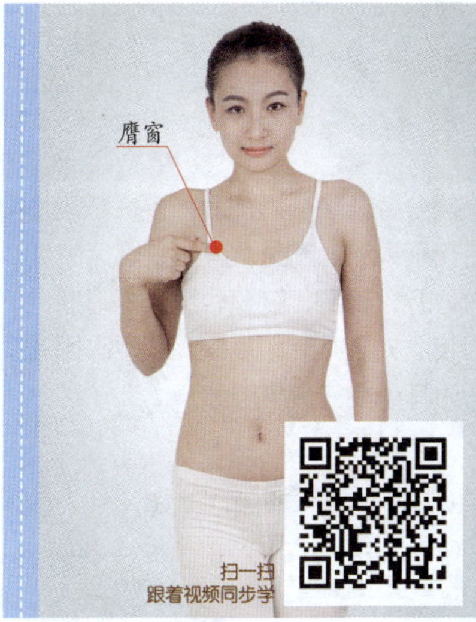

胸膜炎

◎胸膜炎又称“肋膜炎”，主要临床表现为胸痛、咳嗽、胸闷、气急，甚至呼吸困难。感染性胸膜炎或胸腔积液继发感染时，可伴有恶寒、发热。胸膜炎由不同病因所致，伴有各疾病的临床表现。胸痛伴有剧烈咳嗽可实施热湿敷缓解疼痛。

穴位 特效穴位包括彧中、膺窗、郄门。再加上大包（见040页）效果会更佳。

1 第一步按这里

彧中

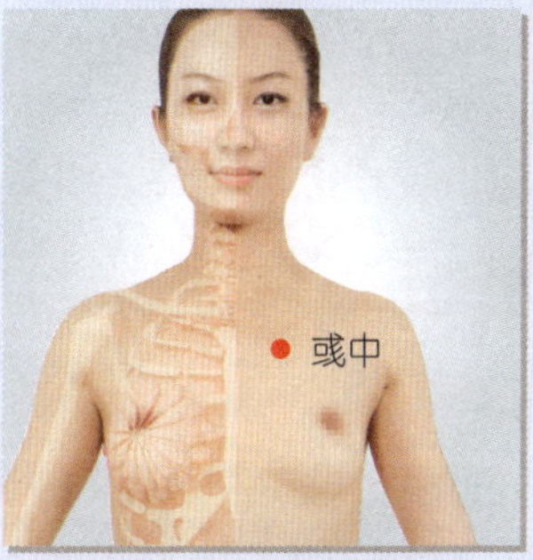

位于胸部，当第一肋间隙，前正中线旁开2寸。

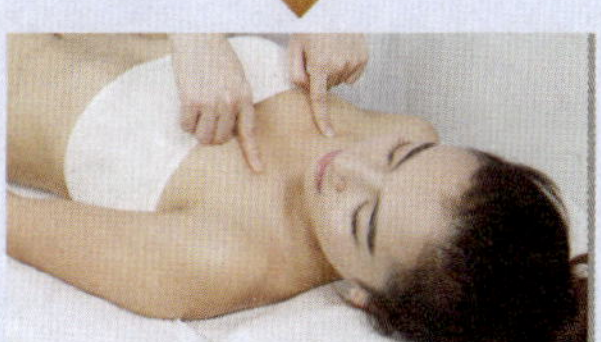

用双手手指指端按压彧中穴，先以顺时针的方向揉按3分钟，再以逆时针的方向揉按3分钟。

2 第二步按这里

膺窗

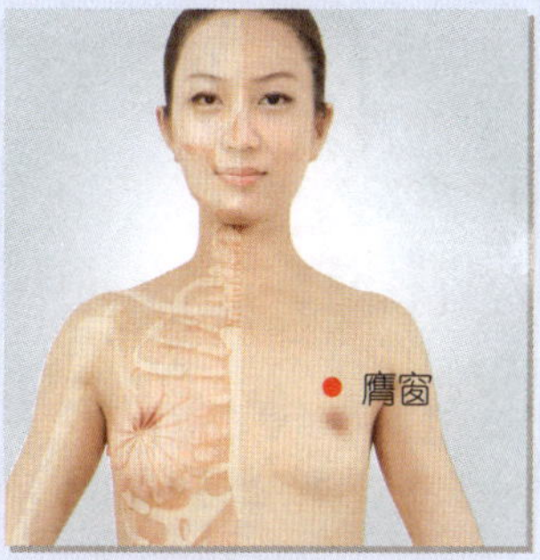

位于胸部，当第三肋间隙，距前正中线4寸。

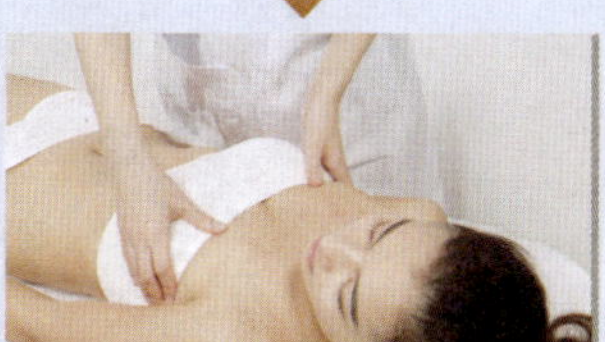

用大拇指指腹揉按膺窗穴3～5分钟，揉按过程中以有酸麻胀痛感为度。

3 第三步按这里

郄门

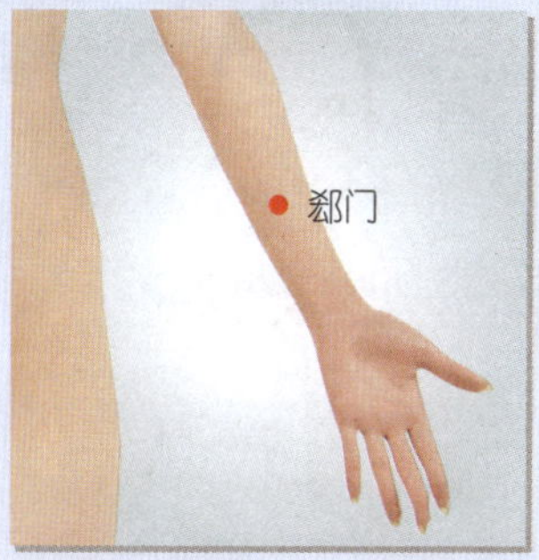

位于前臂掌侧，当曲泽与大陵的连线上，腕横纹上5寸。

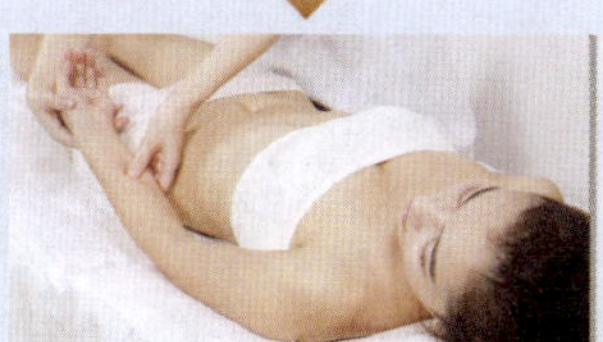

用大拇指指腹揉按郄门穴3～5分钟，以局部潮红发热为度。

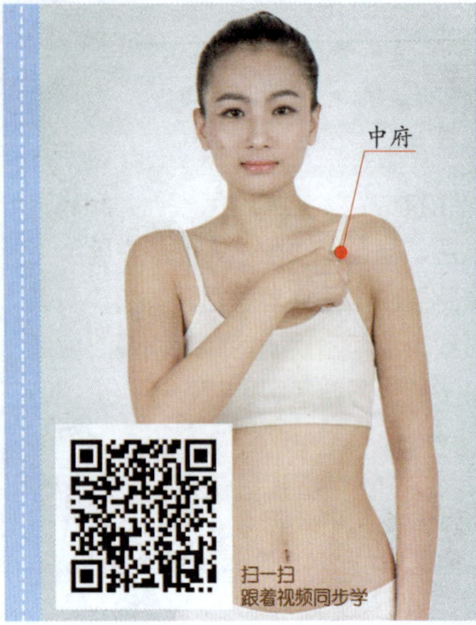

肺结核

○结核病是由结核分枝杆菌引起的肺部慢性感染性疾病，以肺部结核感染最为常见。其主要临床特征为低热（午后为著）、咳嗽、咳痰、胸痛、咯血、消瘦、盗汗、四肢乏力及不同程度胸闷或呼吸困难等症状。排菌者为其重要的传染源。

穴位 特效穴位包括天突、中府、孔最。再加上膻中（见042页）、丰隆（见119页）效果会更佳。

1 第一步按这里 天突

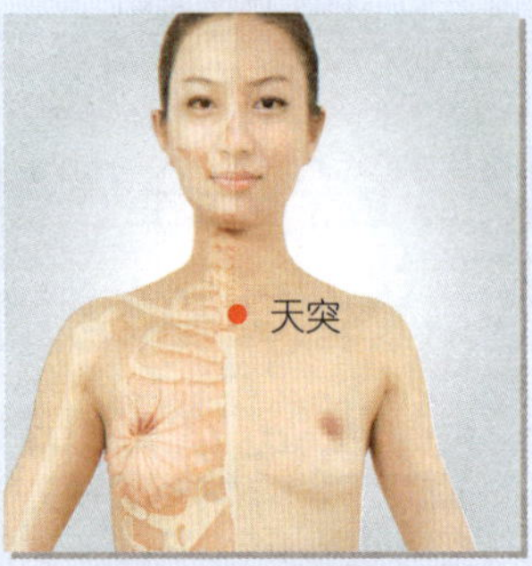

位于颈部，当前正中线上，胸骨上窝中央。

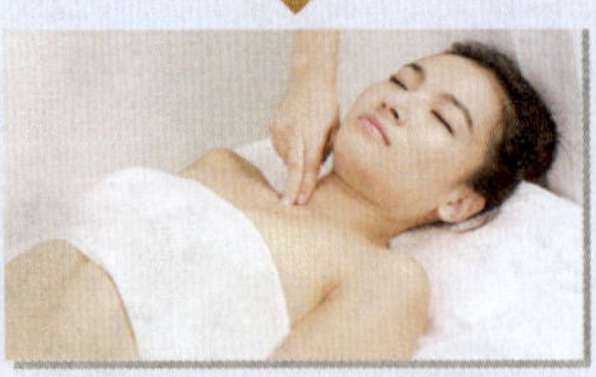

食指与中指并拢，其余三指弯曲握拳，两指指尖依次点按天突穴，以环形按揉50次。

2 第二步按这里 中府

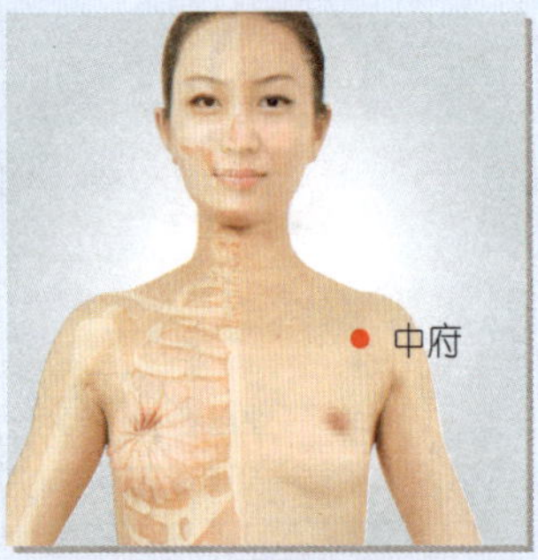

位于胸前壁的外上方，云门下1寸，平第一肋间隙，距前正中线6寸。

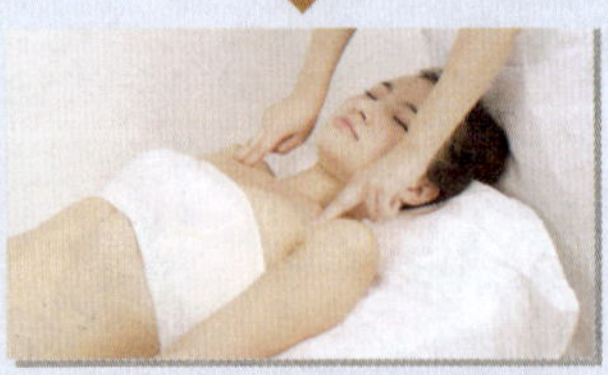

用双手食指和中指同时点按中府穴，至皮肤出现潮红发热为度。

3 第三步按这里 孔最

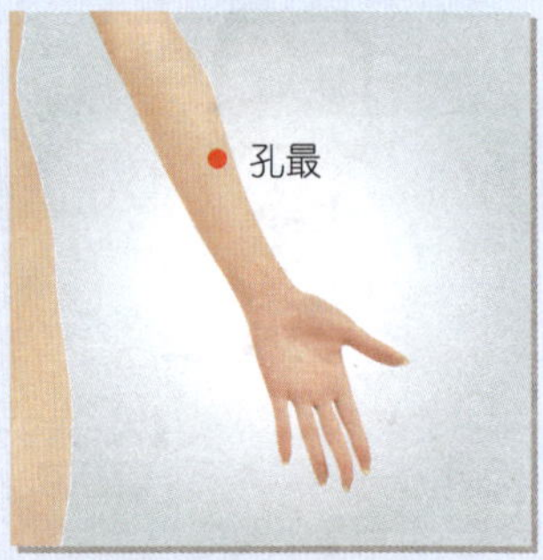

位于前臂掌面桡侧，尺泽穴与太渊穴连线上，腕横纹上7寸。

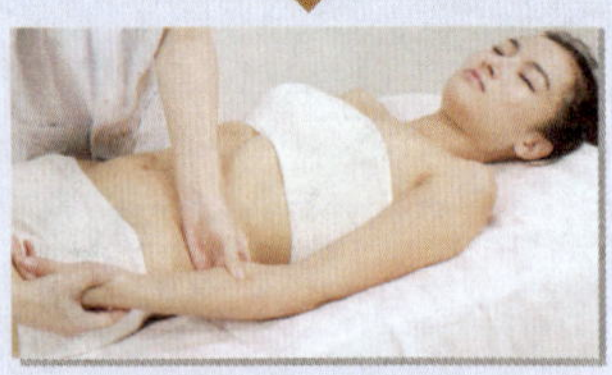

将大拇指放于两侧前臂孔最穴上，其余四指附于患者的手臂上，力度适中，揉按3分钟。

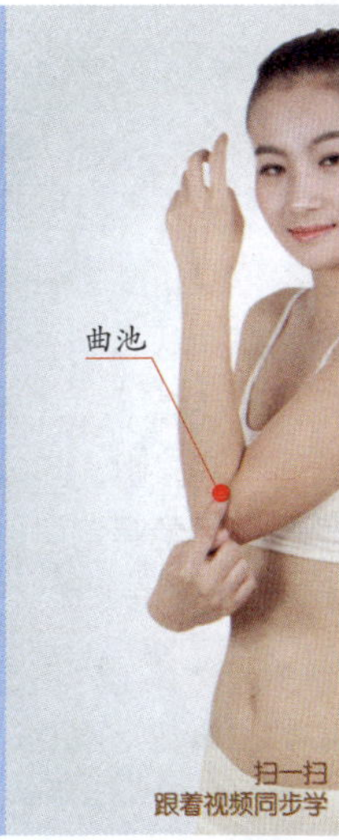

哮喘

◎哮喘是指喘息、气促、咳嗽、胸闷等症状突然发生，或原有症状急剧加重，常伴有呼吸困难，以呼气量降低为其发病特征。这些症状经常在患者接触烟雾、香水、油漆、灰尘、宠物、花粉等刺激性气体或变应原之后发作，夜间和清晨症状也容易发生或加剧，由接触刺激物或呼吸道感染所诱发。

穴位 特效穴位包括天突、曲池、内关。再加上列缺（见054页）效果会更佳。

1 第一步按这里 天突

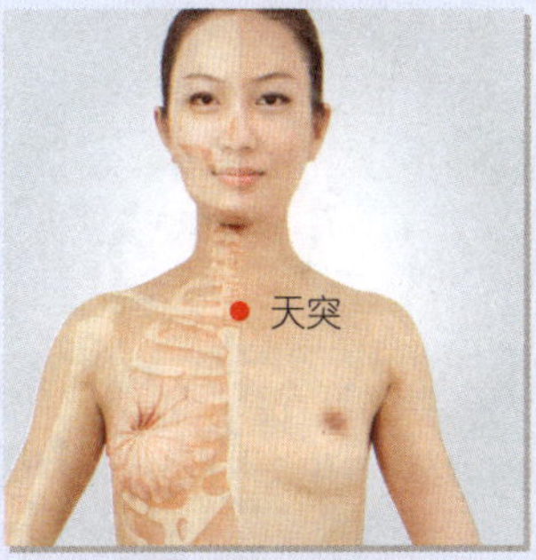

位于颈部，当前正中线上，胸骨上窝中央。

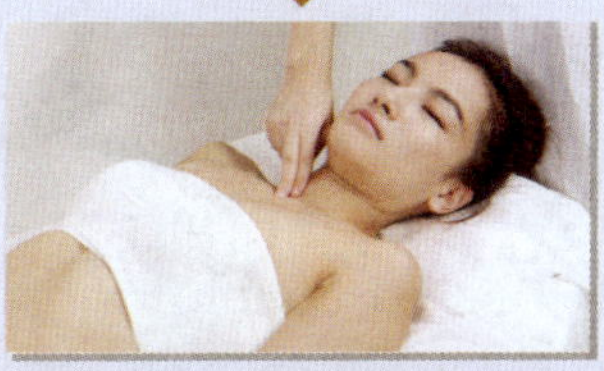

食指与中指并拢，两指指尖放于天突穴处，以环形按揉50次，力度轻柔，速度适中。

2 第二步按这里 曲池

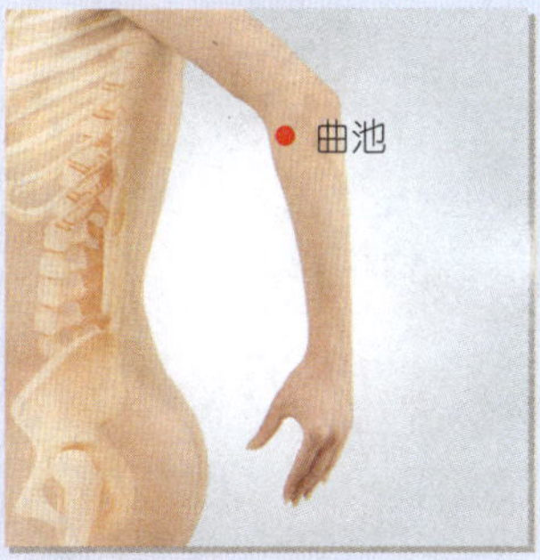

位于肘横纹外侧端，屈肘，当尺泽与肱骨外上髁连线中点。

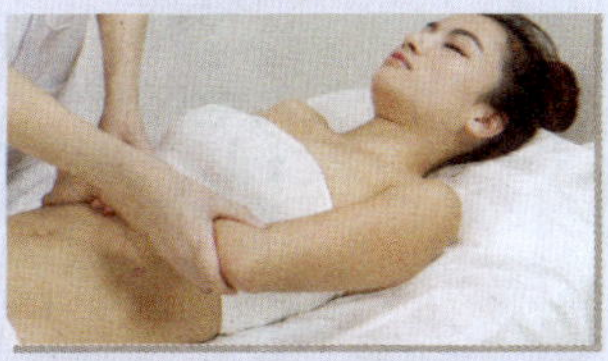

将拇指放于患者两侧手臂前，依次揉按列缺穴至曲池穴，揉按3～5分钟，以局部有酸痛感为宜。

3 第三步按这里 内关

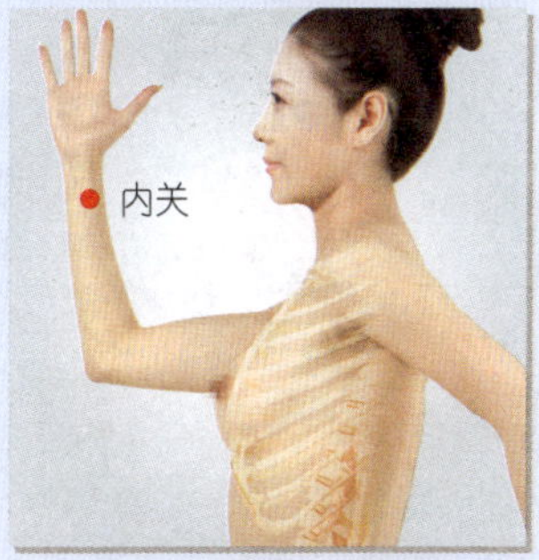

位于前臂掌侧，当曲泽与大陵的连线上，腕横纹上2寸，掌长肌腱与桡侧腕屈肌腱之间。

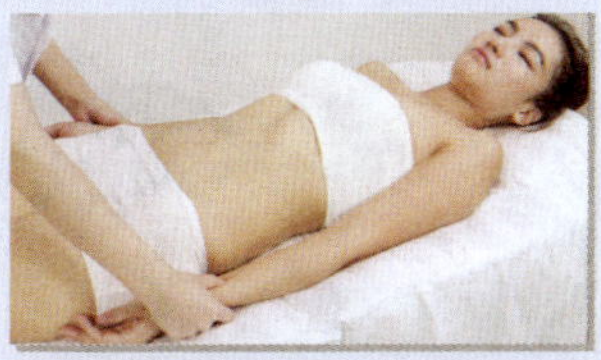

用拇指指腹揉按内关穴，揉按3～5分钟，以局部潮红发热为佳。

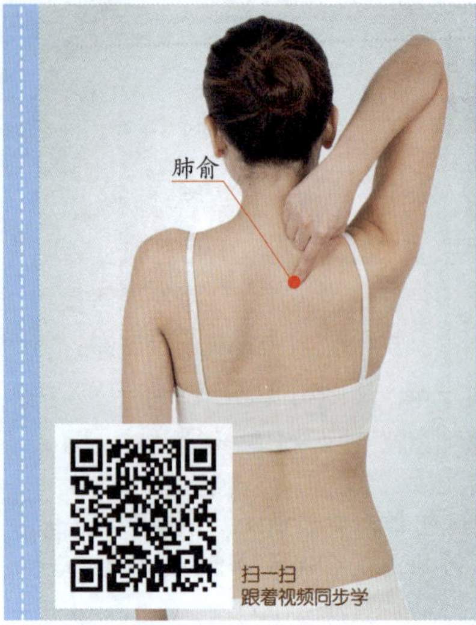

肺气肿

○肺气肿是指肺部终末细支气管的气道过度膨胀、充气、肺容量增大、破坏气道壁的病理状态。主要临床表现为乏力、胸闷、呼吸急促、体重下降、食欲减退、上腹胀满等，部分患者可伴有咳嗽、咳痰等症状。吸烟、粉尘、刺激性气体等因素等均可引起终末细支气管的阻塞，引发炎症导致肺气肿。

穴位 特效穴位包括定喘、肺俞、尺泽。再加上合谷（见049页）、曲池（见059页）效果会更佳。

1 第一步按这里 定喘

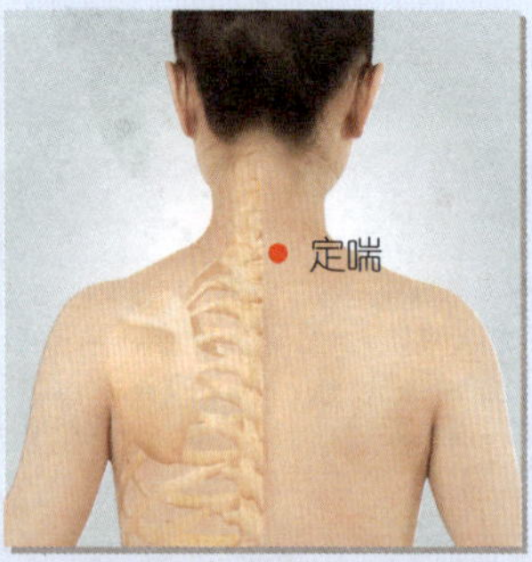

位于背部，当第七颈椎棘突下，旁开0.5寸。

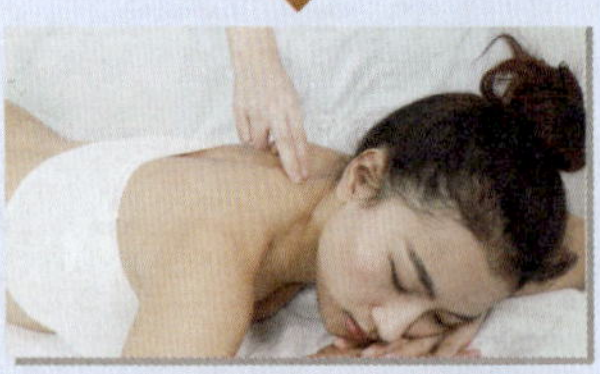

食指、中指并拢，指腹附着在定喘穴上，做环形有规律的按揉3～5分钟。

2 第二步按这里 肺俞

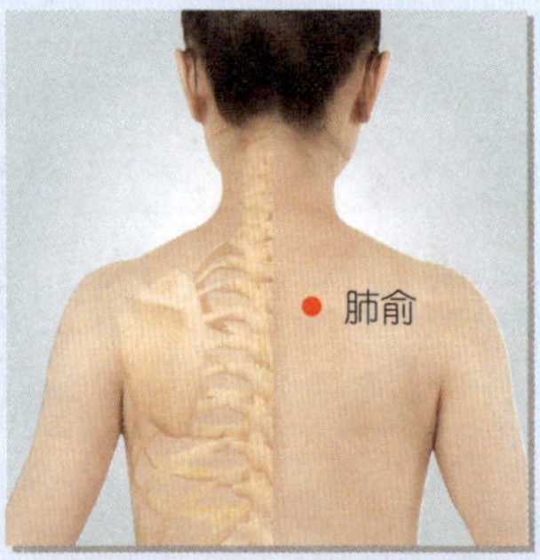

位于背部，当第三胸椎棘突下，旁开1.5寸。

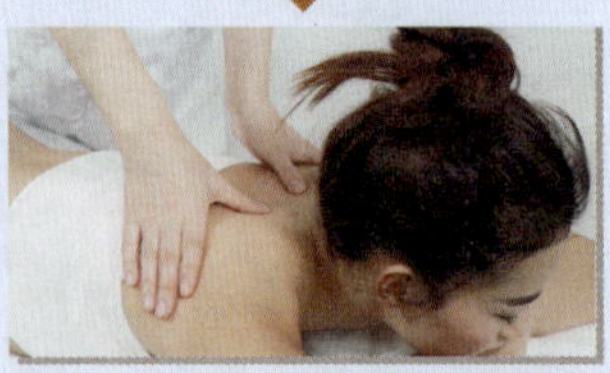

双手同时操作，四指合拢做支撑点，用大拇指的指腹揉按肺俞穴5分钟。

3 第三步按这里 尺泽

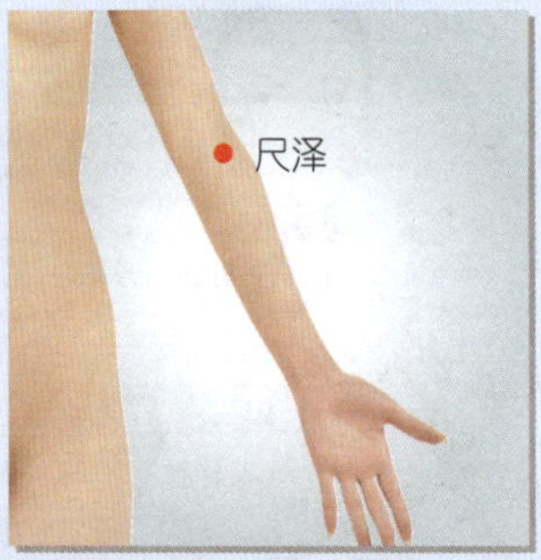

位于肘横纹中，肱二头肌腱桡侧凹陷处。

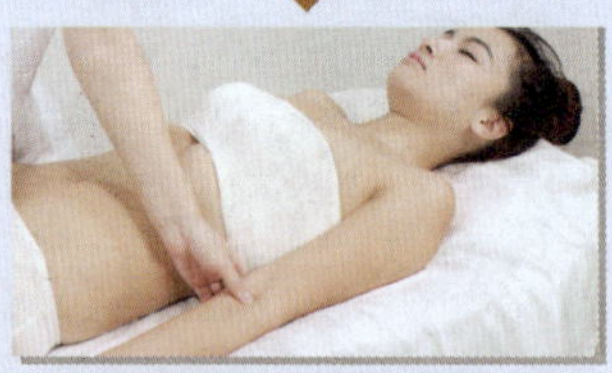

用拇指指腹按压尺泽穴，有酸痛的感觉，左右各按压1～3分钟。

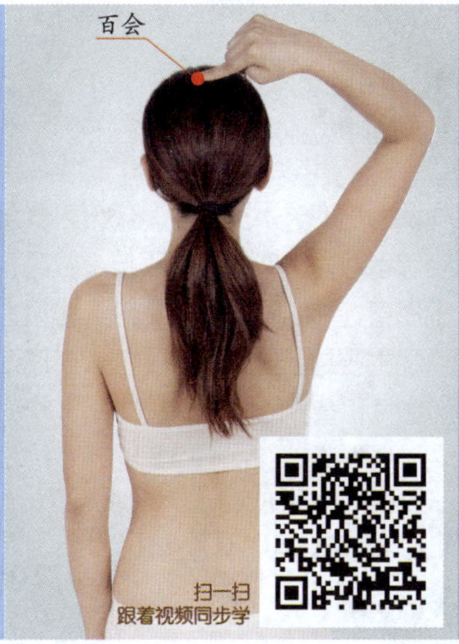

空调病

◎空调病指长时间在空调环境下工作学习的人，因空气不流通，环境不佳，出现鼻塞、头昏、打喷嚏、乏力、记忆力减退等症状，一般表现为疲乏无力、头痛、腰痛，严重者可引起口眼㖞斜。老人、儿童的身体抵抗力低下，空调冷气最容易攻破他们的呼吸道防线。

穴位 特效穴位包括百会、印堂、太阳。再加上风池（见064页）效果会更佳。

1 第一步按这里

百会

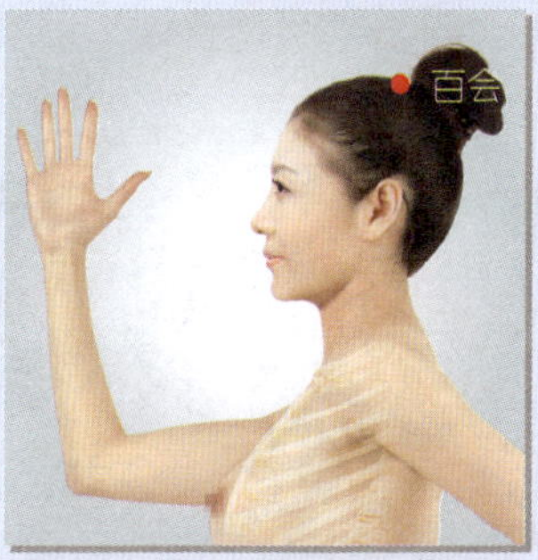

位于头部，当前发际正中直上5寸，或两耳尖连线的中点处。

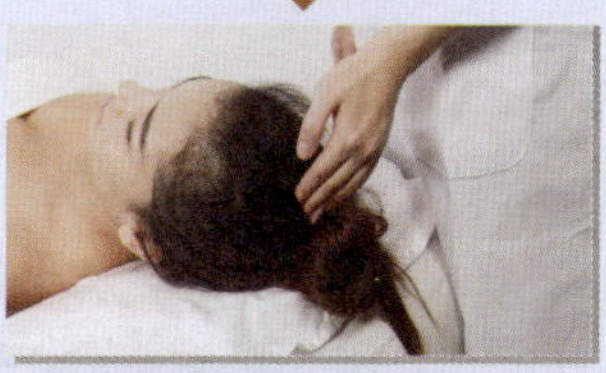

中指指腹轻按百会穴，以顺时针的方向揉按1分钟，再以逆时针的方向揉按1分钟。

2 第二步按这里

印堂

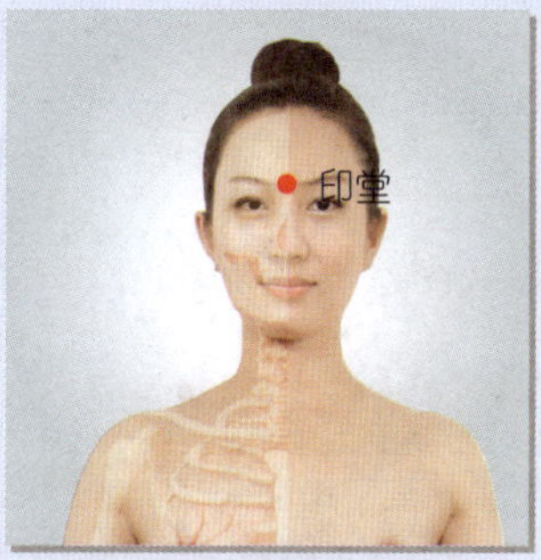

位于额部，当两眉头之中间。

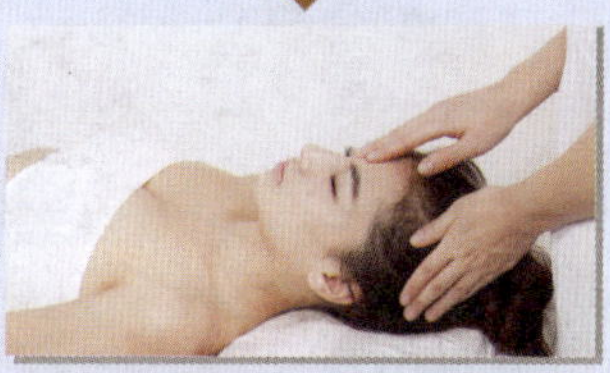

两手中指点按在印堂穴上，以顺时针的方向做回旋动作1分钟。

3 第三步按这里

太阳

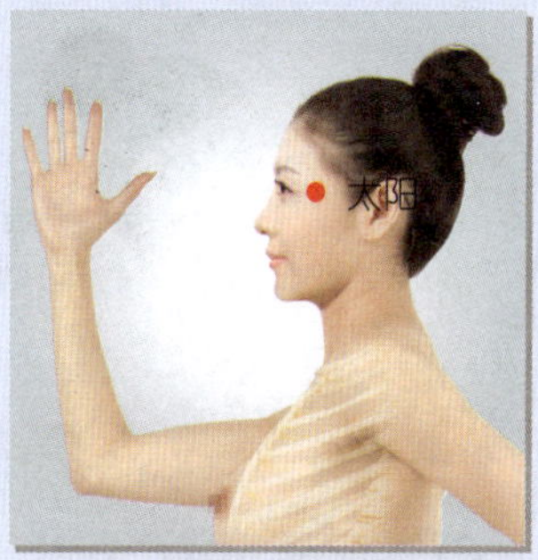

位于颞部，当眉梢与目外眦之间，向后约一横指的凹陷处。

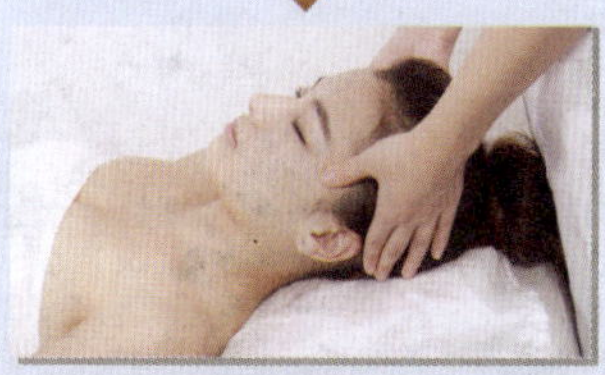

两手拇指指腹按在太阳穴上，以顺时针的方向揉按1分钟。再用手指平伏按于太阳穴上抹向耳际。

低血压

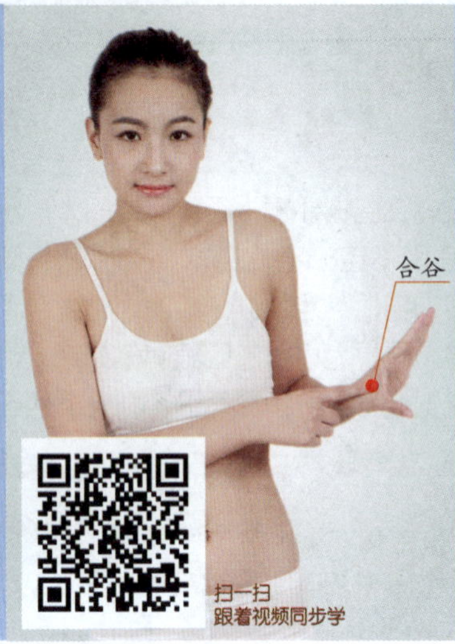

◎低血压指血压降低引起的一系列症状，部分人群无明显症状，病情轻微者可有头晕、食欲不振、脸色苍白等，严重者会出现直立性眩晕、四肢冰凉、心律失常等症状。这些症状主要是因血压下降，血液循环缓慢，影响组织细胞氧气和营养的供应引起的。

穴位

特效穴位包括百会、合谷、足三里。再加上天柱（见158页）、阴陵泉（见049页）、太冲（见090页）、太溪（见032页）、照海（见181页）、曲池（见059页）效果会更佳。

1 第一步按这里 百会

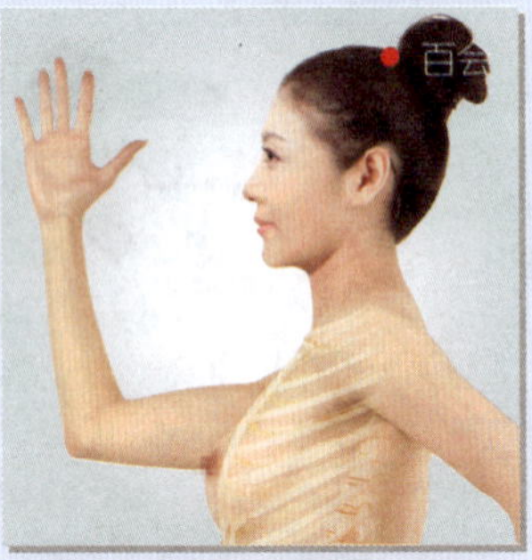

位于头部，当前发际正中直上5寸，或两耳尖连线的中点处。

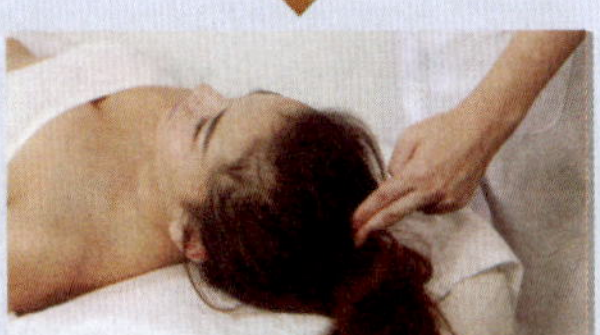

手指指腹轻轻按在百会穴上，以顺时针的方向揉按50次，再以逆时针的方向揉按50次，力度稍轻。

2 第二步按这里 合谷

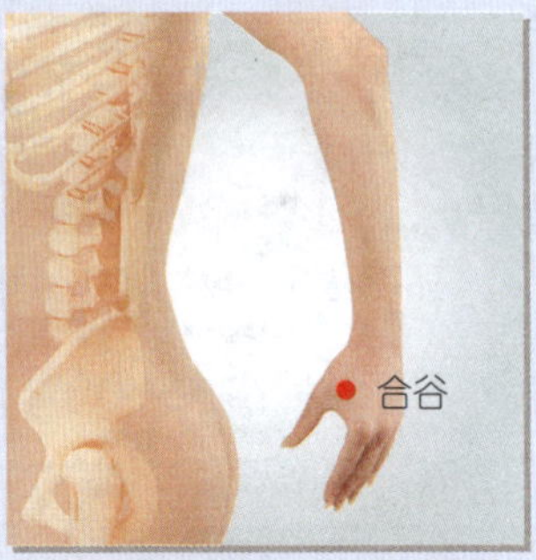

位于手背，第一、二掌骨间，当第二掌骨桡侧的中点处。

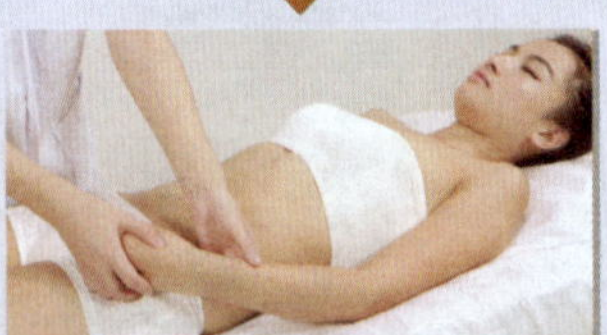

用拇指和食、中两指相对，挟提合谷穴，双手交替捻动，向前推进，掐揉30～50次。

3 第三步按这里 足三里

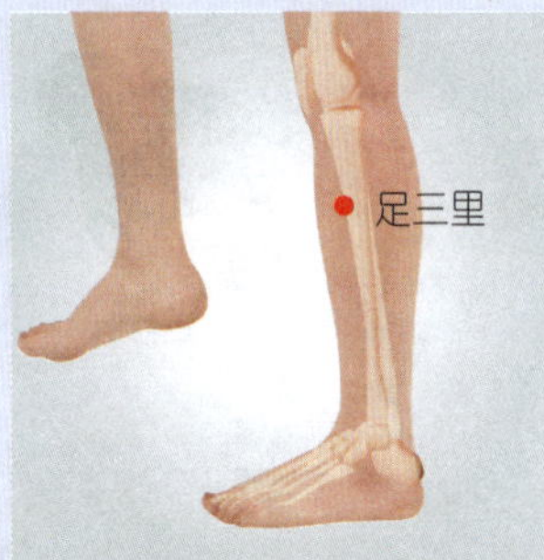

位于小腿前外侧，当犊鼻下3寸，距胫骨前缘一横指（中指）。

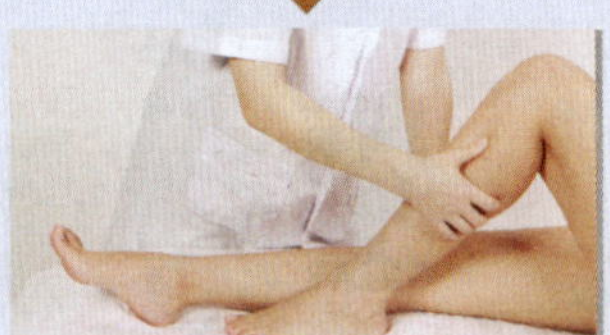

用大拇指指腹按揉足三里穴50次，以局部潮红发热为度。

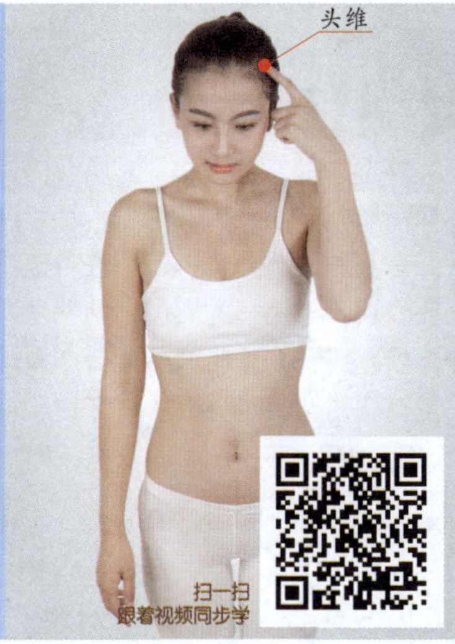

头痛

○头痛是临床常见的病症。痛感有轻有重，疼痛时间有长有短，形式也多种多样。常见的症状有胀痛、闷痛、撕裂样痛、针刺样痛，部分伴有血管搏动感及头部紧箍感，以及发热、恶心、呕吐、头晕、纳呆、肢体困重等症状。头痛的发病原因繁多，如神经痛、颅内病变、五官疾病等均可导致。

穴位 特效穴位包括头维、印堂、列缺。再加上百会（见029页）效果会更佳。

1 第一步按这里 头维

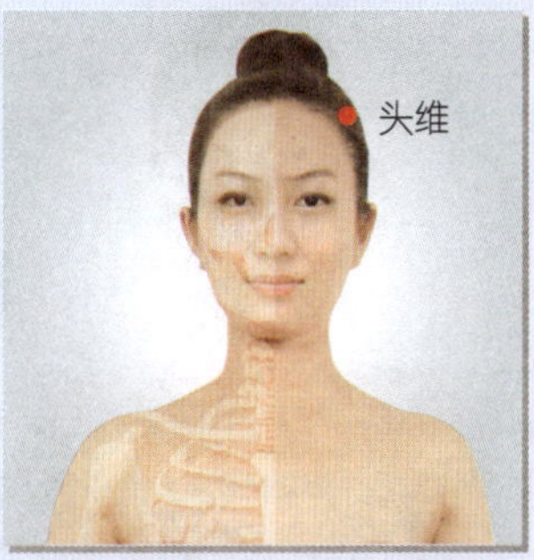

位于头侧部，当额角发际上0.5寸，头正中线旁4.5寸。

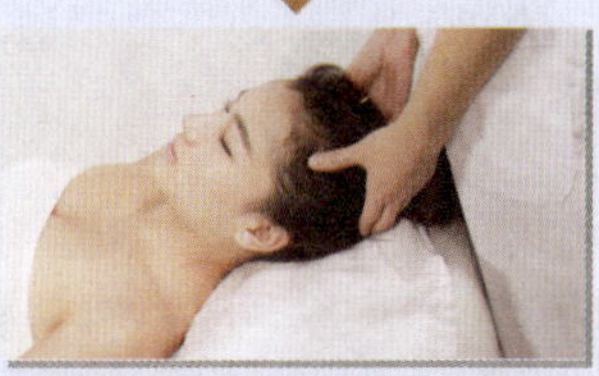

用拇指指尖分别放于两侧头维穴上，其余四指附于患者的同侧脑部，力度由轻渐重，揉按1～2分钟。

2 第二步按这里 印堂

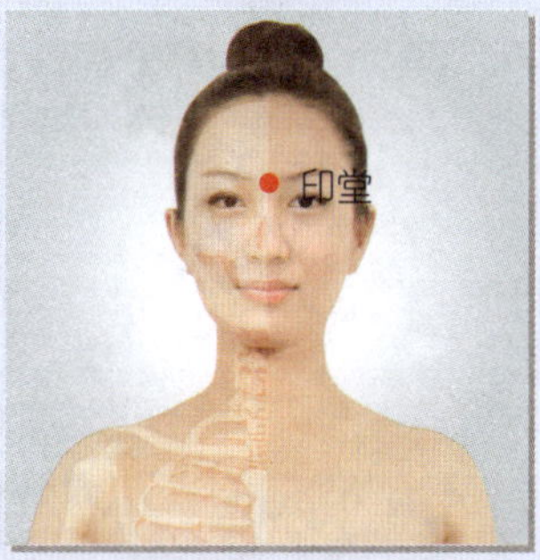

位于额部，当两眉头之中间。

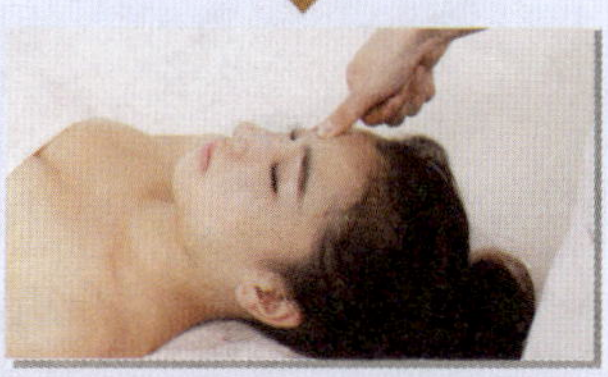

将大拇指放于印堂穴上揉按50次，以皮肤有酸胀感觉为度。

3 第三步按这里 列缺

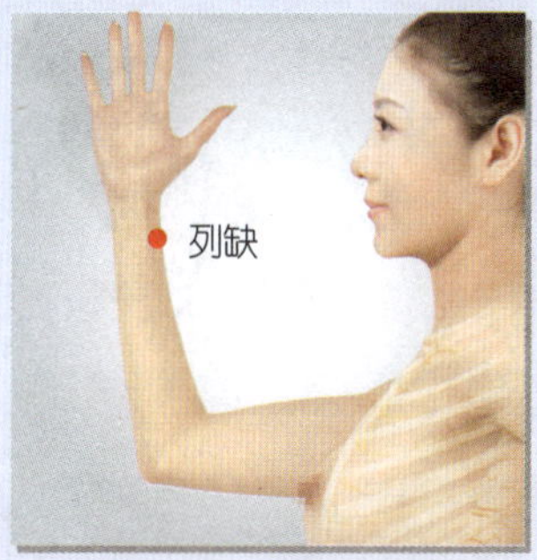

位于前臂桡侧缘，桡骨茎突上方，腕横纹上1.5寸。当肱桡肌与拇长展肌腱之间。

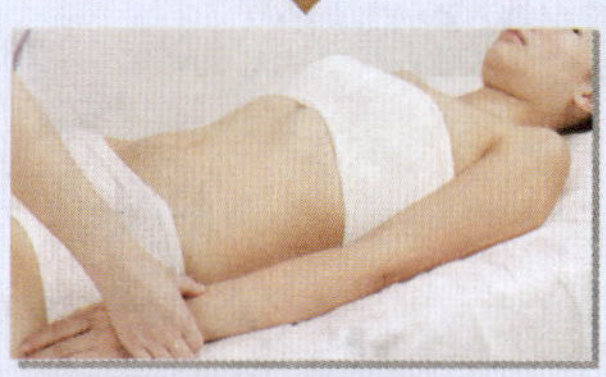

将拇指放于列缺穴上，其余四指附于患者的手臂上，力度适中地揉按3分钟。

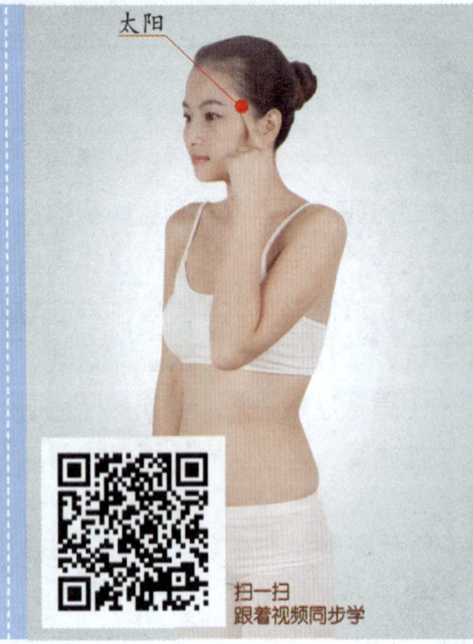

扫一扫
跟着视频同步学

偏头痛

◎偏头痛是临床最常见的原发性头痛类型，是一种常见的慢性神经血管性疾患，临床以发作性中重度搏动样头痛为主要表现。头痛多为偏侧，可伴有恶心、呕吐等症状，多起病于儿童和青春期，中青年期达发病高峰，常有遗传背景。另外一些环境和精神因素如紧张、过劳、情绪激动均可导致偏头痛。

穴位　特效穴位包括太阳、百会、风池。再加上上星（见053页）、头维（见063页）效果会更佳。

1 第一步按这里 太阳

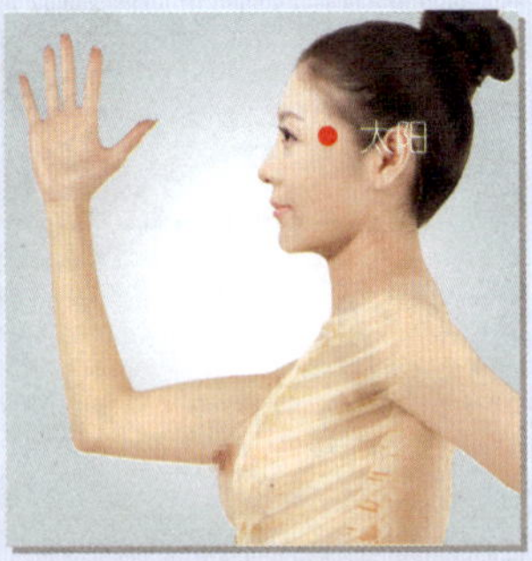

位于颞部，当眉梢与目外眦之间，向后约一横指的凹陷处。

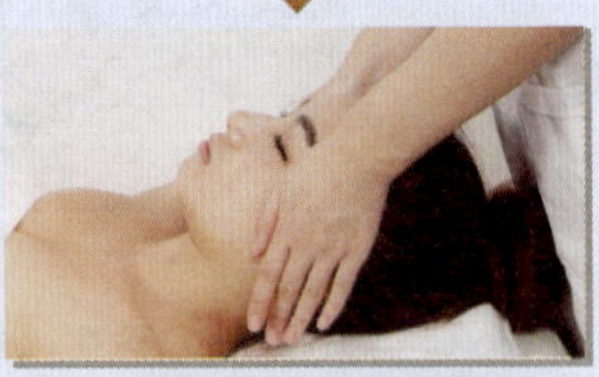

将双手掌根贴于太阳穴，患者双目自然闭合，做轻缓平和的揉动3分钟。

2 第二步按这里 百会

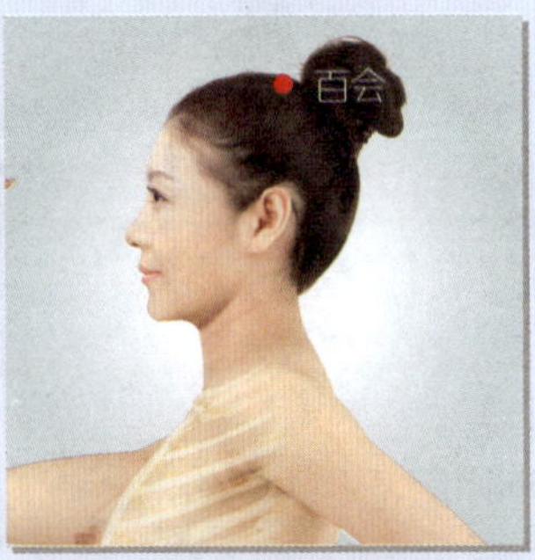

位于头部，当前发际正中直上5寸，或两耳尖连线的中点处。

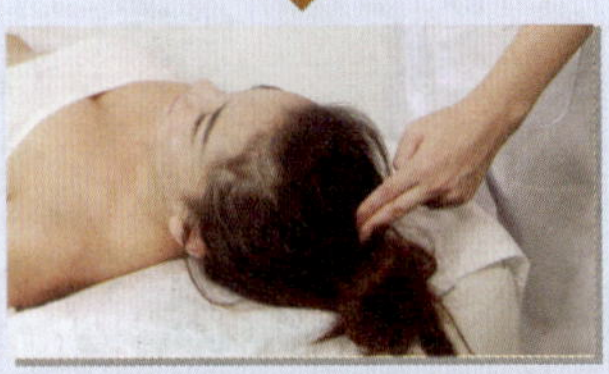

手指指腹轻轻按在百会穴上，以顺时针的方向揉按50次，再以逆时针的方向揉按50次，力度稍轻。

3 第三步按这里 风池

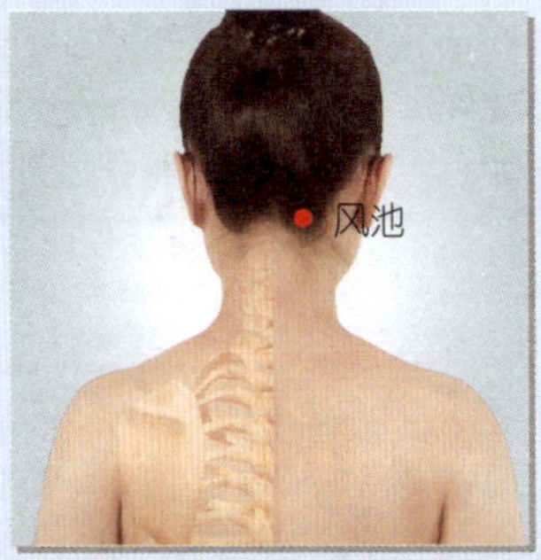

位于项部，当枕骨之下，与风府相平，胸锁乳突肌与斜方肌上端之间的凹陷处。

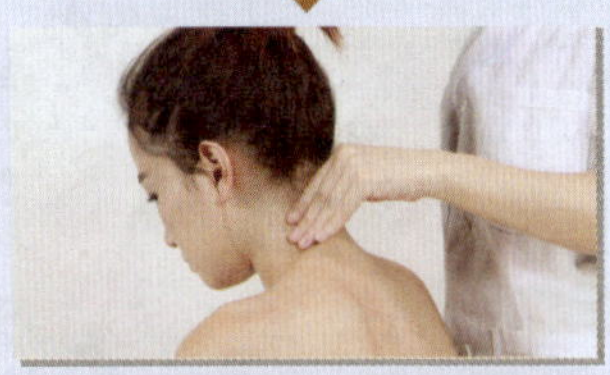

用拇指与食指、中指相对捏住风池穴，手法采用一上一下、一紧一松拿捏，以颈部感到酸胀为度。

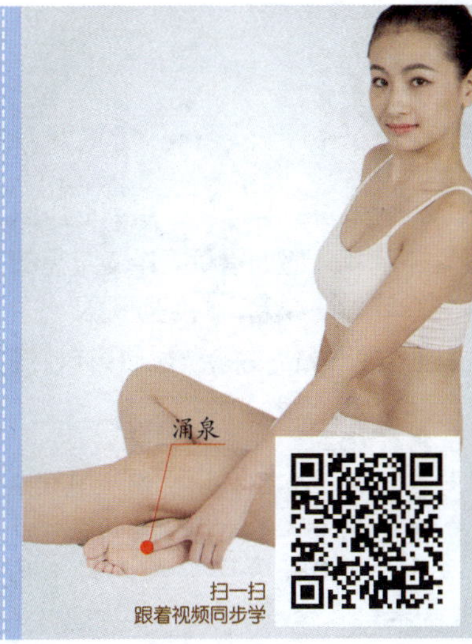

高血压

◎高血压病是以动脉血压升高为主要临床表现的慢性全身性血管性疾病，血压高于140/90毫米汞柱即可诊断为高血压。本病早期无明显症状，部分患者会出现头晕、头痛、心悸、失眠、乏力、颜面潮红或肢体麻木等不适表现。中医认为本病多因精神过度紧张，饮酒过度，嗜食肥甘厚味等所致。

穴位 特效穴位包括桥弓、涌泉。再加上百会（见029页）效果会更佳。

1 第一步按这里

桥弓

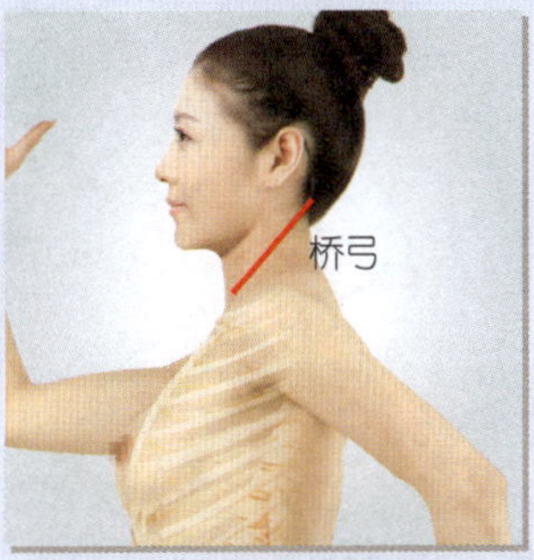

位于颈部两侧的大筋上，左右移动头部的时候可感觉到。

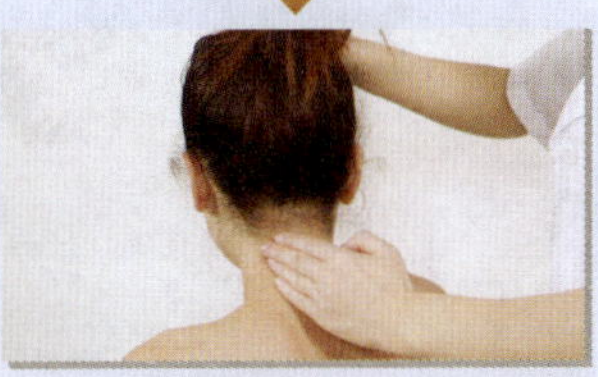

食指、中指、无名指紧并，由上而下地推按桥弓穴，先左后右推按，各1分钟。

2 第二步按这里

桥弓

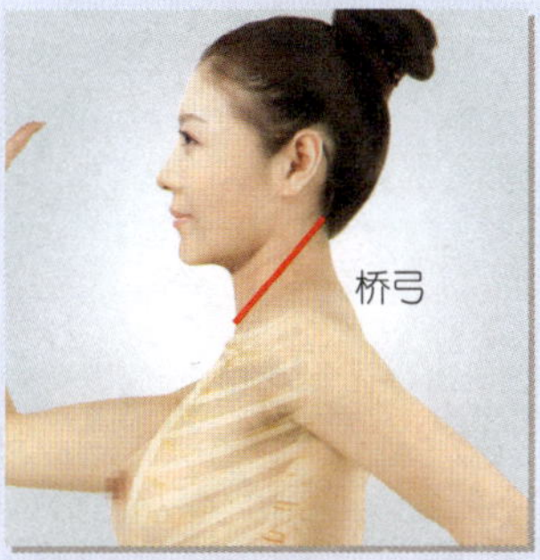

位于颈部两侧的大筋上，左右移动头部的时候可感觉到。

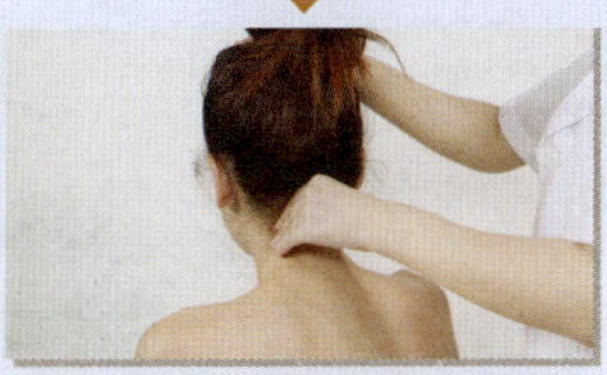

然后分别对左右两侧的桥弓穴进行揉、拿，操作时间为3分钟。

3 第三步按这里

涌泉

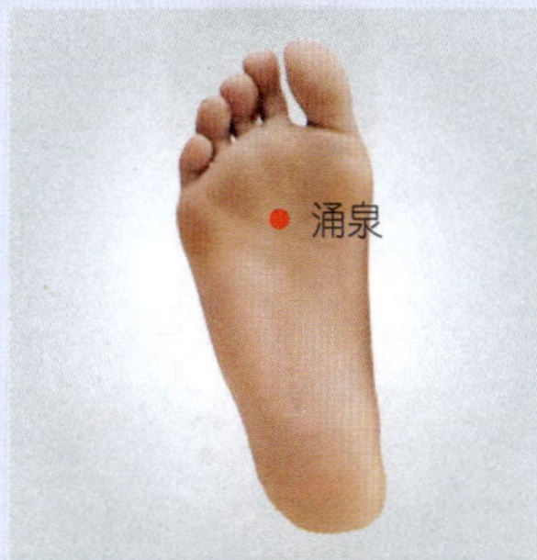

位于足底部，蜷足时足前部凹陷处，约当足底二、三趾趾缝纹头端与足跟连线的前三1/3与后2/3交点上。

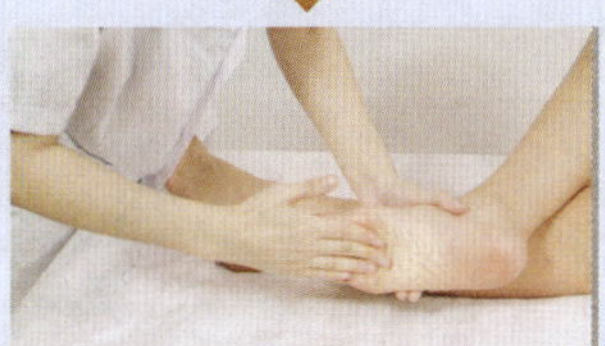

用手掌搓擦涌泉穴30次，再屈伸双脚趾数次，然后静坐10～15分钟。

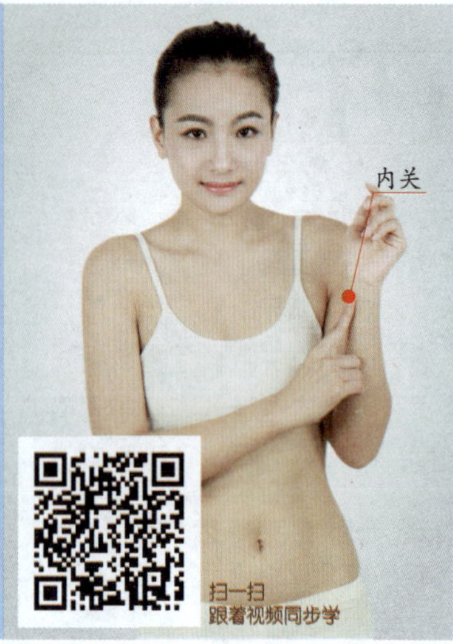

扫一扫
跟着视频同步学

冠心病

○冠心病是由冠状动脉发生粥样硬化，导致心肌缺血引起的疾病，是中老年人心血管疾病中最常见的一种。临床上主要特征为心绞痛、心肌梗死及心力衰竭等，主要症状有：胸骨后疼痛，呈压榨样、烧灼样疼痛。

穴位

特效穴位包括神堂、膻中、内关。

再加上大椎（见053页）、巨阙（见028页）、气海（见033页）、心俞（见067页）、关元（见085页）、足三里（见085页）效果会更佳。

1 第一步按这里

神堂

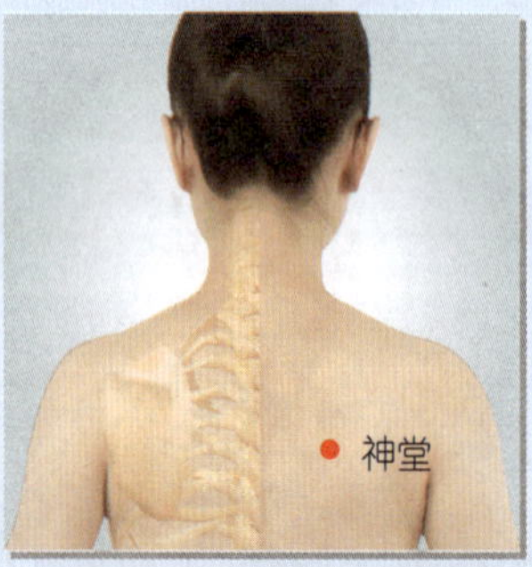

位于背部，当第五胸椎棘突下，旁开3寸。

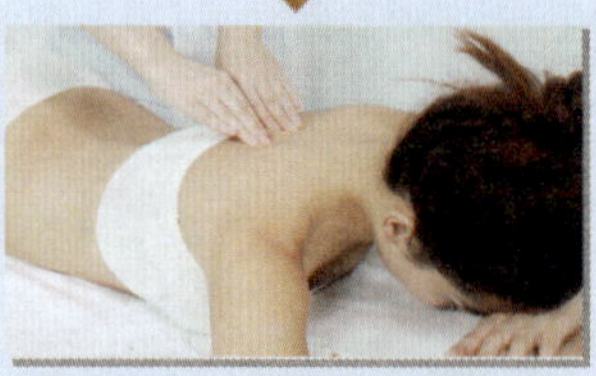

将双手的食指、中指、无名指紧并放于神堂穴上点揉3分钟。

2 第二步按这里

膻中

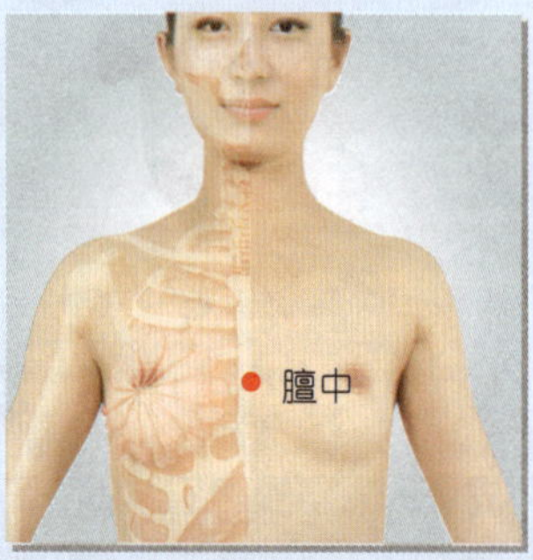

位于胸部，当前正中线上，平第四肋间，两乳头连线的中点。

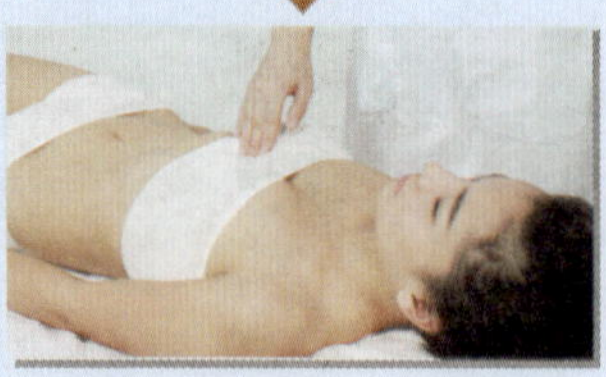

将食指、中指、无名指并拢，三指指腹放于膻中穴上，按揉1～2分钟。

3 第三步按这里

内关

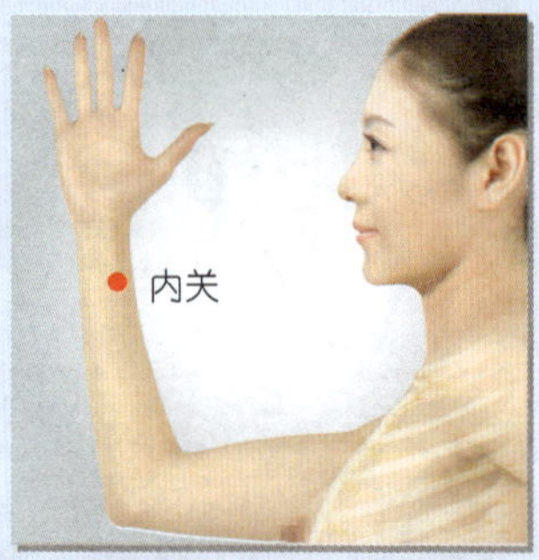

位于前臂正中，腕横纹上2寸，桡侧腕屈肌腱同掌长肌腱之间。

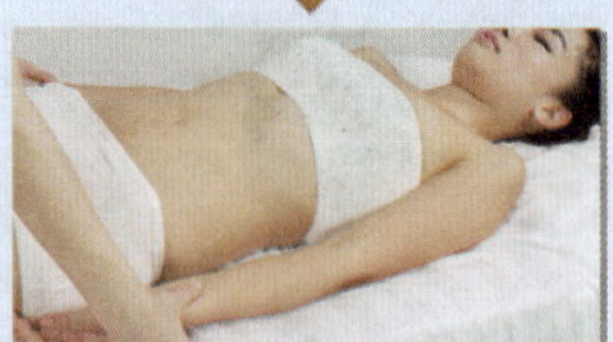

将拇指放于患者两侧前臂正中的内关穴上，双手其余四指半握附于手臂上，揉按3～5分钟。

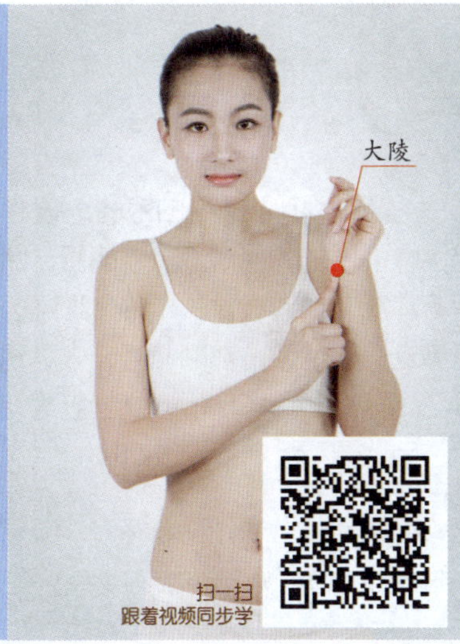

风湿性心脏病

◎风湿性心脏病是指由于风湿热活动，累及心脏瓣膜而造成的心脏病变。主要病因是由于A组溶血性链球菌感染引起，属于自身免疫病。多发于冬春季节寒冷、潮湿环境下，初发年龄多在青壮年时。患病初期无明显症状，后期则表现为心慌气急、乏力、咯血，直至心力衰竭，引起生命危险。

穴位 特效穴位包括心俞、大陵、公孙。再加上内关（见086页）、三阴交（见108页）效果会更佳。

1 第一步按这里

心俞

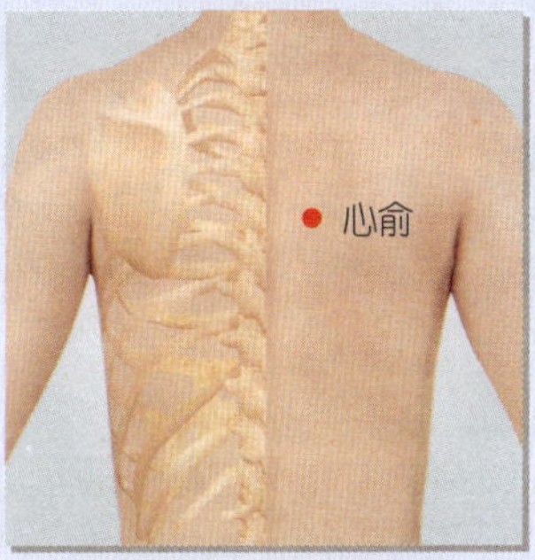

位于背部，当第五胸椎棘突下，旁开1.5寸。

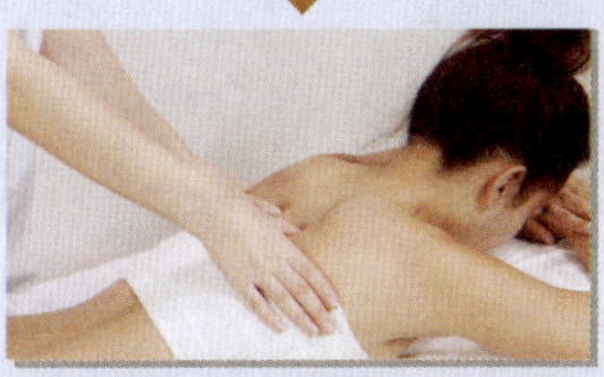

四指合拢做支撑点，大拇指的指腹揉按心俞穴3～5分钟。

2 第二步按这里

大陵

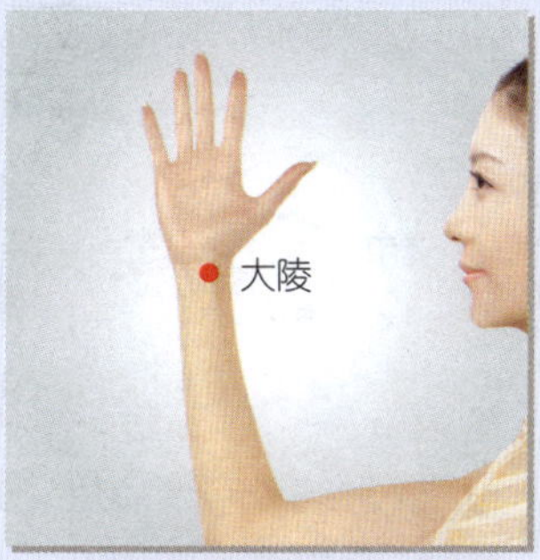

位于腕掌横纹的中点处，当掌长肌腱与桡侧腕屈肌腱之间。

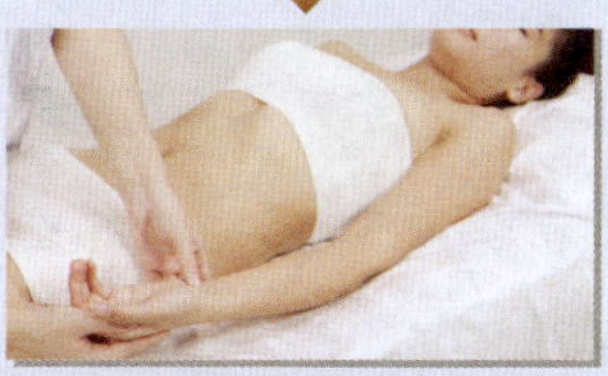

用拇指指尖或指甲尖垂直掐按大陵穴，有刺痛的感觉，各掐按2～3分钟。

3 第三步按这里

公孙

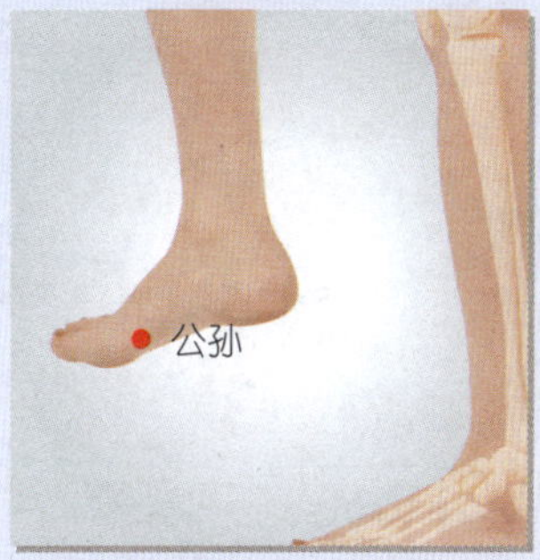

位于足内侧缘，当第一跖骨基底的前下方。

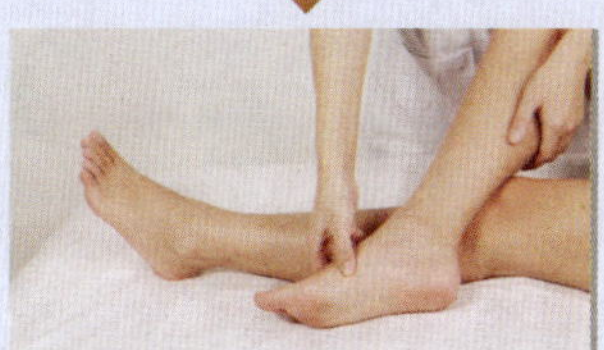

用拇指指尖按揉公孙穴，以有酸、麻、痛的感觉为度，按揉3～5分钟。

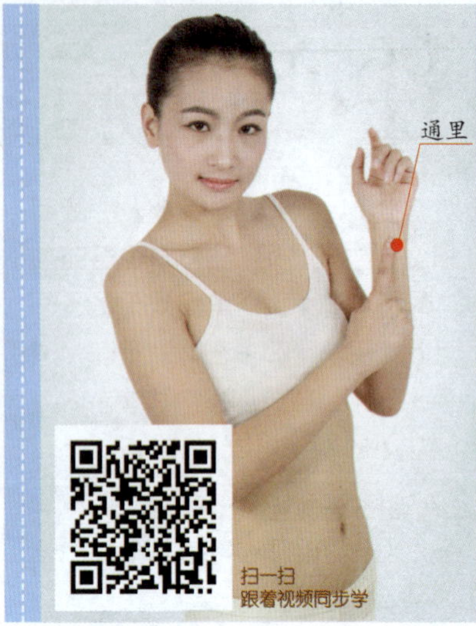

心律失常

◎心律失常在中医里属于“心悸”的范畴，发作时，患者自觉心跳快而强，并伴有胸痛、胸闷、喘息、头晕和失眠等症状。引起心律失常的生理性因素有运动、情绪激动、吸烟、冷热刺激等，去除诱因后可自行缓解。如冠心病、高血压、高血脂等均可引起心律失常，因此要积极治疗原发病。

穴位 特效穴位包括中冲、后溪、通里。再加上内关（见086页）效果会更佳。

1 第一步按这里 后溪

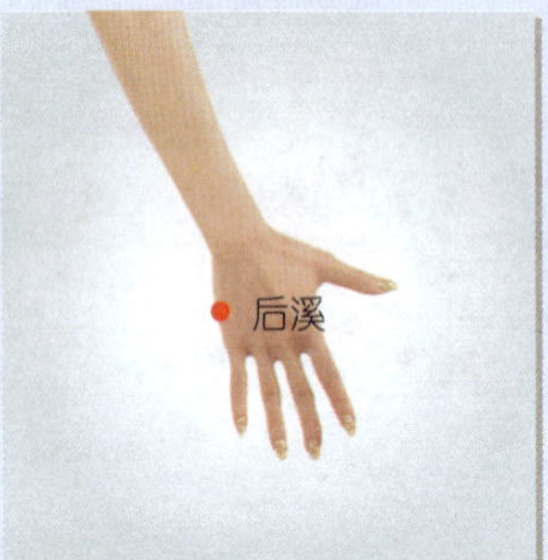

位于手掌尺侧，微握拳，当小指本节（第五掌指关节）后的远侧掌横纹头赤白肉际处。

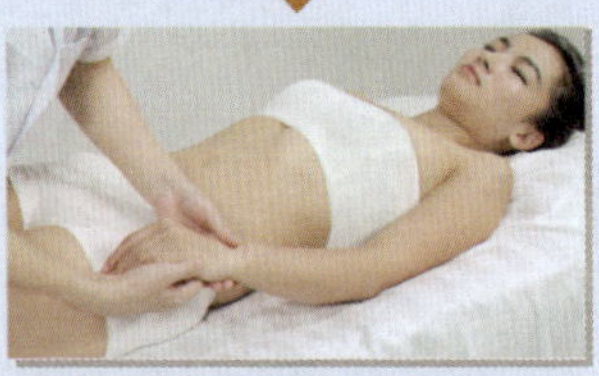

用拇指指腹放于小拇指右下向上的第一关节外侧的后溪穴上，揉按5分钟。

2 第二步按这里 通里

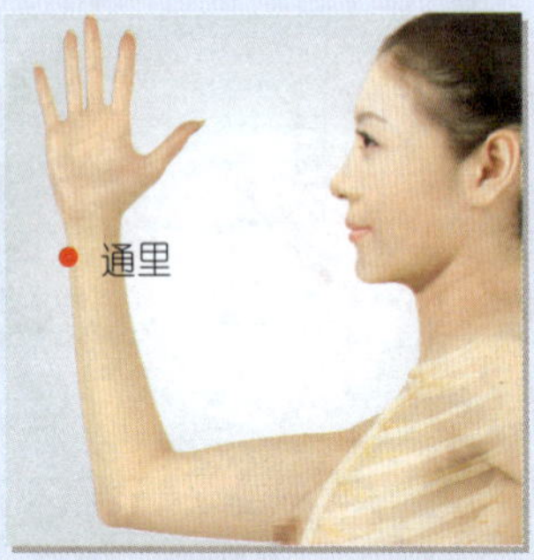

位于前臂掌侧，当尺侧腕屈肌腱的桡侧缘，腕横纹上1寸。

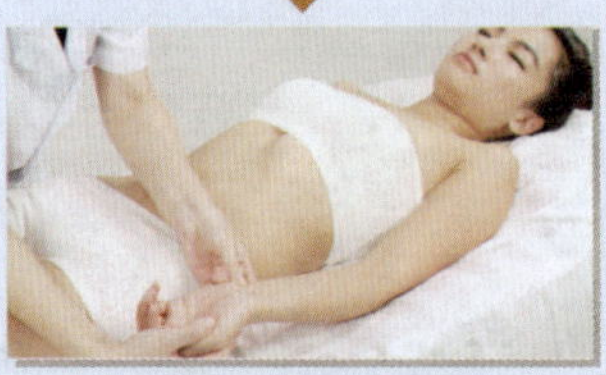

将拇指放于前臂掌侧的通里穴上，揉按3～5分钟，以局部有酸痛感为宜。

3 第三步按这里 中冲

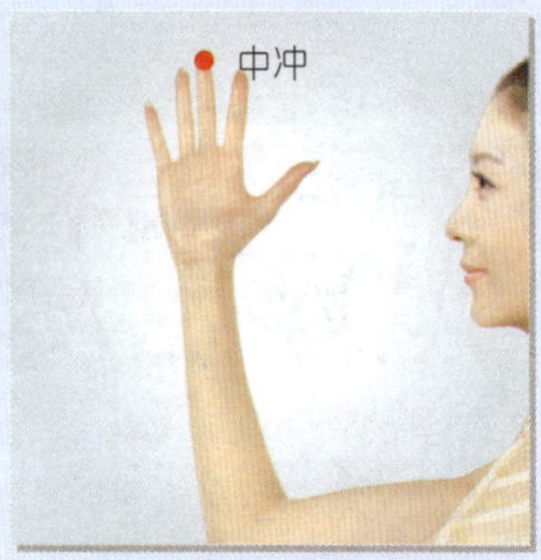

位于手中指末节尖端中央。

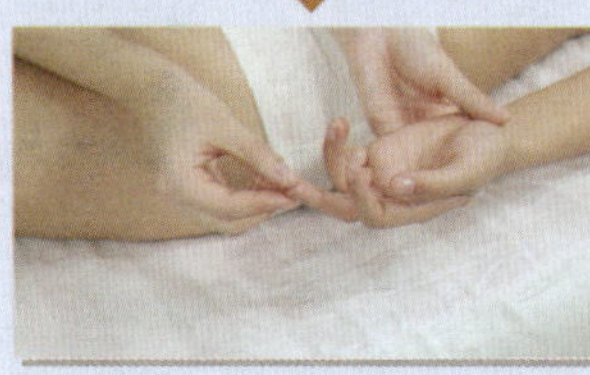

拇指指尖放于中指指纹面的中冲穴上，食指顶于中指指甲面，揉按3分钟。

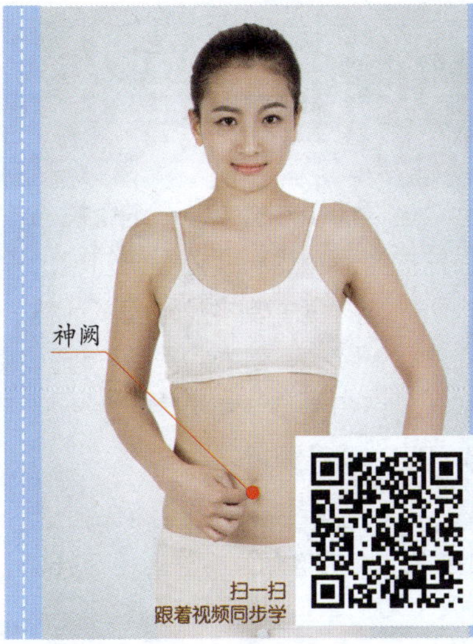

贫血

◎贫血是指人体外周血红细胞容量减少，低于正常范围下限的一种常见的临床症状。头昏、失眠、记忆力减退、注意力不集中等，乃是贫血导致神经组织损害的常见症状。成年男性血红蛋白<120克/升，成年女性（非妊娠）血红蛋白<110克/升，孕妇血红蛋白<100克/升，均可诊断为贫血。

穴位 特效穴位包括神阙、足三里、血海。再加上中脘（见111页）、膻中（见042页）效果会更佳。

1 第一步按这里 神阙

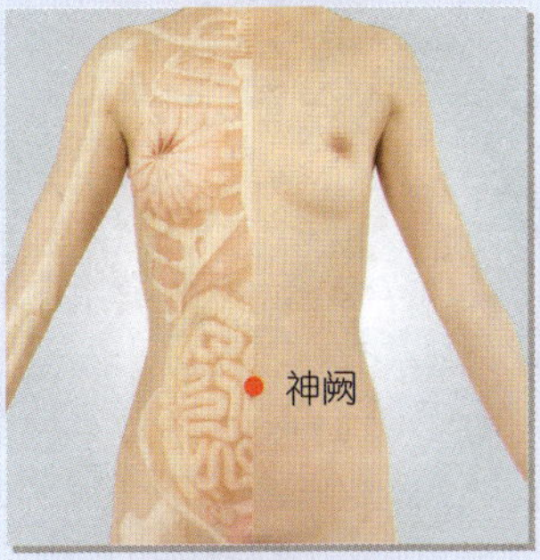

位于腹中部，脐中央。

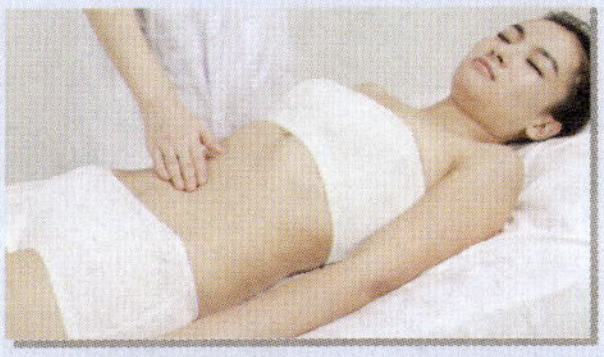

四指置于神阙穴上，先逆时针从小到大摩脘腹30圈，然后再顺时针从大到小摩动30圈。

2 第二步按这里 足三里

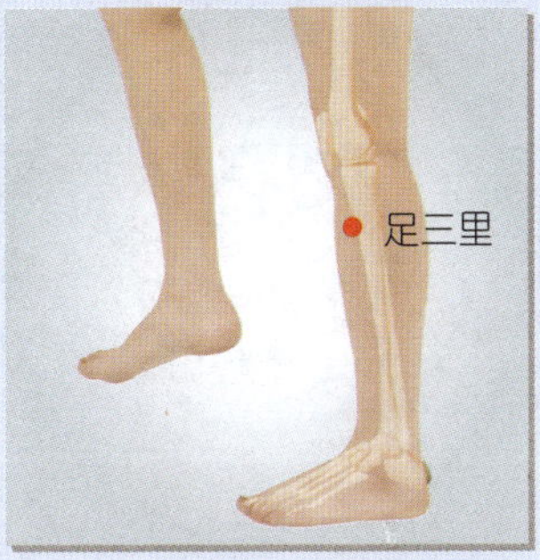

位于小腿前外侧，当犊鼻下3寸，距胫骨前缘一横指（中指）。

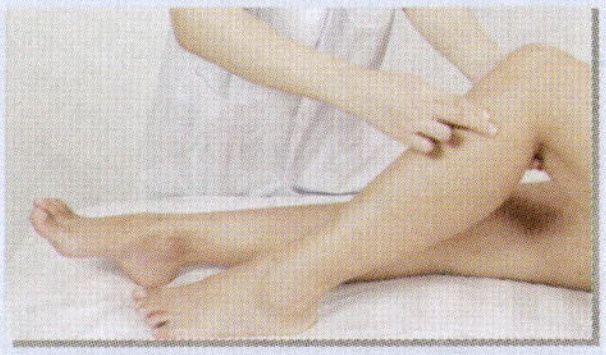

双手食、中指相叠，以顺时针的方向按揉足三里穴50次。

3 第三步按这里 血海

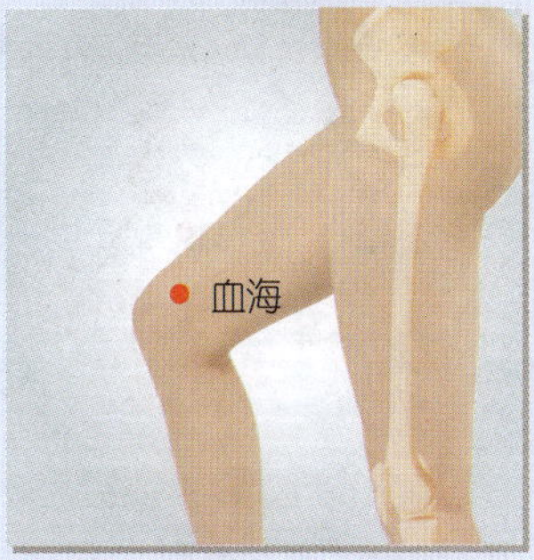

屈膝，位于大腿内侧，髌底内侧端上2寸，当股四头肌内侧头的隆起处。

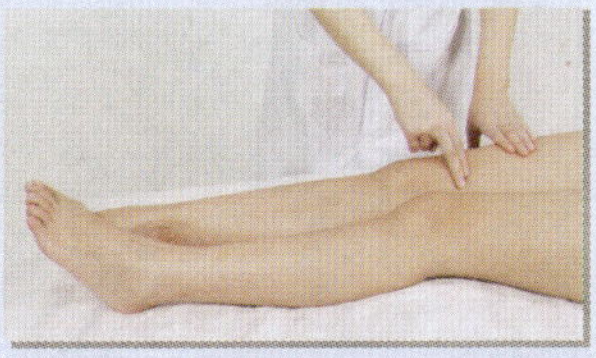

食指、中指并拢，按于两侧腿部的血海穴上，以顺时针的方向做旋转按揉1分钟。

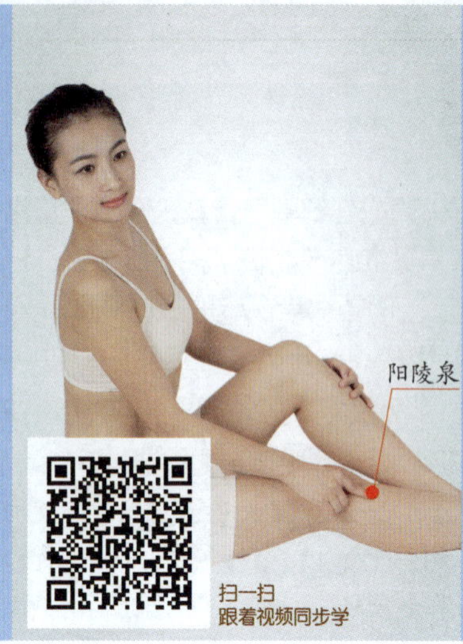

血栓闭塞性脉管炎

◎血栓闭塞性脉管炎是一种慢性持续性、进行性的血管节段性炎症，是指血管炎症病变处形成血栓，导致血管腔闭塞的病症。病变主要累及于四肢远端的中小动脉、静脉，以下肢病变最为常见，表现为患肢缺血、足趾麻木、有灼热及针刺样疼痛、小腿肌肉疼痛，严重者有肢端溃疡和坏死。

穴位 特效穴位包括足三里、阳陵泉、中都。再加上阴陵泉（见118页）、解溪（见160页）、太溪（见032页）效果会更佳。

1 第一步按这里 足三里

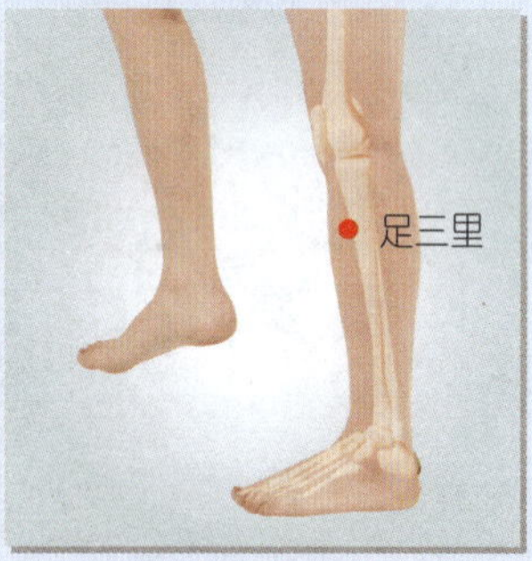

位于小腿前外侧，当犊鼻下3寸，距胫骨前缘一横指（中指）。

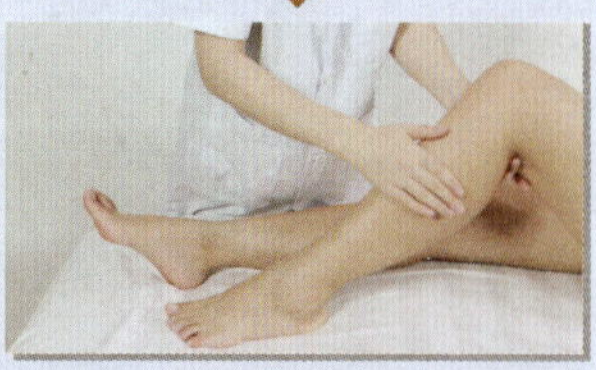

搓热双手手心后，先迅速覆盖在足三里穴上，以顺时针的方向轻摩50次。

2 第二步按这里 阳陵泉

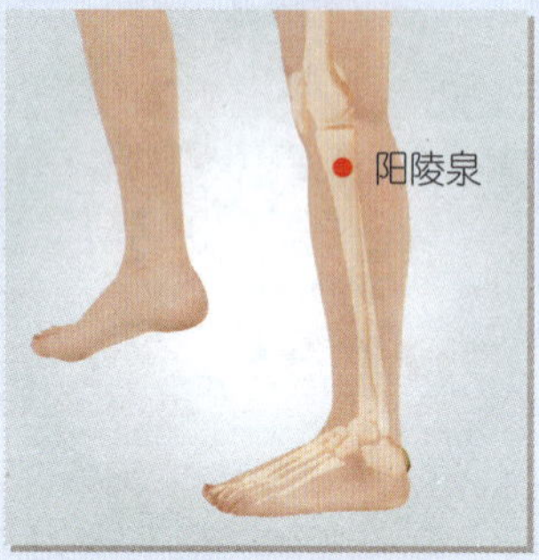

位于小腿外侧，当腓骨头前下方凹陷处。

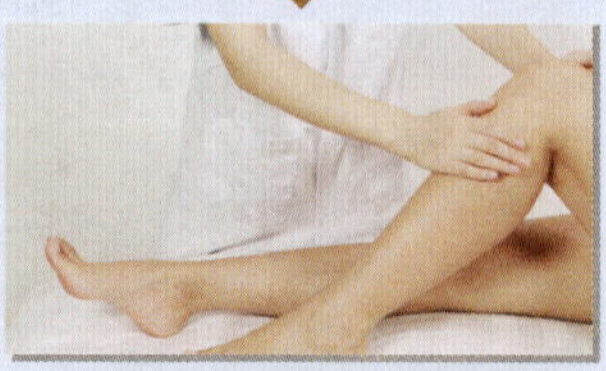

然后将手掌覆盖在阳陵泉穴上，以顺时针的方向轻摩50次。

3 第三步按这里 中都

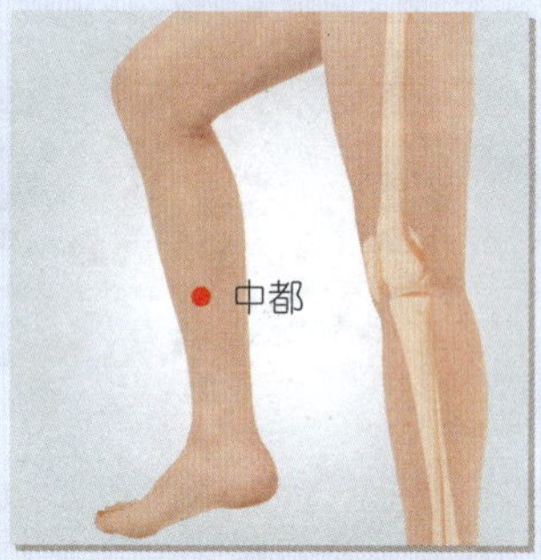

位于小腿内侧，当足内踝尖上7寸，胫骨内侧面的中央。

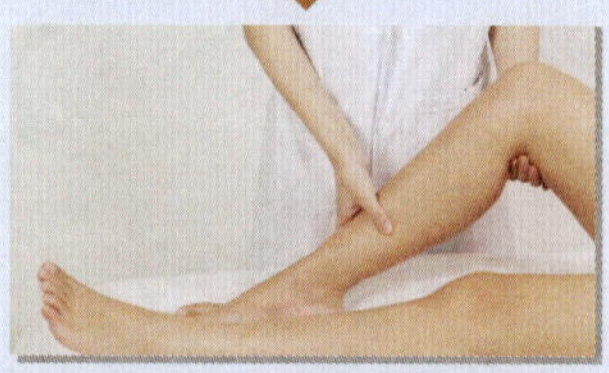

拇指放于中都穴上，由轻渐重，揉按3～5分钟。

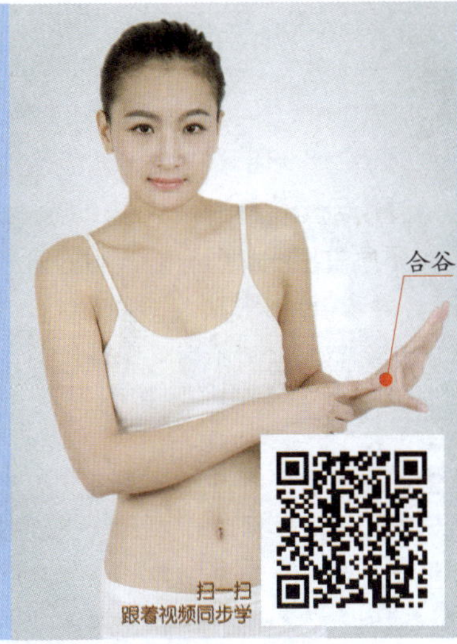

中风后遗症

◎中风是以突然口眼㖞斜，言语含糊不利，肢体出现运动障碍，半身不遂，不省人事为特征的一类疾病。中医认为本病多因平素气血虚衰，在心、肝、肾三经阴阳失调的情况下，情志郁结，起居失宜所致。

穴位

特效穴位包括委中、百会、合谷。再加上印堂（见072页）、颊车（见179页）、风府（见080页）、风池（见064页）效果会更佳。

1 第一步按这里 委中

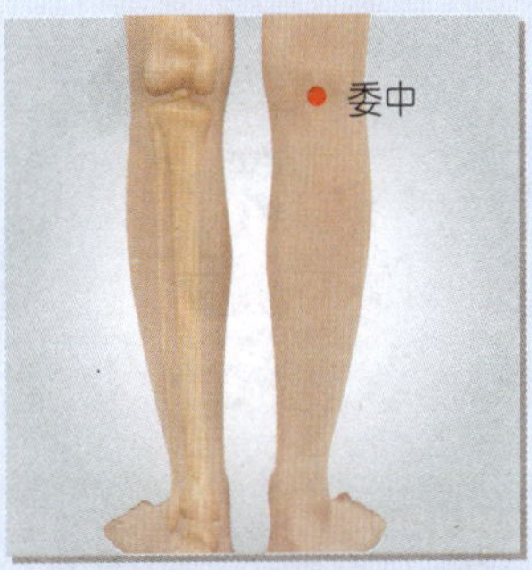

位于腘横纹中点，当股二头肌腱与半腱肌肌腱的中间。

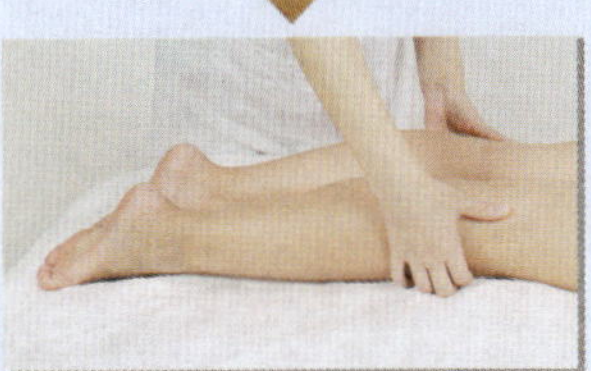

用拇指按于委中穴上，由轻渐重按揉30～40次。

2 第二步按这里 百会

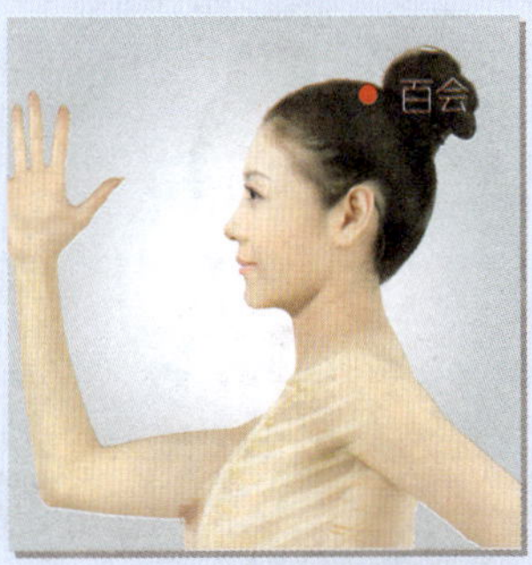

位于头部，当前发际正中直上5寸，或两耳尖连线的中点处。

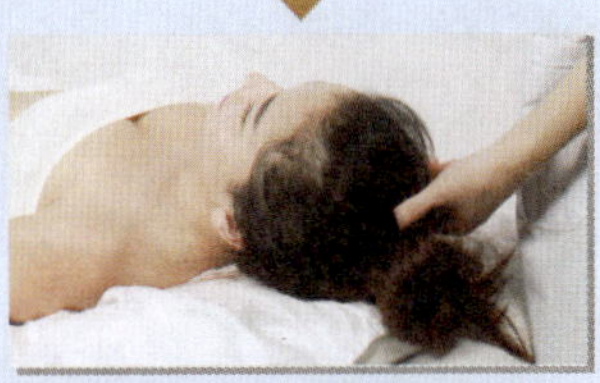

将大拇指放于百会穴上，适当用力压揉1～2分钟。

3 第三步按这里 合谷

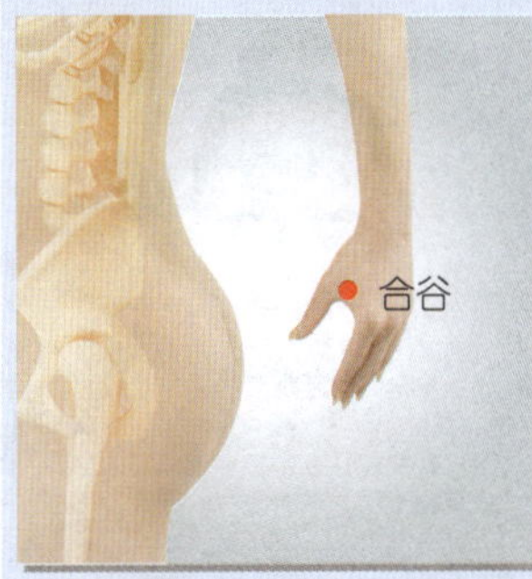

位于手背，第一、二掌骨间，当第二掌骨桡侧的中点处。

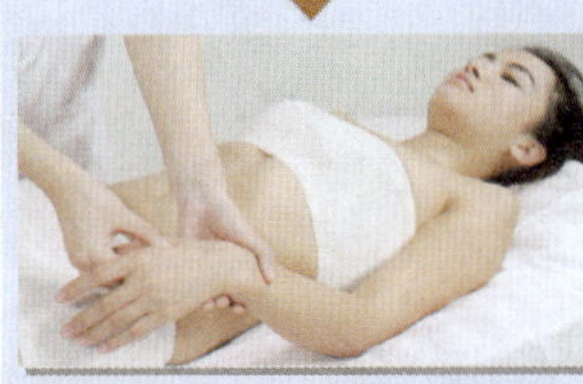

拇指放于患者合谷穴上，其食指顶于掌面，由轻渐重地掐揉20～30次，以局部有酸胀感为宜。

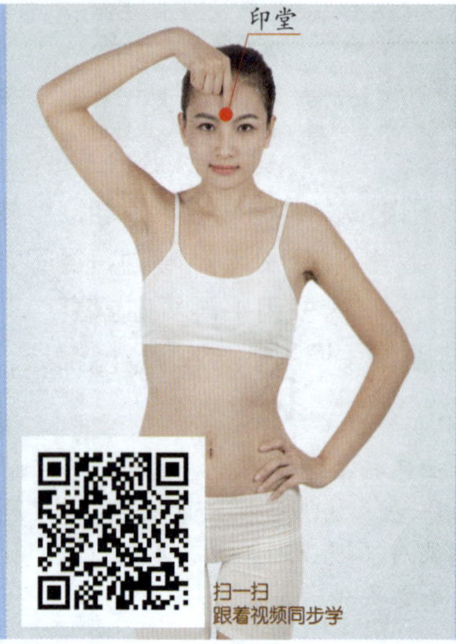

失眠

◎失眠是指无法入睡或无法保持睡眠状态，即睡眠失常。失眠虽不属于危重疾病，但影响人们的日常生活。睡眠不足会导致健康不佳，生理节奏被打乱，继之引起人的疲劳感，全身不适、无精打采、头痛、记忆力减退等症状。

穴位

特效穴位包括睛明、印堂、丝竹空。再加上太阳（见114页）、头维（见063页）、百会（见115页）、鱼腰（见053页）效果更佳。

1 第一步按这里

睛明

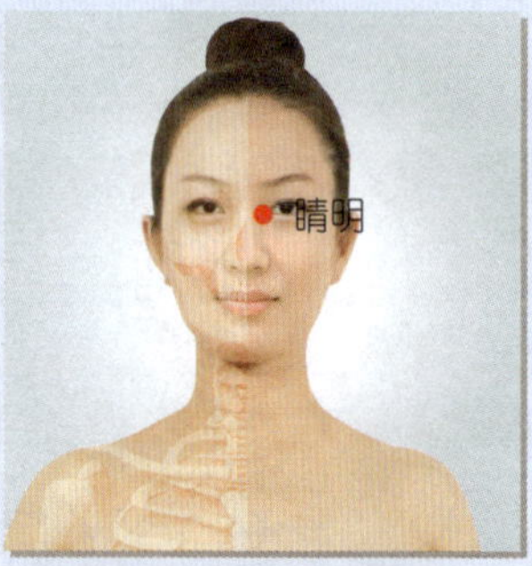

位于面部，目内眦角稍上方凹陷处。

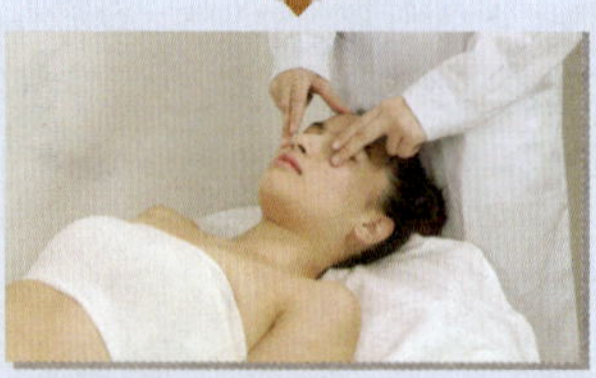

用双手食指紧并于中指，揉按睛明穴30次，以有酸胀感为度。

2 第二步按这里

印堂

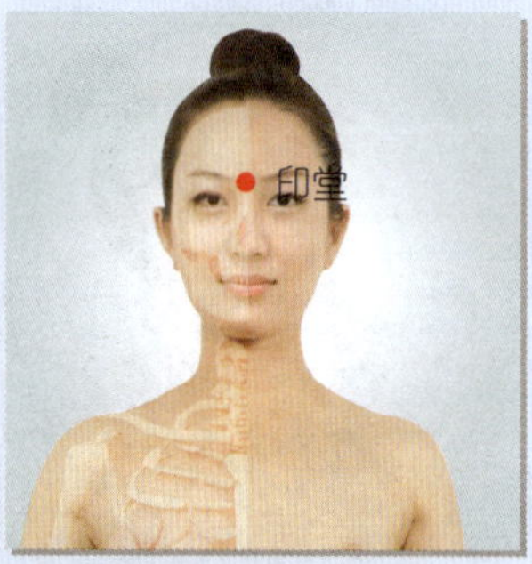

位于额部，当两眉头之中间。

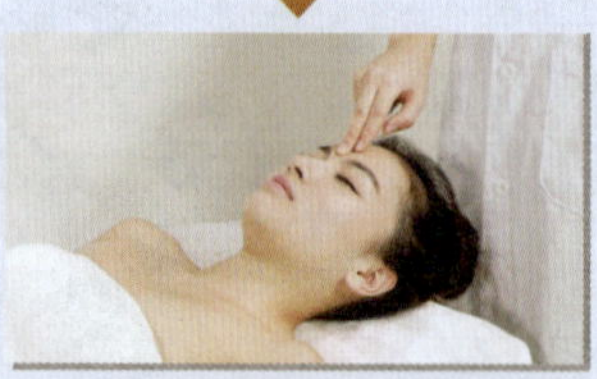

用食指、中指并拢点按印堂穴30次，以穴位处有酸胀感为度。

3 第三步按这里

丝竹空

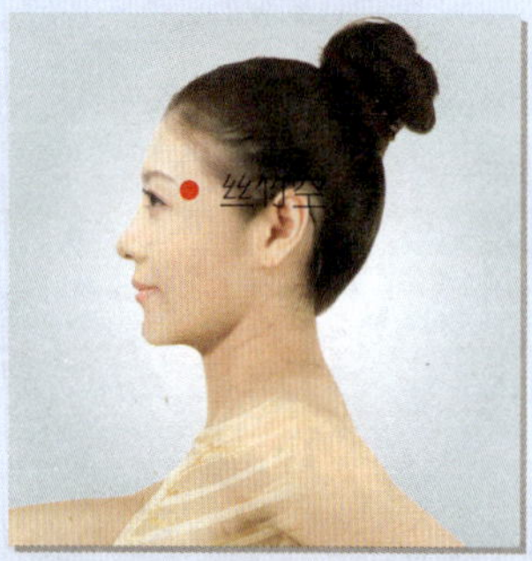

位于面部，当眉梢凹陷处。

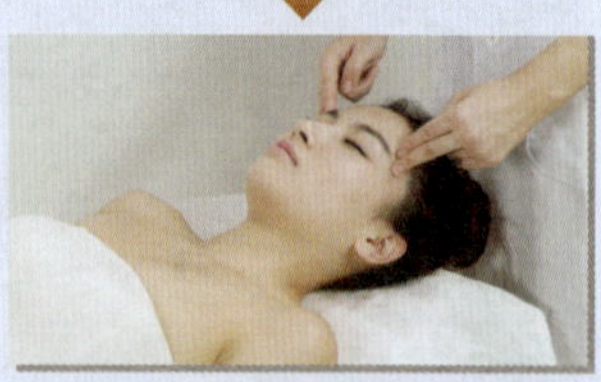

用双手食指紧并于中指，拇指指腹紧抵在中指近端指关节处，揉按丝竹空穴30次。

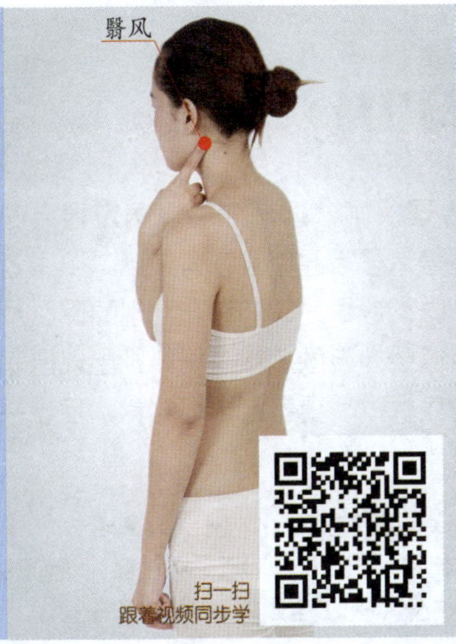

眩晕

◎眩晕分为周围性眩晕和中枢性眩晕。中枢性眩晕是由脑组织、脑神经疾病引起，如高血压、动脉硬化等脑血管疾病。周围性眩晕发作时多伴有耳聋、耳鸣、恶心、呕吐、出冷汗等植物神经系统症状。如不及时治疗容易引起痴呆、脑血栓、中风偏瘫等情况。

穴位 特效穴位包括百会、翳风、头窍阴。再加上印堂（见072页）、天柱（见158页）效果会更佳。

1 第一步按这里 百会

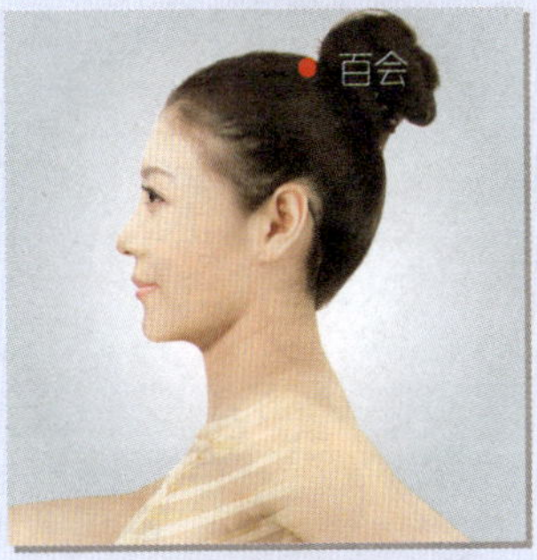

位于头部，当前发际正中直上5寸，或两耳尖连线的中点处。

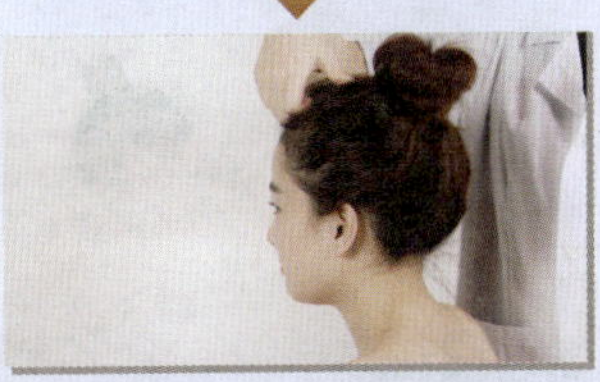

将拇指放于百会穴上，分别以顺时针和逆时针方向揉按，以该穴四周有酸胀感为宜。

2 第二步按这里 翳风

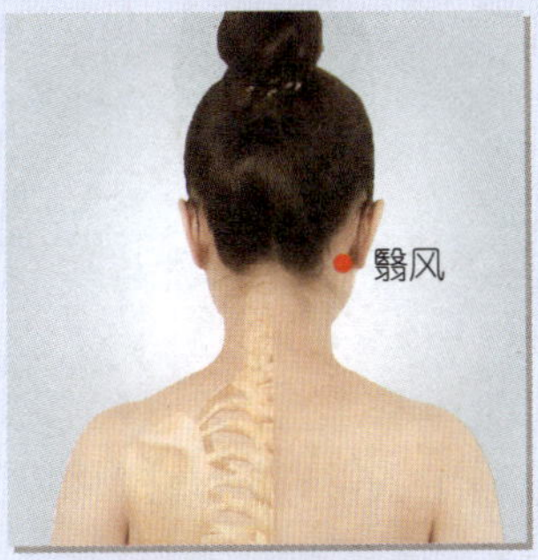

位于耳垂后方，当乳突与下颌角之间的凹陷处。

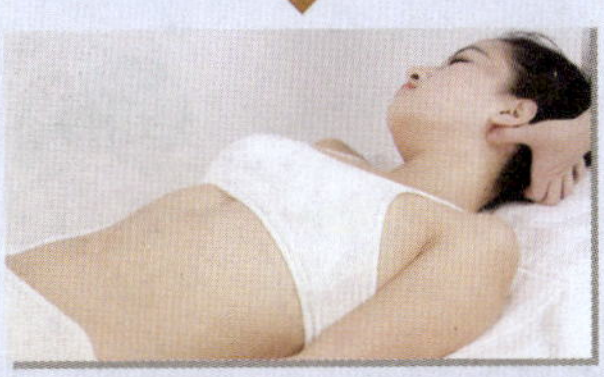

将拇指放于头部的翳风穴上，分别以顺时针和逆时针方向揉按，以局部有酸胀感为宜。

3 第三步按这里 头窍阴

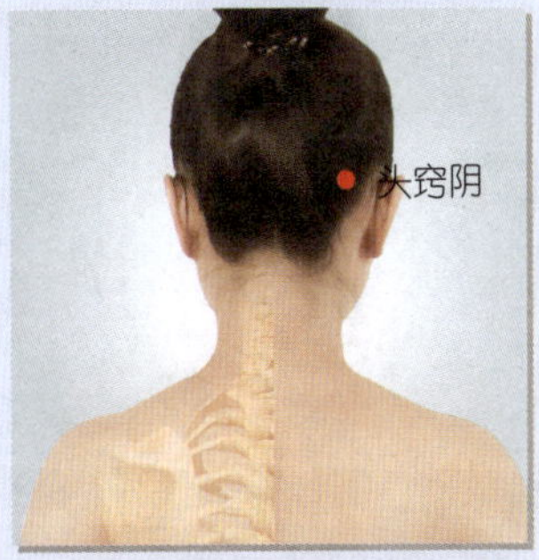

位于头部，当耳后乳突的后上方，天冲与完骨的中1/3与下1/3交点处。

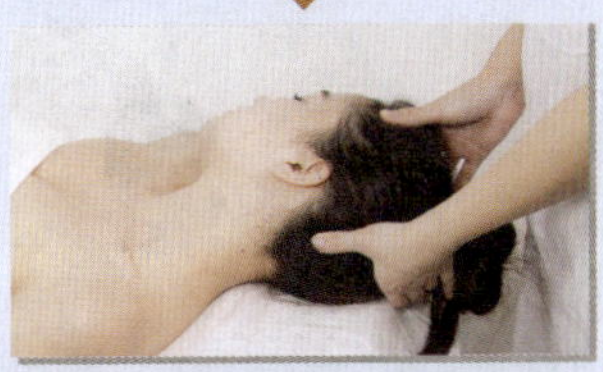

将拇指放于头部的头窍阴穴上，先按压头窍阴穴30次，再以顺时针方向揉按3～5分钟。

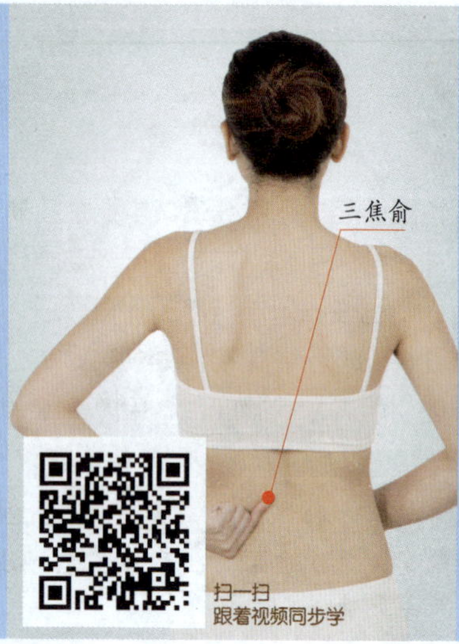

抑郁症

◎抑郁症属于心理疾病。抑郁症的发病过程与心理、遗传、生活等诸多方面因素都有关联。以患者情绪消沉低落，思维迟缓，认知功能出现障碍以及言语动作减少、迟缓为典型症状，日久则出现自卑抑郁，悲观厌世症状，严重者会出现幻觉、妄想甚至有自杀的意念。

穴位 特效穴位包括肺俞、心俞、三焦俞。再加上百会（见115页）、四神聪（见029页）、印堂（见072页）效果会更佳。

1 第一步按这里

肺俞

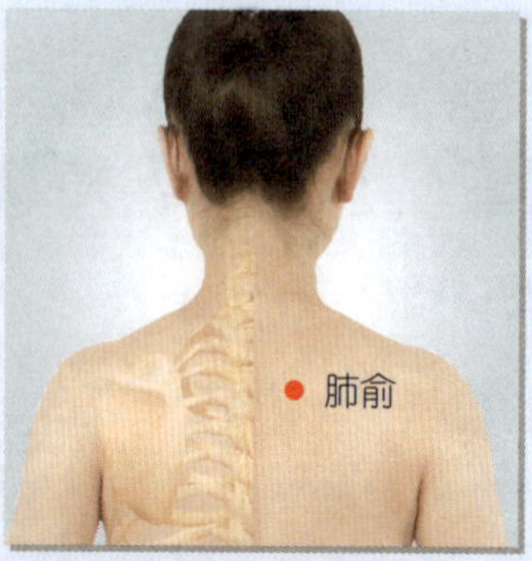

位于背部，当第三胸椎棘突下，旁开1.5寸。

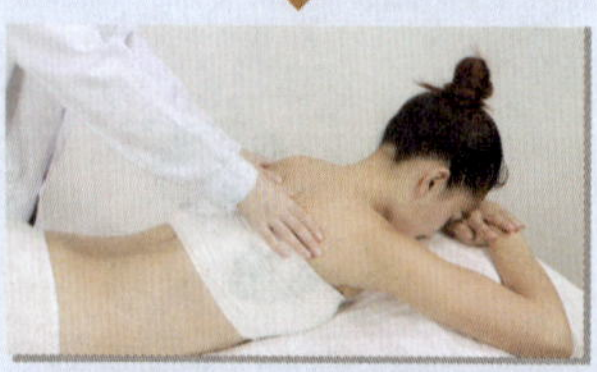

用拇指指腹点按肺俞穴1～3分钟，以有酸胀的感觉为度。

2 第二步按这里

心俞

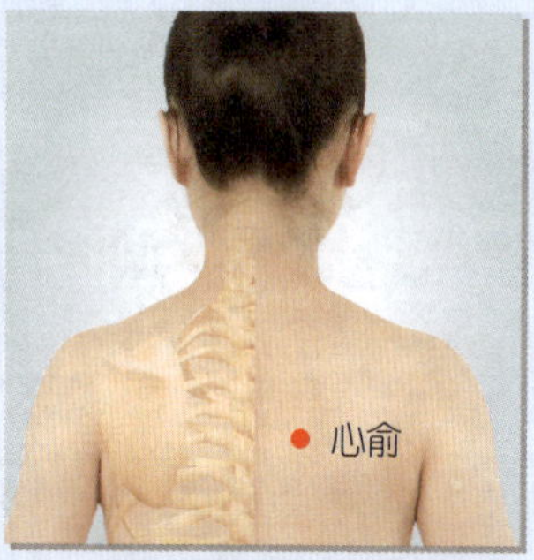

位于背部，当第五胸椎棘突下，旁开1.5寸。

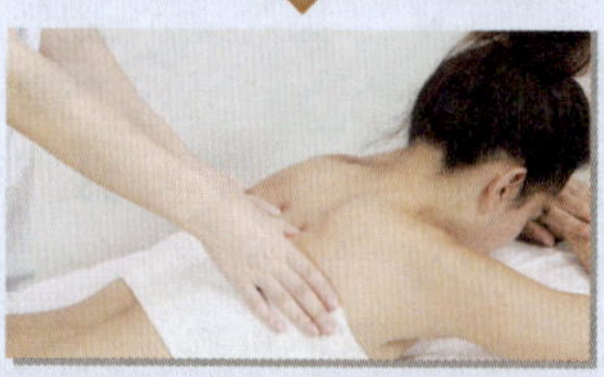

用拇指指腹点按心俞穴1～3分钟，以有酸胀的感觉为度。

3 第三步按这里

三焦俞

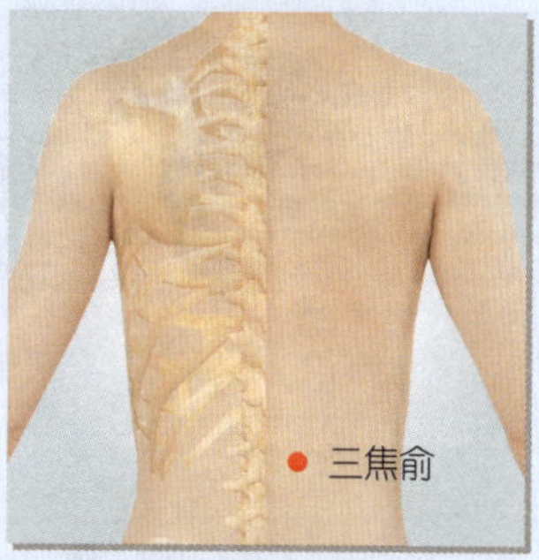

位于腰部，当第一腰椎棘突下，旁开1.5寸。

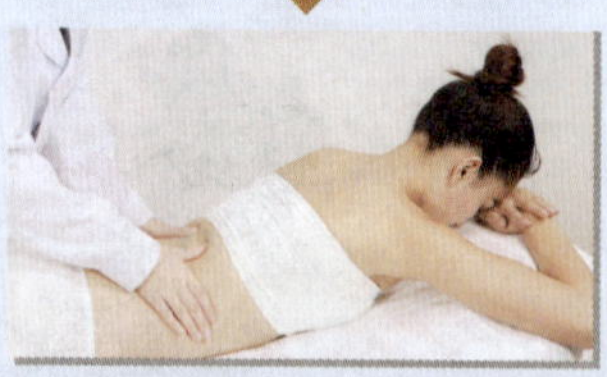

用拇指的指腹推按三焦俞穴，至穴位处皮肤潮红发热为宜。

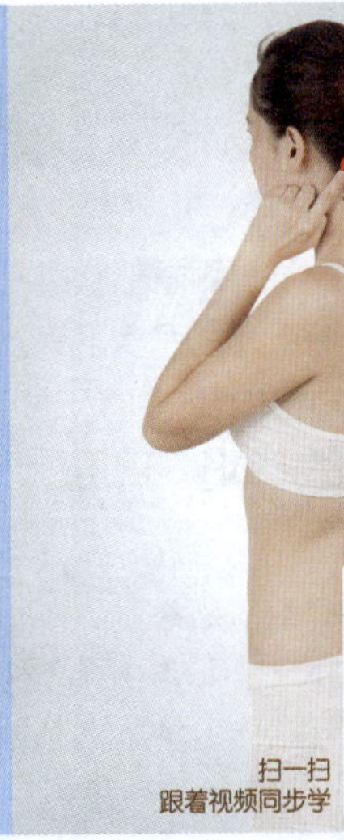

扫一扫
跟着视频同步学

三叉神经痛

◎三叉神经痛是最常见的脑神经疾病，多发生于中老年人，右侧头面部多于左侧。发病特点是骤发、骤停，呈刀割样、烧灼样、顽固性、难以忍受的剧烈性疼痛。说话、洗脸、刷牙，甚至走路时都会导致阵发性剧烈疼痛。疼痛历时数秒或数分钟，疼痛呈周期性发作，发作间歇期同常人一样。

穴位 特效穴位包括太阳、风池、合谷。再加上内关（见086页）、外关（见078页）效果会更佳。

1 第一步按这里 太阳

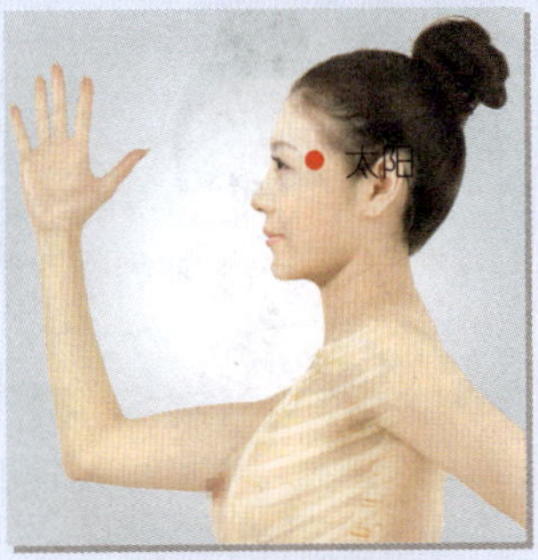

位于颞部，当眉梢与目外眦之间，向后约一横指的凹陷处。

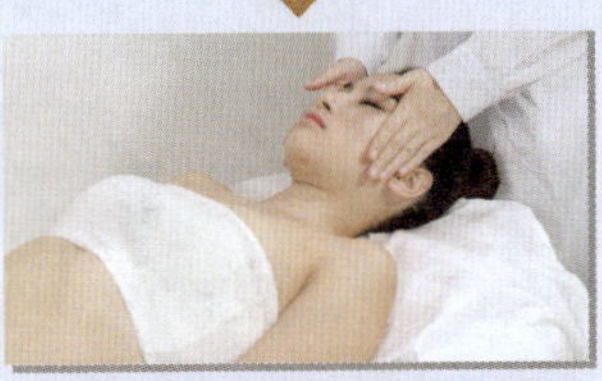

用双手掌掌心紧贴在同侧太阳穴上，适当用力按揉30秒～1分钟，以局部发热为佳。

2 第二步按这里 风池

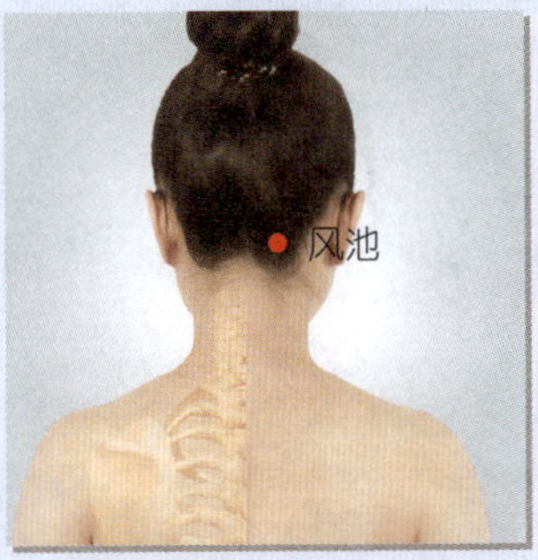

位于项部，当枕骨之下，与风府相平，胸锁乳突肌与斜方肌上端之间的凹陷处。

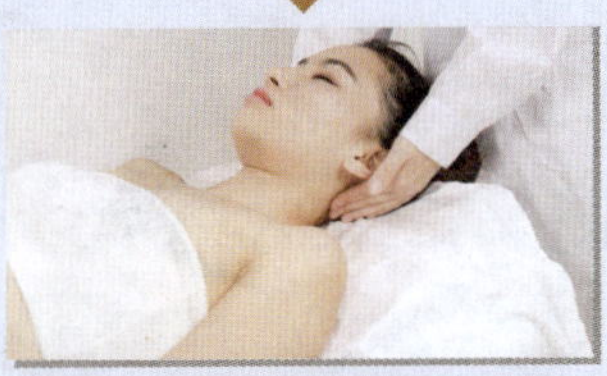

用中指指腹点按风池穴2分钟，以有酸、麻、胀、痛感为度。

3 第三步按这里 合谷

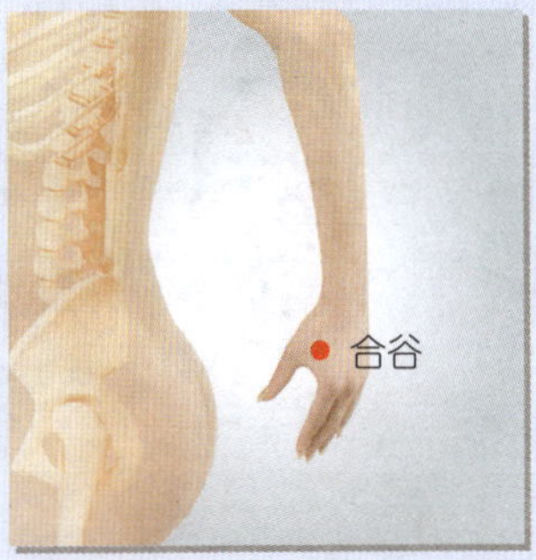

位于手背，第一、二掌骨间，当第二掌骨桡侧的中点处。

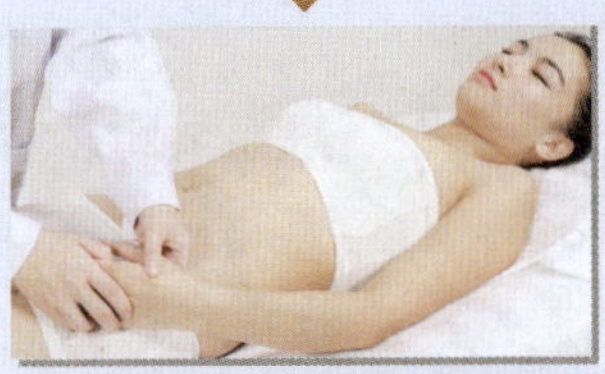

将拇指指尖放在合谷穴上，其余四指置于掌心，以顺时针的方向由轻渐重掐揉30秒～1分钟。

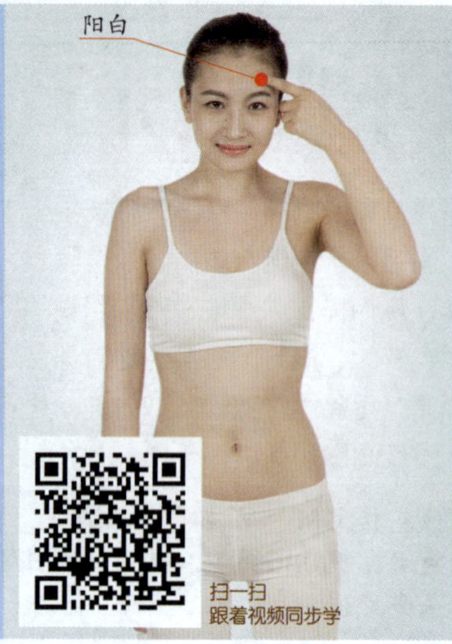

面肌痉挛

◎面肌痉挛又称面肌抽搐，表现为一侧面部肌肉不自主地抽搐。抽搐呈阵发性且不规则，程度不等，可因疲倦、长期精神紧张、精神压力及自主运动等因素而加重。通常局限于眼睑部或颊部、口角，严重者可涉及整个侧面部。

穴位

特效穴位包括阳白、迎香、地仓。再加上四白（见171页）、下关（见178页）、颊车（见179页）、风池（见035页）、翳风（见073页）效果会更佳。

1 第一步按这里

阳白

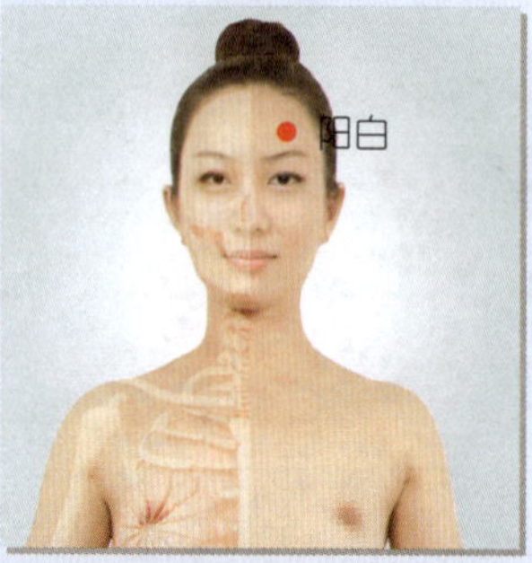

位于前额部，当瞳孔直上，眉上1寸处。

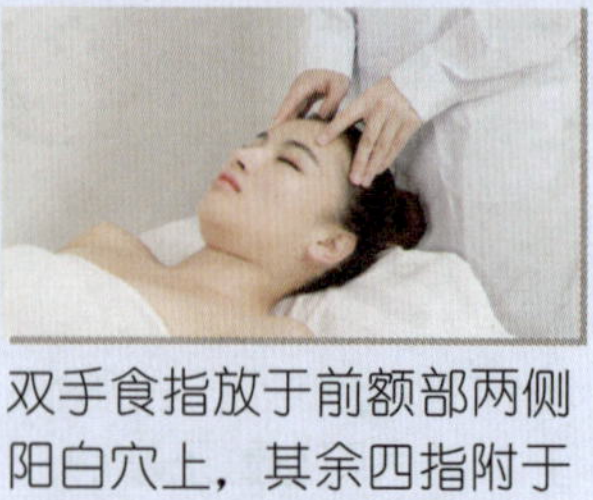

双手食指放于前额部两侧阳白穴上，其余四指附于两鬓，揉按3～5分钟。

2 第二步按这里

迎香

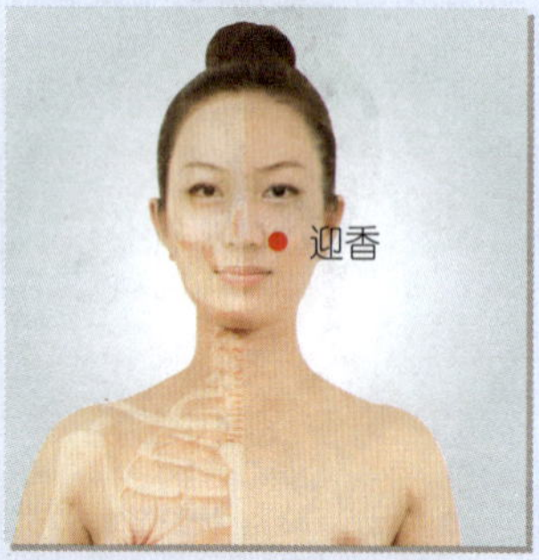

位于鼻翼外缘中点旁，当鼻唇沟中。

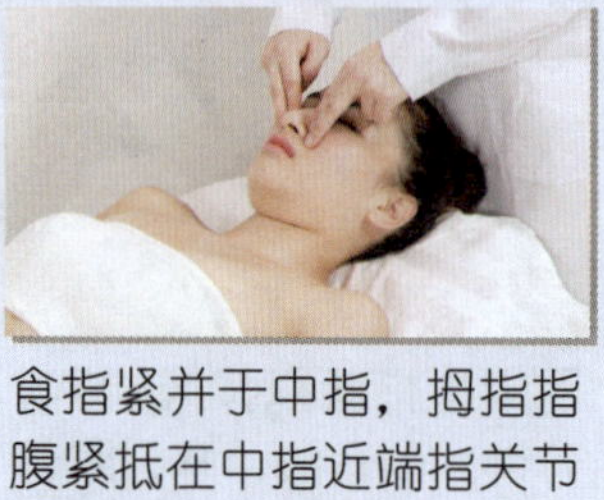

食指紧并于中指，拇指指腹紧抵在中指近端指关节处，点按迎香穴30次。

3 第三步按这里

地仓

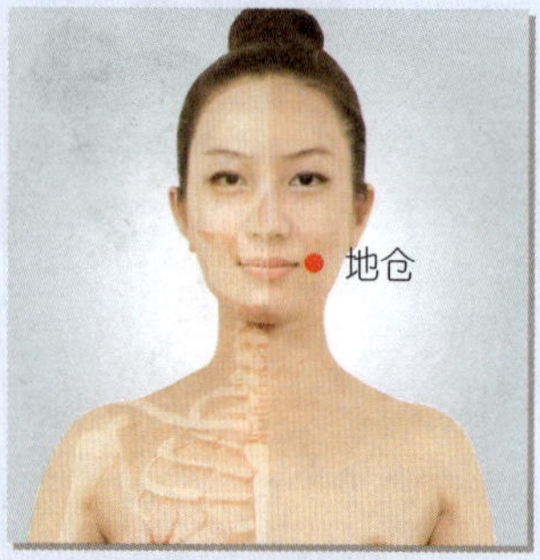

位于面部，口角外侧，上直瞳孔。

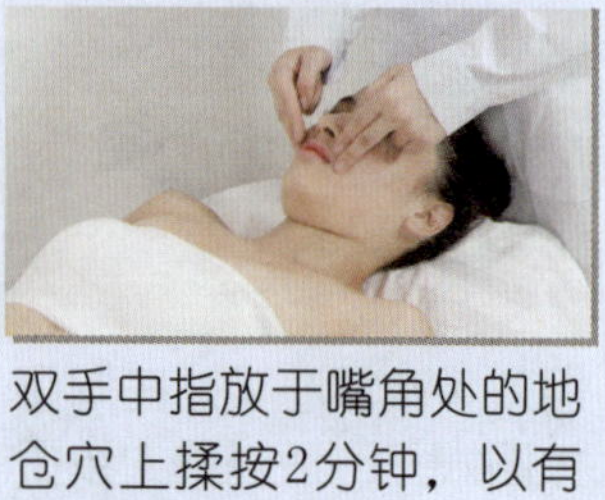

双手中指放于嘴角处的地仓穴上揉按2分钟，以有酸胀的感觉为度。

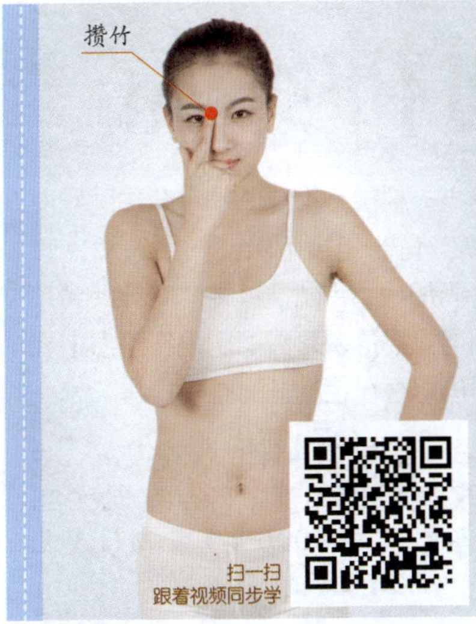

神经衰弱

◎神经衰弱是指大脑由于长期情绪紧张及精神压力，从而使精神活动能力减弱的功能障碍性病症，其主要特征是易兴奋，记忆力减退等，伴有各种躯体不适症状，本病如处理不当可迁延达数年。

穴位

特效穴位包括攒竹、神阙、白环俞。再加上肩井（见035页）、足三里（见085页）、涌泉（见042页）、肺俞（见055页）、迎香（见076页）、睛明（见072页）效果会更佳。

1 第一步按这里 攒竹

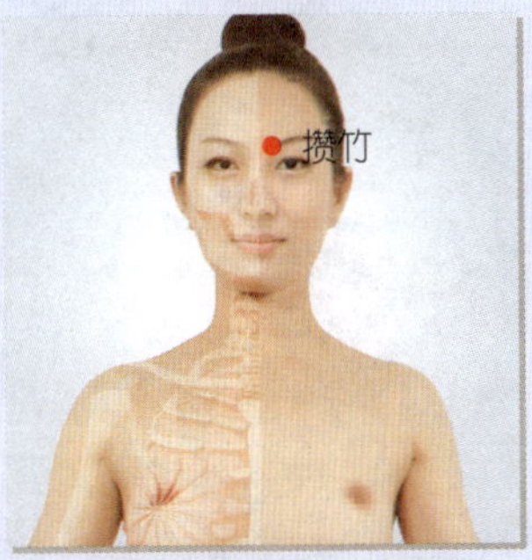

位于面部，当眉头陷中，眶上切迹处。

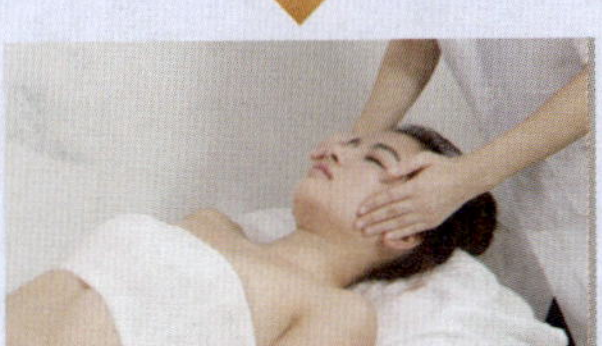

擦热双掌，将双掌贴于面颊，向上推至发际，经睛明穴、攒竹穴，然后两手分开向两侧至额角而下。

2 第二步按这里 神阙

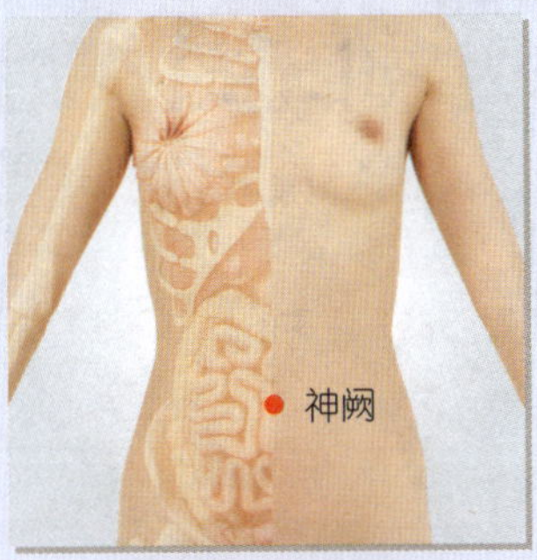

位于腹中部，脐中央。

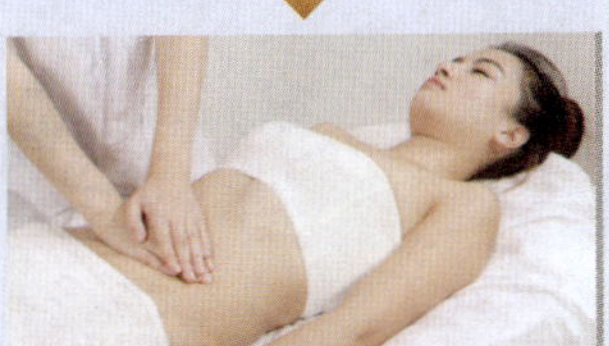

一手掌叠于另一手掌上按于腹部，以神阙穴为中心，先顺时针方向揉腹30次，再逆时针揉腹30次。

3 第三步按这里 白环俞

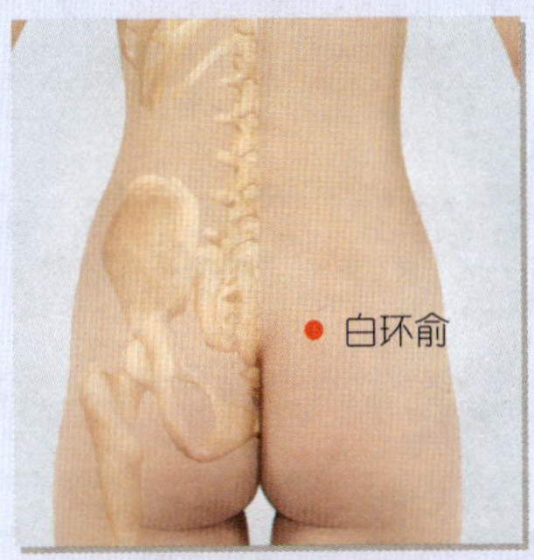

位于骶部，当骶正中嵴旁1.5寸，平第四骶后孔。

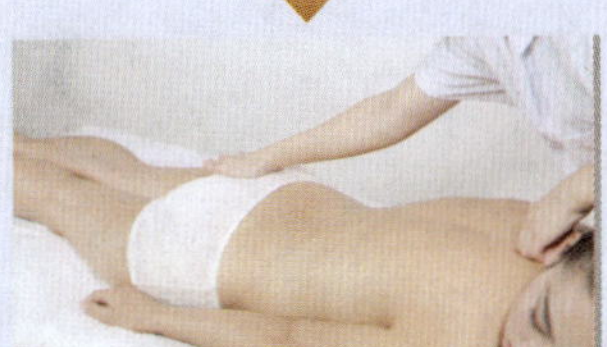

用手掌沿肺俞穴自上而下抹至白环俞穴，共30次，以穴位处皮肤发红为度。

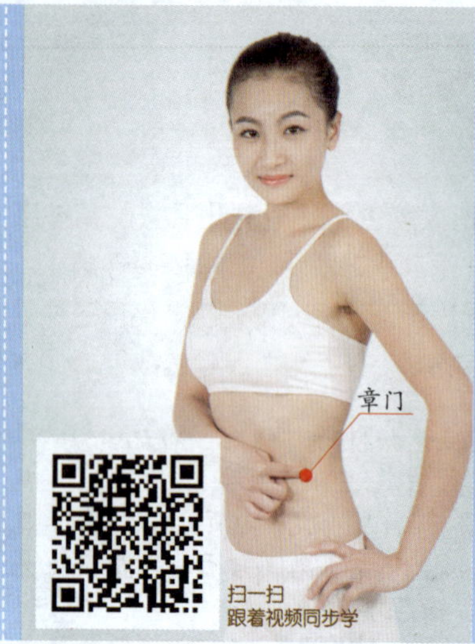

肋间神经痛

○肋间神经痛是指一根或数根肋间神经分布区域发生的经常性疼痛。有时是被呼吸动作所激发，咳嗽、打喷嚏时疼痛加重。带状疱疹性肋间神经痛，通常在相应肋间可见疱疹，疼痛可出现在疱疹出现之前，消退之后仍可存在相当长的时间。

穴位

特效穴位包括章门、膻中、外关。再加上中脘（见111页）、内关（见086页）、阳陵泉（见090页）、期门（见099页）效果会更佳。

1 第一步按这里

章门

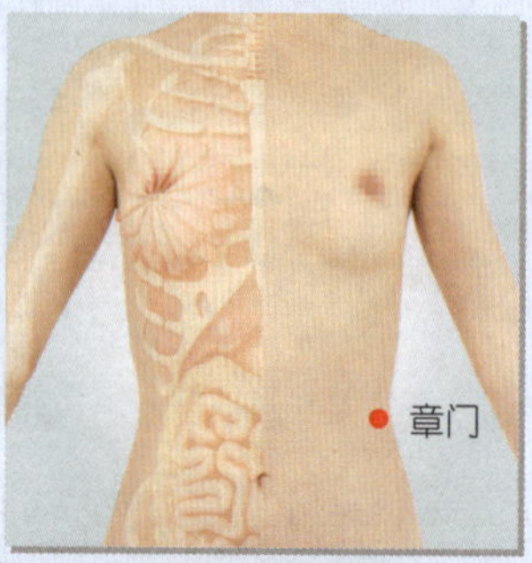

位于侧腹部，当第十一肋游离端的下方。

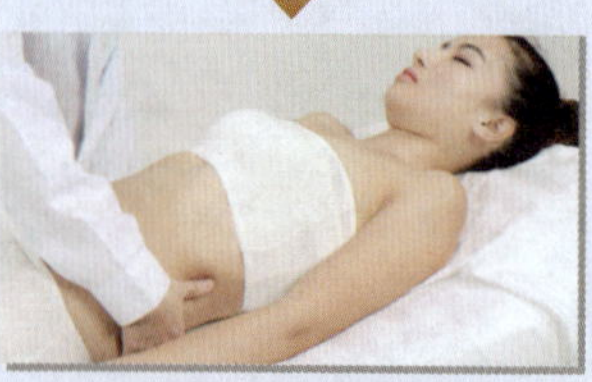

用拇指指腹按揉章门穴各2分钟。

2 第二步按这里

膻中

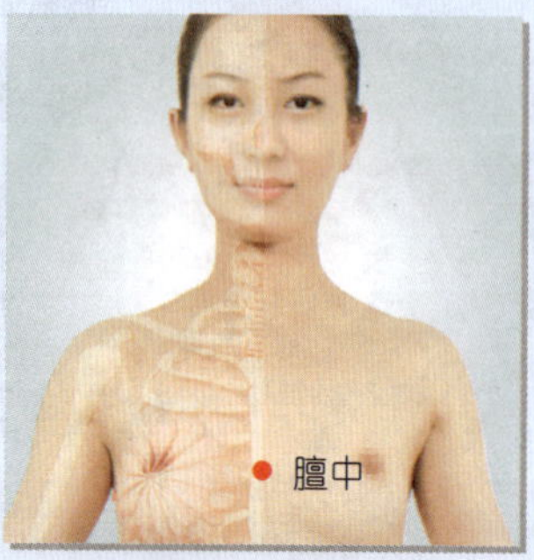

位于胸部，当前正中线上，平第四肋间，两乳头连线的中点。

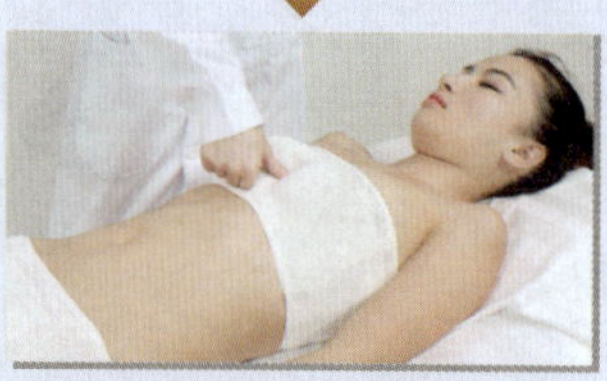

用拇指指腹按揉膻中穴1分钟，配合深吸气。

3 第三步按这里

外关

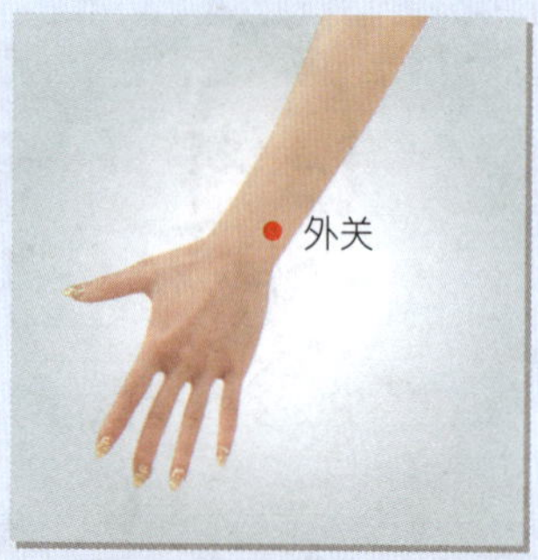

位于前臂背侧，当阳池与肘尖的连线上，腕背横纹上2寸，尺骨与桡骨之间。

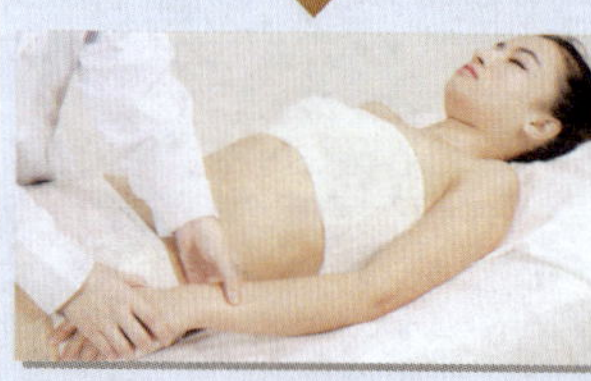

用拇指指腹揉按外关穴1分钟，以穴位处皮肤潮红发热为度。

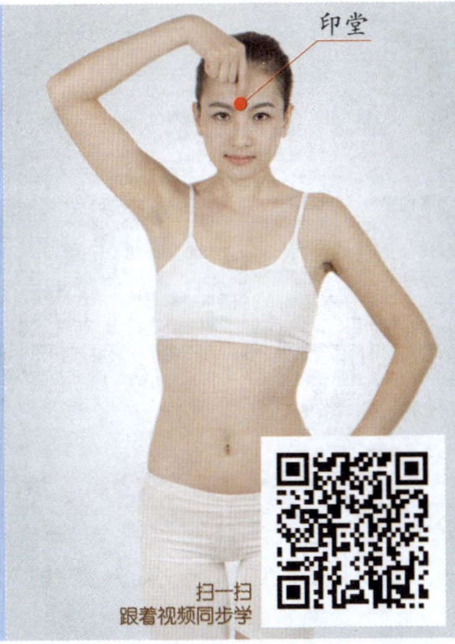

阿尔茨海默病

◎老年性痴呆又叫阿尔茨海默病，是一种进行性发展的中枢神经系统变性病，临床表现为渐进性记忆障碍、认知功能障碍，失语、日常生活能力进行性减退、大小便失禁，并有各种神经精神症状和行为障碍。发病较为缓慢，逐渐进展，多见于70岁以上的老年人。

穴位 特效穴位包括风池、委中、印堂。再加上四白（见171页）效果会更佳。

1 第一步按这里

风池

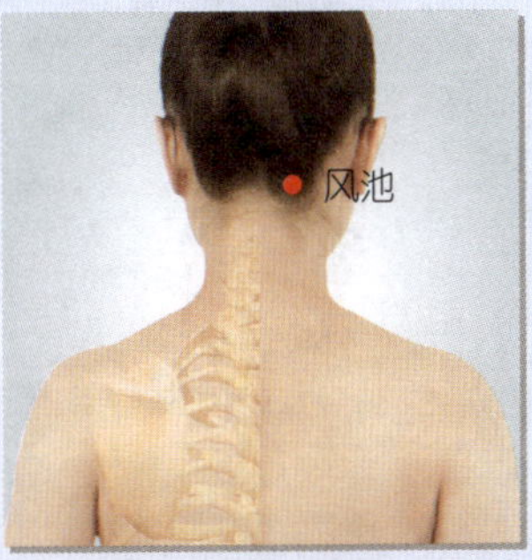

位于项部，在枕骨之下，胸锁乳突肌与斜方肌上端之间的凹陷处。

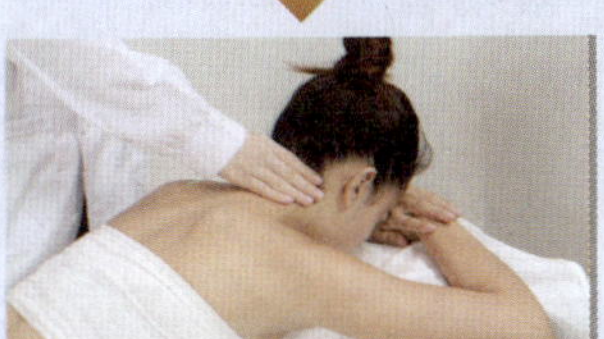

拇指和食指相对成钳形拿捏风池穴30次。然后再将食指、中指并拢按揉风池穴2分钟。

2 第二步按这里

委中

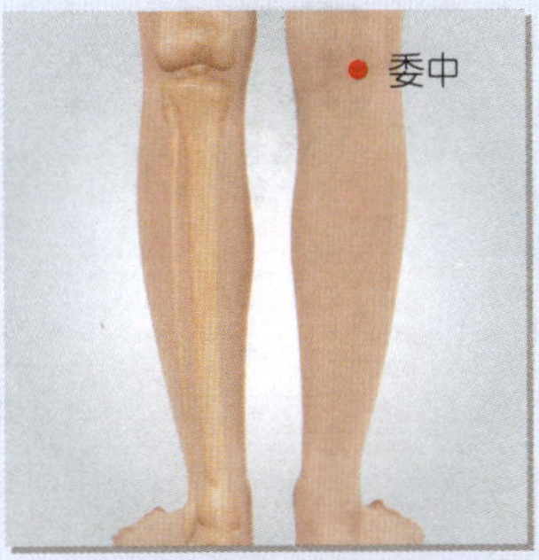

位于腘横纹中点，当股二头肌腱与半腱肌肌腱的中间。

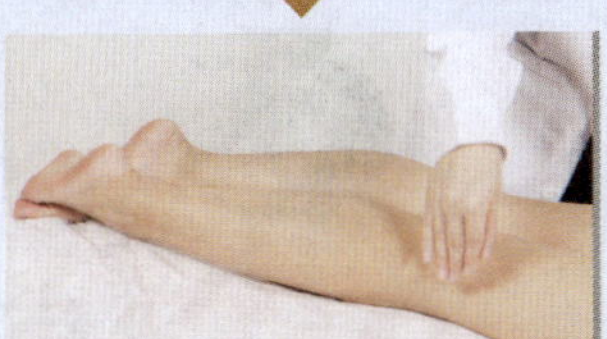

手掌成空心掌，拍打委中穴至发热为度。

3 第三步按这里

印堂

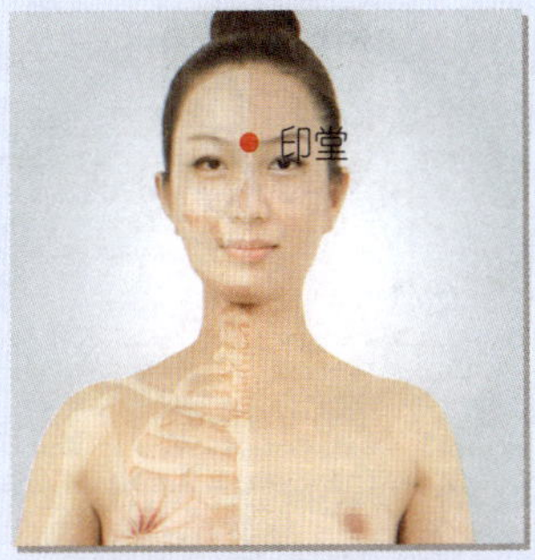

位于额部，当两眉头之中间。

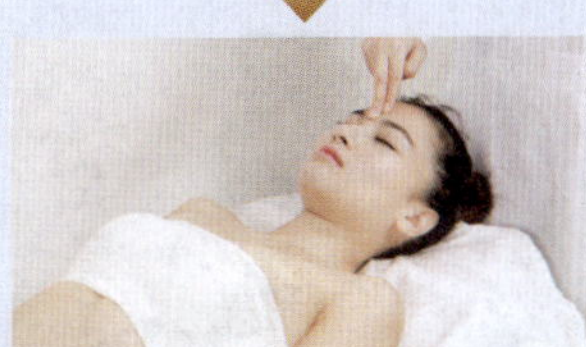

用食指、中指紧并放于印堂穴上，由轻渐重揉按该穴50次。

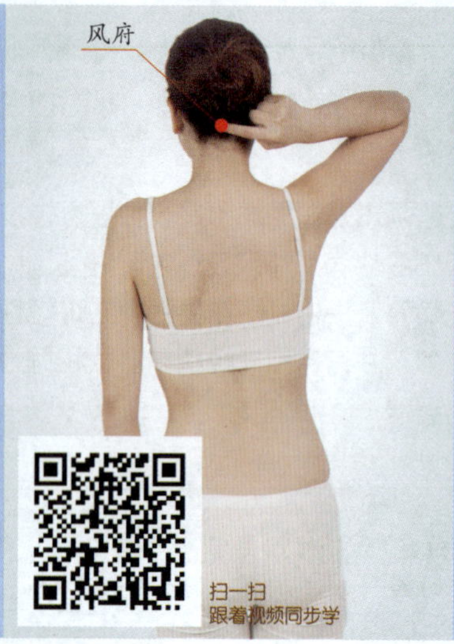

癫痫

◎癫痫俗称“羊癫风”，是大脑神经元突发性异常放电导致出现短暂的大脑功能障碍的一种慢性疾病。以突然昏仆、口吐涎沫、两目上视、四肢抽搐，或口中如有猪羊叫声等为临床特征，可表现为自主神经、意识及精神障碍。

穴位 特效穴位包括风池、风府、涌泉。再加上人中（见117页）效果会更佳。

1 第一步按这里 风池

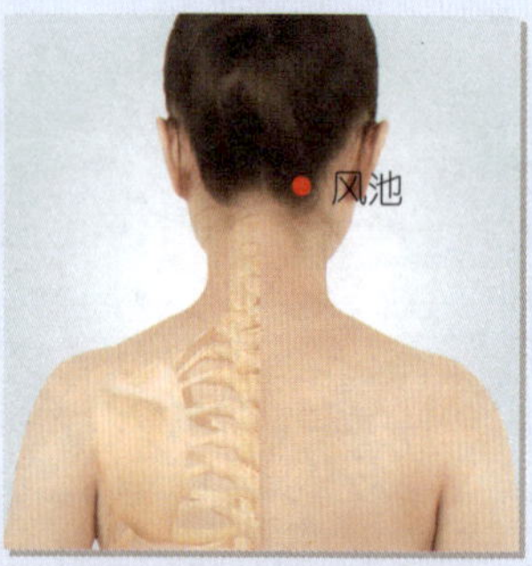

位于项部，当枕骨之下，与风府相平，胸锁乳突肌与斜方肌上端之间的凹陷处。

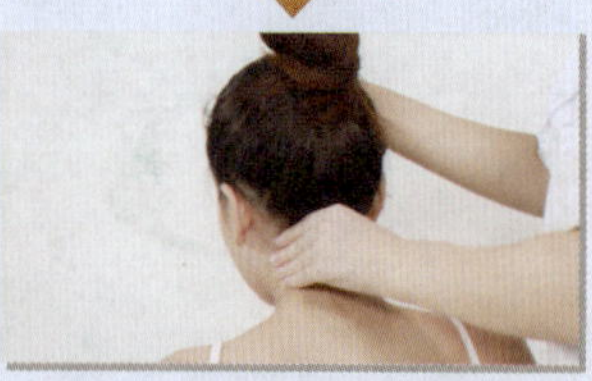

拇指和食指相对成钳形拿捏风池穴30次。然后再食指、中指并拢按揉风池穴2分钟。

2 第二步按这里 风府

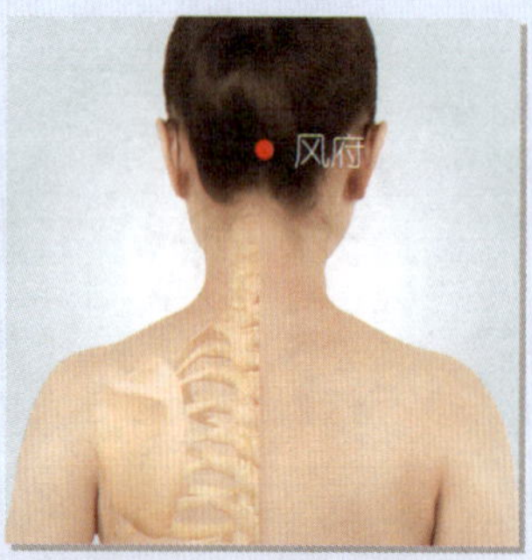

位于项部，当后发际正中直上1寸，枕外隆凸直下，两侧斜方肌之间凹陷中。

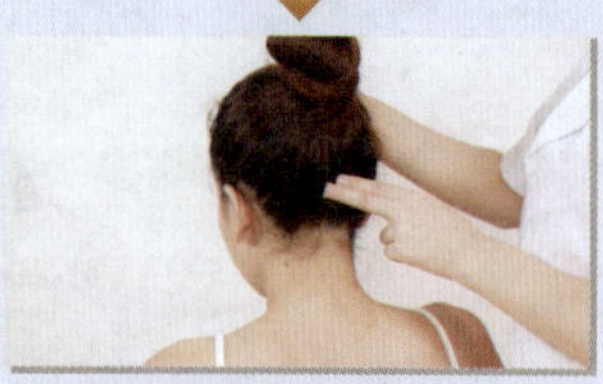

用食指、中指并拢，点按风府穴1～2分钟。

3 第三步按这里 涌泉

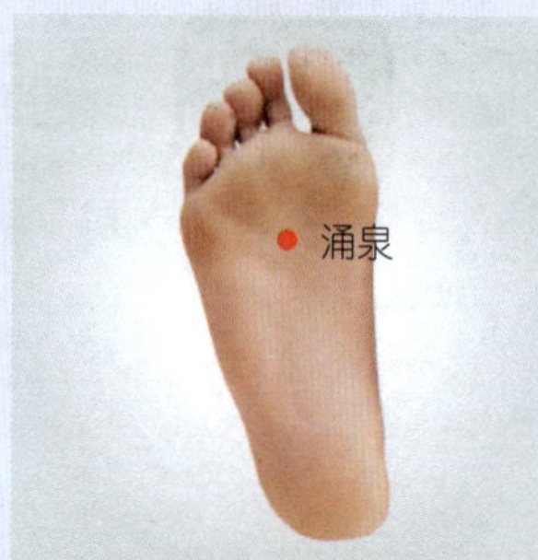

位于足底部，蜷足时足前部凹陷处，约当足底二、三趾趾缝纹头端与足跟连线的前1/3与后2/3交点上。

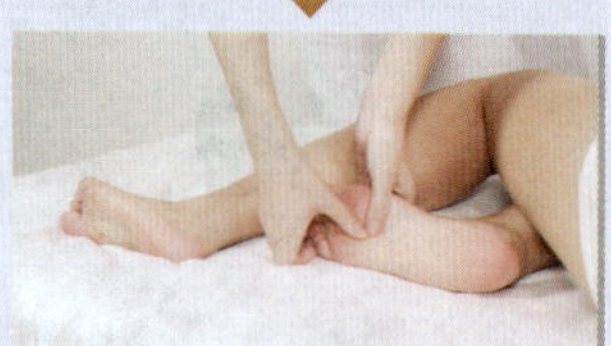

左手握住患者脚背，用右手大拇指揉按涌泉穴3～5分钟。

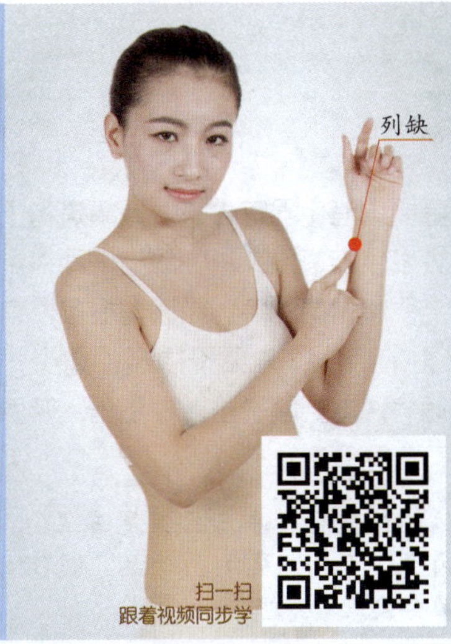

疲劳综合征

◎疲劳综合征即慢性疲劳综合征，通常患者心理方面的异常表现要比身体方面的症状出现得早，自觉较为突出。典型表现为：短期记忆力减退或注意力不集中、咽痛、肌肉酸痛、无红肿的关节疼痛、头痛、睡眠后精力不能恢复、体力或脑力劳动后身体感觉不适。符合其中四项即可诊断为疲劳综合征。

穴位 特效穴位包括气海、列缺、足三里。再加上合谷（见049页）效果会更佳。

1 第一步按这里 气海

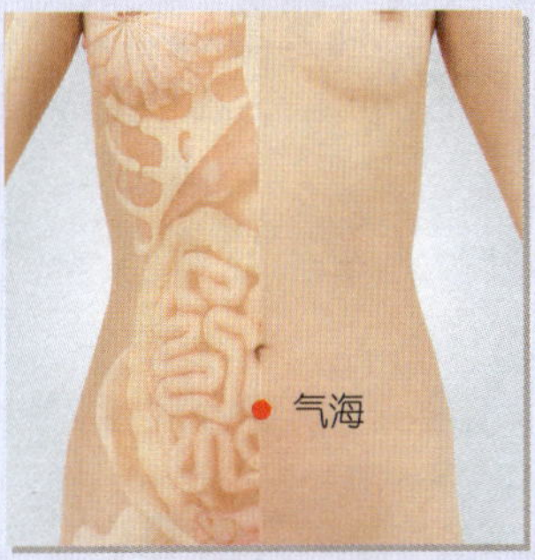

位于下腹部，前正中线上，当脐中下1.5寸。

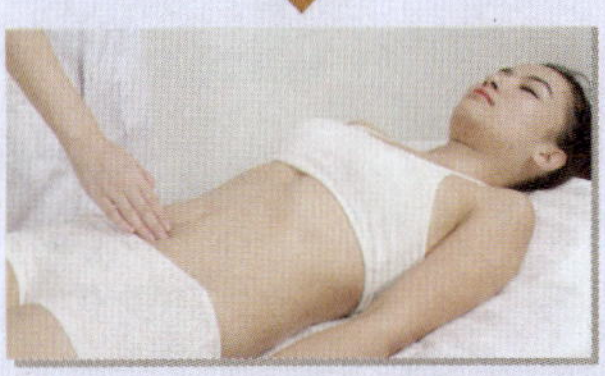

将食指、中指、无名指三指并拢，放于下腹部气海穴上，力度轻柔，以环形按揉5分钟。

2 第二步按这里 列缺

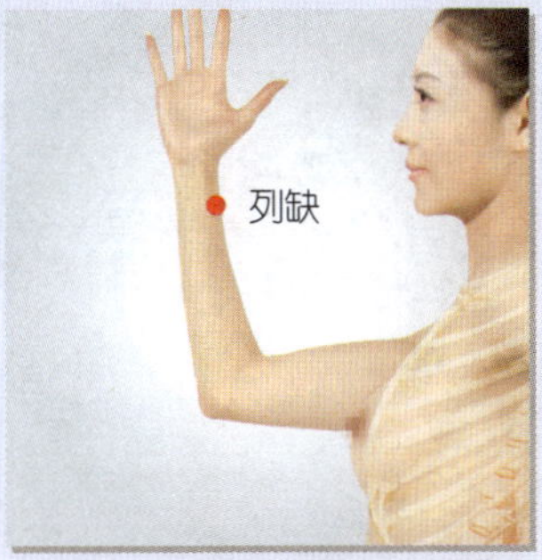

位于前臂桡侧缘，桡骨茎突上方，腕横纹上1.5寸。当肱桡肌与拇长展肌腱之间。

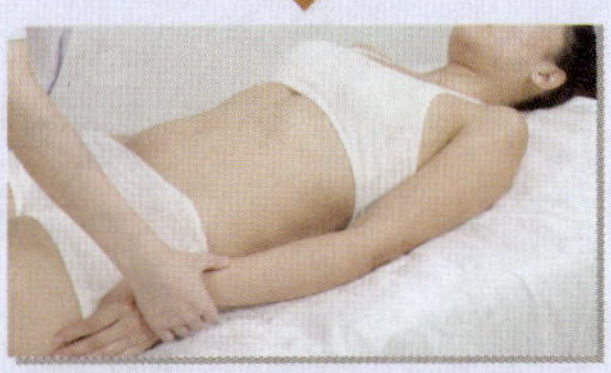

拇指放于列缺穴上，其余四指附于手臂上，力度适中，揉按3分钟。

3 第三步按这里 足三里

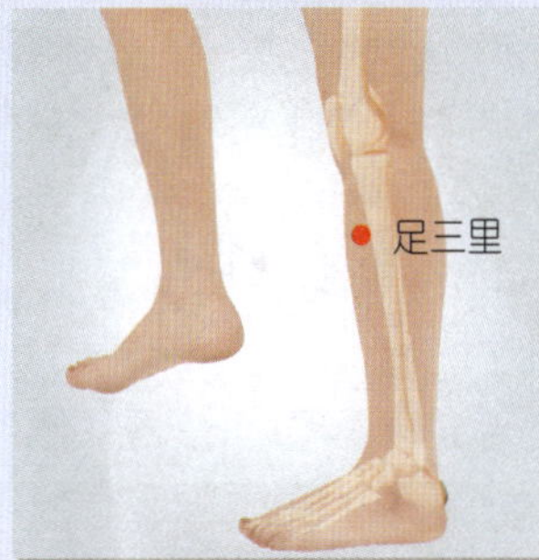

位于小腿前外侧，当犊鼻下3寸，距胫骨前缘一横指（中指）。

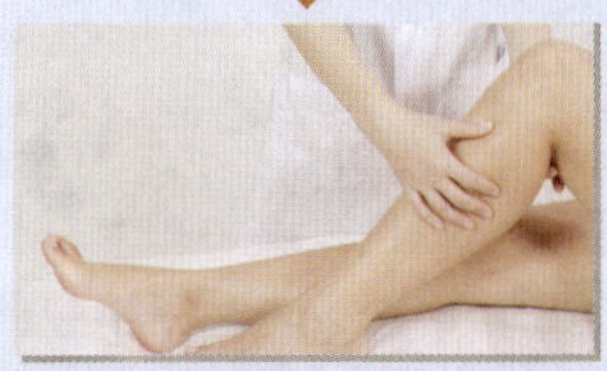

拇指指腹放于足三里穴上，其余四指附于患者的腿部上，力度由轻渐重揉按1～2分钟。

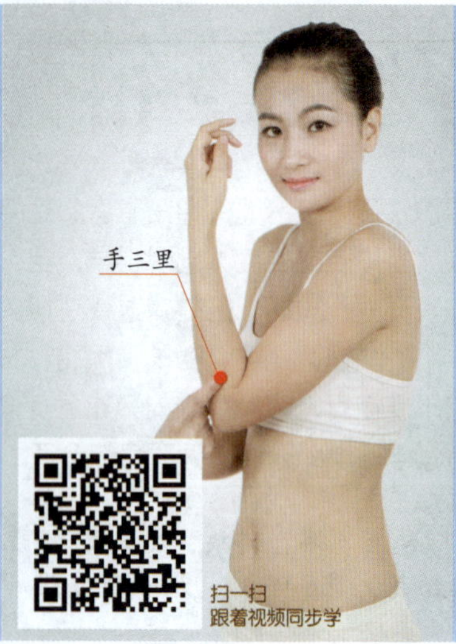

胃痛

◎胃部是人体内重要的消化器官之一。胃痛是指上腹胃脘部近心窝处发生的疼痛，是临床上一种很常见的病症。实际上引起胃痛的疾病原因有很多，有一些还是非常严重的疾病，常见于急慢性胃炎，胃、十二指肠溃疡病，胃黏膜脱垂，胃下垂，胰腺炎，胆囊炎及胆石症等疾病。

穴位 特效穴位包括中脘、手三里、足三里。再加上内关（见086页）、外关（见078页）效果会更佳。

1 第一步按这里 中脘

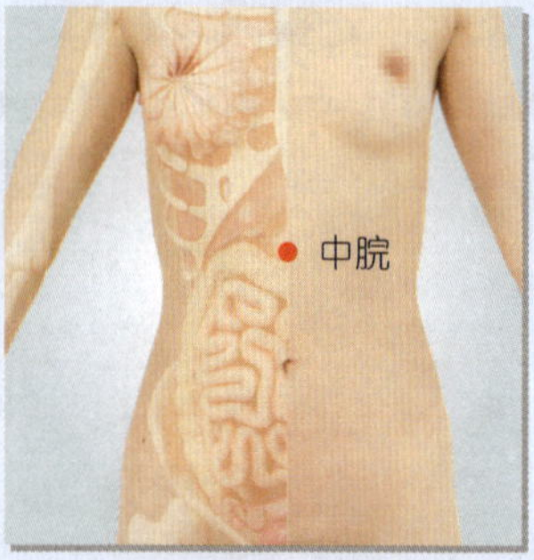

位于上腹部，前正中线上，当脐中上4寸。

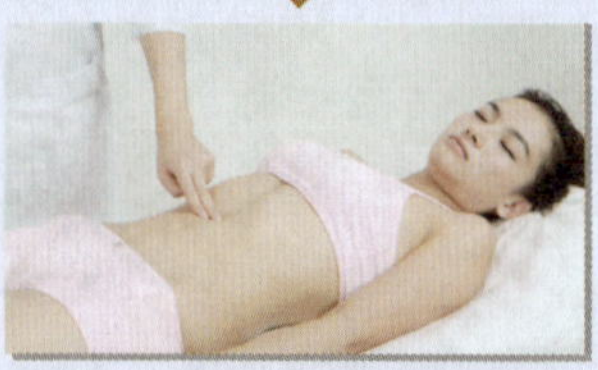

食指与中指并拢，其余三指弯曲握拳，两指指腹放于中脘穴上，以环形按揉2分钟，力度适中。

2 第二步按这里 手三里

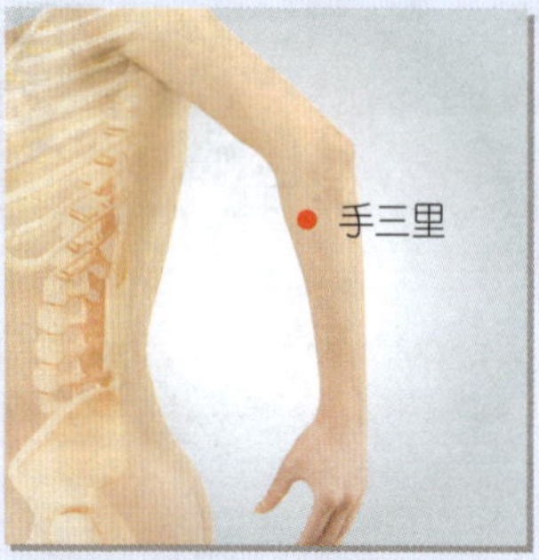

位于前臂背面桡侧，肘横纹下2寸处。

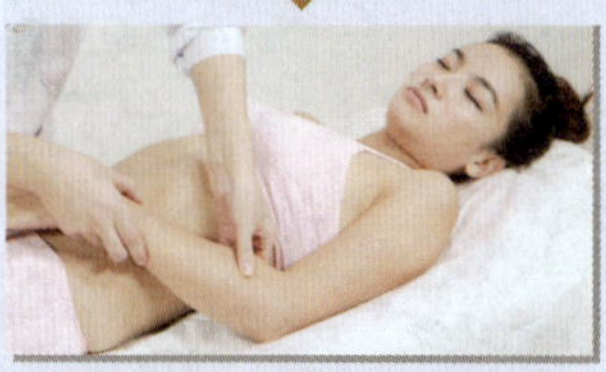

掌心朝下，将拇指、食指、中指相对成钳形，掐按手肘关节外侧手三里穴处3分钟，先左后右。

3 第三步按这里 足三里

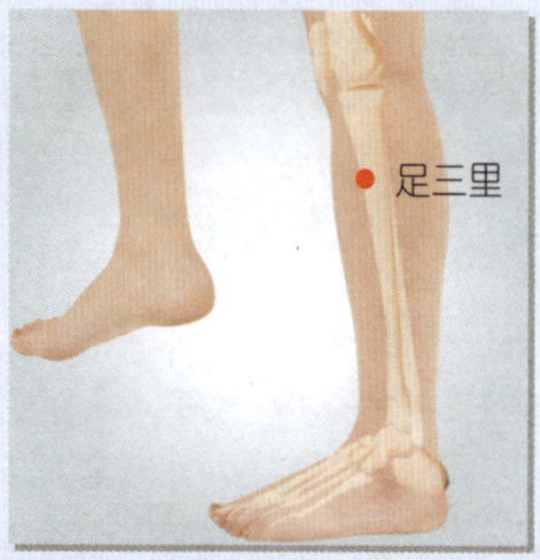

位于小腿前外侧，当犊鼻下3寸，距胫骨前缘一横指（中指）。

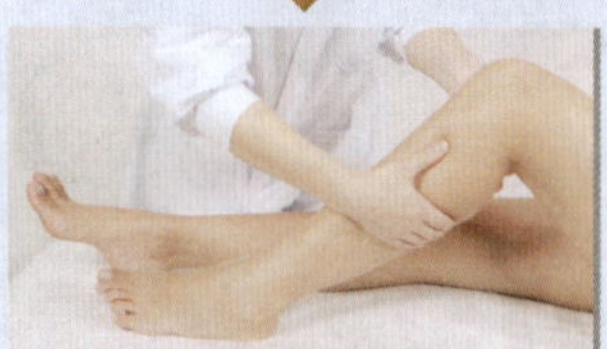

用大拇指指腹放于下肢足三里穴上，双手其余四指附于小腿腿腹上，微用力压揉3分钟。

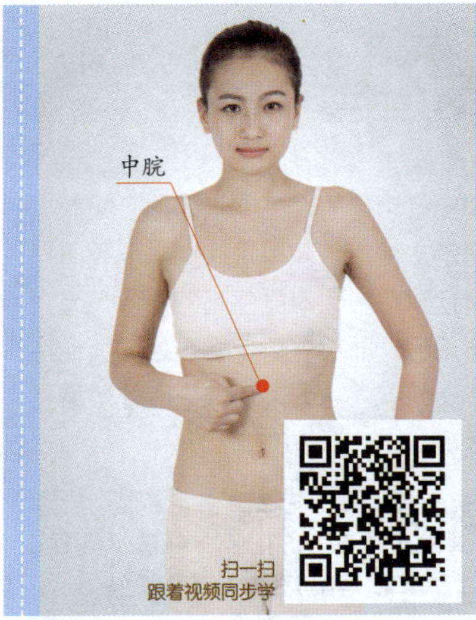

呕吐

◎呕吐是临床常见病症，既可单独为患，亦可见于多种疾病，是机体的一种防御反射动作。可分为三个阶段，即恶心、干呕和呕吐。恶心常为呕吐的前驱症状，表现为上腹部特殊不适感，常伴有头晕、流涎。呕吐常有诱因，如饮食不节，情志不遂，寒暖失宜，以及闻及不良气味等因素。

穴位　特效穴位包括内关、中脘、足三里。再加上列缺（见054页）效果会更佳。

1 第一步按这里 内关

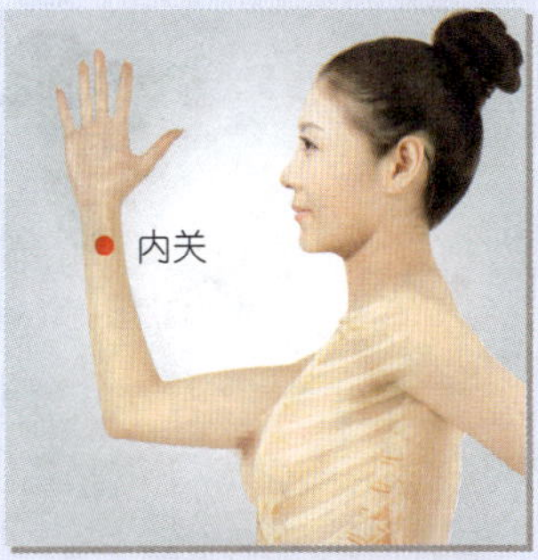

位于前臂正中，腕横纹上2寸，在桡侧腕屈肌腱同掌长肌腱之间。

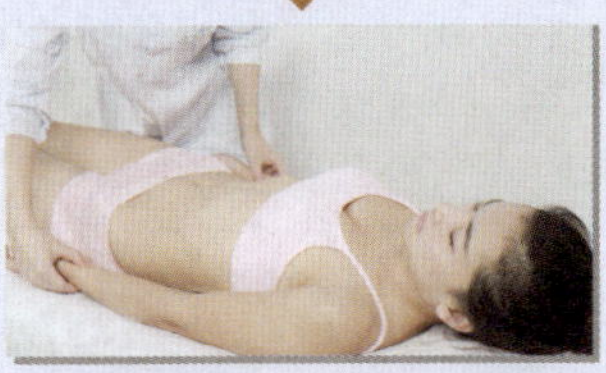

拇指指腹放于内关穴上，其余四指附于手臂上揉按1～2分钟，按揉力度由轻渐重。

2 第二步按这里 中脘

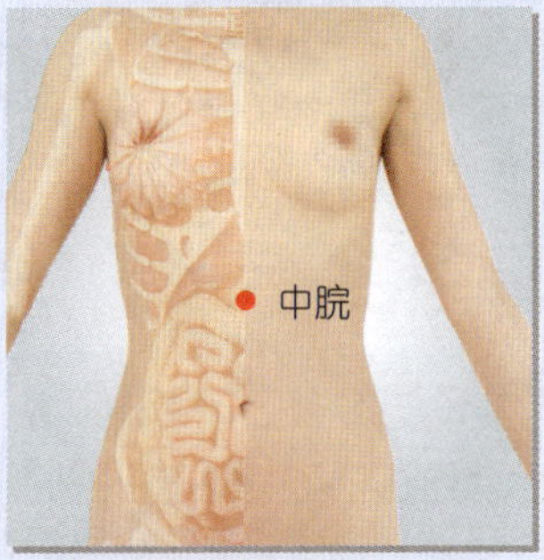

位于上腹部，前正中线上，当脐中上4寸。

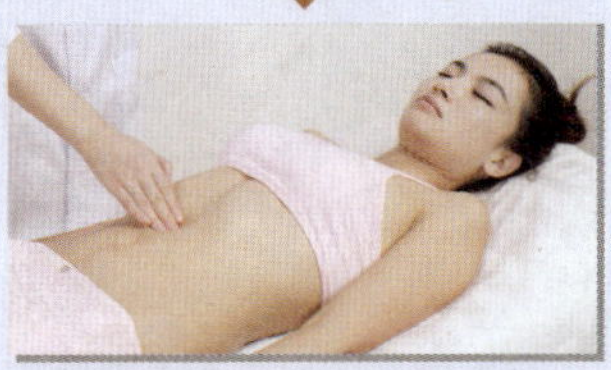

食指、中指、无名指并拢，手指指尖放于中脘穴上，以环形按揉2分钟，力度适中。

3 第三步按这里 足三里

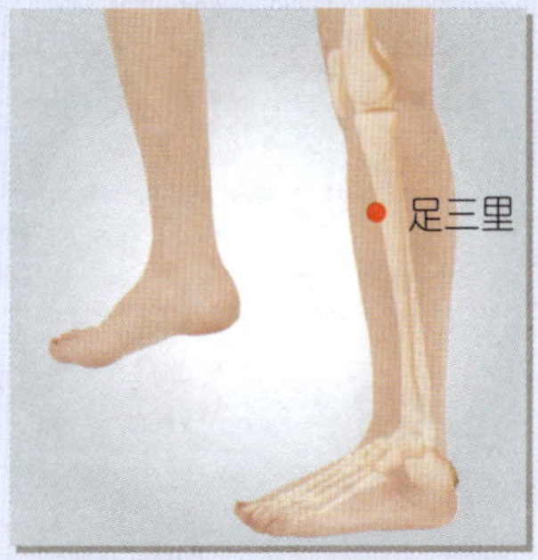

位于小腿前外侧，当犊鼻下3寸，距胫骨前缘一横指（中指）。

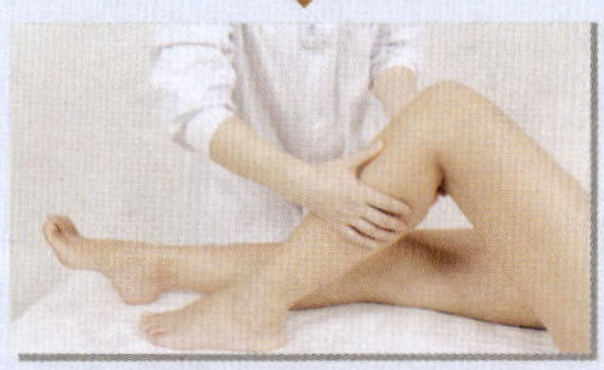

将拇指指尖放于患者下肢足三里穴上，其余四指附于患者小腿腿腹上，微用力压揉3分钟。

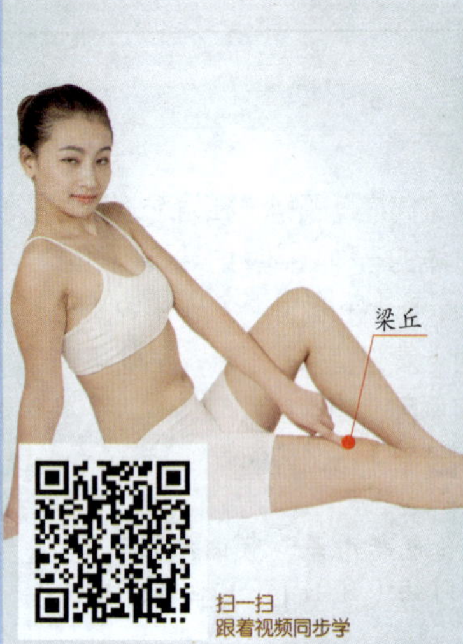

胃痉挛

◎胃痉挛就是胃部肌肉抽搐，主要表现为上腹痛、呕吐等。胃痉挛是一种症状，不是疾病。出现胃痉挛时要解痉止痛止呕。由胃本身引起的痉挛，患者是不会感觉到疼痛的，而很可能是胆石症或其他疾病。胃痉挛与体质和饮食等因素有关，应注意调整饮食结构，多锻炼，提高机体的抵抗力。

穴位 特效穴位包括梁丘、足三里、内关。再加上三阴交（见108页）、解溪（见160页）、手三里（见165页）效果会更佳。

1 第一步按这里 梁丘

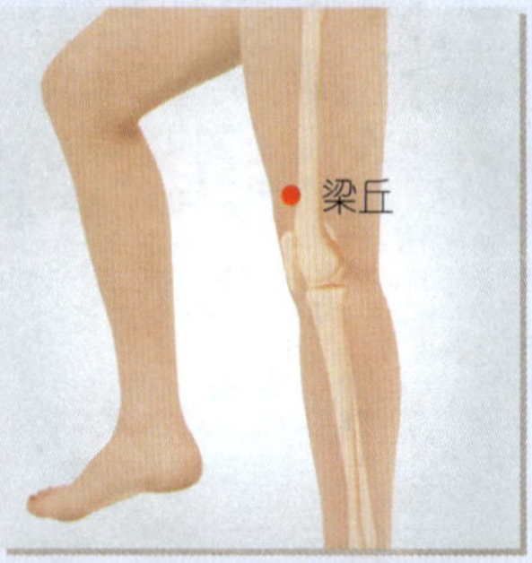

屈膝，位于大腿前面，当髂前上棘与髌底外侧端的连线上，髌底上2寸。

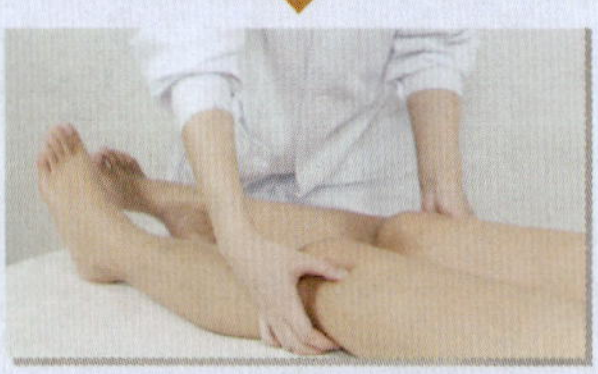

拇指指腹用力按压腿部的梁丘穴3分钟；按压的力量要由轻而重，使穴位有一定压迫感。

2 第二步按这里 足三里

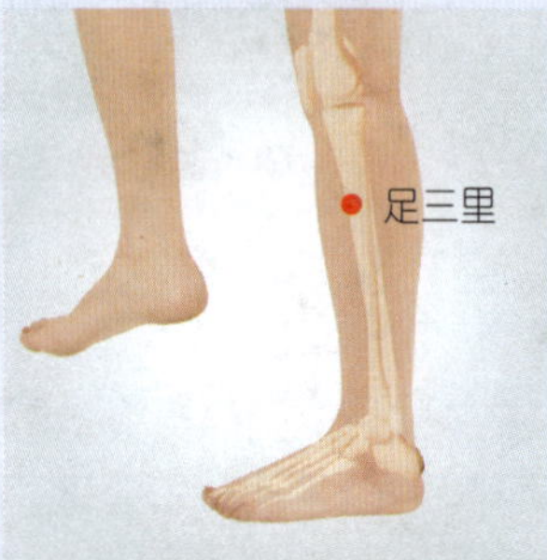

位于小腿前外侧，外膝眼下3寸，距胫骨前缘一横指处。

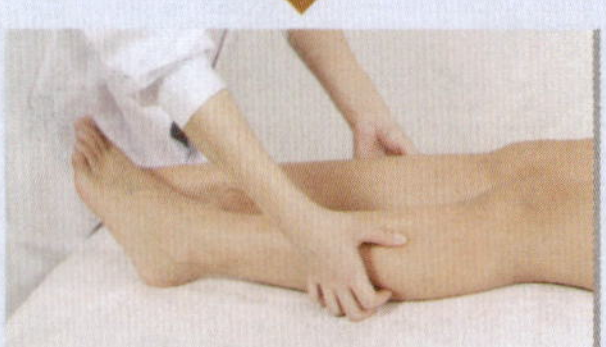

用手指指腹点按腿部的足三里穴，以顺时针的方向做回旋动作约3分钟。

3 第三步按这里 内关

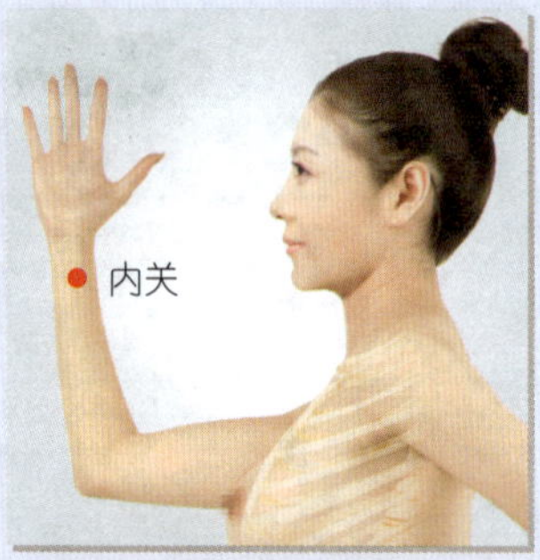

位于前臂正中，腕横纹上2寸，在桡侧屈腕肌腱同掌长肌腱之间。

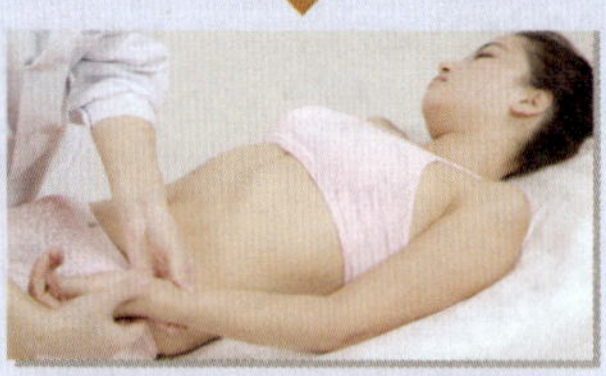

用拇指指端螺纹面以顺时针的方向轻轻按揉手臂的内关穴约1分钟。

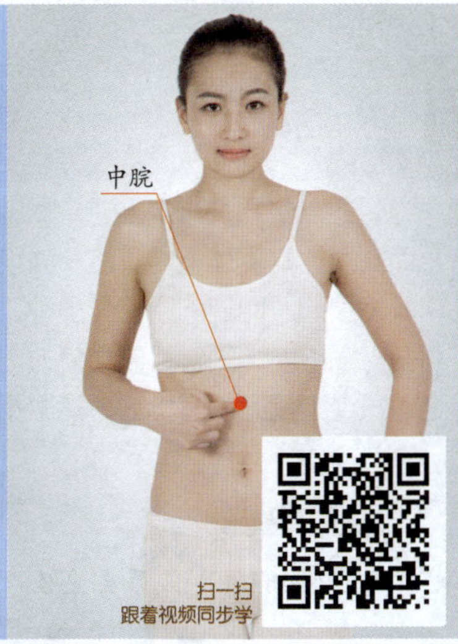

消化不良

◎消化不良是由胃动力障碍所引起的疾病，也包括胃蠕动不好的胃轻瘫和食道反流病。其主要表现为上腹痛、早饱、腹胀、嗳气等。长期消化不良易导致肠内平衡被打乱，出现腹泻、便秘、腹痛和胃癌等，所以消化不良者平常要注意自己的饮食习惯，不宜食用油腻、辛辣、刺激的食物。

穴位 特效穴位包括中脘、关元、足三里。再加上气海（见033页）、内关（见086页）效果会更佳。

1 第一步按这里 中脘

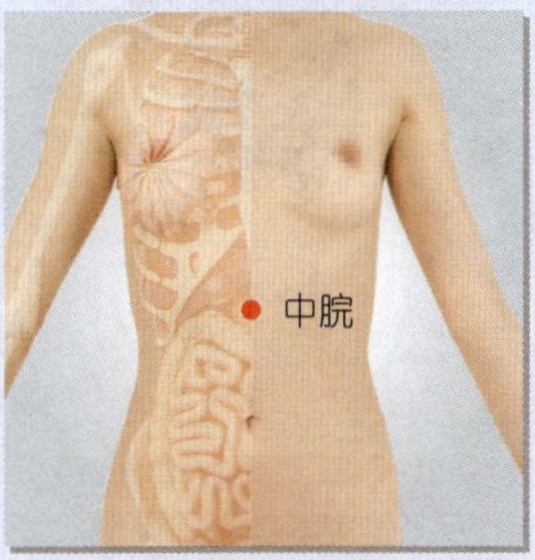

位于上腹部，前正中线上，当脐中上4寸。

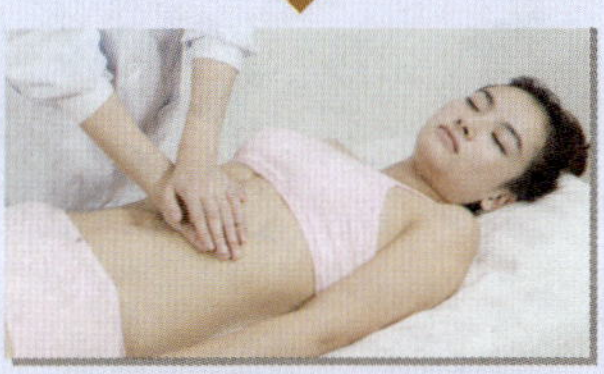

双手重叠紧贴于中脘穴上，先以顺时针方向旋转按揉1～2分钟，再逆时针方向旋转按揉1～2分钟。

2 第二步按这里 关元

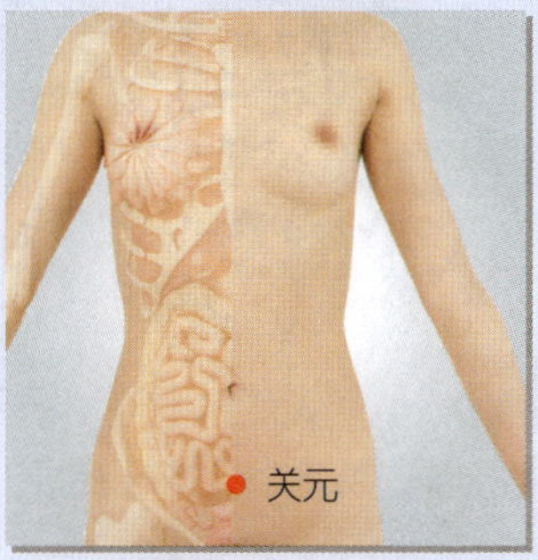

位于下腹部，前正中线上，当脐中下3寸。

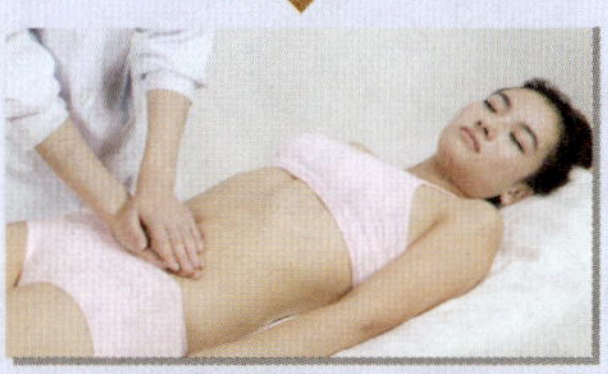

双手掌重叠贴于小腹的气海穴、关元穴，先顺时针方向旋转按摩1～2分钟，再逆时针按揉1～2分钟。

3 第三步按这里 足三里

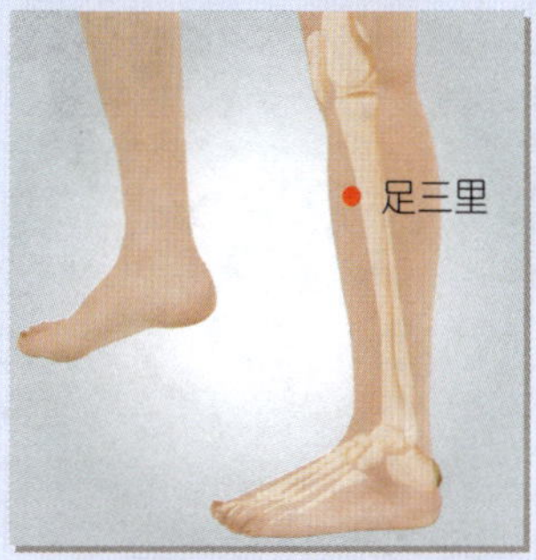

位于小腿前外侧，当犊鼻下3寸，距胫骨前缘一横指（中指）。

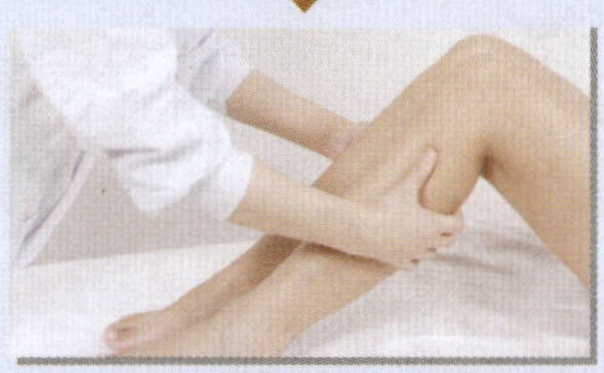

拇指指峰贴于足三里穴处按揉1～2分钟，以局部有酸胀麻的感觉为度。

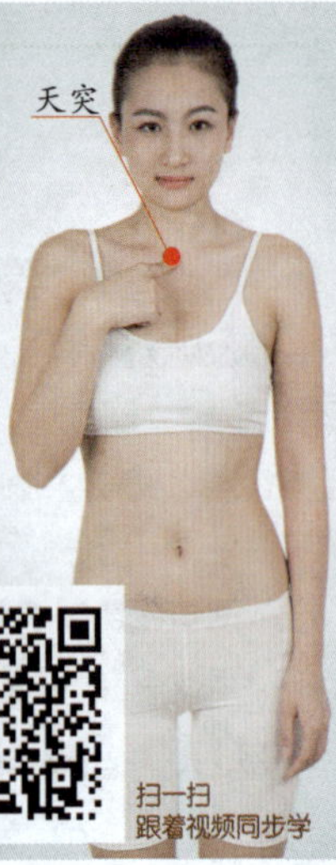

扫一扫
跟着视频同步学

打嗝

◎打嗝，中医称之为呃逆，指气从胃中上逆，喉间频频作声，声音急而短促，是生理上常见的一种现象，由横膈膜痉挛收缩引起。呃逆的原因有多种，一般病情不重，可自行消退。中医辨证时可分为胃中寒冷、胃气上逆、气逆痰阻、脾胃阳虚、胃阴不足等症状。

穴位 特效穴位包括内关、天突、翳风。再加上足三里（见085页）效果会更佳。

1 第一步按这里 内关

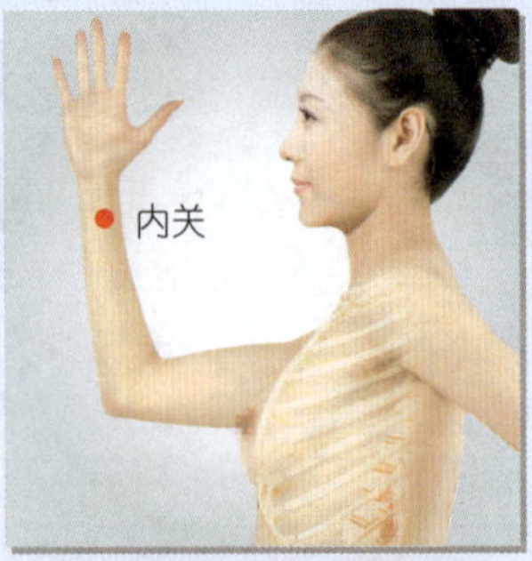

位于前臂掌侧，腕横纹上2寸，掌长肌腱与桡侧腕屈肌腱之间。

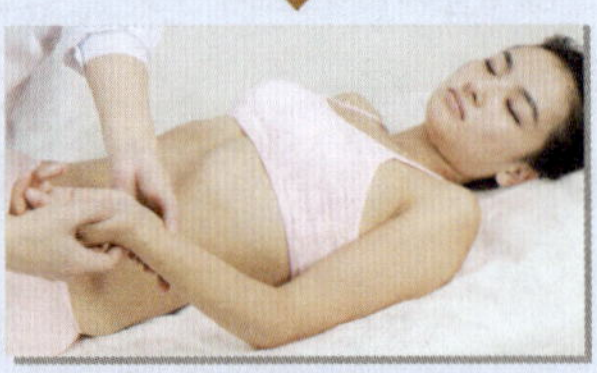

用拇指指腹用力按压内关穴5～10分钟，以局部皮肤发红为度。

2 第二步按这里 天突

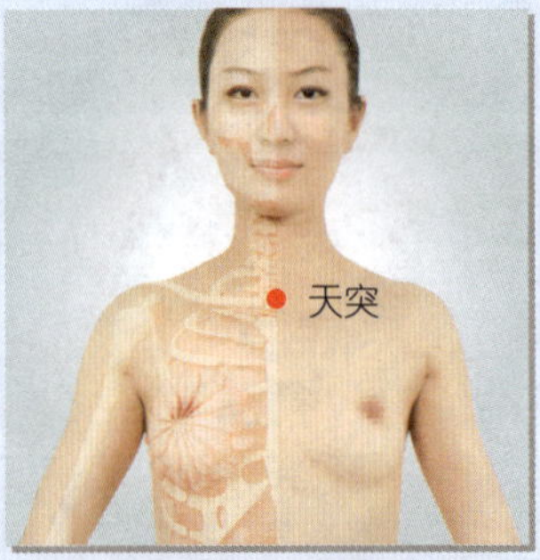

位于颈部，当前正中线上，胸骨上窝中央。

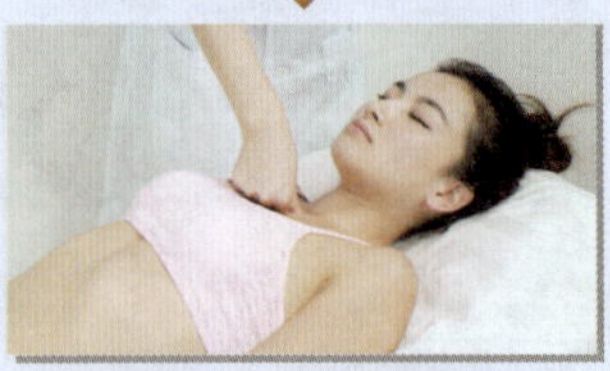

将拇指放置于天突穴上，然后由轻渐重、由重到轻地揉按1分钟。

3 第三步按这里 翳风

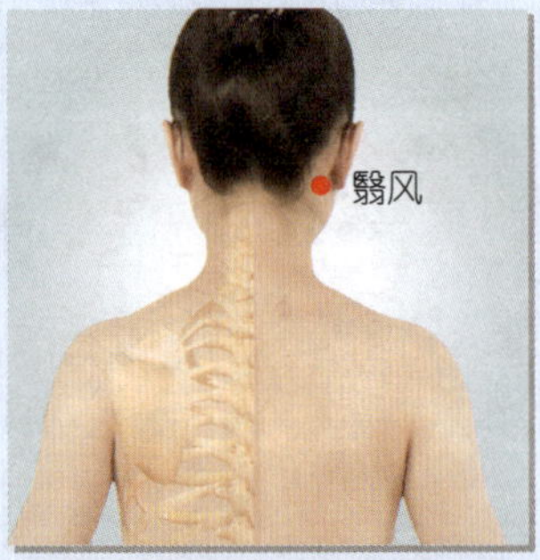

位于耳垂后方，当乳突与下颌角之间的凹陷处。

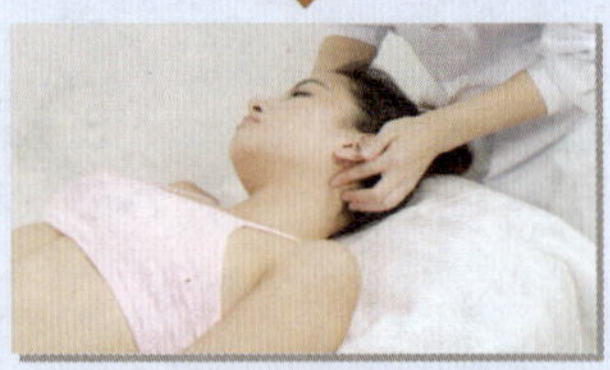

双手食指按压两侧翳风穴，同时患者屏住呼吸30秒，然后深呼吸。

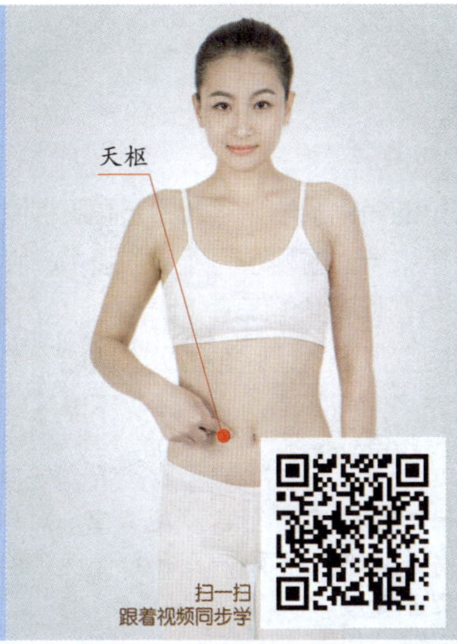

痢疾

◎痢疾为急性肠道传染病之一，临床表现为腹痛、腹泻、里急后重、排脓血便，伴全身中毒等症状。一般起病急，以高热、腹泻、腹痛为主要症状，可发生惊厥、呕吐，多为疫毒痢。

穴位

特效穴位包括天枢、胃俞、大肠俞。再加上中脘（见111页）、足三里（见085页）、命门（见044页）、脾俞（见112页）、气海（见033页）、关元（见034页）效果会更佳。

1 第一步按这里

天枢

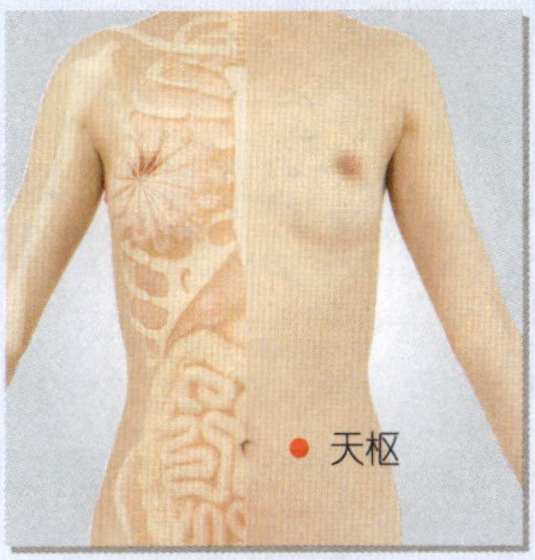

位于腹中部，距脐中2寸。

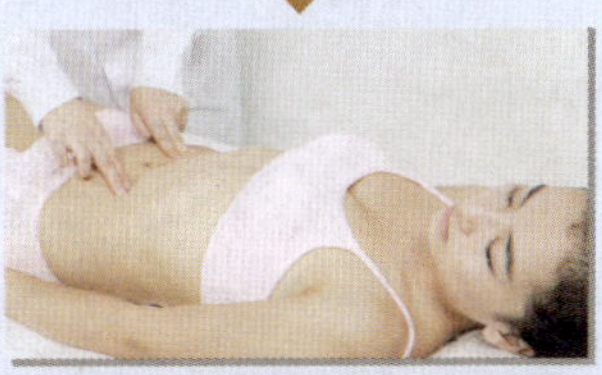

以食、中两指分别置于天枢穴作双指揉3～5分钟，以局部皮肤发红为度。

2 第二步按这里

胃俞

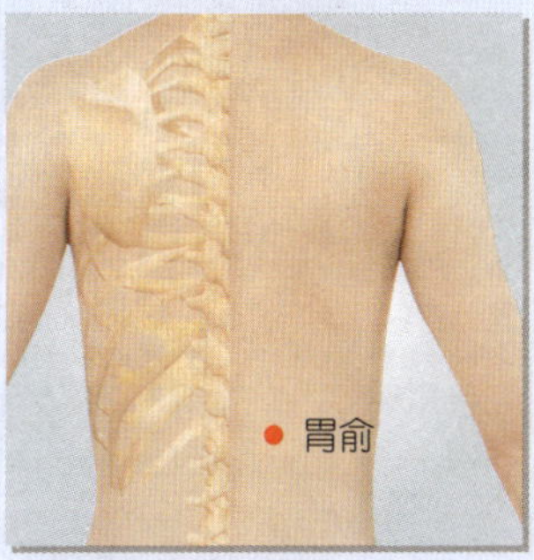

位于背部，当第十二胸椎棘突下，旁开1.5寸。

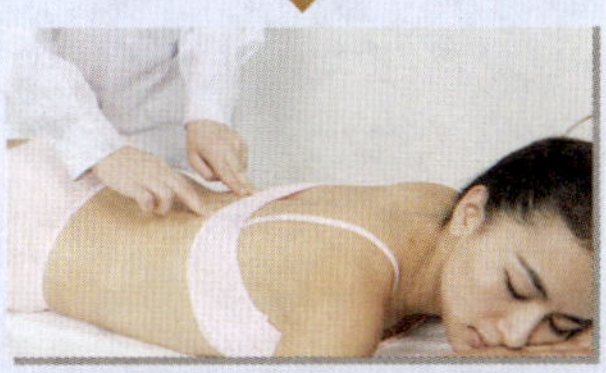

食指、中指置于两侧脾俞穴推至胃俞穴，来回推按1～2分钟。

3 第三步按这里

大肠俞

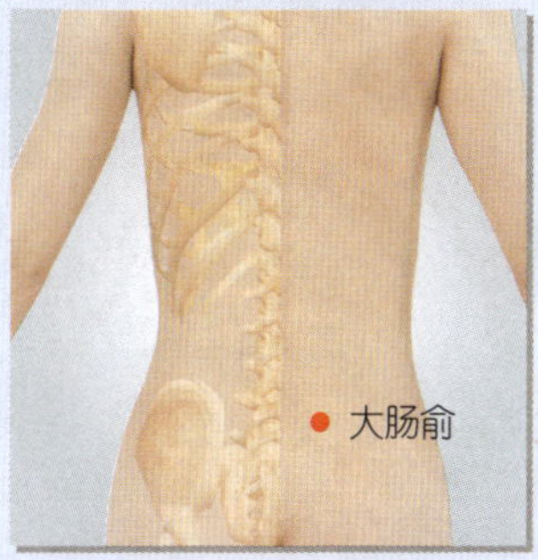

位于腰部，当第四腰椎棘突下，旁开1.5寸。

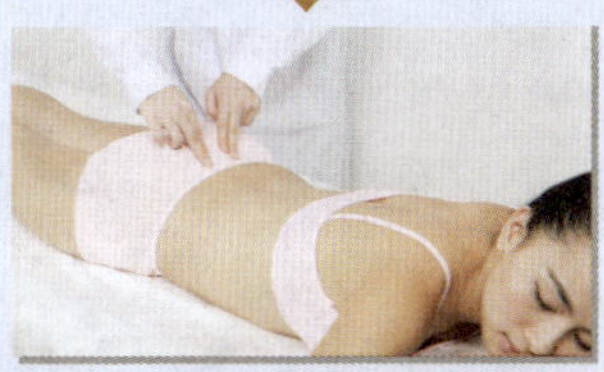

用食指和中指揉按大肠俞穴1～3分钟，至潮红发热为度。

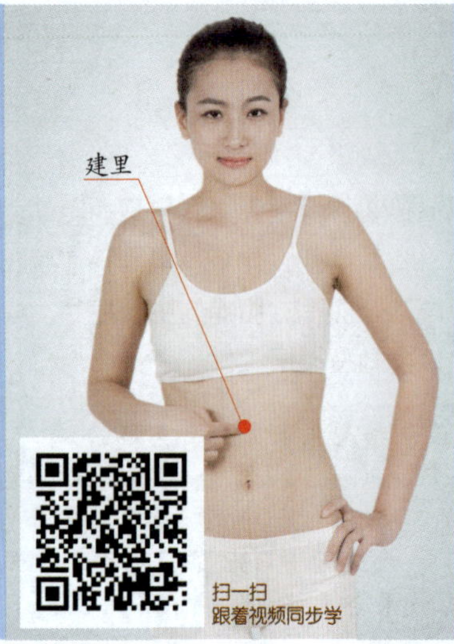

腹胀

◎腹胀是一种常见的消化系统症状，引起腹胀的原因主要见于胃肠道胀气，各种原因所致的腹水、腹腔肿瘤等。正常人胃肠道内可有少量气体，约150毫升，当咽入胃内空气过多或因消化吸收功能不良使胃肠道内产气过多，而肠道内的气体又不能从肛门排出体外时，则可导致腹胀。

穴位 特效穴位包括建里、合谷、足三里。再加上肩井（见035页）、太冲（见090页）效果会更佳。

1 第一步按这里 建里

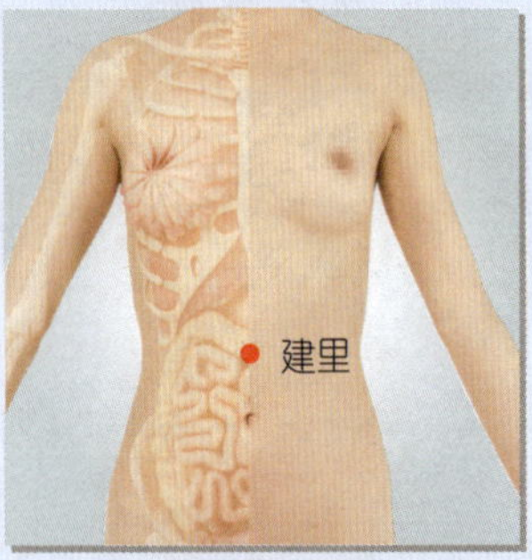

位于上腹部，前正中线上，当脐中上3寸。

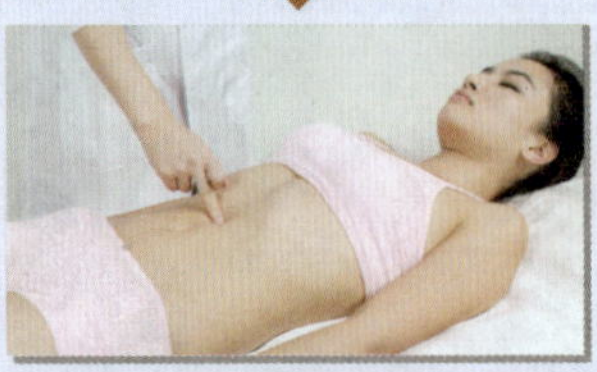

用中指抵住建里穴，用力按压，并同时用上臂发力进行颤抖，约半分钟。

2 第二步按这里 合谷

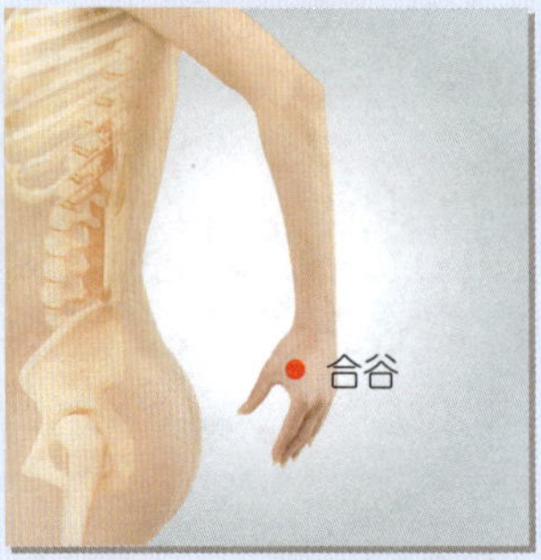

位于第一、二掌骨之间，第二掌骨之中点。

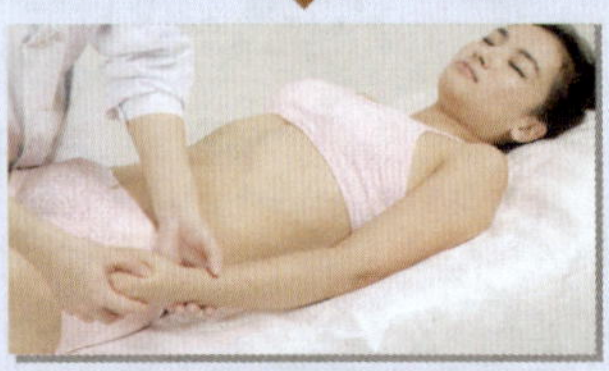

用一手的拇指掐按合谷穴，用力捏按数十次。操作时用力须由小到大，使其作用力由浅到深。

3 第三步按这里 足三里

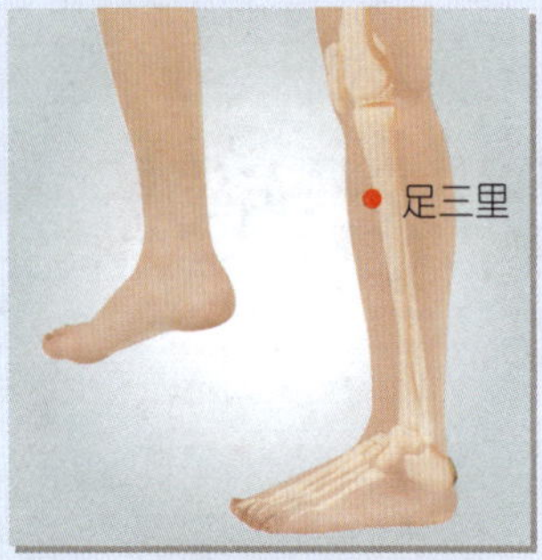

位于小腿前外侧，当犊鼻下3寸，距胫骨前缘一横指（中指）。

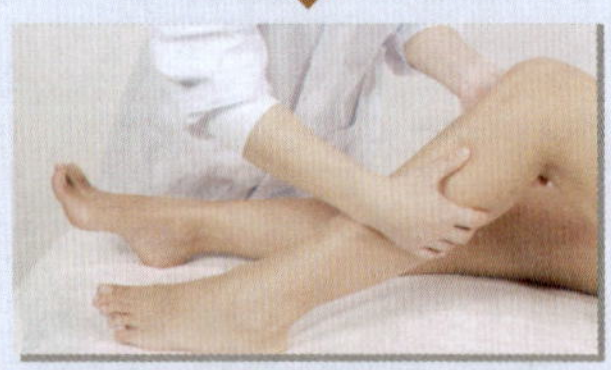

用拇指指腹以顺时针的方向掐揉足三里穴，揉按2分钟。

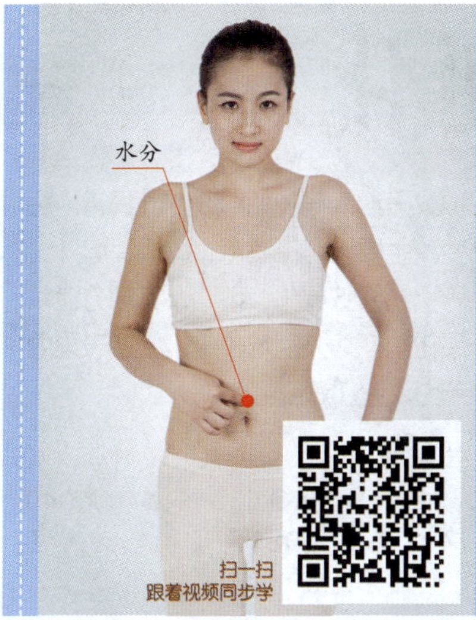

腹泻

◎正常人群每天只需排便1次，且大便成形，颜色呈黄褐色。腹泻是大肠疾病最常见的一种症状，是指排便次数明显超过日常习惯的排便次数，粪质稀薄，水分增多，每日排便总量超过200克。腹泻主要分为急性与慢性，急性腹泻发病时间为一至两个星期，但慢性腹泻发病时则在2个月以上。

穴位 特效穴位包括中脘、水分、大巨。再加上天枢（见096页）效果会更佳。

1 第一步按这里 中脘

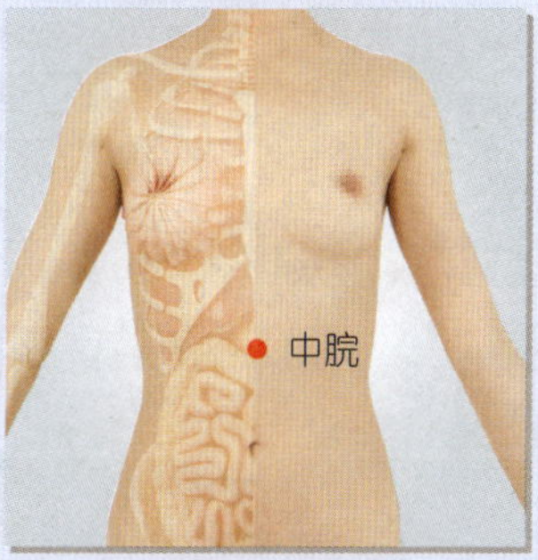

位于上腹部，前正中线上，当脐中上4寸。

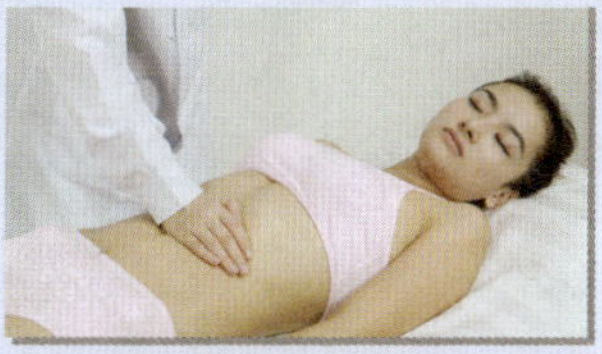

用手掌大小鱼际处以打圈的方式按揉中脘穴，先按顺时针方向按揉5分钟，再逆时针按揉5分钟。

2 第二步按这里 大巨

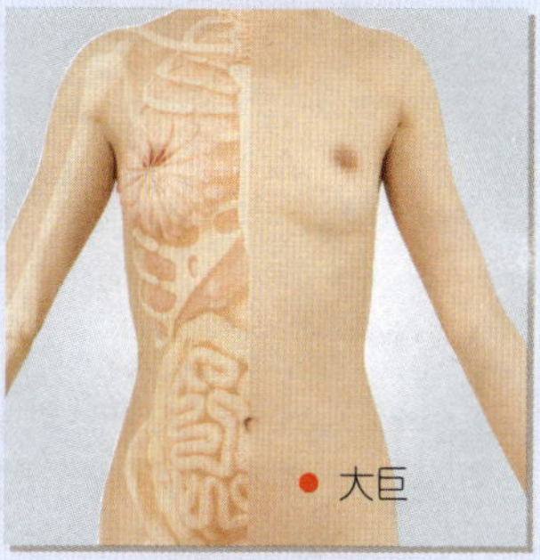

位于下腹部，当脐中下2寸，距前正中线2寸。

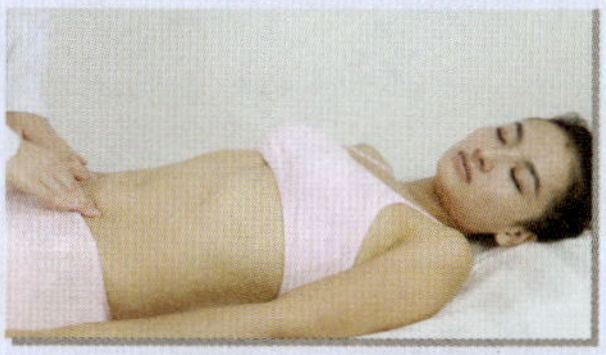

手指并拢，两手指尖对齐，用指尖按揉大巨穴3分钟，患者感到舒畅后，再缓慢地加力。

3 第三步按这里 水分

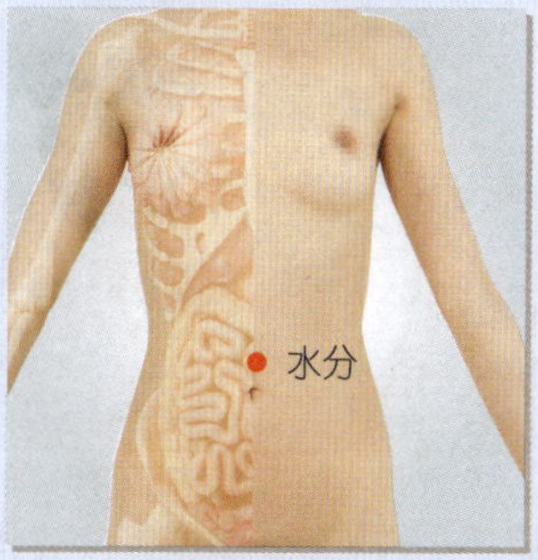

位于上腹部，前正中线上，当脐中上1寸。

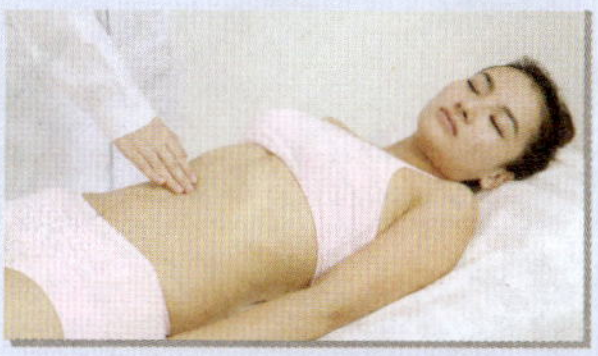

食指、中指、无名指并拢，用手臂的力度揉按水分穴1～3分钟，以皮肤潮红发热为佳。

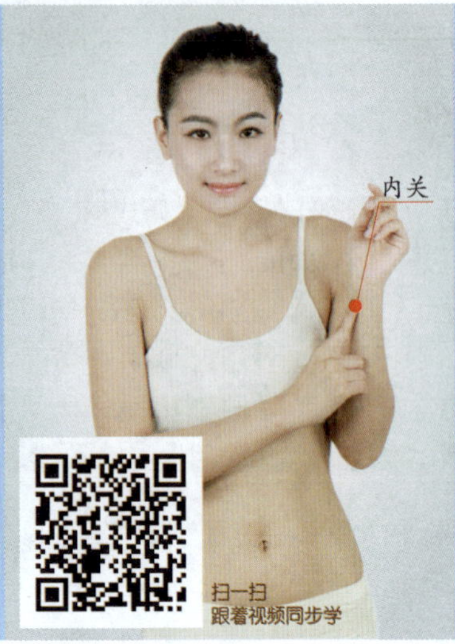

肝硬化

◎肝硬化是由一种或多种疾病长期形成的肝损害，肝脏细胞纤维化病变。主要因肝炎病毒、酗酒、胆汁淤积、寄生虫感染等引起肝脏硬化、萎缩，其部分症状与肝炎相似。肝硬化早期病人症状较轻，主要表现为食欲不振、全身无力、腹部满胀等。

穴位

特效穴位包括内关、阳陵泉、太冲。再加上曲池（见059页）、合谷（见049页）、足三里（见085页）、外关（见078页）效果会更佳。

1 第一步按这里

内关

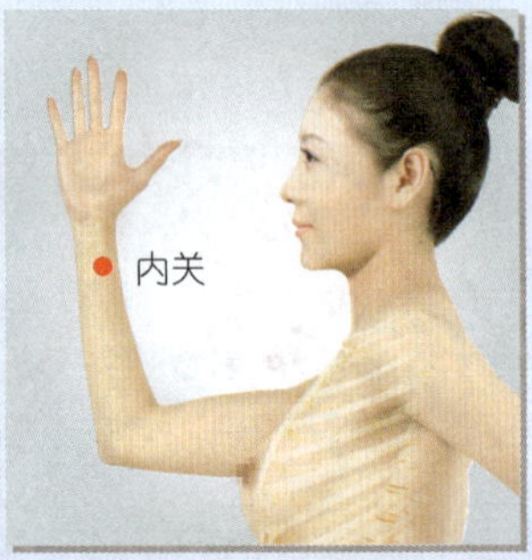

位于腕横纹上2寸，当掌长肌腱和桡侧腕屈肌腱之间。

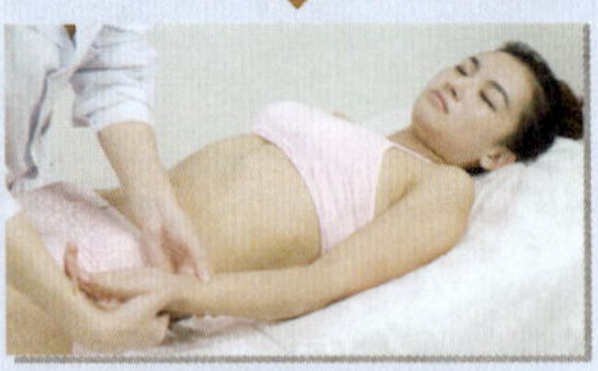

用拇指指腹以顺时针的方向按揉内关穴，左右各按揉1～2分钟。

2 第二步按这里

阳陵泉

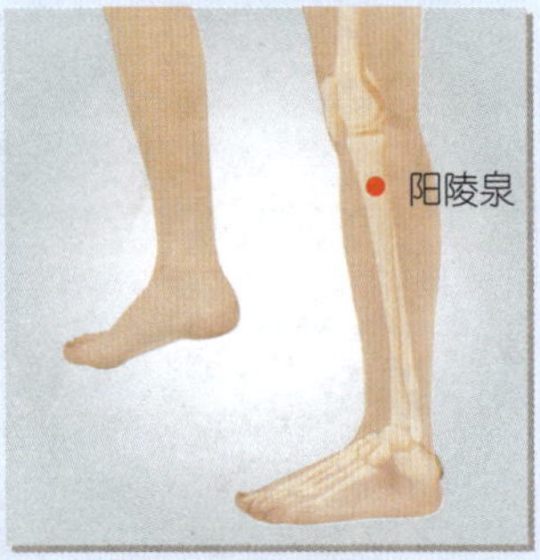

位于小腿外侧，腓骨小头前下方凹陷处。

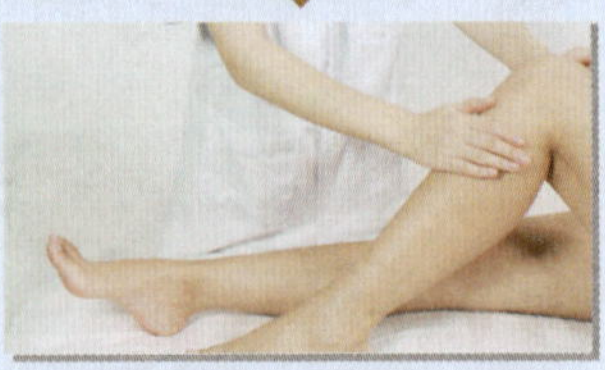

用右手大拇指放于小腿外侧的阳陵泉穴上，由轻渐重，揉按3～5分钟。

3 第三步按这里

太冲

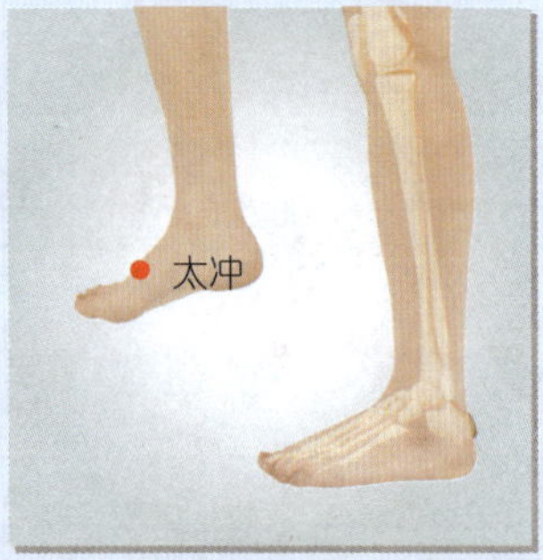

位于足背侧，第一跖骨间隙的后方凹陷处。

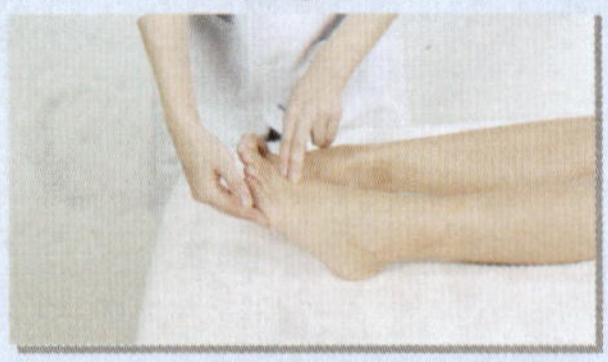

食指、中指合并，用两指指尖揉按太冲穴，以顺时针的方向揉按50～100次，力度以酸痛为宜。

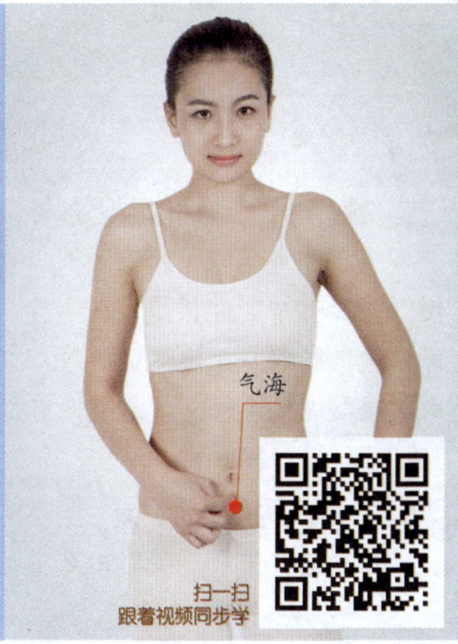

便秘

◎便秘是临床常见的复杂症状，而不是一种疾病，主要是指排便次数减少、粪便量减少、粪便干结、排便费力等。引起功能性便秘的原因有：饮食不当，如饮水过少或进食含纤维素的食物过少；生活压力过大，精神紧张；滥用泻药，对药物产生依赖；结肠运动功能紊乱等。

穴位 特效穴位包括支沟、上巨虚、气海。再加上足三里（见085页）、三阴交（见108页）效果会更佳。

1 第一步按这里 支沟

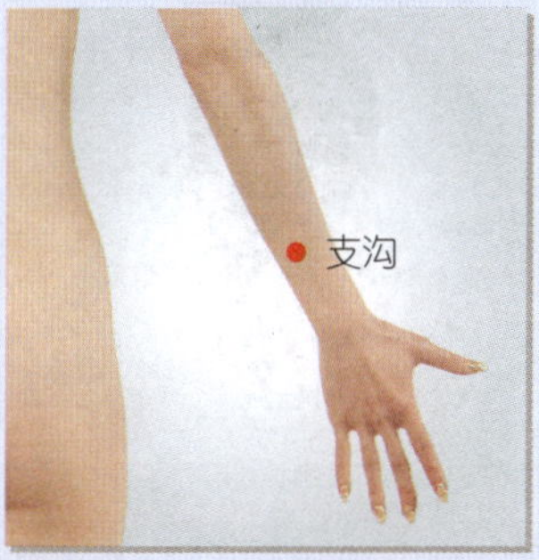

位于前臂背侧，当阳池与肘尖的连线上，腕背横纹上3寸，尺骨与桡骨之间。

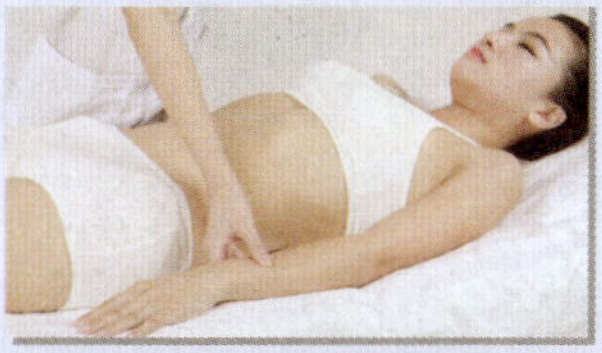

拇指指尖放于前臂背侧的支沟穴上按压，以局部感到胀痛为宜，每次按压5分钟，每天3次。

2 第二步按这里 上巨虚

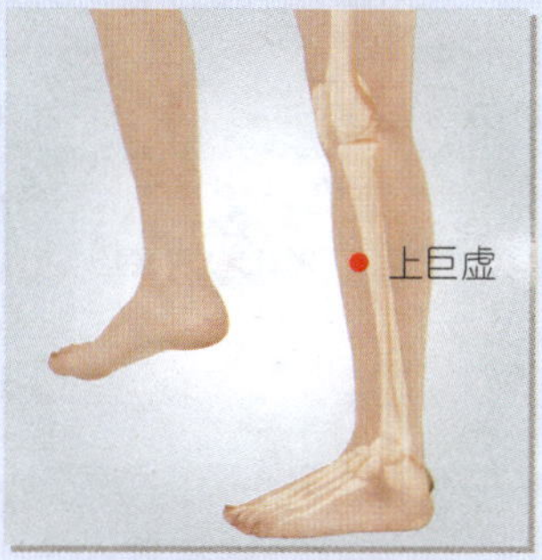

位于小腿前外侧，当犊鼻下6寸，距胫骨前缘一横指（中指）。

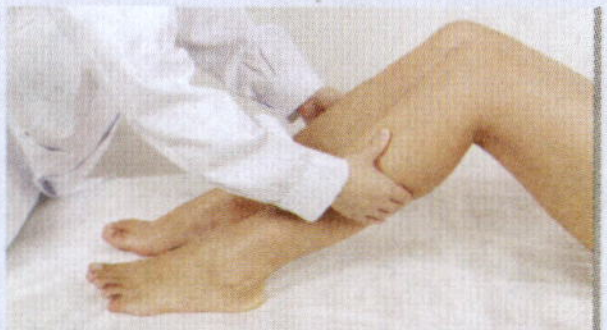

拇指指尖放于下肢上巨虚穴上，微用力压揉，以局部有酸胀痛感为宜。

3 第三步按这里 气海

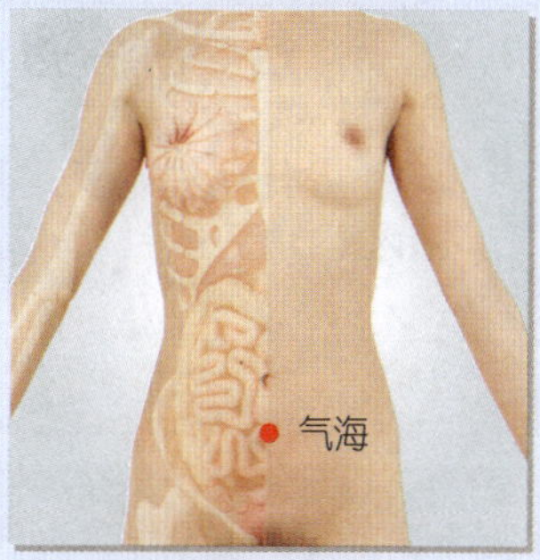

位于下腹部，前正中线上，当脐中下1.5寸。

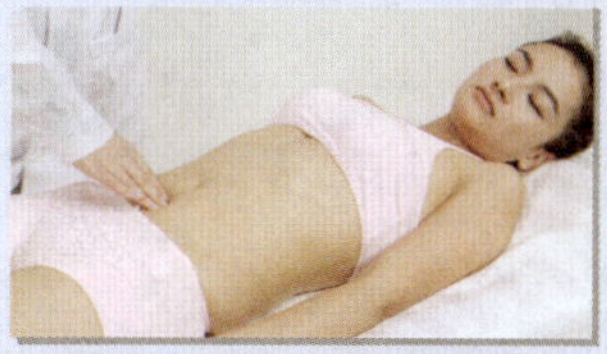

食指、中指、无名指三指并拢，放于下腹部气海穴上，力度轻柔，以环形按揉5分钟。

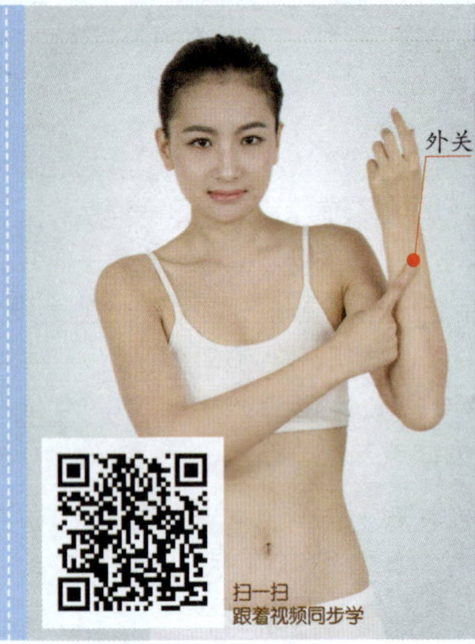

肝炎

◎肝炎是肝脏出现的炎症，肝炎致病的原因各异，最常见的是病毒造成的，此外自身免疫力低下、酗酒也可以导致肝炎。肝炎的早期症状及表现有食欲减退，消化功能差，进食后腹胀，没有饥饿感。厌吃油腻食物，如果进食便会引起恶心、呕吐，活动后易感疲倦。

穴位 特效穴位包括内关、外关、大椎。再加上肝炎穴（见093页）、足三里（见085页）效果会更佳。

1 第一步按这里 内关

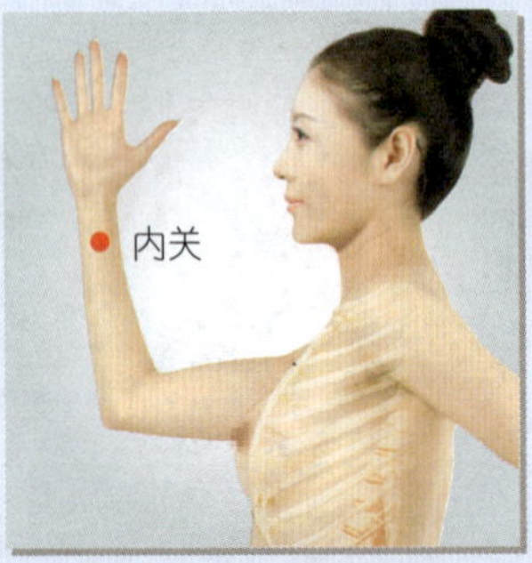

位于前臂腕横纹上2寸，桡侧腕屈肌腱同掌长肌腱之间。

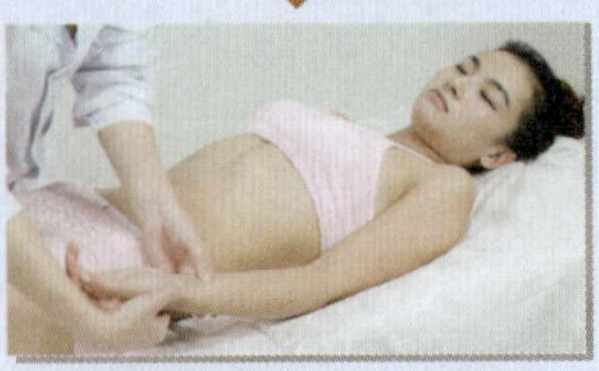

用拇指指腹按压内关穴，用力均匀，持续5分钟，使局部有酸痛感为度。

2 第二步按这里 外关

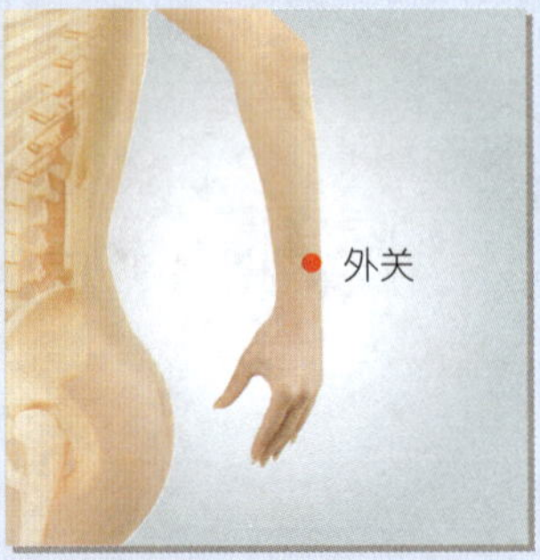

位于前臂背侧，当阳池与肘尖的连线上，腕背横纹上2寸，尺骨与桡骨之间。

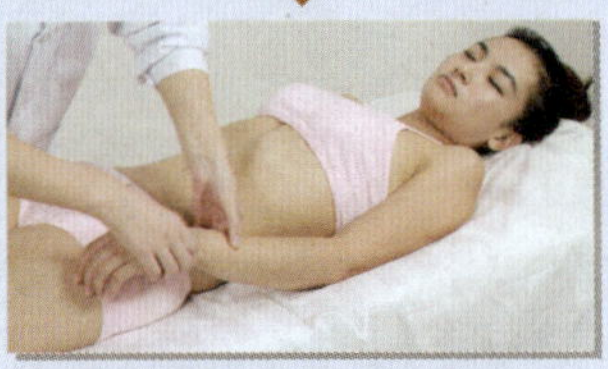

用拇指指腹揉按外关穴，用力均匀，揉按1～3分钟，以潮红发热为度。

3 第三步按这里 大椎

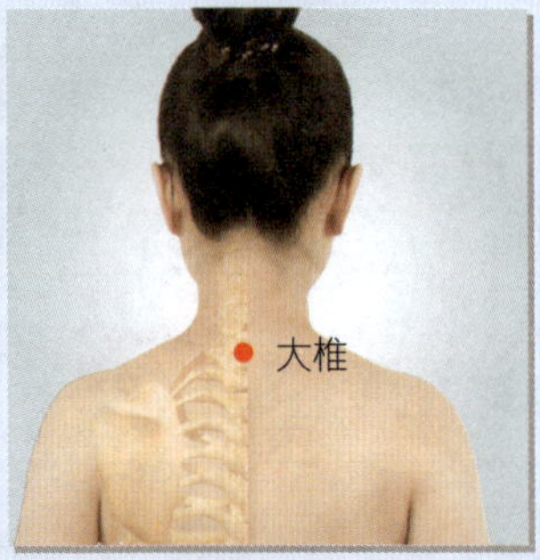

位于后正中线上，第七颈椎棘突下凹陷中。

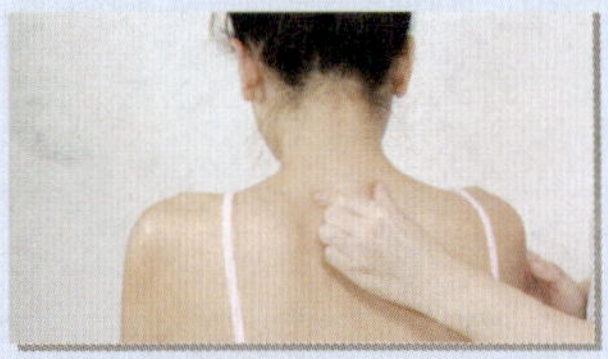

拇指和食指相对用力，捏起大椎穴处皮肤，作间断捏揉动作2分钟。

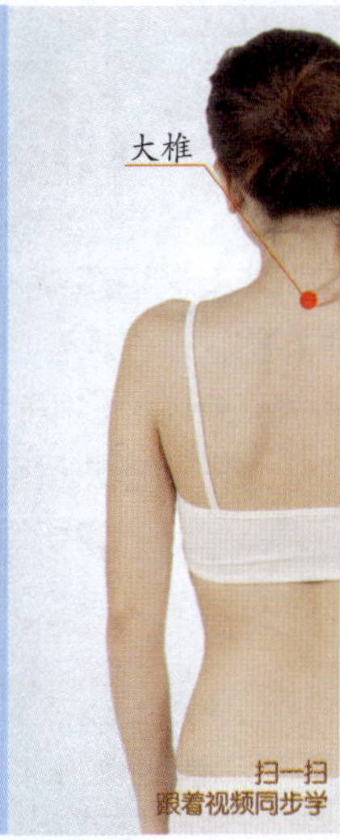

脂肪肝

◎脂肪肝是指由于各种原因引起的肝细胞内脂肪堆积过多的病变。脂肪性肝病正严重地威胁着国人的健康，成为仅次于病毒性肝炎的第二大肝病，已被公认为隐蔽性肝硬化的常见原因。在经常失眠、疲劳、不思茶饭、胃肠功能失调的亚健康人群中脂肪肝的发病率较高。

穴位 特效穴位包括内关、肝炎穴、大椎。再加上外关（见078页）、足三里（见085页）效果会更佳。

1 第一步按这里

内关

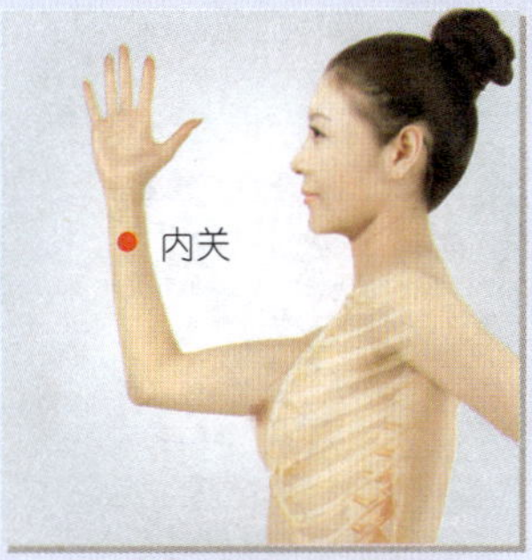

位于前臂腕横纹上2寸，桡侧腕屈肌腱同掌长肌腱之间。

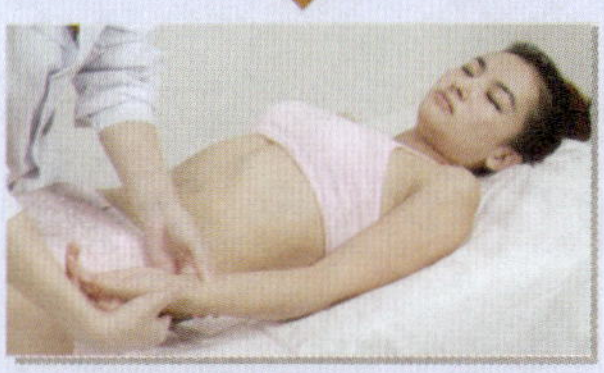

用指拇指腹按压内关穴，用力均匀，持续5分钟，使局部有酸痛感，有时可向指端放射。

2 第二步按这里

肝炎穴

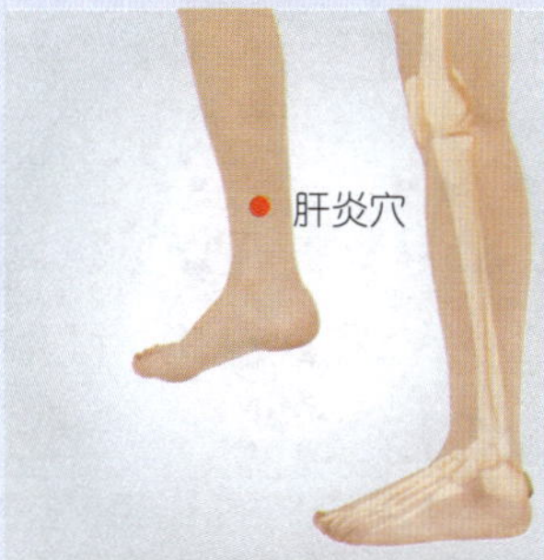

位于脚踝内侧上2寸处，是肝区中的一个敏感区。

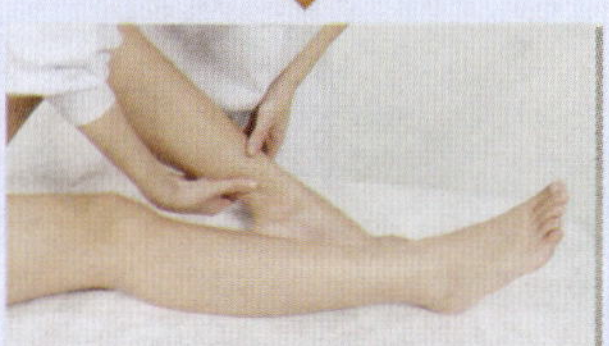

下肢膝关节屈曲外展，拇指伸直，其余四指紧握踝部助力，拇指指腹于肝炎穴处进行圆形揉动50次。

3 第三步按这里

大椎

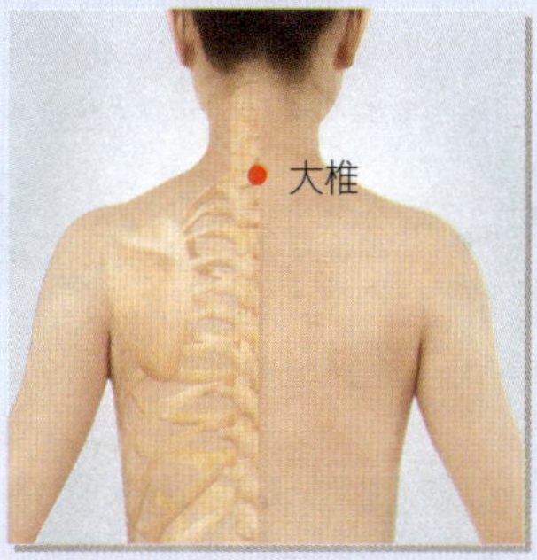

位于后正中线上，第七颈椎棘突下凹陷中。

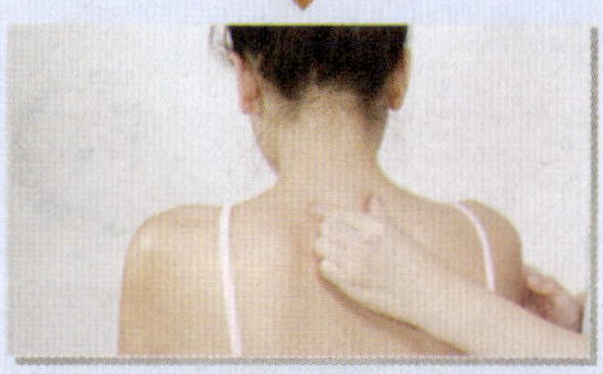

拇指和食指相对用力，捏起大椎穴处皮肤，做间断捏揉动作3分钟。

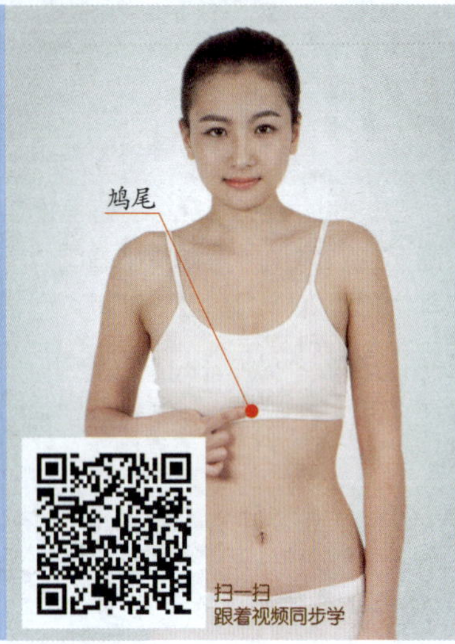

肠易激综合征

○肠易激综合征是由胃肠道动力异常或肠道感染所引起的肠道功能紊乱性疾病，主要临床表现有心悸、腹痛、腹胀、腹泻或便秘、多汗、恶心、呕吐等，可持续反复发作，与脾、胃、肝、肾关系密切。精神过度紧张、饮食不当、寒冷等因素均可诱发其症状发作或加重。

穴位 特效穴位包括鸠尾、中脘、气海。再加上建里（见088页）效果会更佳。

1 第一步按这里 鸠尾

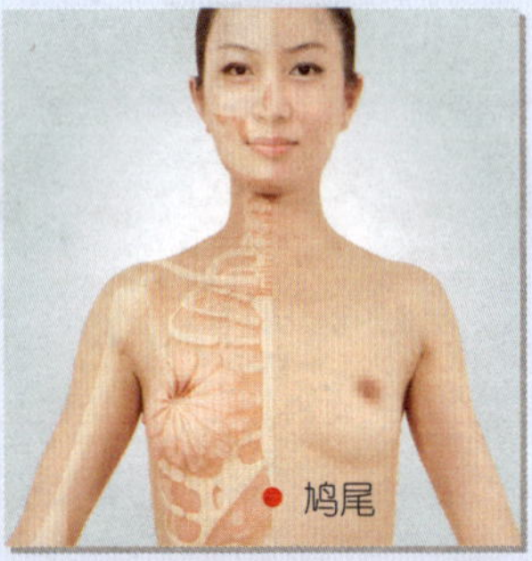

位于上腹部，前正中线上，当胸剑结合部下1寸。

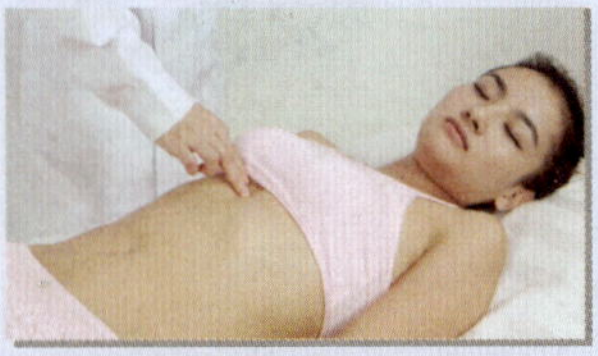

用中指指端顺时针揉按鸠尾穴2～3分钟，以局部皮肤发红为度。

2 第二步按这里 中脘

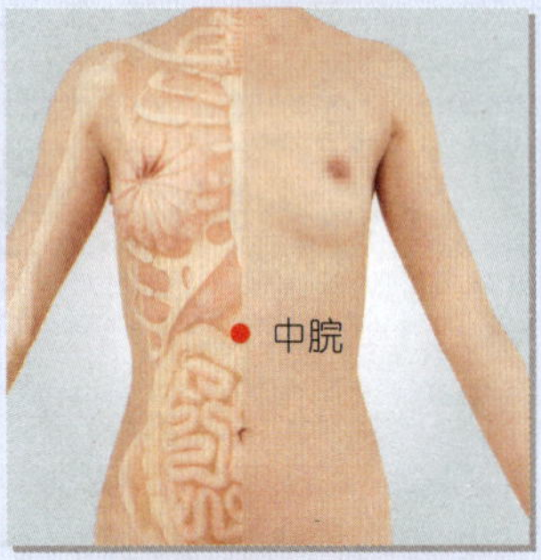

位于上腹部，前正中线上，当脐中上4寸。

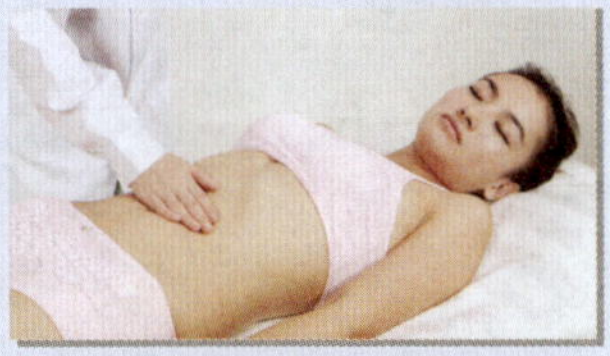

掌心朝下，用手掌抚摸上腹部的中脘穴、建里穴，手掌缓慢地加力，抚摸10分钟。

3 第三步按这里 气海

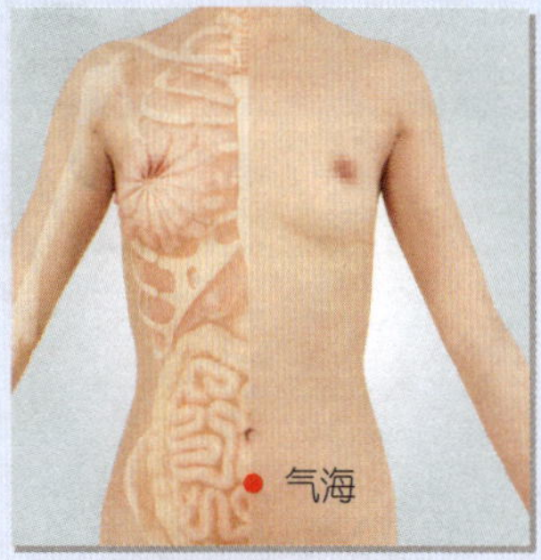

位于下腹部，前正中线上，当脐中下1.5寸。

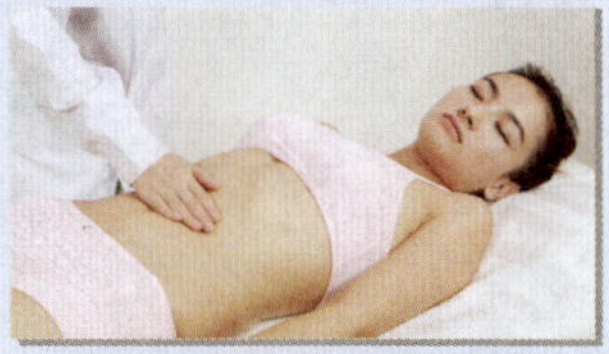

手掌抚摸下腹部气海穴，感到舒畅后，手掌缓慢地加力，抚摸10分钟。

反流性食管炎

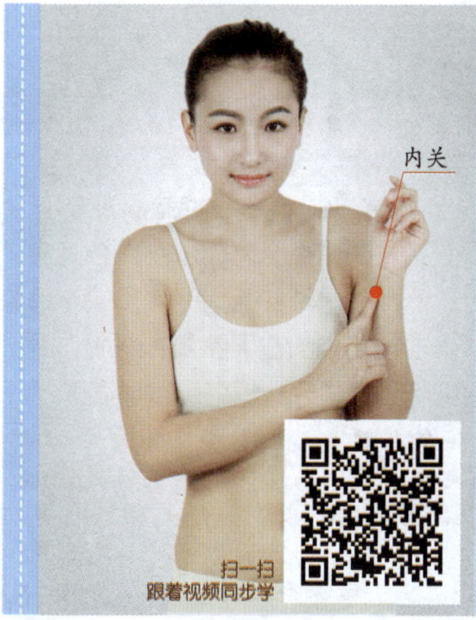

○反流性食管炎是由于胃、十二指肠内容物反流入食管引起的食管炎症性病变、食管黏膜的破损，即食管糜烂或食管溃疡和纤维化。主要症状有胸骨后及剑突下有烧灼感、烧灼痛、反酸、呕吐和吞咽困难。中医认为本病属“胃脘痛”、“胸痛”、“呕吐”等范畴。

穴位 特效穴位包括至阳、脾俞、内关。再加上胃俞（见087页）效果会更佳。

1 第一步按这里

至阳

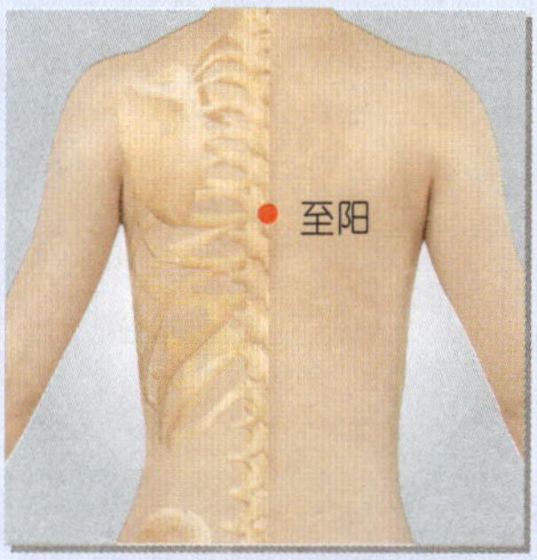

位于背部，当后正中线上，第七胸椎棘突下凹陷中。

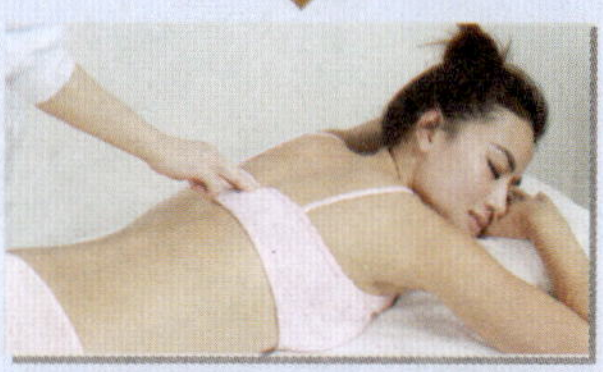

食指与中指并拢，其余三指弯曲握拳，两指指尖环形按揉至阳穴2分钟，力度适中。

2 第二步按这里

脾俞

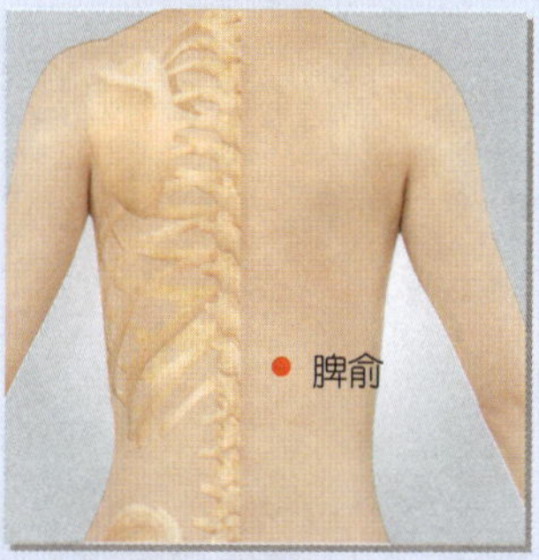

位于背部，当第十一胸椎棘突下，旁开1.5寸。

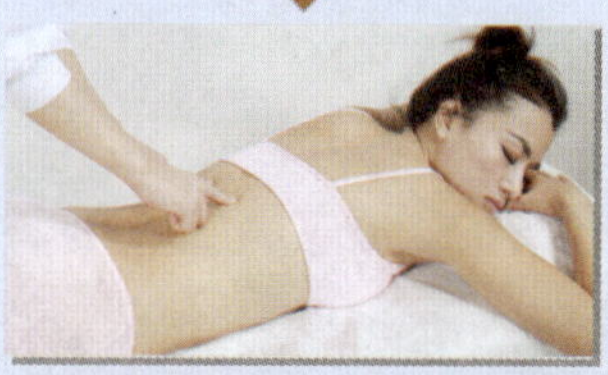

双手伸直，将两手大拇指在患者左右的脾俞穴至胃俞穴上推按，用力按压1～2分钟。

3 第三步按这里

内关

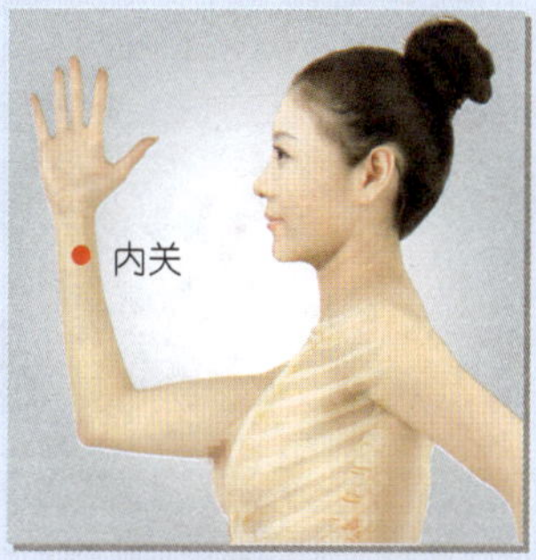

位于前臂掌侧，腕横纹上2寸，掌长肌腱与桡侧腕屈肌腱之间。

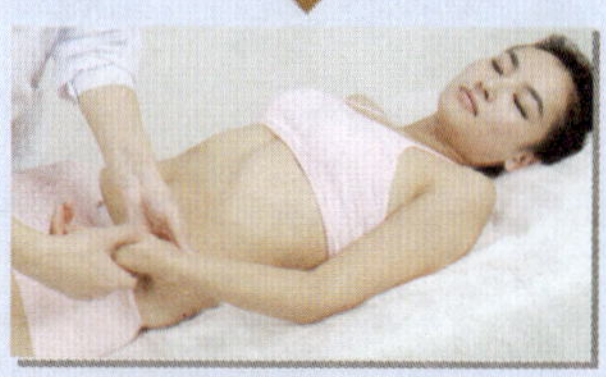

大拇指指腹放于内关穴处，揉按3分钟，以穴位处皮肤发红为度。

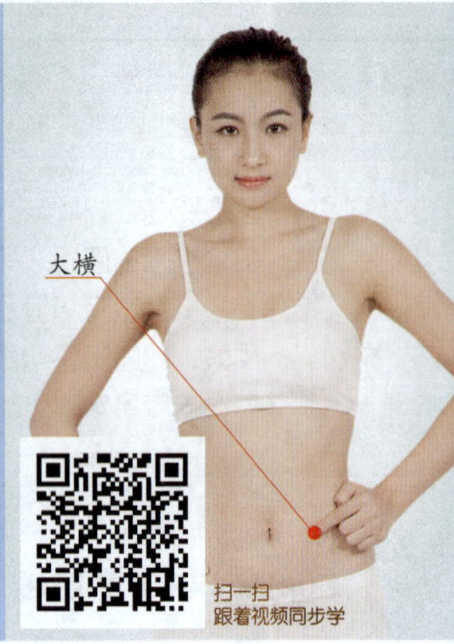

急性阑尾炎

◎急性阑尾炎是外科常见病，居各种急腹症的首位，转移性右下腹痛及阑尾点压痛、反跳痛为其常见临床表现，但是急性阑尾炎的病情变化多端。临床表现为持续伴阵发性加剧的右下腹痛、恶心、呕吐，多数病人白细胞和嗜中性粒细胞计数增高。

穴位 特效穴位包括阑尾穴、大横、劳宫。再加上天枢（见096页）、内关（见086页）、曲池（见059页）、大肠俞（见096页）、三焦俞（见112页）、足三里（见085页）、效果会更佳。

1 第一步按这里 阑尾穴

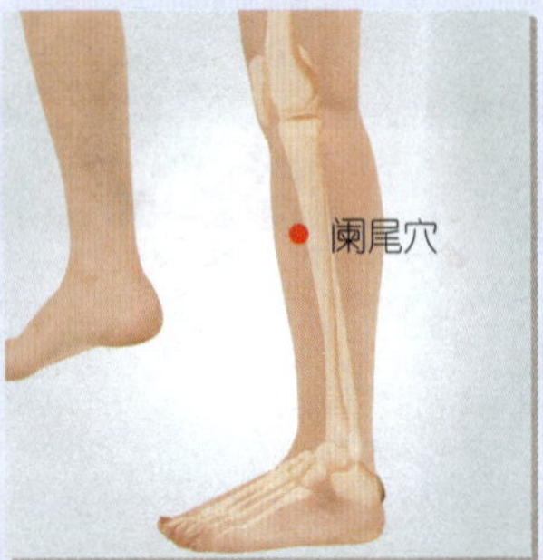

位于足三里穴直下2寸。

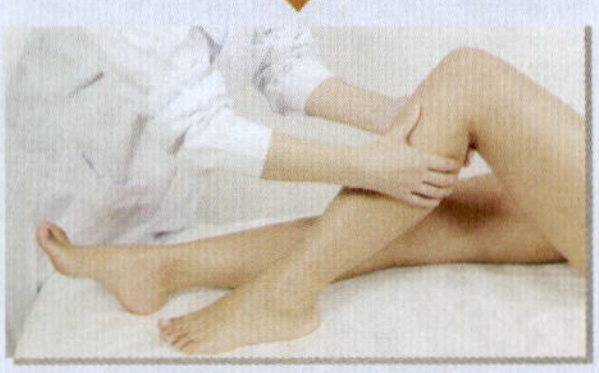

用拇指揉按足三里穴、阑尾穴各3分钟，揉动缓慢，按压沉稳，以有镇痛为度。

2 第二步按这里 大横

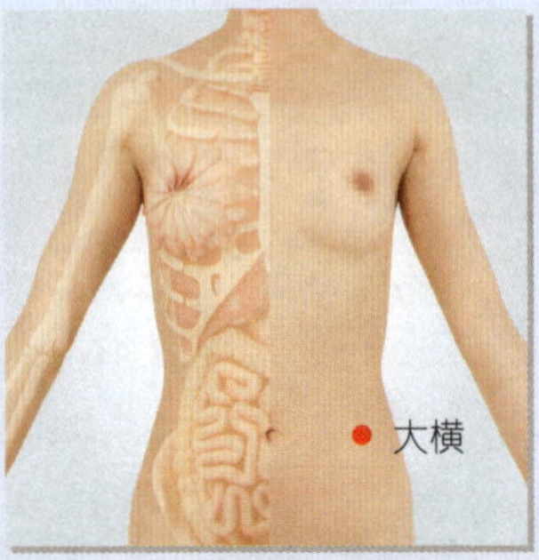

位于腹中部，距脐中4寸。

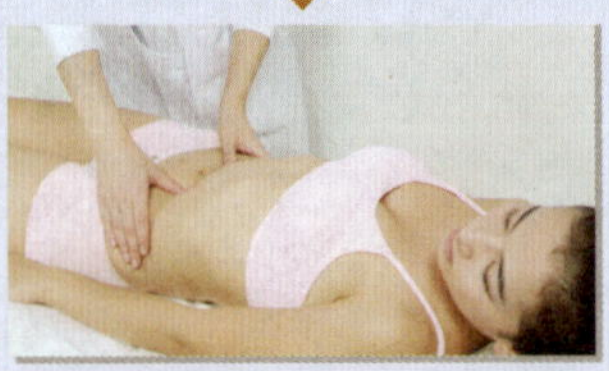

双手拇指并列，由轻到重缓慢轻揉双侧大横穴1～3分钟，以穴位处皮肤发红为度。

3 第三步按这里 劳宫

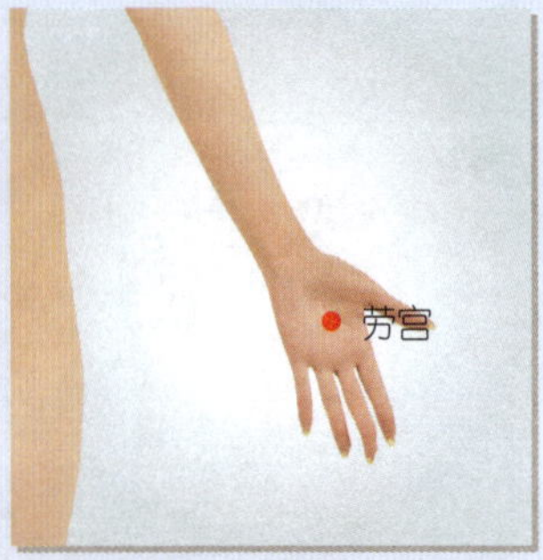

位于手掌心，当第二、三掌骨之间偏于第三掌骨，握拳屈指时中指尖处。

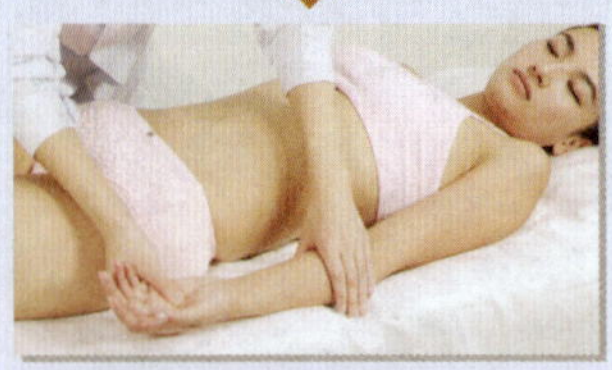

用拇指按压劳宫穴，左右各按压2分钟，以穴位处皮肤发红为度。

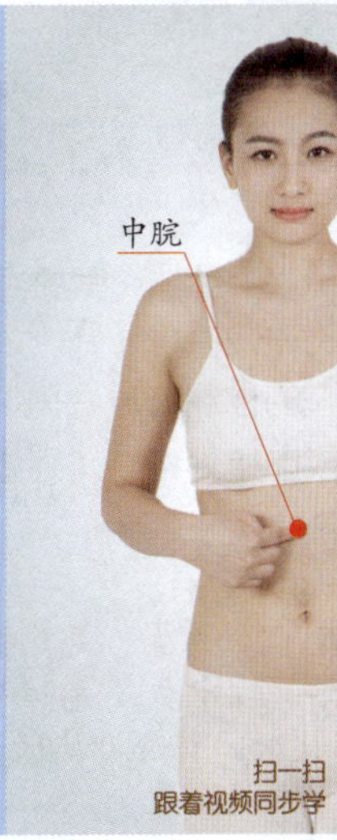

扫一扫
跟着视频同步学

消化性溃疡

◎消化性溃疡主要指发生在胃和十二指肠的慢性溃疡，以周期性发作、节律性上腹部疼痛为主要特征。本病绝大多数（95%以上）发病部位位于胃和十二指肠，故又称胃十二指肠溃疡。本病的总发病率占人口的5%～10%，十二指肠溃疡较胃溃疡多见，以青壮年多发，男多于女，儿童亦可发病。

穴位

特效穴位包括中脘、内关、至阳。再加上脾俞（见112页）、胃俞（见087页）效果会更佳。

1 第一步按这里

中脘

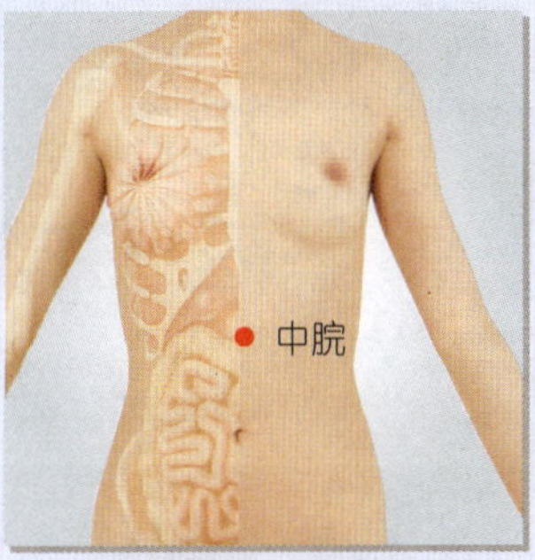

位于上腹部，前正中线上，当脐中上4寸。

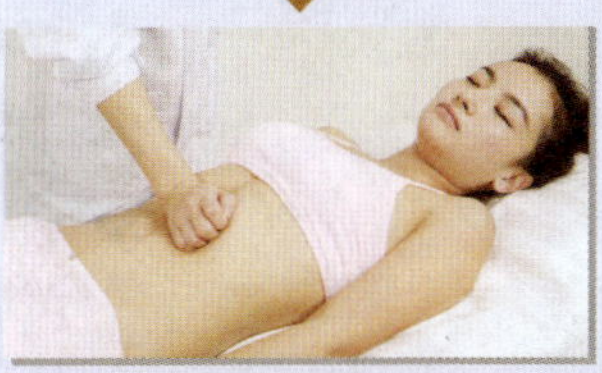

用掌根揉按中脘穴，以顺时针的方向做回旋动作约3分钟。

2 第二步按这里

内关

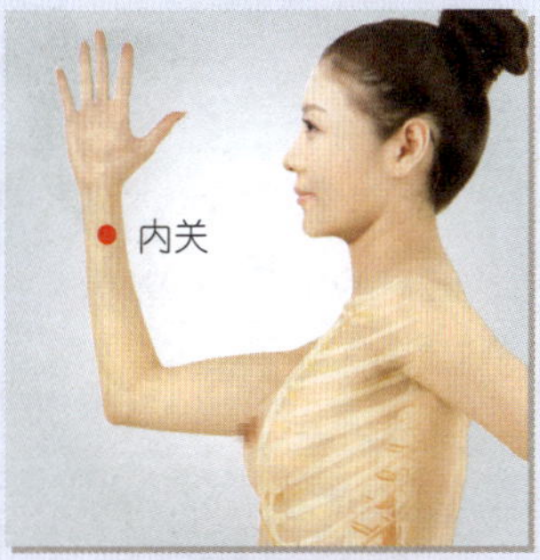

位于前臂掌侧，腕横纹上2寸，掌长肌腱与桡侧腕屈肌腱之间。

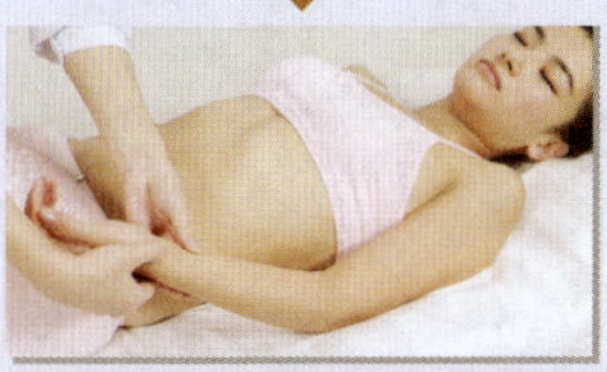

用拇指指端螺纹面以顺时针的方向轻轻按揉手臂上的内关穴，有节律地一按一松，约3分钟。

3 第三步按这里

至阳

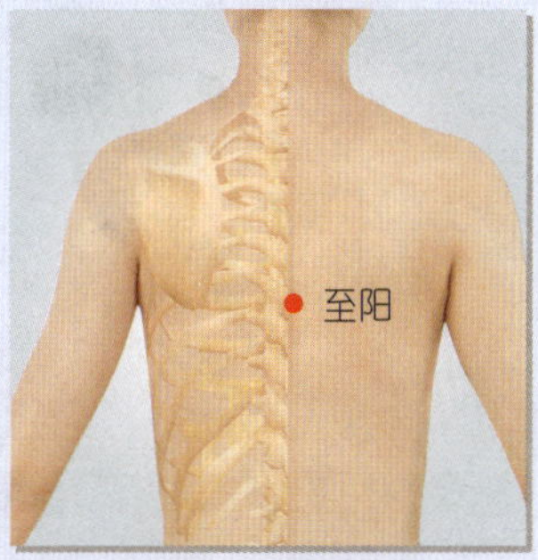

位于背部，当后正中线上，第七胸椎棘突下凹陷中。

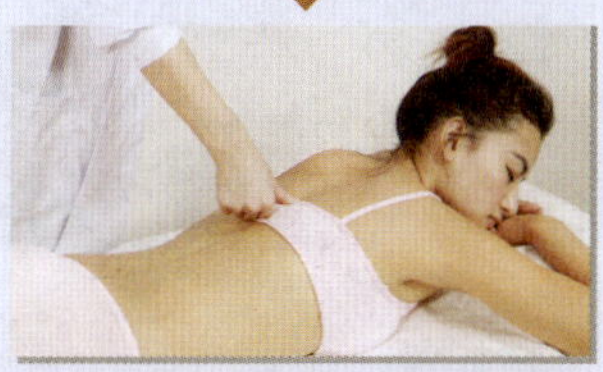

用拇指指端用力按至阳穴及双侧的脾俞、胃俞穴，力度由轻到重，操作1～3分钟。

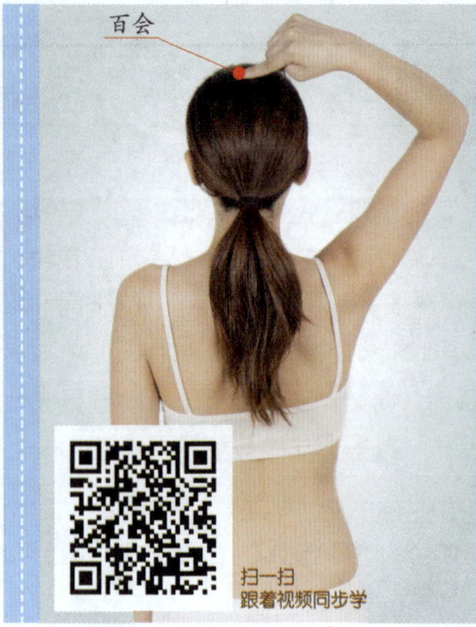

痔疮

○痔疮又称痔核，是肛门科最常见的疾病。临床上分为三种类型：位于齿线以上的为内痔，在肛门齿线以外的为外痔，二者混合存在的称混合痔。其主要表现为：外痔感染发炎或形成血栓外痔时，则局部肿痛。内痔主要表现为便后带血。

穴位

特效穴位包括百会、二白、大肠俞。再加上肩井（见035页）、中脘（见111页）、气海（见033页）、中极（见101页）、足三里（见085页）、脾俞（见112页）、胃俞（见087页）效果会更佳。

1 第一步按这里 百会

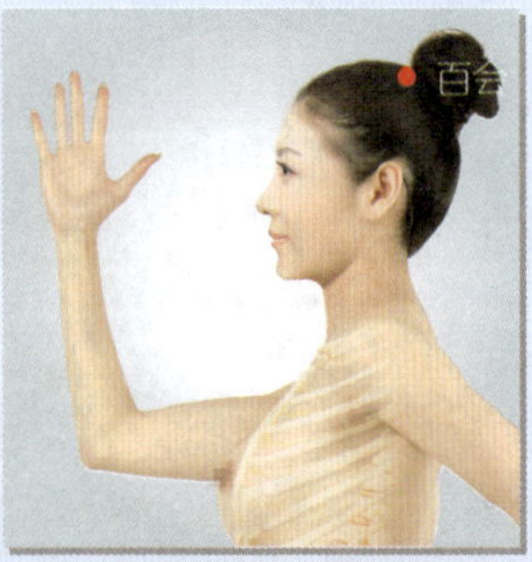

位于头部，当前发际正中直上5寸，或两耳尖连线的中点处。

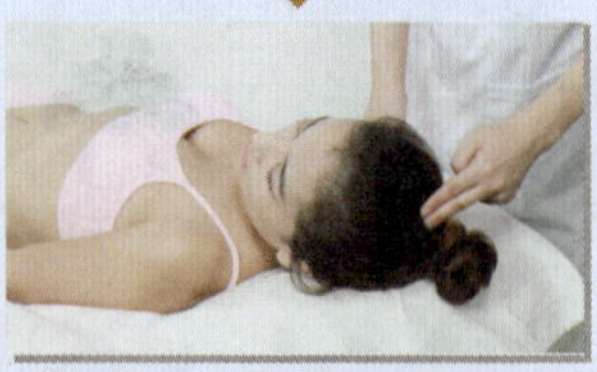

用食指、中指指腹作用于百会穴上，稍用力向下按压1分钟。

2 第二步按这里 二白

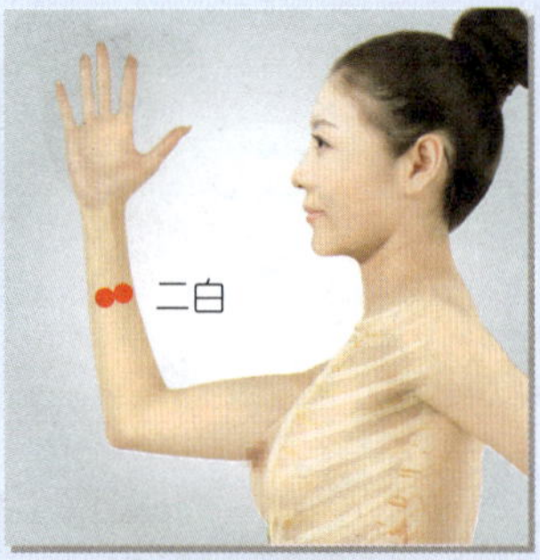

位于前臂掌侧，腕横纹上4寸，桡侧腕屈肌腱的两侧，一侧2穴。

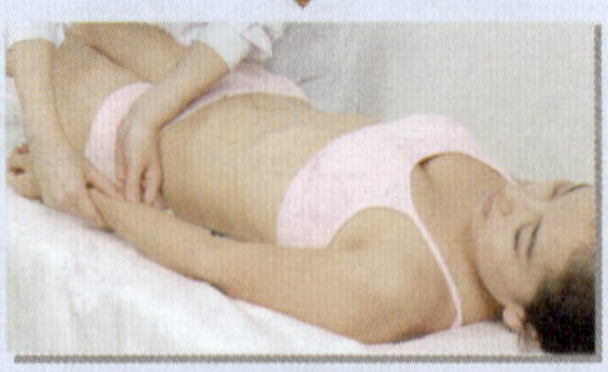

用拇指指腹按揉二白穴1～2分钟，力度适中，以有酸痛感为度。

3 第三步按这里 大肠俞

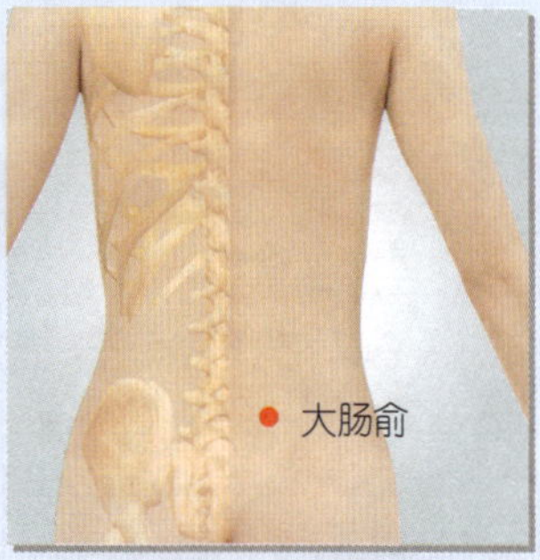

位于腰部，当第四腰椎棘突下，旁开1.5寸。

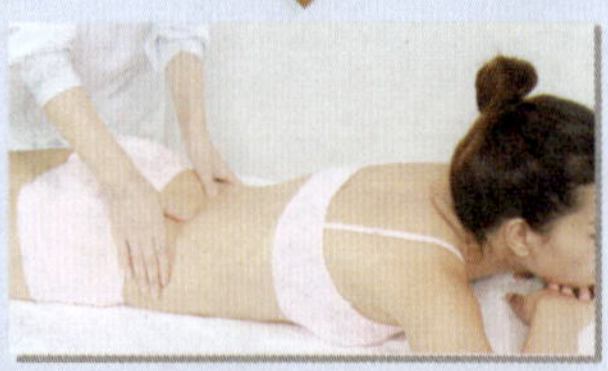

用拇指指腹点按大肠俞穴，来回点按1～3分钟。

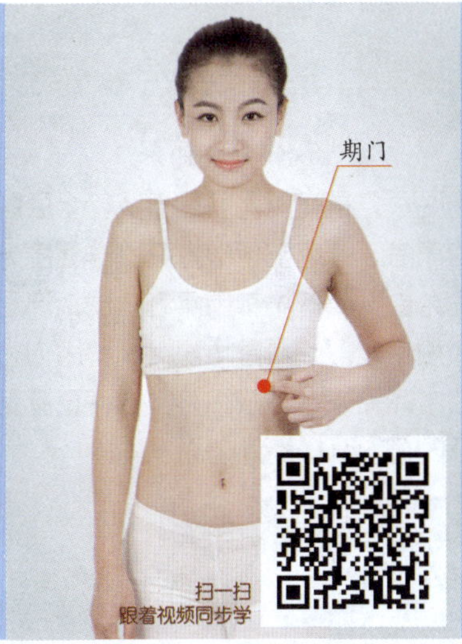

胆结石

◎胆结石是指发生在胆囊内的结石所引起的疾病，是一种常见病，随年龄增长，发病率也逐渐升高，且女性明显多于男性。随着生活水平的提高，饮食习惯的改变，卫生条件的改善，我国的胆石症已由以胆管的胆色素结石为主逐渐转变为以胆囊胆固醇结石为主。

穴位 特效穴位包括期门、阳陵泉、丘墟。再加上太冲（见090页）效果会更佳。

1 第一步按这里 期门

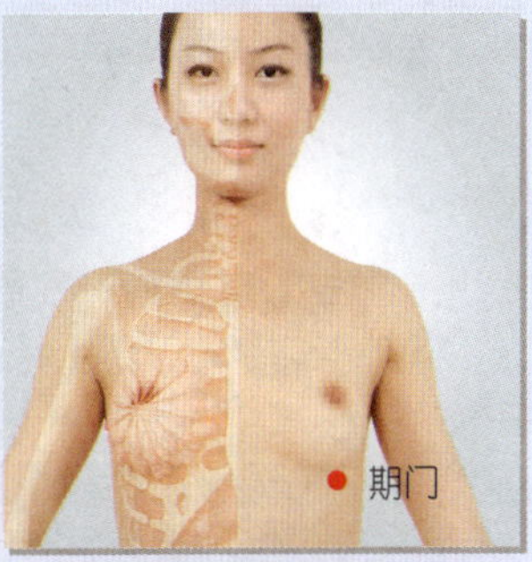

位于胸部，当乳头直下，第六肋间隙，前正中线旁开4寸。

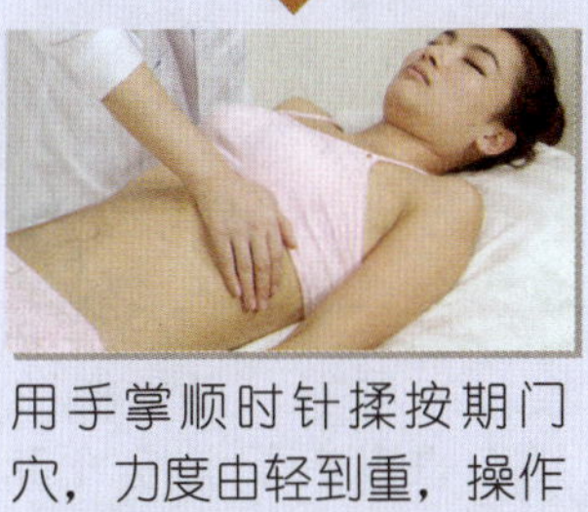

用手掌顺时针揉按期门穴，力度由轻到重，操作1～3分钟。

2 第二步按这里 阳陵泉

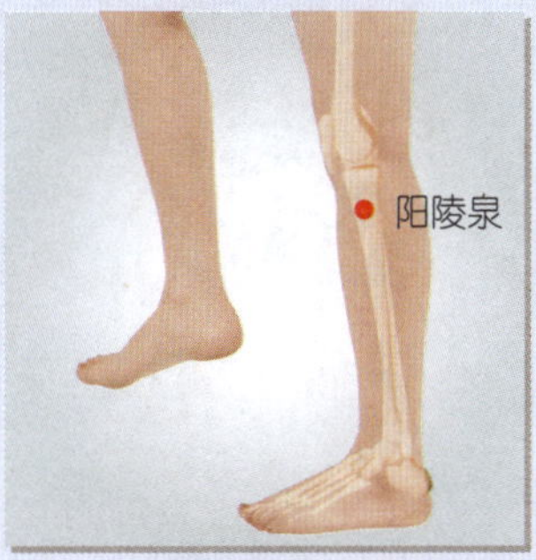

位于小腿外侧，当腓骨头前下方凹陷处。

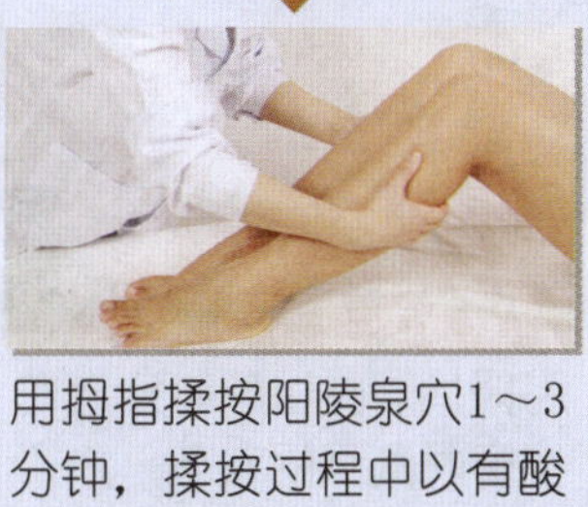

用拇指揉按阳陵泉穴1～3分钟，揉按过程中以有酸麻胀痛感为佳。

3 第三步按这里 丘墟

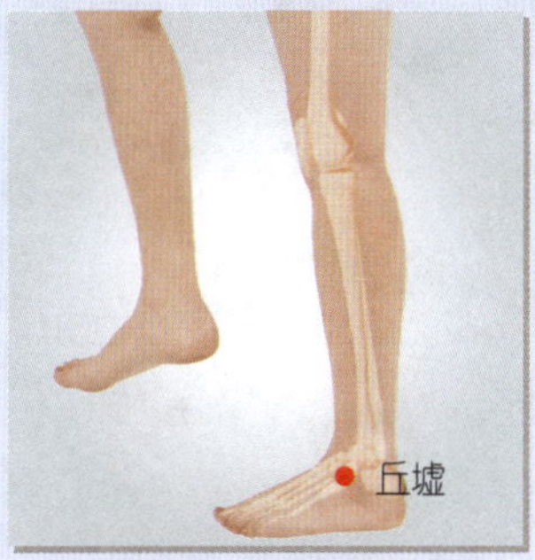

位于足外踝的前下方，当趾长伸肌腱的外侧凹陷处。

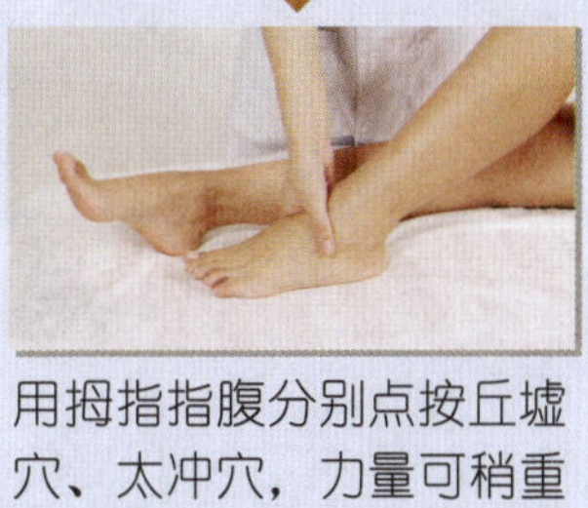

用拇指指腹分别点按丘墟穴、太冲穴，力量可稍重一些，每个穴位点按1～2分钟。

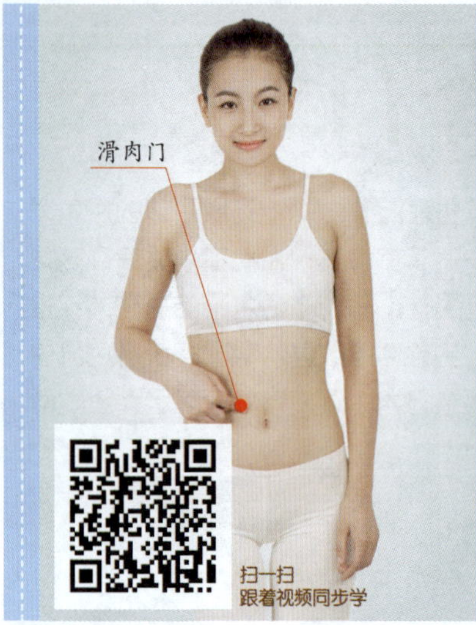

脱肛

○脱肛又称直肠脱垂，是直肠黏膜或直肠壁全层脱出于肛门之外的病症。临床上可根据其脱垂程度分为部分脱垂和完全脱垂。本病常因年老体弱，产后或久病体虚，久痢久泄，或素患痔疾，便秘用力太过，以及小儿经常啼哭，慢性咳嗽等，致使直肠黏膜下层组织和肛门括约肌松弛无力而发病。

穴位 特效穴位包括滑肉门、天枢、气海。再加上关元（见034页）效果会更佳。

1 第一步按这里 滑肉门

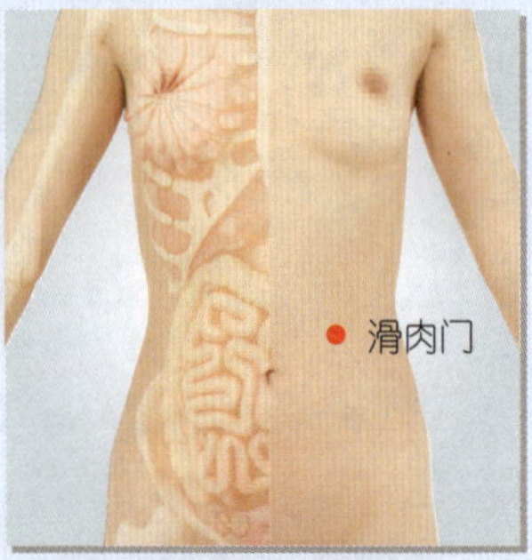

位于上腹部，当脐中上1寸，距前正中线2寸。

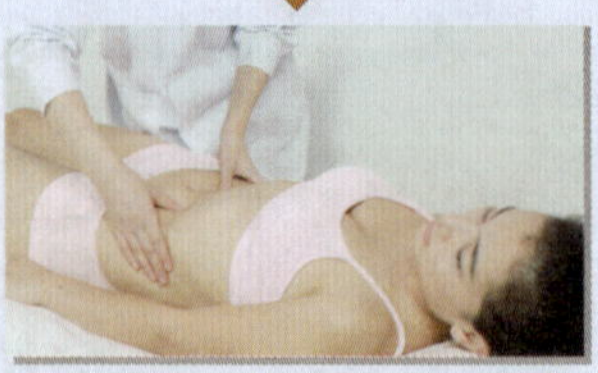

双手拇指以顺时针方向按摩两侧滑肉门穴，以局部酸胀为度，每次按揉3～5分钟。

2 第二步按这里 天枢

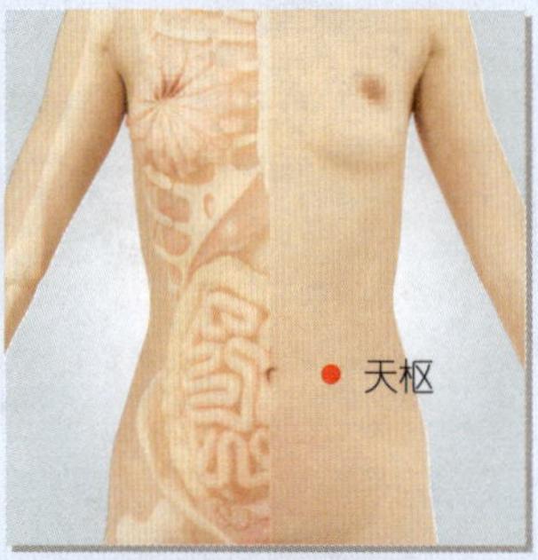

位于腹中部，距脐中2寸。

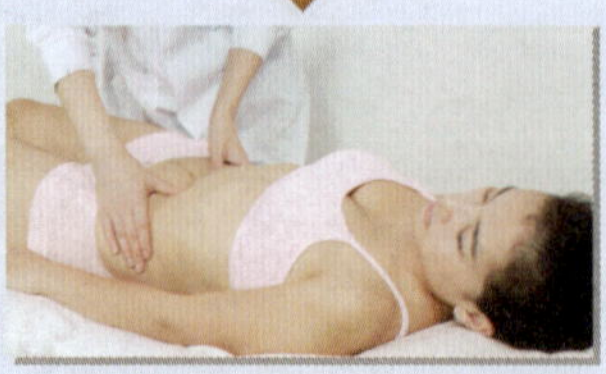

用拇指同时以顺时针方向按摩两侧天枢穴上，按揉2～3分钟即可。

3 第三步按这里 气海

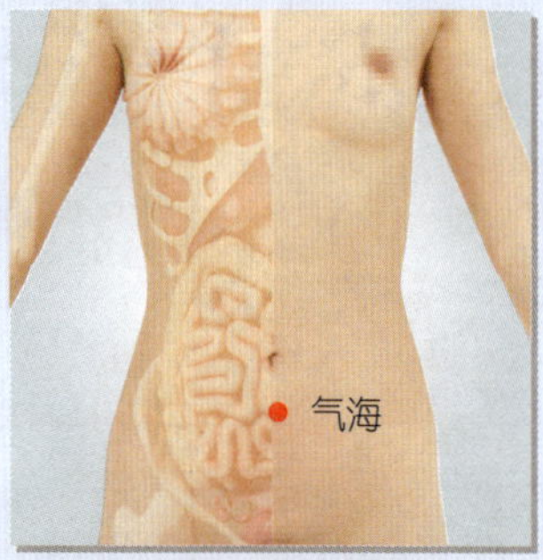

位于下腹部，前正中线上，当脐中下1.5寸。

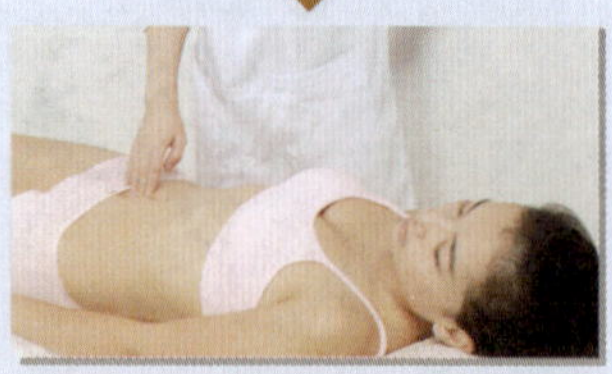

食指、中指、无名指并拢，垂直向下点按气海穴、关元穴各50次，力度适中。

尿道炎

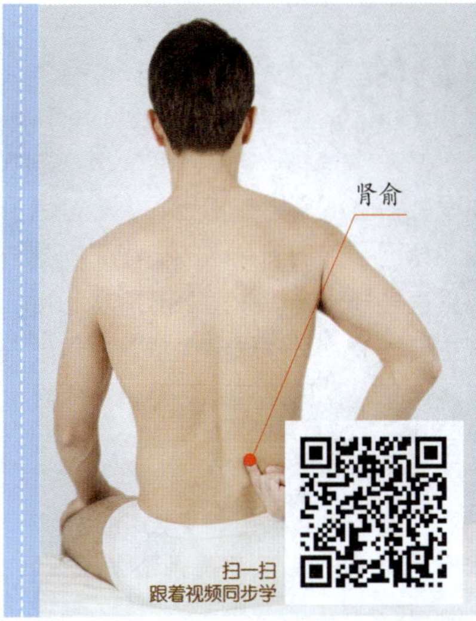

◎尿道炎是由于尿道损伤、尿道内异物、尿道梗阻、邻近器官出现炎症或性生活不洁等原因引起的尿道细菌感染。因女性尿道短、直，所以多见于女性患者。患有尿道炎的人常会有尿频、尿急、排尿时有烧灼感以至排尿困难症状，而且有的还有较多尿道分泌物，开始为黏液性，逐渐变为脓性。

穴位 特效穴位包括肾俞、中极、阴陵泉。再加上命门（见044页）、关元（见085页）效果会更佳。

1 第一步按这里

肾俞

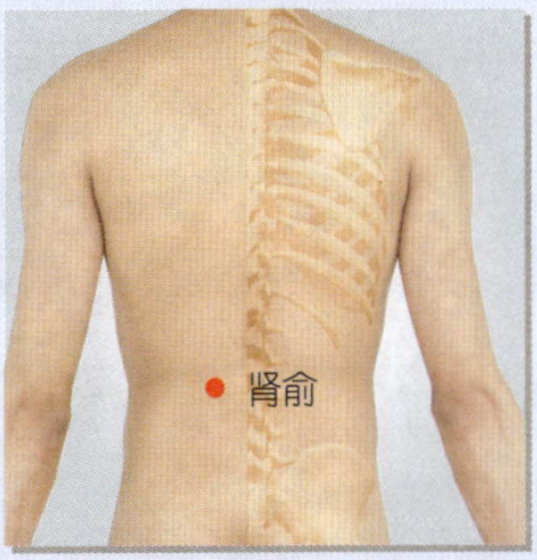

位于腰部，当第二腰椎棘突下，旁开1.5寸。

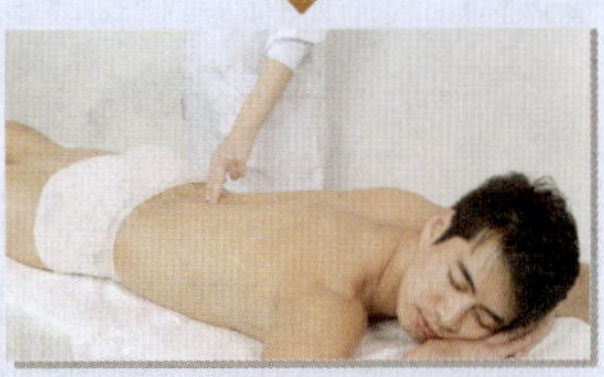

用手指指腹揉搓肾俞穴、命门穴，直至患者感到酸胀为宜。

2 第二步按这里

中极

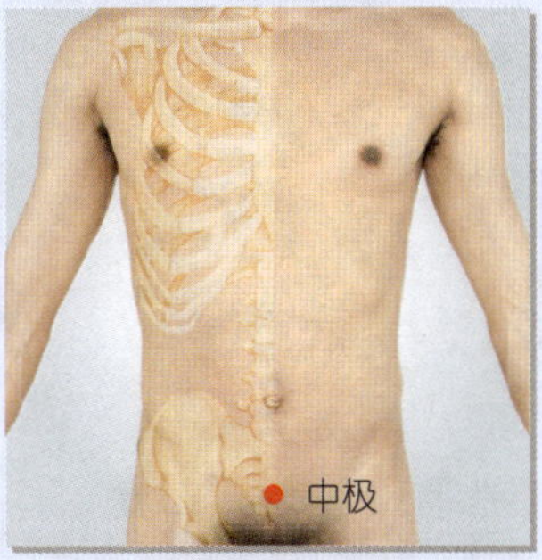

位于下腹部，前正中线上，当脐中下4寸。

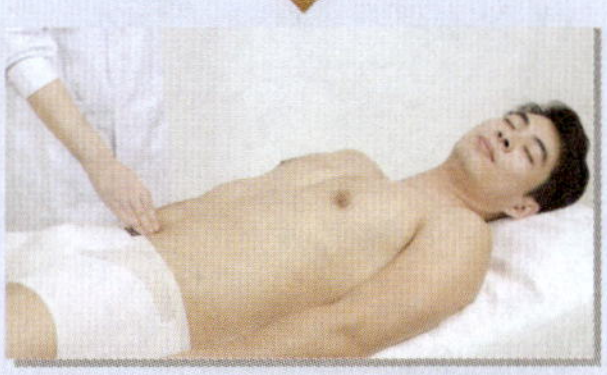

食指、中指、环指紧并，用手指指腹端按揉患者腹部的关元穴至中极穴15次，以皮肤发红为度。

3 第三步按这里

阴陵泉

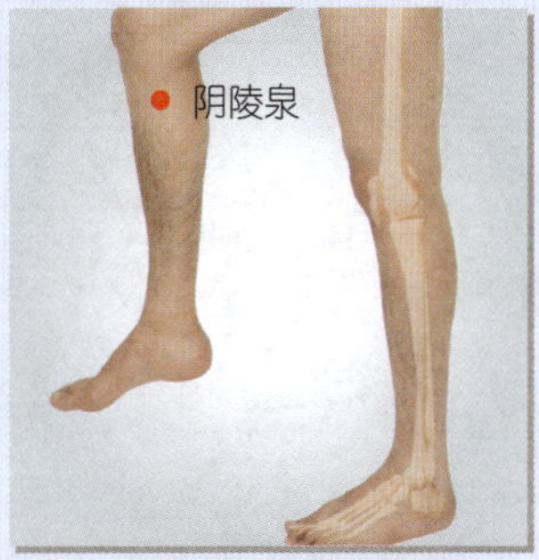

位于小腿内侧，当胫骨内侧髁后下方的凹陷处。

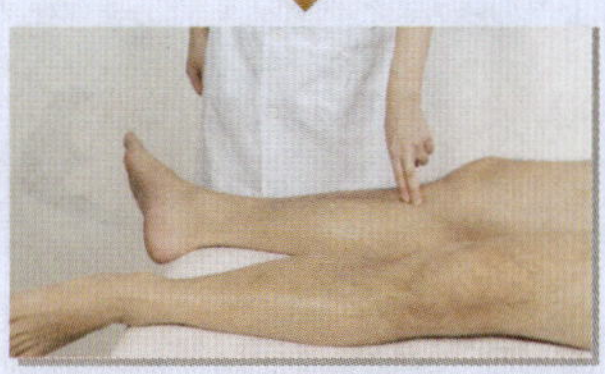

用中指、食指并拢，推揉阴陵泉穴3分钟，以有酸麻胀痛感为佳。

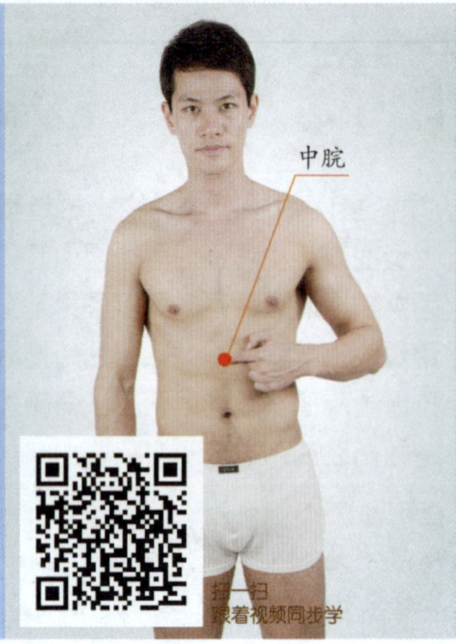

前列腺炎

◎前列腺炎是现在社会上成年男性常见病之一，是由多种复杂原因和诱因引起的前列腺的炎症。前列腺炎的临床表现具有多样化，以尿道刺激症状和慢性盆腔疼痛为其主要表现。其中尿道症状为尿急、尿频、排尿时有烧灼感、排尿疼痛，可伴有排尿终末血尿或尿道脓性分泌物等。

穴位 特效穴位包括中脘、水道、大肠俞。再加上关元（见085页）效果会更佳。

1 第一步按这里 中脘

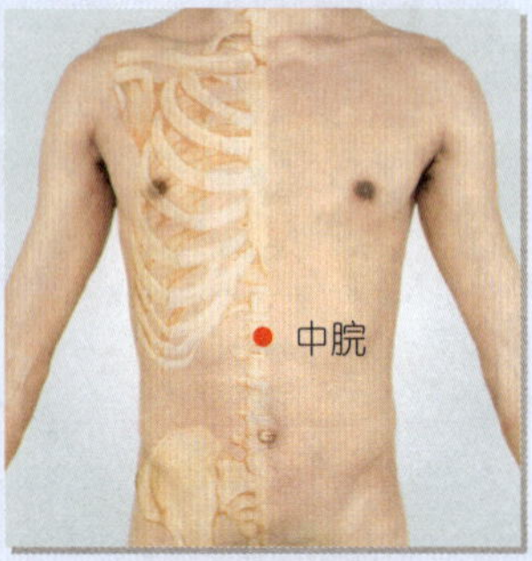

位于上腹部，前正中线上，当脐中上4寸。

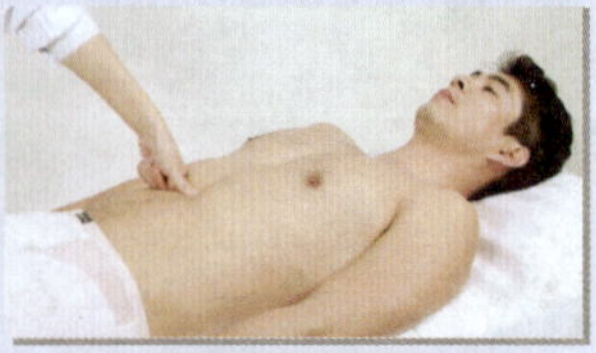

右手半握拳，拇指伸直，将拇指放在中脘上，适当用力揉按1分钟。

2 第二步按这里 水道

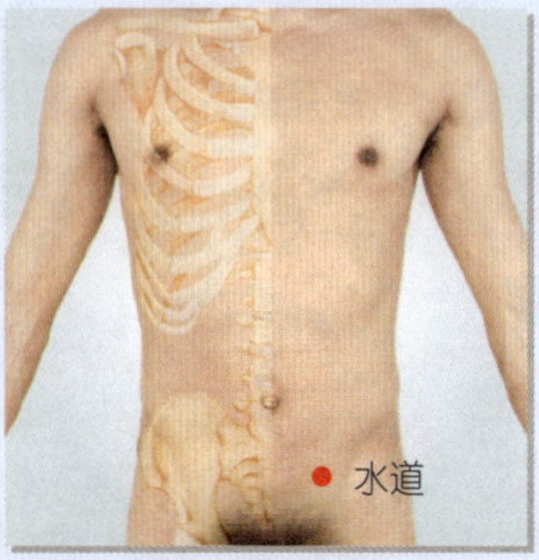

位于下腹部，当脐中下3寸，距前正中线2寸。

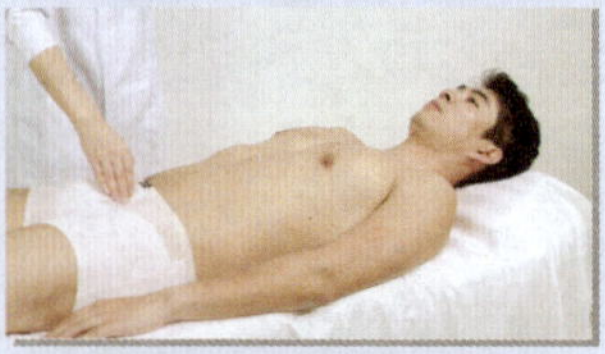

四指合拢，用四指的指腹点按水道穴1～3分钟，以有酸胀感为度。

3 第三步按这里 大肠俞

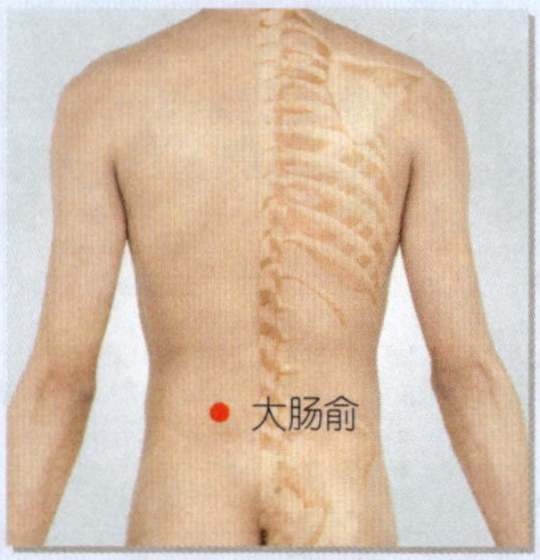

位于腰部，当第四腰椎棘突下，旁开1.5寸。

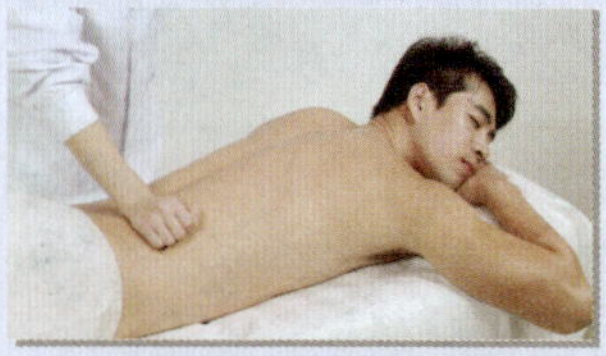

用手掌根部的力度揉按大肠俞穴，至局部皮肤红热为度。

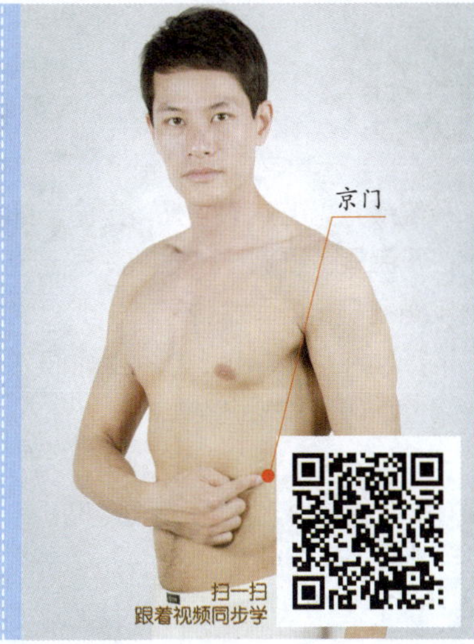

性冷淡

◎性冷淡是指由于疾病、精神、年龄等因素导致的性欲缺乏，即对性生活缺乏兴趣。性冷淡主要生理症状主要体现在：对性爱抚无反应或快感反应不足；无性爱快感或快感不足，缺乏性高潮；性器官发育不良或性器官萎缩、老化、活性不足等。心理症状主要是对性爱恐惧、厌恶及心理抵触等。

穴位 特效穴位包括神阙、京门、会阳。再加上肾俞（见101页）效果会更佳。

1 第一步按这里

会阳

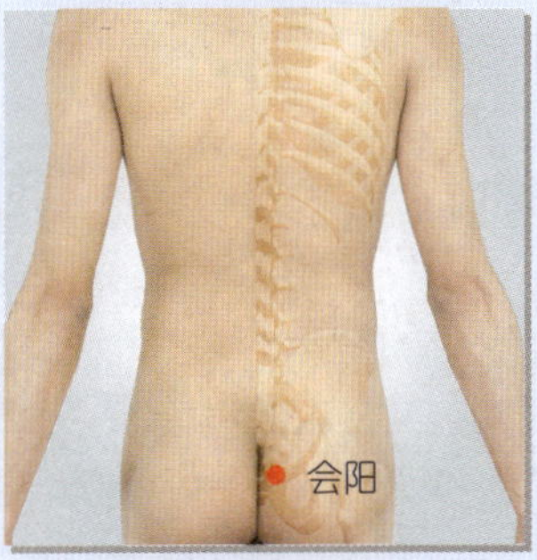

位于骶部，尾骨端旁开0.5寸。

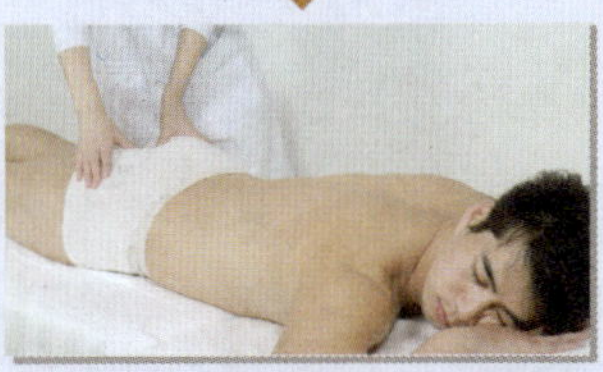

用拇指紧按会阳穴、肾俞穴各1～2分钟。然后用手掌从会阳穴至肾俞穴来回摩擦2～3分钟。

2 第二步按这里

京门

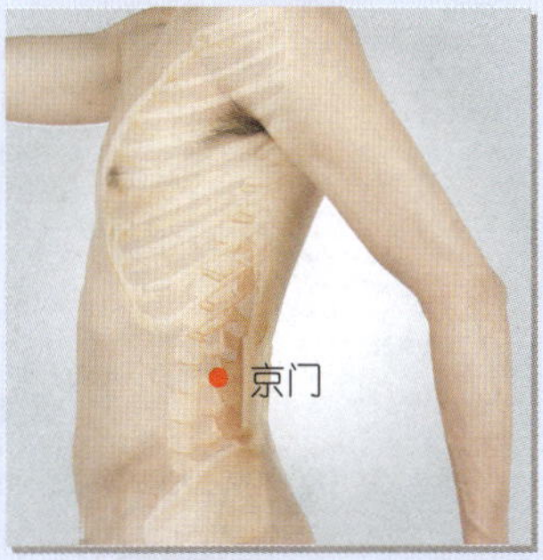

位于侧腰部，章门后1.8寸，当第十二肋骨游离端的下方。

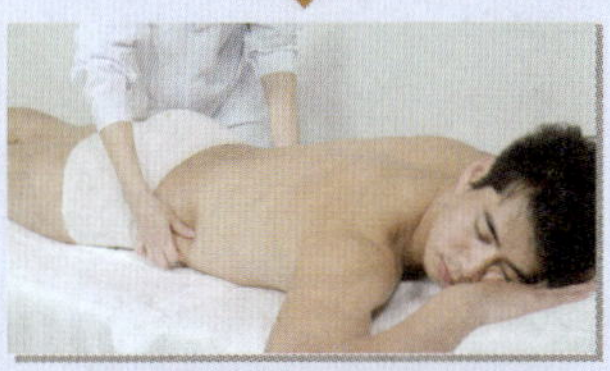

双手指腹同时揉按京门穴1～3分钟，以皮肤出现潮红发热为度。

3 第三步按这里

神阙

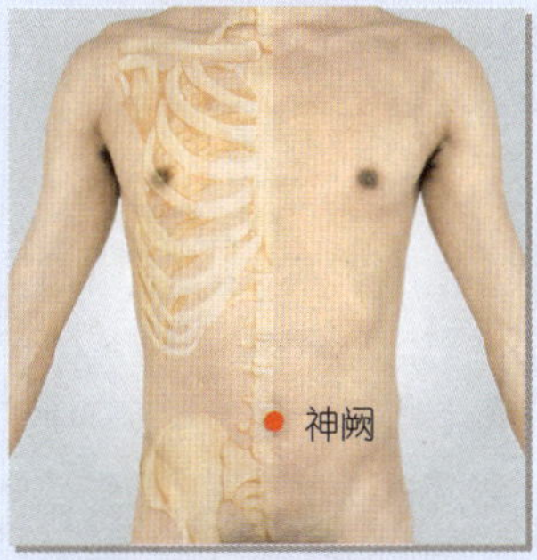

位于腹中部，脐中央。

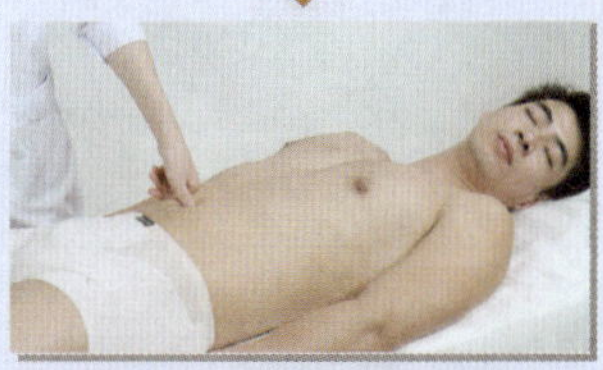

用手指指腹按揉神阙穴1～3分钟；按摩时，宜缓慢轻柔，使之有一种舒坦的感觉。

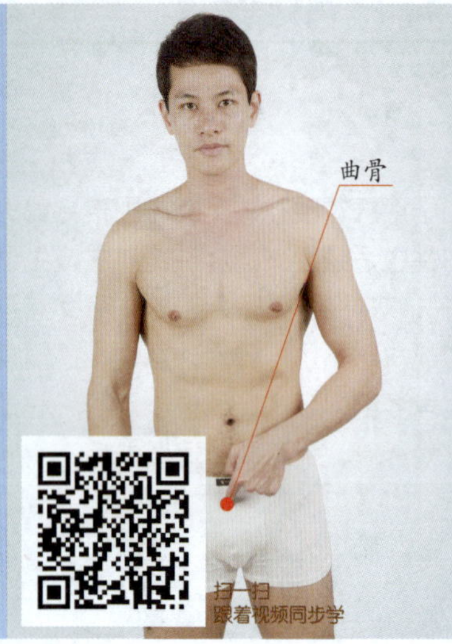

膀胱炎

○膀胱炎是泌尿系统最常见的疾病，大多是由于细菌感染所引起，过于劳累、受凉、长时间憋尿、性生活不洁也容易发病。初起表现症状轻微，仅有膀胱刺激症状，如尿频、尿急、尿痛、脓尿、血尿等，经按摩特效穴位，病情会很快痊愈。

穴位

特效穴位包括中极、曲骨、膀胱俞。再加上气海（见033页）、关元（见085页）、三阴交（见108页）、三焦俞（见112页）效果会更佳。

1 第一步按这里

中极

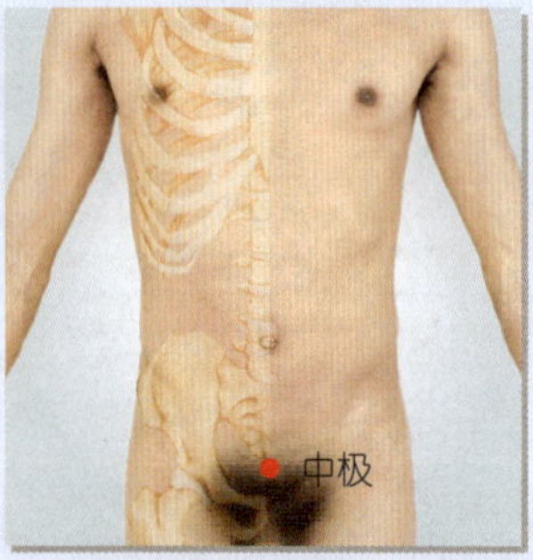

位于下腹部，前正中线上，当脐中下4寸。

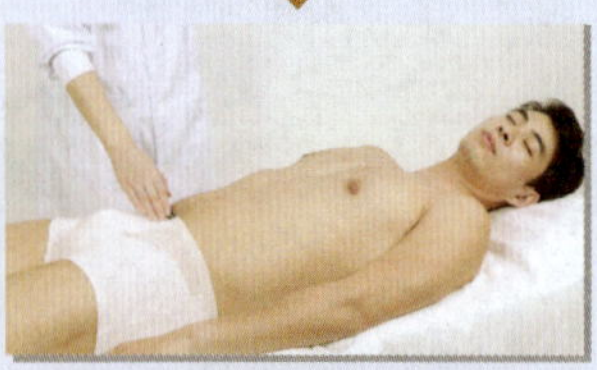

用手指指腹点按腹部的中极穴1～2分钟，以皮肤潮红发热为度。

2 第二步按这里

曲骨

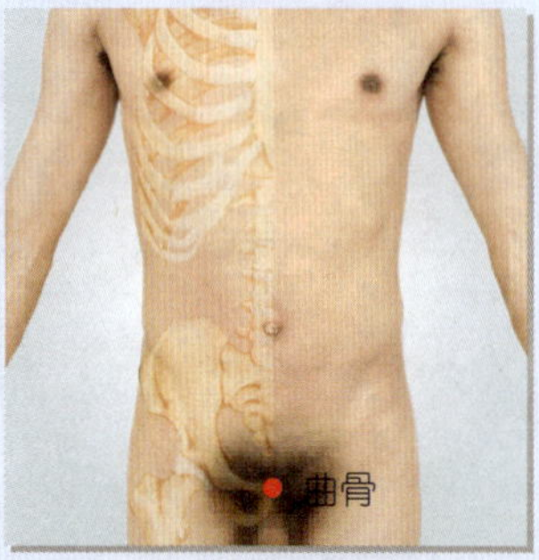

位于下腹部，当前正中线上，耻骨联合上缘的中点处。

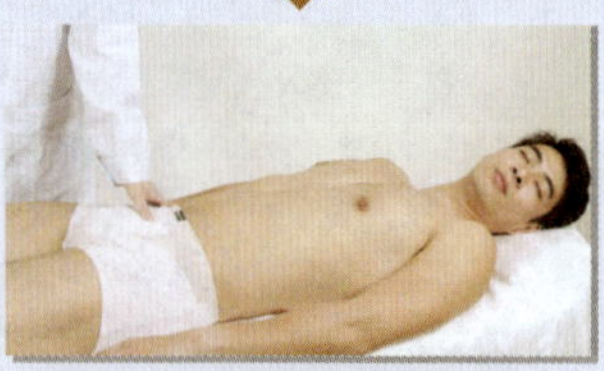

用拇指指腹放在曲骨穴上，其他四指做支撑，揉按曲骨穴1～2分钟，以皮肤潮红发热为度。

3 第三步按这里

膀胱俞

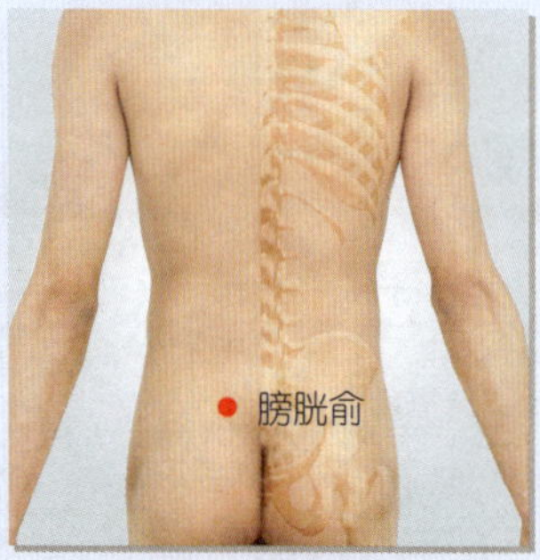

位于骶部，当骶正中嵴旁1.5寸，平第二骶后孔。

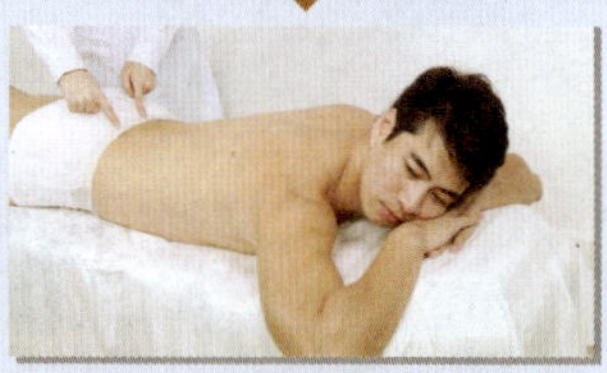

用双手食指指腹，同时按压腰骶部的膀胱俞穴2分钟，以有酸胀感为度。

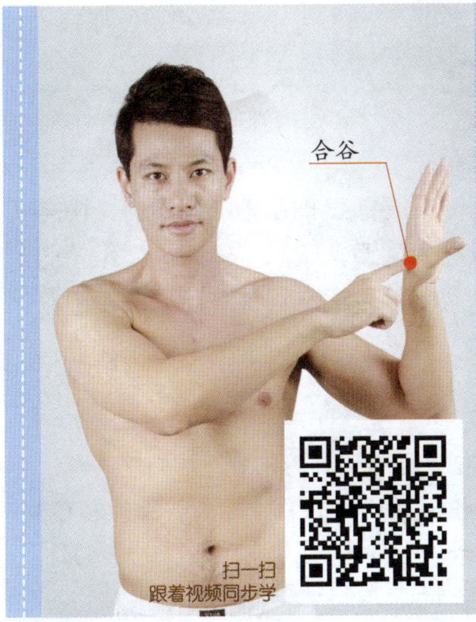

慢性肾炎

◎慢性肾炎是一种以慢性肾小球病变为主的肾小球疾病，也是一种常见的慢性肾脏疾病。此病潜伏时间长，病情发展缓慢，它可发生于任何年龄，但以青、中年男性为主，病程长达1年以上。慢性肾炎的症状各异，大部分患者有明显血尿、水肿、高血压症状，并有全身乏力、纳差、腹胀等病症。

穴位 特效穴位包括神门、合谷、涌泉。再加上公孙（见067页）、内关（见086页）效果会更佳。

1 第一步按这里 神门

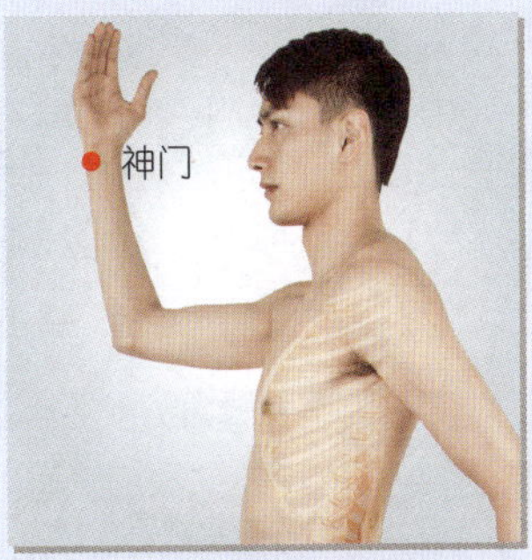

位于腕部，腕掌侧横纹尺侧端，尺侧腕屈肌腱的桡侧凹陷处。

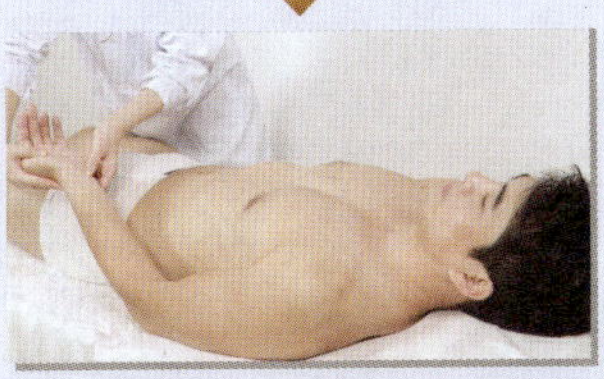

用大拇指指腹分别揉按神门、内关穴，力度由轻渐重，揉按1～2分钟。

2 第二步按这里 合谷

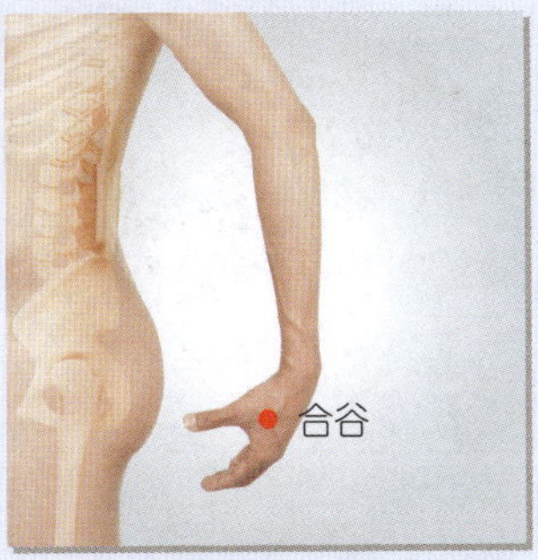

位于手背，第一、二掌骨间，当第二掌骨桡侧的中点处。

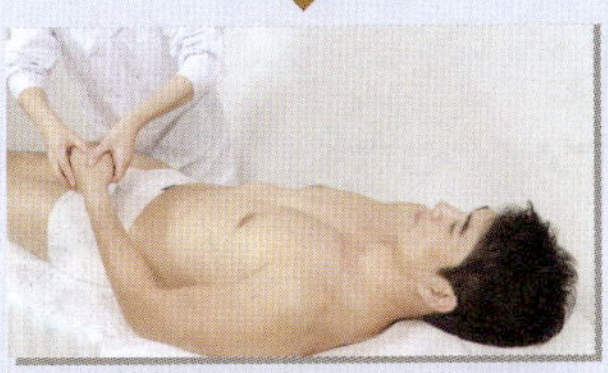

拇指与食指相对成钳形，掐按合谷穴，由轻渐重地掐揉，以有酸胀感为宜。

3 第三步按这里 涌泉

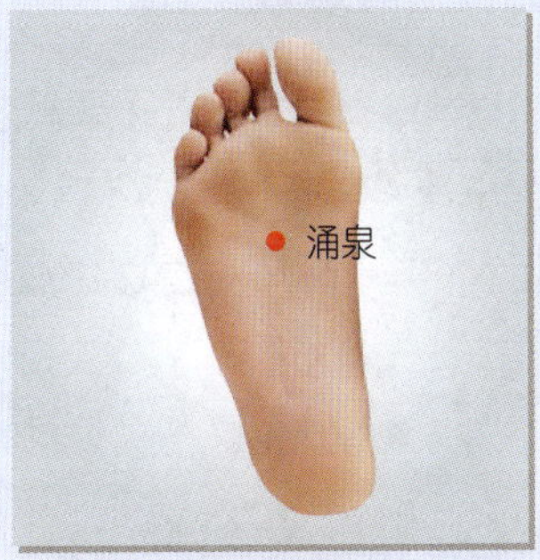

位于足底部，蜷足时足前部凹陷处，约当足底二、三趾趾缝纹头端与足跟连线的前三1/3与后2/3交点上。

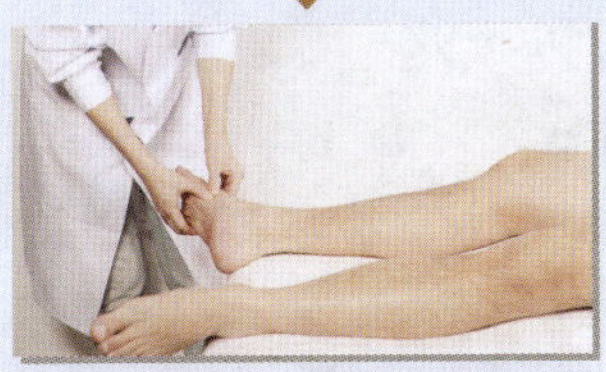

用大拇指关节分别按压公孙穴、涌泉穴3～5分钟，以局部有酸胀感为宜。

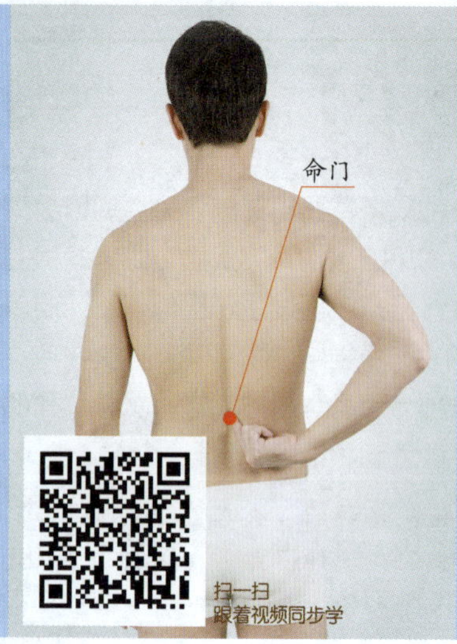

阳痿

◎阳痿即勃起功能障碍，是指在企图性交时，阴茎勃起硬度不足以插入阴道，或阴茎勃起硬度维持时间不足于完成满意的性生活。男性勃起是一个复杂的过程，与大脑、激素、情感、神经、肌肉和血管等都有关联。

穴位 特效穴位包括肾俞、命门、腰阳关。再加上神阙（见069页）、气海（见033页）、关元（见085页）、中极（见101页）、八髎（见110页）效果会更佳。

1 第一步按这里 肾俞

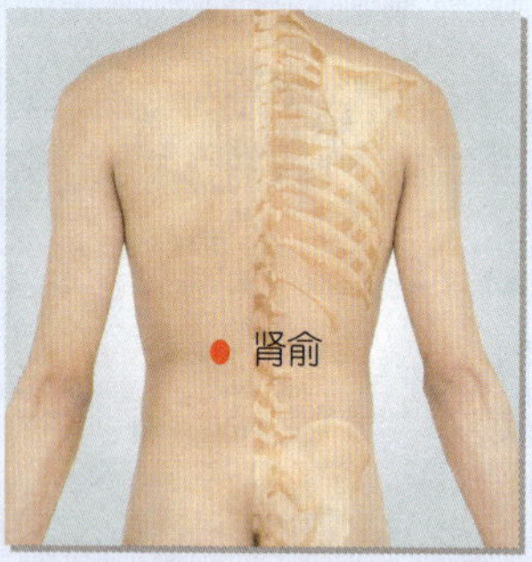

位于腰部，当第二腰椎棘突下，旁开1.5寸。

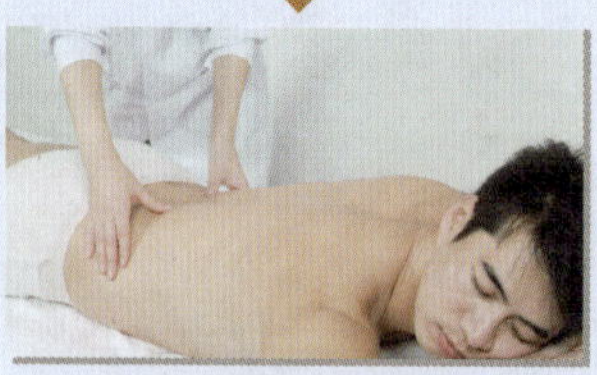

双手指拇指腹同时按揉两侧肾俞穴，在微感酸胀后，持续按揉2分钟。

2 第二步按这里 命门

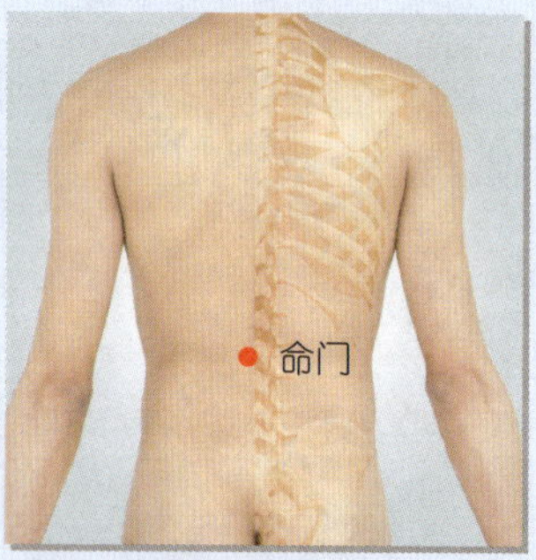

位于腰部，当后正中线上，第二腰椎棘突下凹陷中。

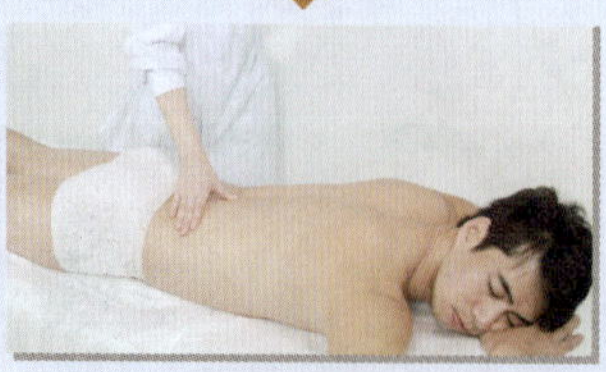

用拇指指腹揉按命门穴2分钟，以潮红发热为度。

3 第三步按这里 腰阳关

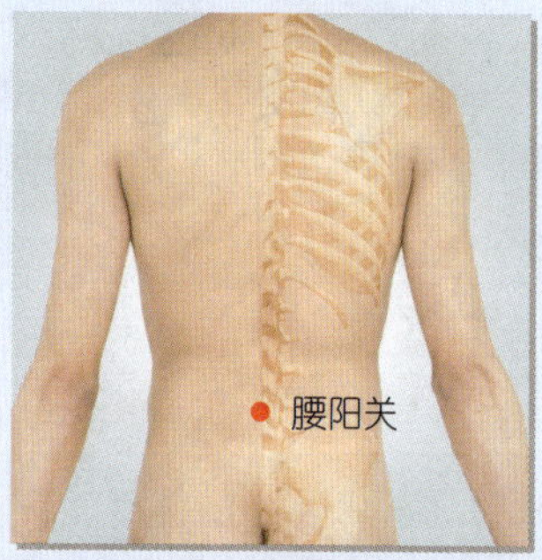

位于腰部，当后正中线上，第四腰椎棘突下凹陷中。

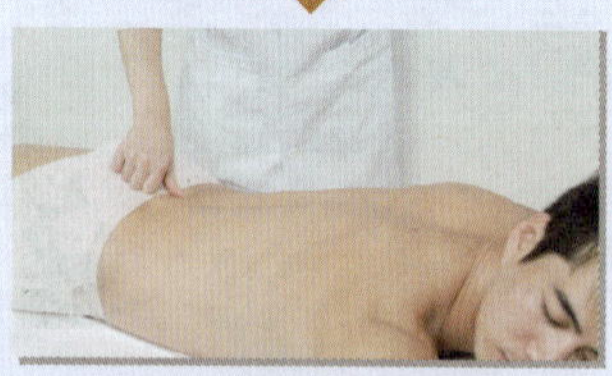

用拇指指腹按揉腰阳关穴，以小腹部透热为度。

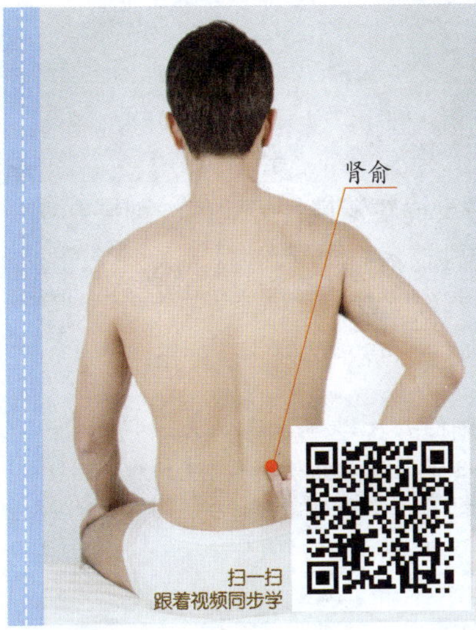

早泄

◎早泄是指性交时间极短，或阴茎插入阴道就射精，随后阴茎即疲软，不能正常进行性交的一种病症，是一种最常见的男性性功能障碍。中医认为多由于房劳过度或频犯手淫，导致肾精亏耗，肾阴不足，相火偏亢，或体虚羸弱，虚损遗精日久，肾气不固，导致肾阴阳俱虚所致。

穴位 特效穴位包括命门、肾俞、涌泉。再加上心俞（见067页）、环跳（见164页）、昆仑（见116页）效果会更佳。

1 第一步按这里

命门

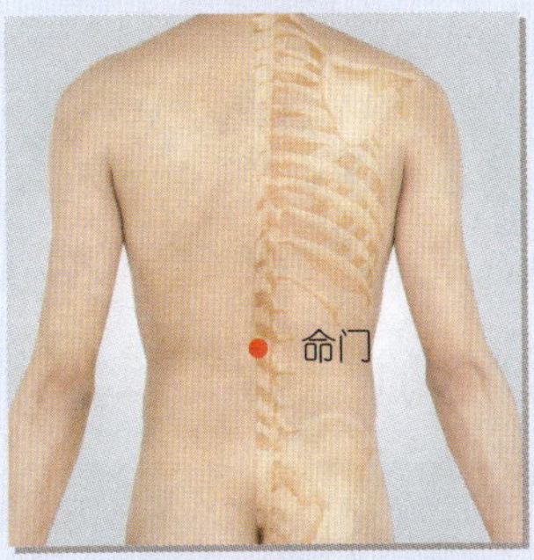

位于腰部，当后正中线上，第二腰椎棘突下凹陷中。

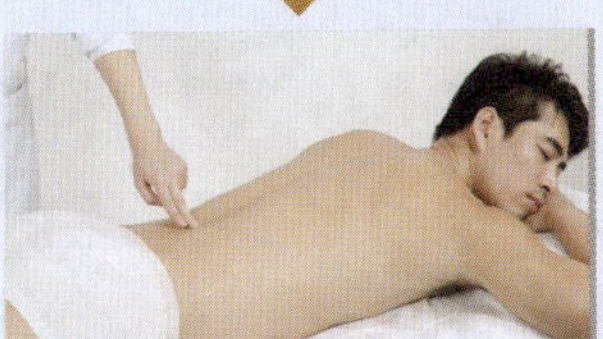

将食、中指放于患者命门上，微用力压揉，以局部有酸胀感为宜。

2 第二步按这里

肾俞

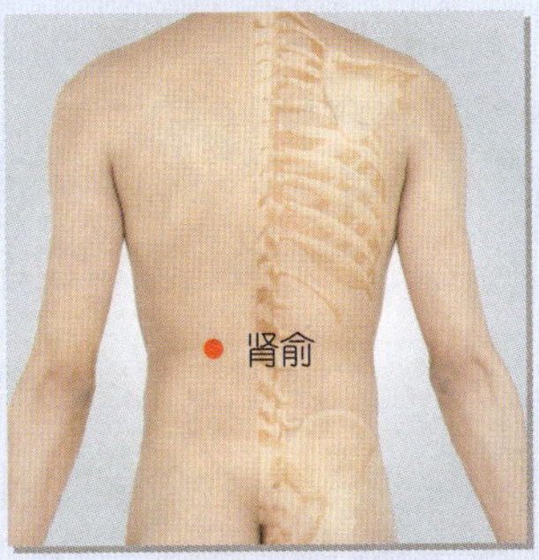

位于腰部，当第二腰椎棘突下，旁开1.5寸。

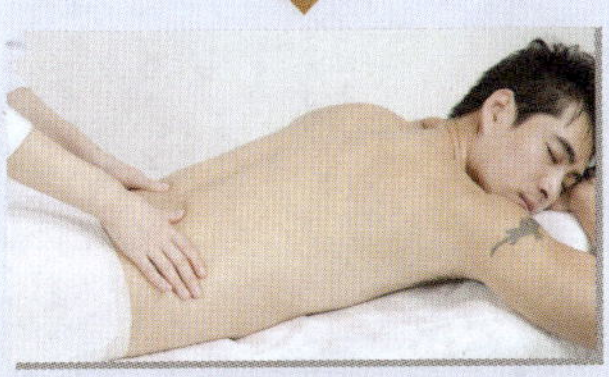

双手拇指指腹放于患者两侧肾俞穴上，微用力压揉，以局部有酸胀感为宜。

3 第三步按这里

涌泉

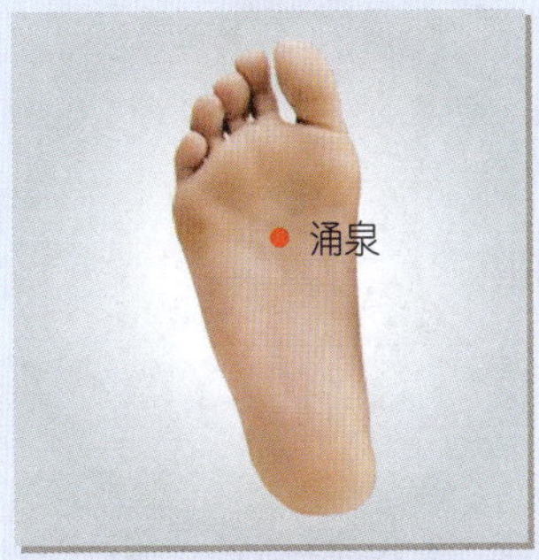

位于足底部，蜷足时足前部凹陷处，约当足底二、三趾趾缝纹头端与足跟连线的前三1/3与后2/3交点上。

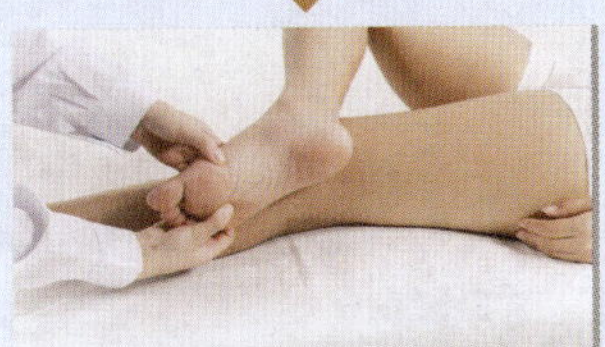

双手握住患者脚背，用拇指指腹点按涌泉穴10分钟，以局部有酸胀感为宜。

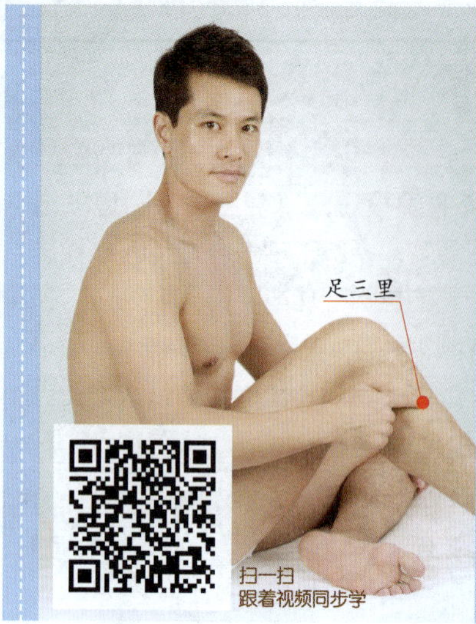

遗精

◎遗精是指无性交而精液自行外泄的一种男性疾病。一般成人男性遗精一周不超过1次属正常的生理现象；如果一周数次或一日数次，并伴有精神萎靡、腰酸腿软、心慌气喘，则属于病理性遗精。

穴位

特效穴位包括足三里、三阴交、涌泉。再加上内关（见086页）、神门（见105页）、太溪（见032页）、命门（见044页）、腰阳关（见106页）、八髎（见110页）效果会更佳。

1 第一步按这里 足三里

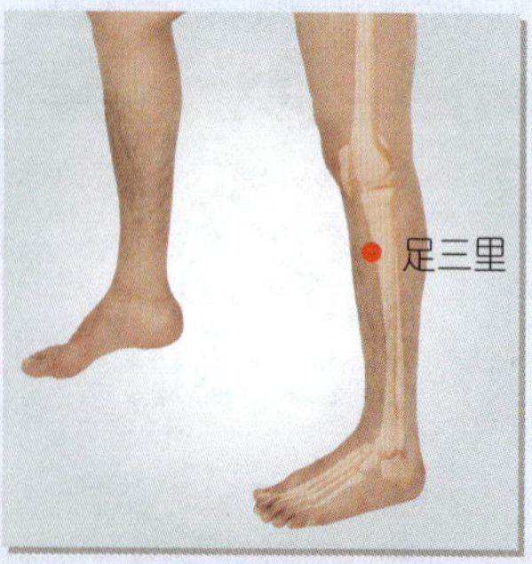

位于小腿前外侧，当犊鼻下3寸，距胫骨前缘一横指（中指）。

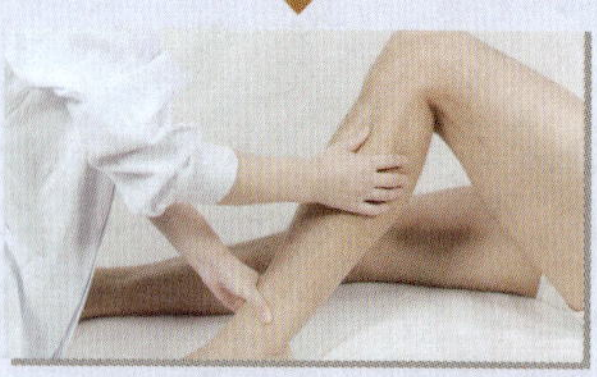

用拇指指端微用力压揉足三里穴，以局部有酸胀感为宜。

2 第二步按这里 三阴交

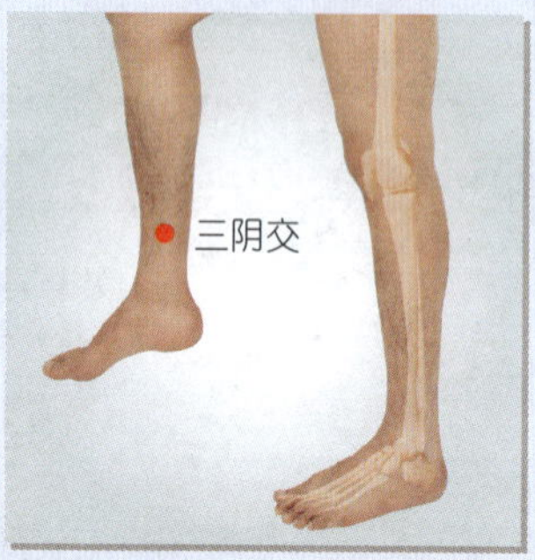

位于小腿内侧，当足内踝尖上3寸，胫骨内侧缘后方。

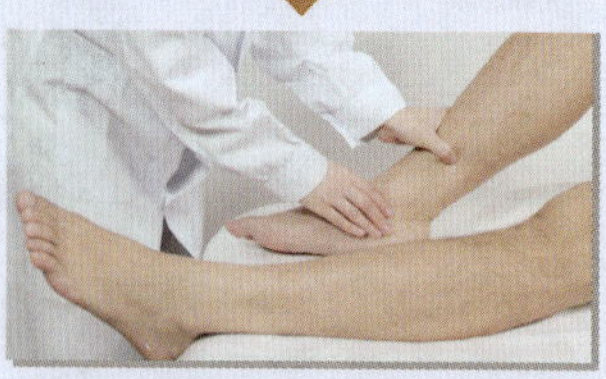

将拇指指尖放于小腿内侧的三阴交穴上，微用力压揉3～5分钟。

3 第三步按这里 涌泉

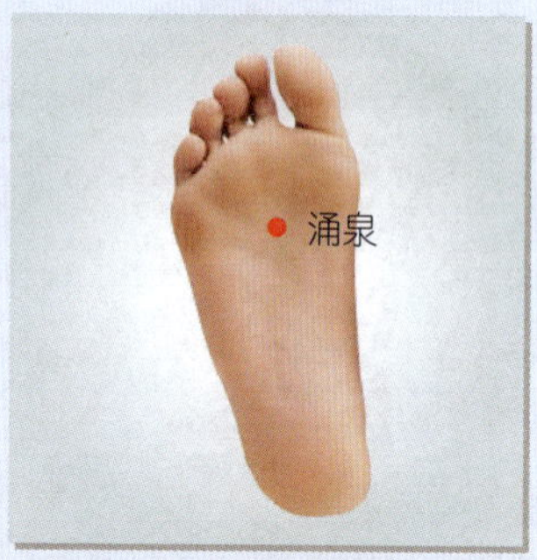

位于足底部，蜷足时足前部凹陷处，约当足底二、三趾趾缝纹头端与足跟连线的前三1/3与后2/3交点上。

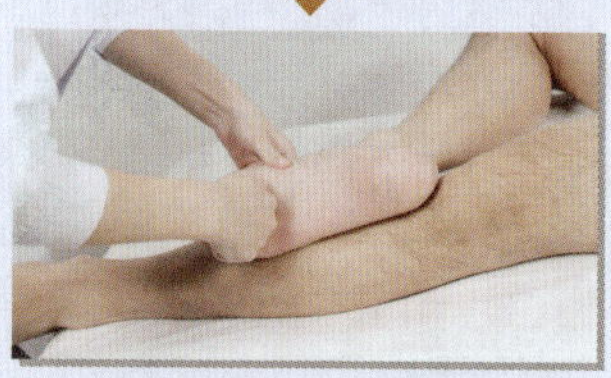

一手握住脚背，用另一手大拇指揉按涌泉穴3～5分钟，以有酸痛感为度。

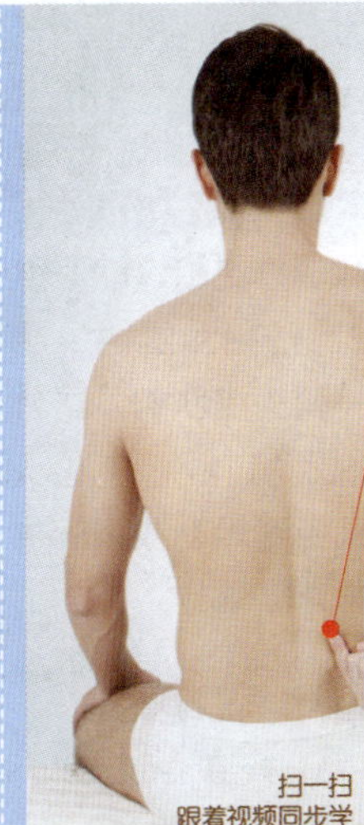

不育症

◎生育的基本条件是要具有正常的性功能和能与卵子结合的正常精子。不育症指正常育龄夫妇婚后有正常性生活，长期不避孕，却未生育。在已婚夫妇中发生不育症者有15%，其中单纯女性因素为50%，单纯男性因素为30%左右。

穴位 特效穴位包括关元、三阴交、肾俞。再加上足三里（见085页）、命门（见044页）、志室（见169页）效果会更佳。

1 第一步按这里 关元

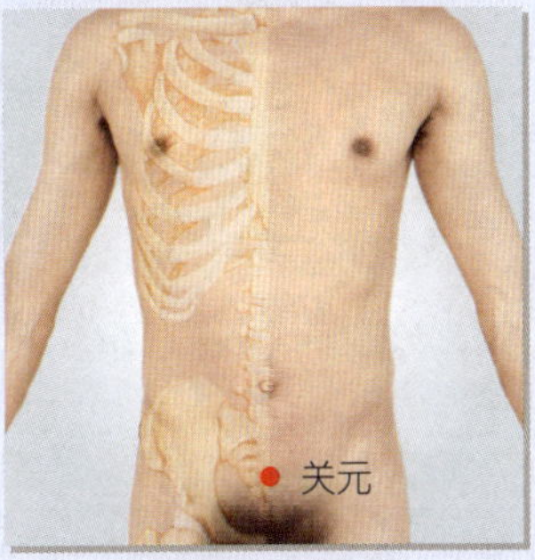

位于下腹部，前正中线上，当脐中下3寸。

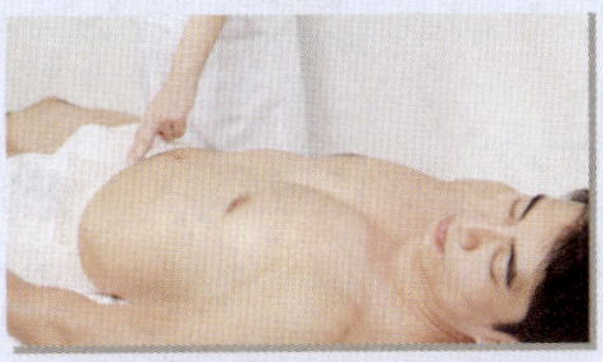

用手指指腹按揉关元穴，顺时针、逆时针各按揉2分钟，以局部皮肤感到酸胀为佳。

2 第二步按这里 三阴交

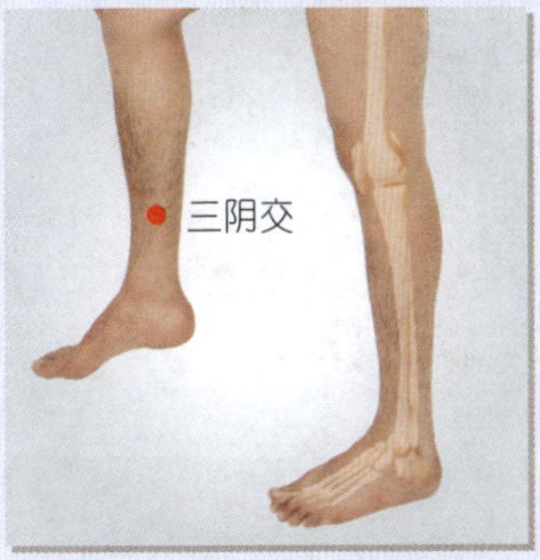

位于小腿内侧，当足内踝尖上3寸，胫骨内侧缘后方。

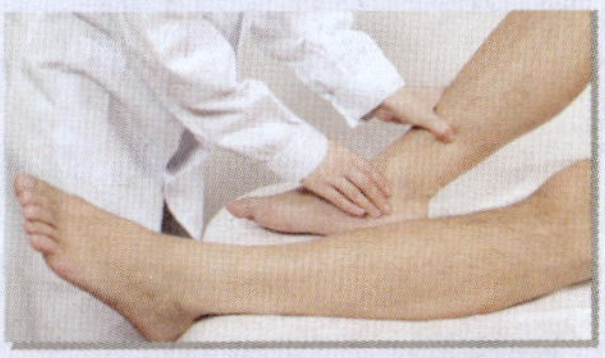

用拇指指腹揉按三阴交穴2分钟，以局部皮肤潮红发热为度。

3 第三步按这里 肾俞

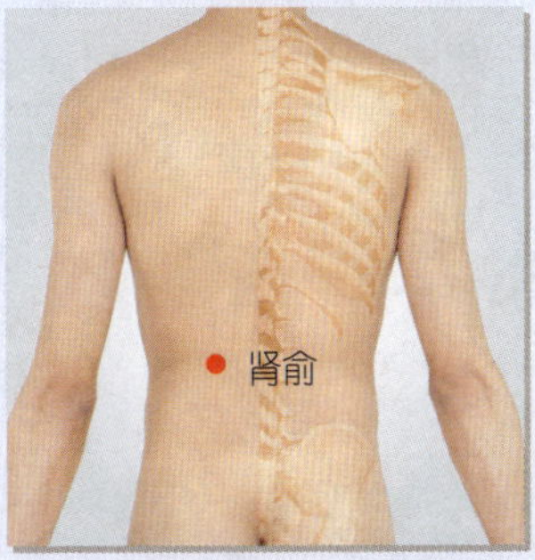

位于腰部，当第二腰椎棘突下，旁开1.5寸。

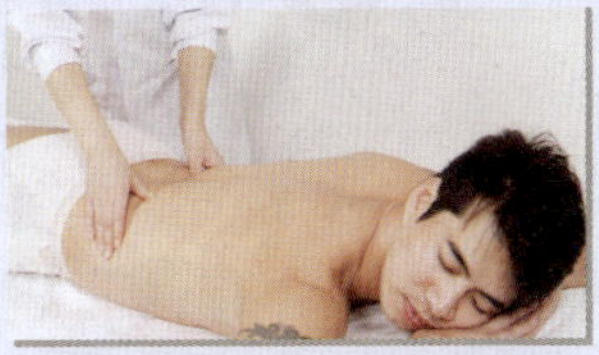

用手指指腹按压肾俞穴各2分钟，以局部感到酸胀为佳。

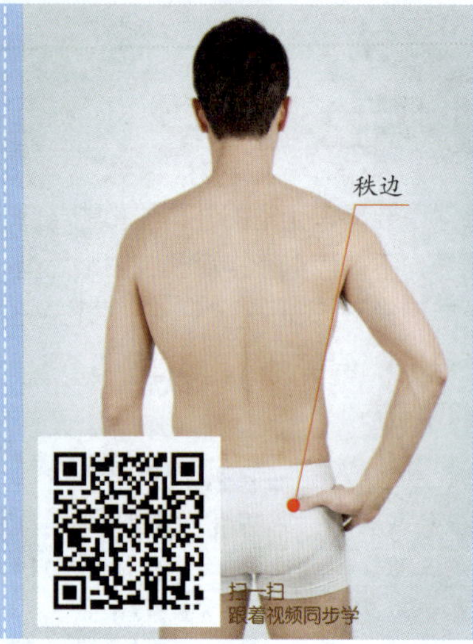

阴囊潮湿

◎阴囊潮湿是指由于脾虚肾虚、药物过敏、缺乏维生素、真菌滋生等原因引起的男性阴囊糜烂、潮湿、瘙痒等症状，是一种男性特有的皮肤病。可分为急性期、亚急性期、慢性期三个过程。中医认为，风邪、湿邪、热邪、血虚、虫淫等为致病的主要原因。

穴位 特效穴位包括秩边、命门、八髎。再加上关元（见034页）效果会更佳。

1 第一步按这里 秩边

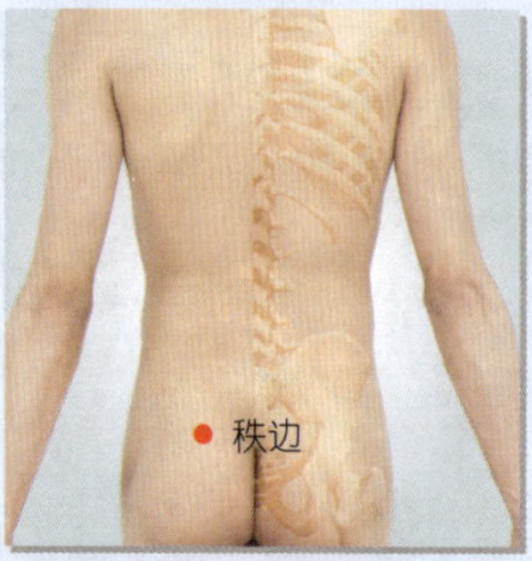

平第四骶后孔，骶正中嵴旁开3寸。

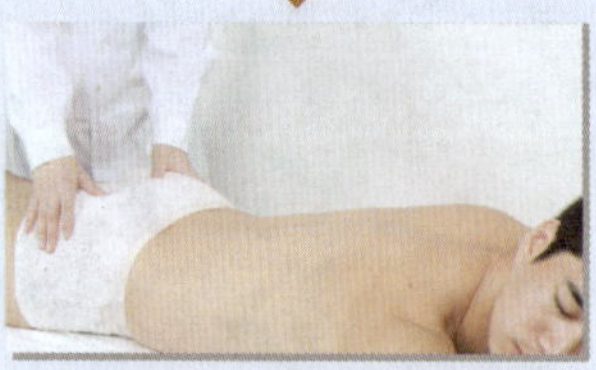

用双手拇指指腹按揉双侧秩边穴1～2分钟。

2 第二步按这里 命门

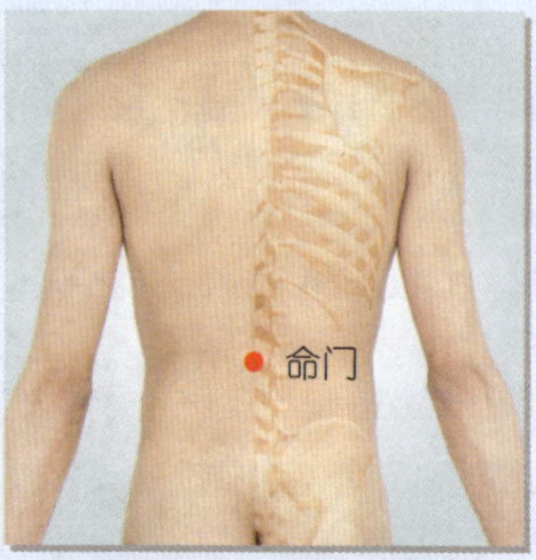

位于腰部，当后正中线上，第二腰椎棘突下凹陷中。

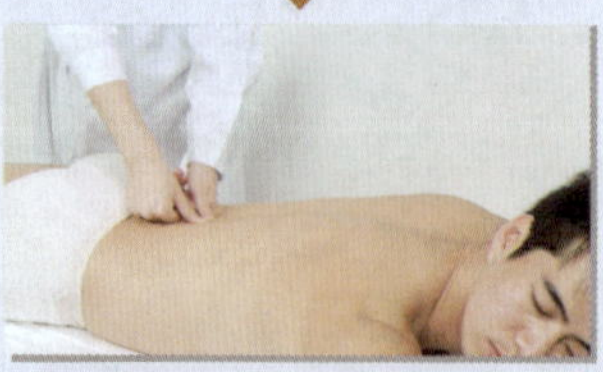

用拇指指腹按压命门穴1～2分钟。

3 第三步按这里 八髎

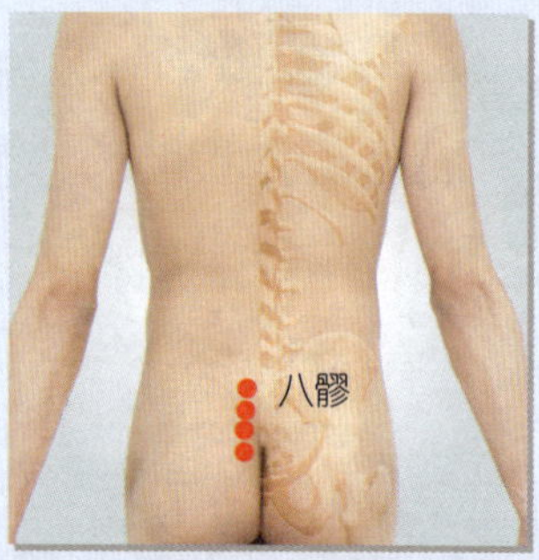

位于骶椎，分上髎、次髎、中髎、下髎，共8穴，分别在第一、第二、第三、第四骶后孔中。

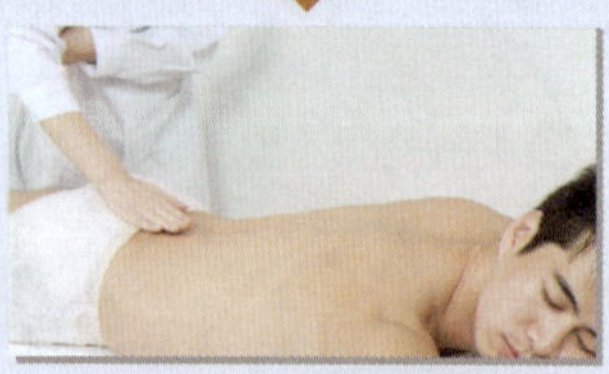

用手掌大小鱼际推拿八髎穴，从上向下往返摩擦2～3分钟，以患者自觉局部有温热感为宜。

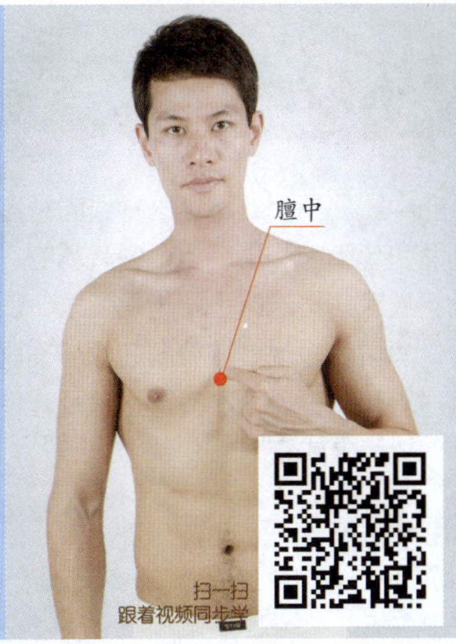

高血脂

◎血脂主要是指血清中的胆固醇和甘油三酯。无论是胆固醇含量增高，还是甘油三酯的含量增高，或是两者皆增高，统称为高脂血症。高血脂可直接引起一些严重危害人体健康的疾病，如脑卒中、冠心病、心肌梗死、心脏猝死等危险病症。

穴位

特效穴位包括膻中、中脘、关元。再加上上脘（见028页）、建里（见088页）、气海（见033页）效果会更佳。

1 第一步按这里

膻中

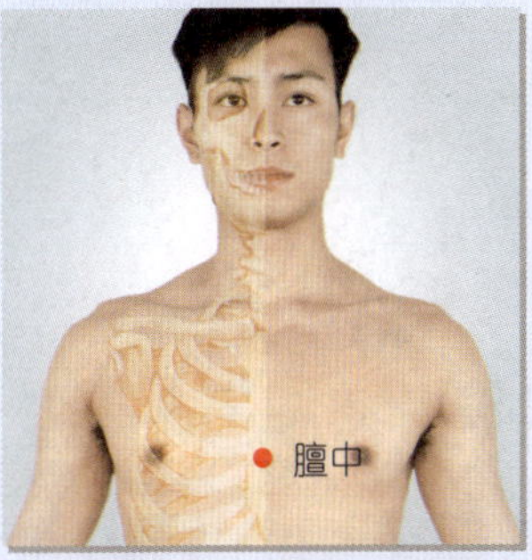

位于胸部，当前正中线上，平第四肋间，两乳头连线的中点。

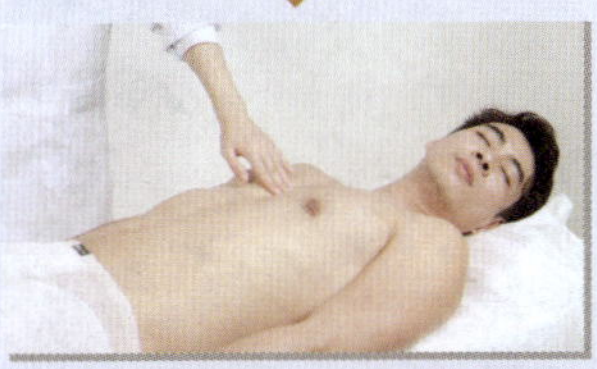

食指、中指、无名指并拢，三指指腹放于胸前膻中穴上，按揉1～2分钟。

2 第二步按这里

中脘

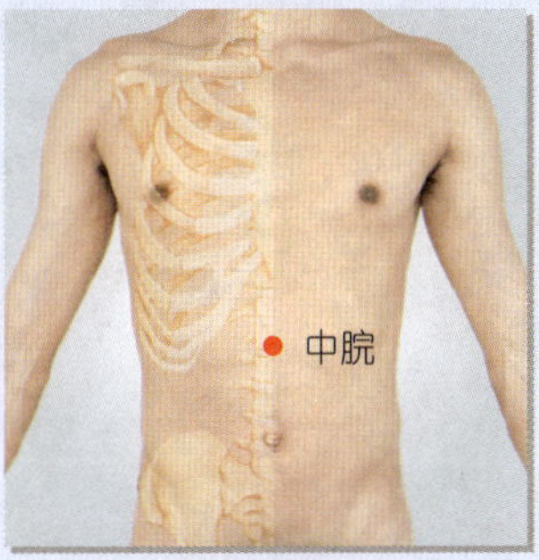

位于上腹部，前正中线上，当脐中上4寸。

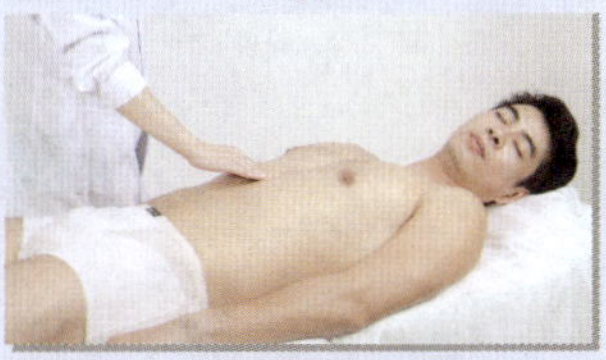

食指、中指、无名指并拢，由上至下推揉上脘穴、中脘穴、建里穴2～3分钟。

3 第三步按这里

关元

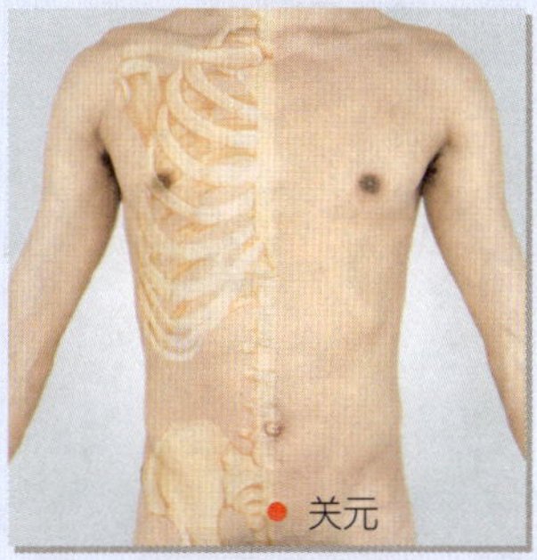

位于下腹部，前正中线上，当脐中下3寸。

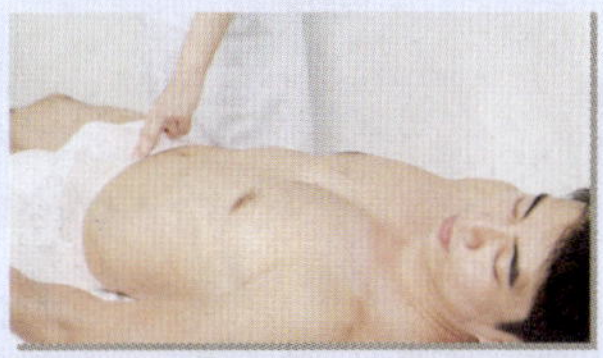

食指、中指并拢，放于下腹部揉按关元穴至气海穴，轻揉3分钟。

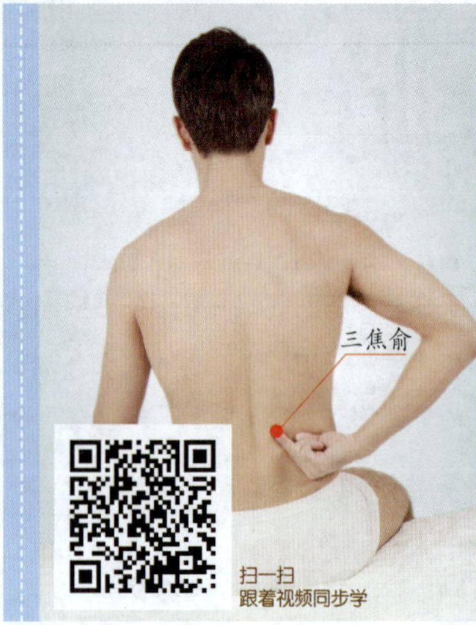

糖尿病

◎糖尿病是由于血中胰岛素相对不足，导致血糖过高出现糖尿，进而引起脂肪和蛋白质代谢紊乱的、常见的内分泌代谢性疾病。临床上可出现多尿、烦渴、多饮、多食、消瘦等表现。持续高血糖与长期代谢紊乱等症状可导致眼、肾、心血管系统及神经系统的损害及其功能障碍或衰竭。

穴位 特效穴位包括脾俞、三焦俞、肾俞。再加上胃俞（见087页）效果会更佳。

1 第一步按这里 脾俞

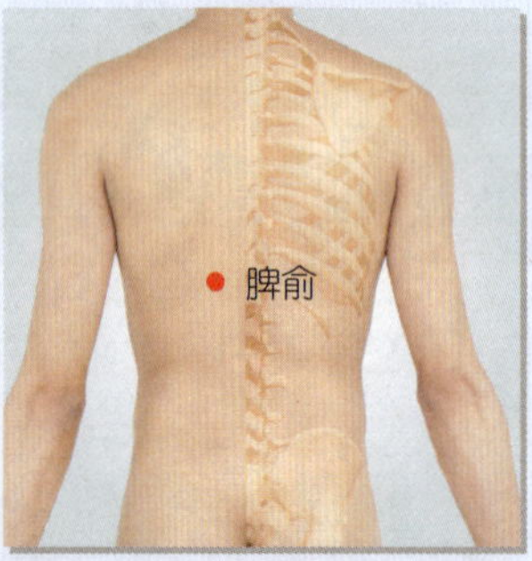

位于背部，当第十一胸椎棘突下，旁开1.5寸。

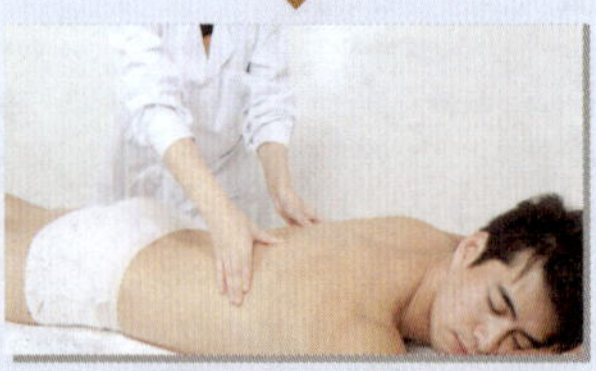

用双手拇指指腹点揉脾俞穴3～5分钟；食指、中指紧并，再点按胃俞穴2～3分钟。

2 第二步按这里 三焦俞

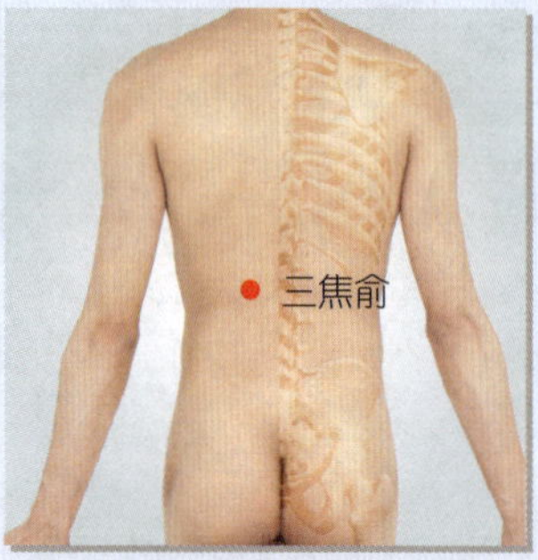

位于腰部，当第一腰椎棘突下，旁开1.5寸。

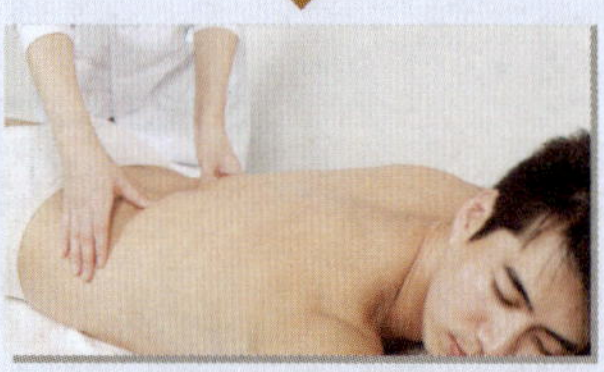

双手拇指同时放于三焦俞穴上，其余四指附于患者腰部，微微用力压揉，以局部有酸胀感为宜。

3 第三步按这里 肾俞

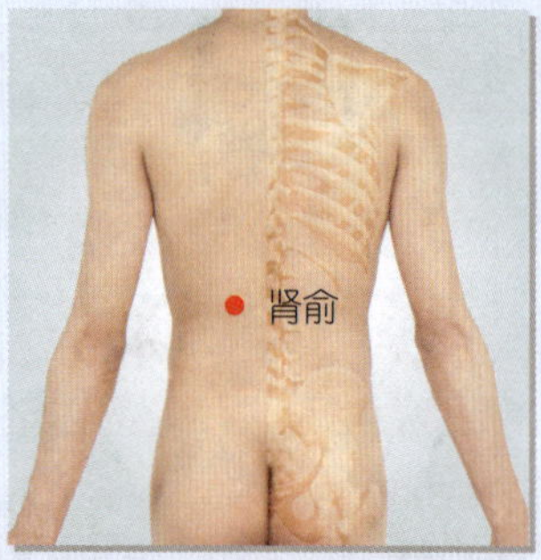

位于腰部，当第二腰椎棘突下，旁开1.5寸。

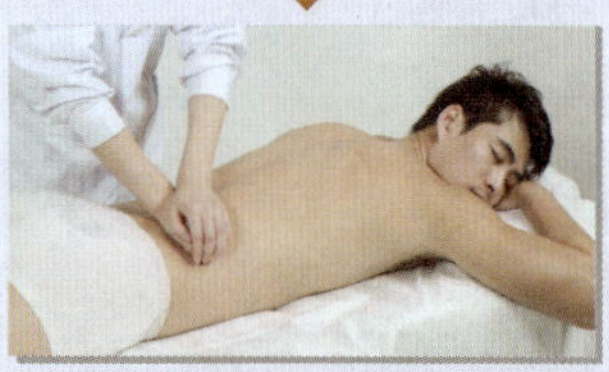

双手交叠，放在肾俞穴上，用手掌根部揉按1～3分钟，力度由轻到重。

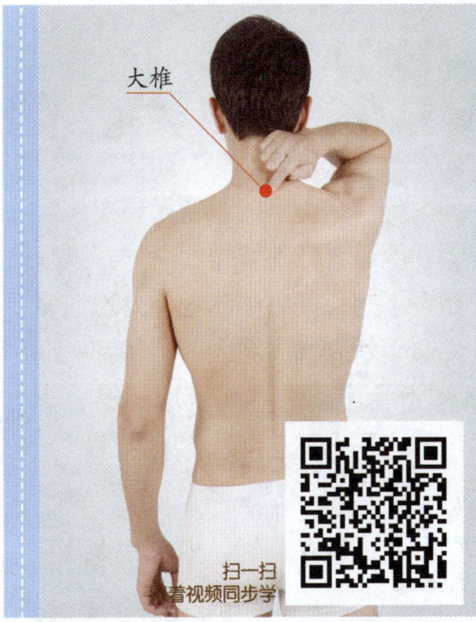

甲亢

◎甲亢是由于甲状腺激素分泌增多，造成身体各系统功能兴奋和代谢亢进的病症。主要临床表现为：多食、消瘦、畏热、好动、多汗、失眠、激动、易怒等高代谢症候群。因神经和循环系统的兴奋，会出现不同程度的甲状腺肿大、眼突、手颤等特征。

穴位

特效穴位包括大椎、风池、太冲。再加上内关（见086页）、神门（见105页）、阳陵泉（见090页）、足三里（见085页）、三阴交（见108页）效果会更佳。

1 第一步按这里

大椎

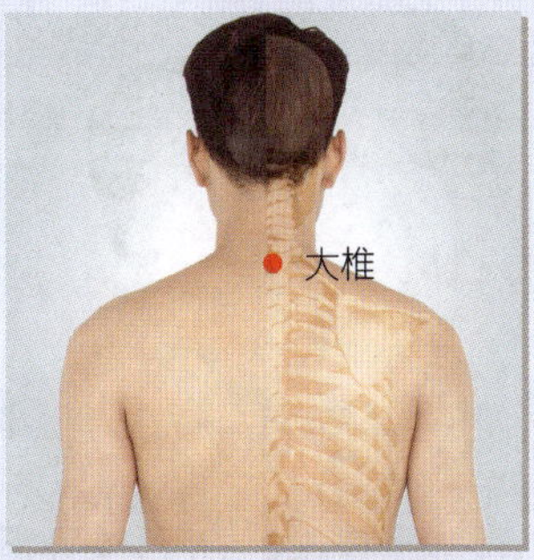

位于后正中线上，第七颈椎棘突下凹陷中。

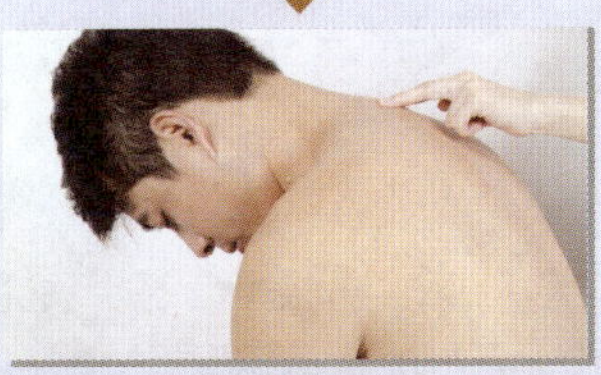

食指、中指并拢放于大椎上，用力按揉3～5分钟。

2 第二步按这里

风池

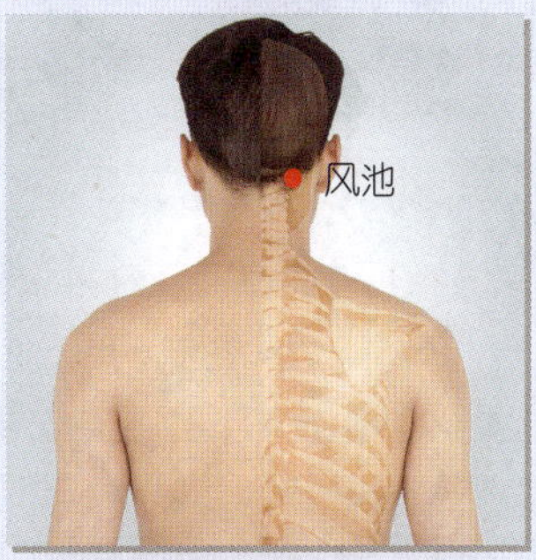

位于项部，当枕骨之下，与风府相平，胸锁乳突肌与斜方肌上端之间的凹陷处。

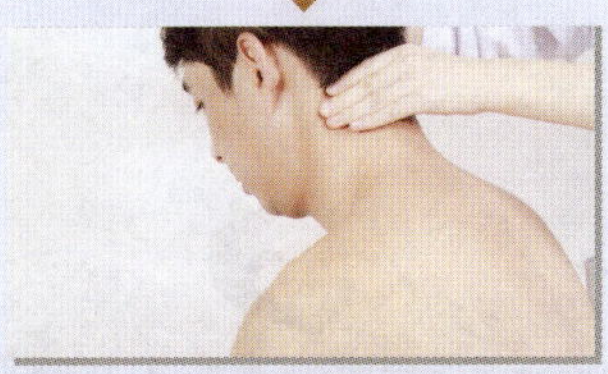

拇指、食指相对拿捏风池穴30次，再以拇指和食指相对按揉风池穴30次。

3 第三步按这里

太冲

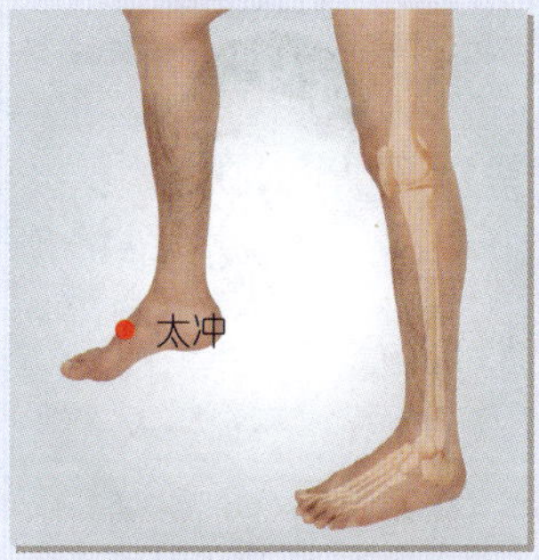

位于足背，当第一跖骨间隙的后方凹陷处。

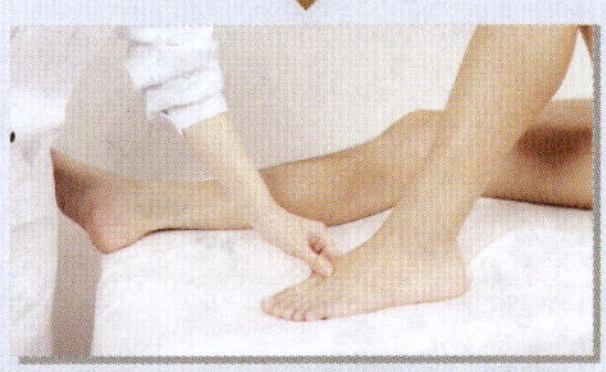

用拇指指腹掐揉太冲穴，以局部酸痛为度，操作1分钟。

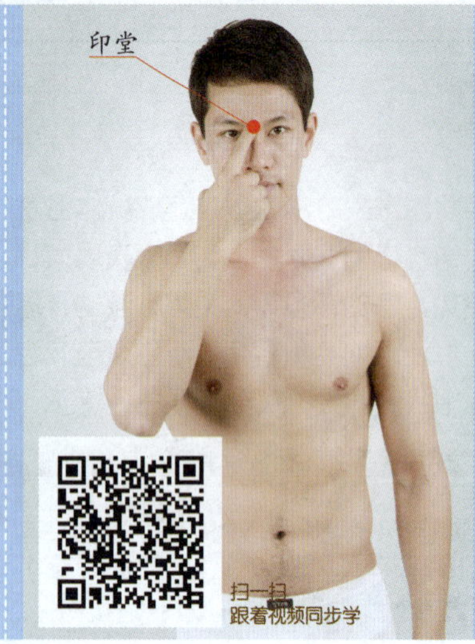

甲状腺肿大

◎地方性甲状腺肿大是碘缺乏病的主要表现之一。碘是甲状腺合成甲状腺激素的重要原料之一，碘缺乏时合成甲状腺激素不足，就会引起垂体分泌过量的促甲状腺素，刺激甲状腺增生肥大。甲状腺长期在促甲状腺素刺激下会出现增生或区域萎缩、出血、纤维化和钙化，也可出现自主性功能增高。

穴位 特效穴位包括天突、印堂、太阳。再加上风池（见064页）、中脘（见047页）效果会更佳。

1 第一步按这里 天突

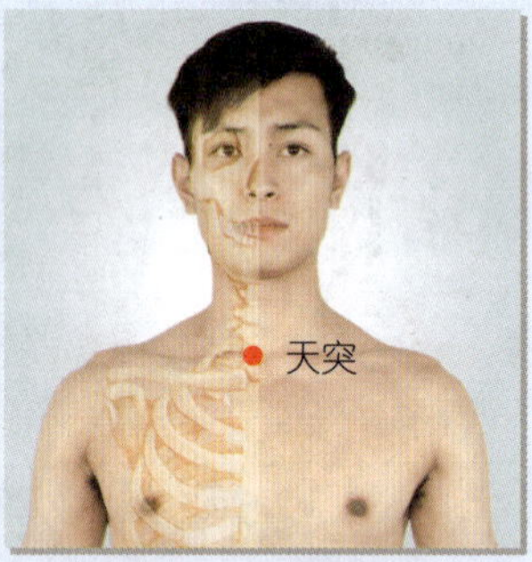

位于颈部，当前正中线上，胸骨上窝中央。

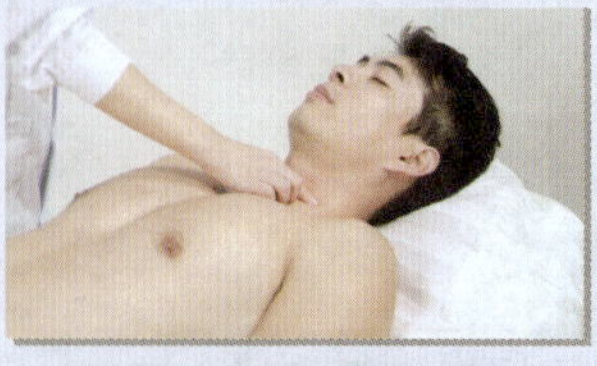

用拇指和食指指腹着力，沿喉结两旁从上向下推抹天突穴10次，再按揉50～100次。

2 第二步按这里 印堂

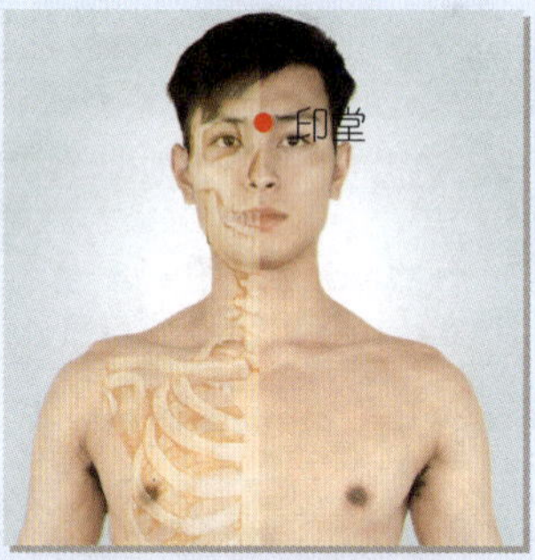

位于额部，当两眉头之中间。

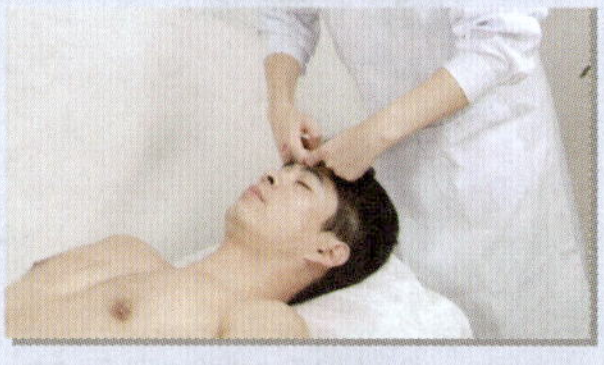

双手食指屈成弓状，以第二指节的外侧缘按印堂穴，由眉间向前额两侧推抹前额30次。

3 第三步按这里 太阳

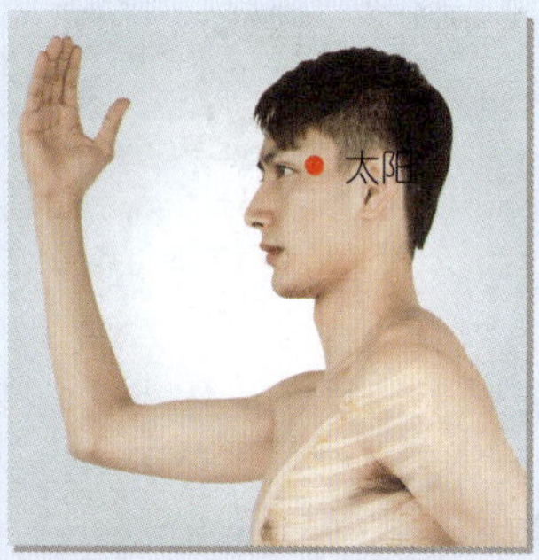

位于颞部，当眉梢与目外眦之间，向后约一横指的凹陷处。

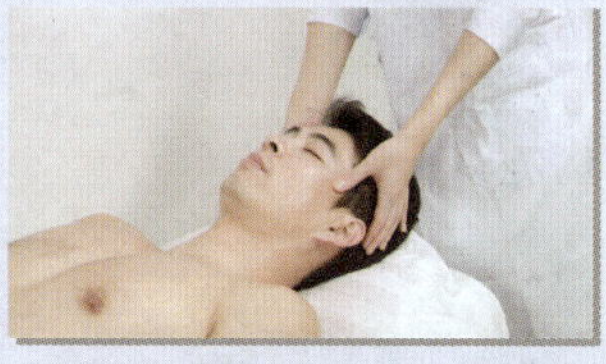

用拇指螺纹面或中指指端以顺时针的方向按揉太阳穴30次。

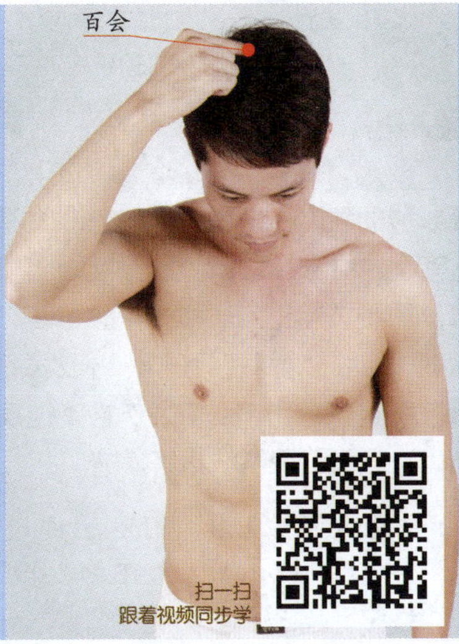

中暑

◎中暑指长时间在高温和热辐射的作用下，机体出现以体温调节障碍，水、电解质代谢紊乱及神经系统与循环系统障碍为主要表现的急性疾病。主要症状有头痛、头晕、口渴、多汗、发热、恶心、呕吐、胸闷、四肢无力发酸、脉搏细速、血压下降，重症者有头痛剧烈、昏厥、痉挛等症状。

穴位

特效穴位包括百会、太阳、大椎。再加上风池（见035页）、曲池（见059页）效果会更佳。

1 第一步按这里

百会

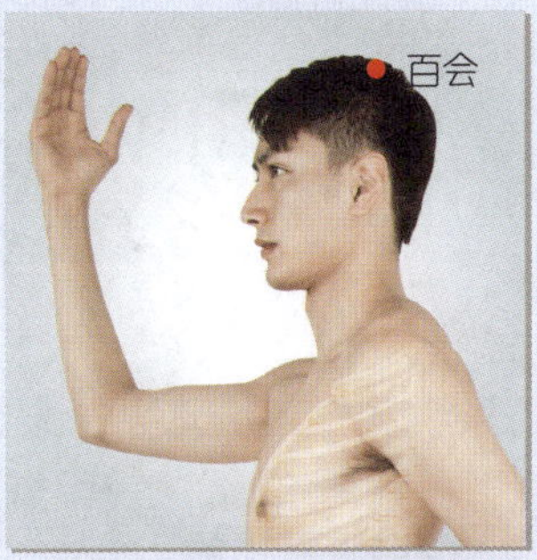

位于头部，当前发际正中直上5寸，或两耳尖连线的中点处。

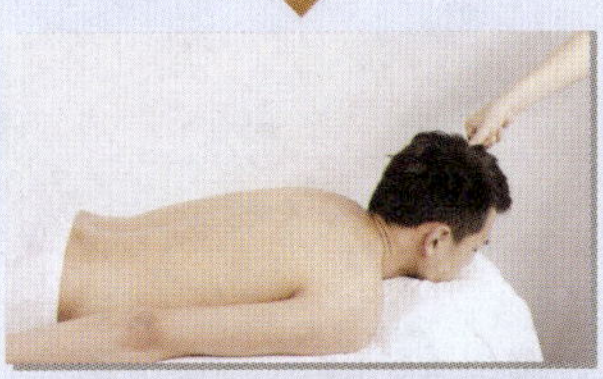

用拇指螺纹面或中指指端以顺时针方向按揉百会穴30次。

2 第二步按这里

太阳

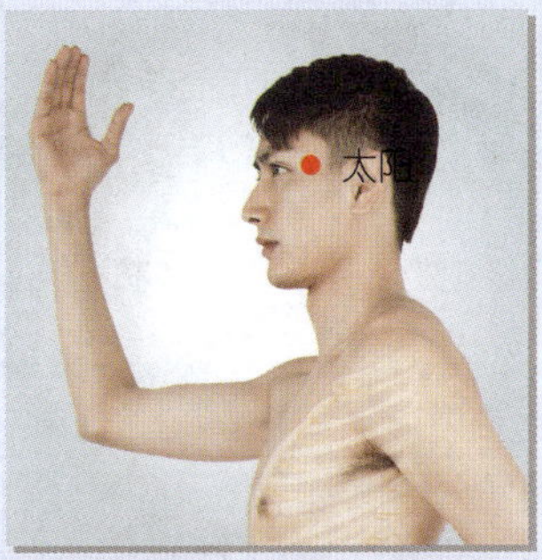

位于颞部，当眉梢与目外眦之间，向后约一横指的凹陷处。

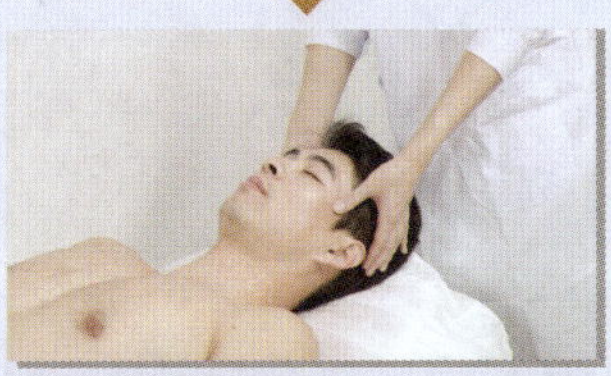

用拇指螺纹面或中指指端以顺时针方向按揉太阳穴30次。

3 第三步按这里

大椎

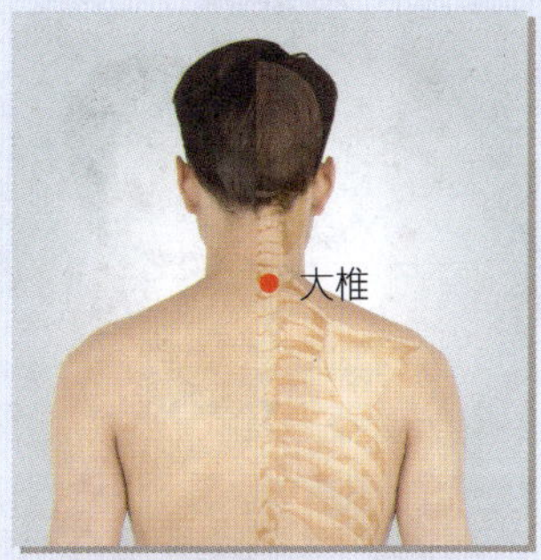

位于后正中线上，第七颈椎棘突下凹陷中。

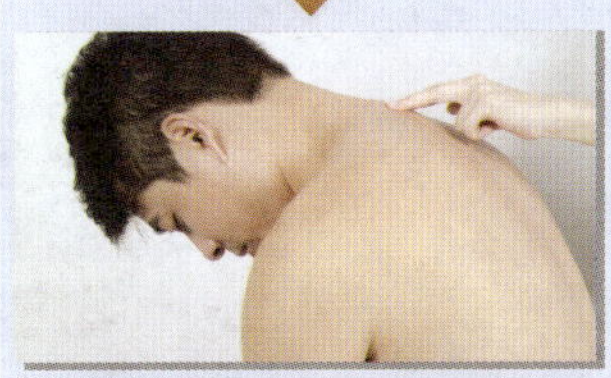

食指和中指并拢放于大椎上，用力按揉1～2分钟。

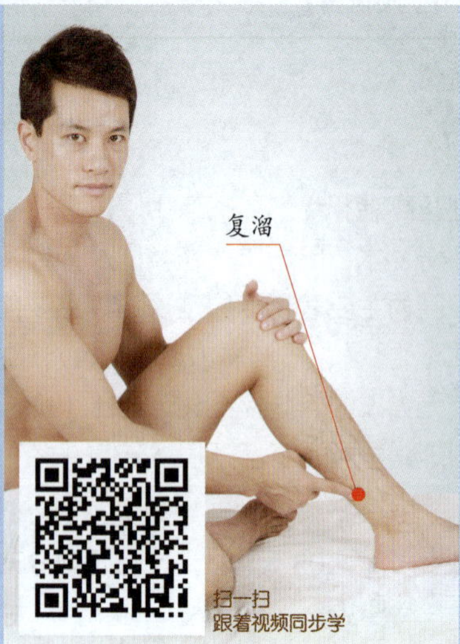

痛风

◎痛风又称“高尿酸血症”，是由于人体内嘌呤物质新陈代谢发生紊乱，导致尿酸产生过多或排出减少所引起的疾病，属于关节炎的一种。尿酸过高，尿酸盐结晶沉积在关节、软骨和肾脏中，导致病变常侵犯关节、肾脏等组织，引起反复发作性炎性疾病，如急性关节炎、痛风、尿路结石等病症。

穴位 特效穴位包括内关、复溜、昆仑。再加上膻中（见042页）、太冲（见090页）效果会更佳。

1 第一步按这里 内关

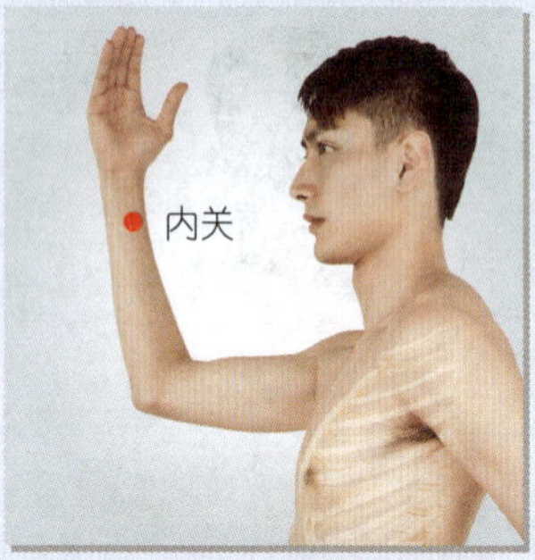

位于前臂正中，腕横纹上2寸，在桡侧腕屈肌腱同掌长肌腱之间。

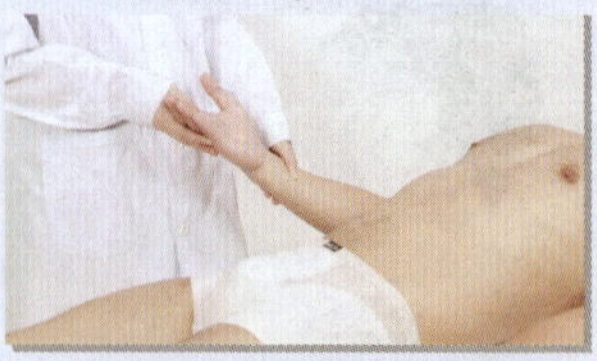

用大拇指指腹放于内关穴上，其余四指附于手臂上，力度由轻渐重，揉按3～5分钟。

2 第二步按这里 复溜

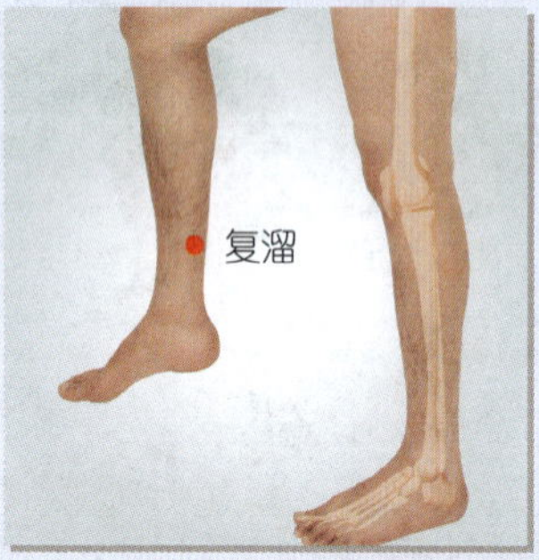

位于小腿内侧，太溪直上2寸，跟腱的前方。

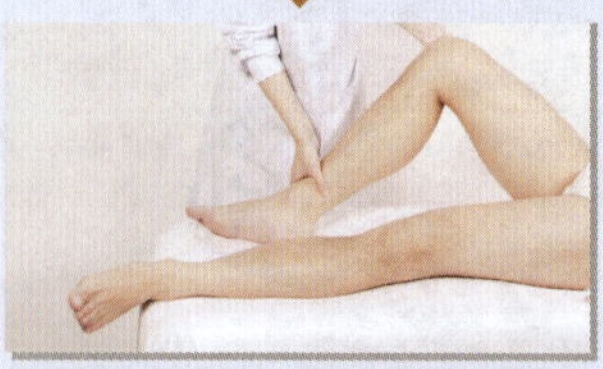

医者用拇指与食指、中指相对成钳形用力，捏住复溜穴，做一收一放的揉捏动作约数十次。

3 第三步按这里 昆仑

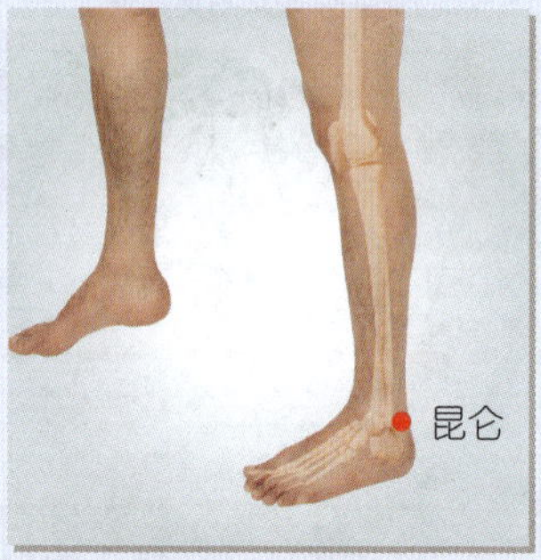

位于足部外踝后方，当外踝尖与跟腱之间的凹陷处。

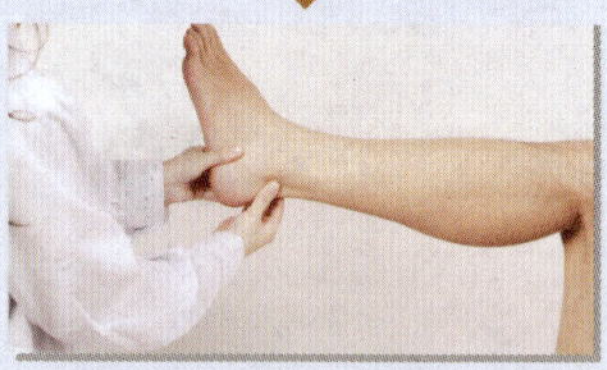

医者用双手大拇指、食指、中指，捏揉患者的昆仑穴5分钟。

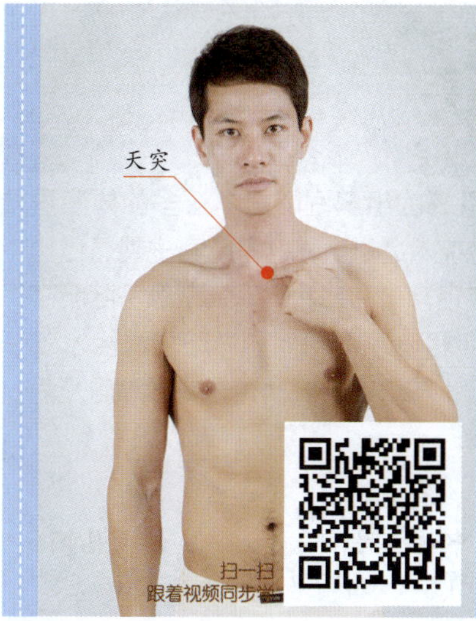

休克

◎休克是指由于机体出现各种严重致病因素，引起急性循环血量不足，导致的以神经与急性循环障碍失调为主的临床综合征。这些致病因素包括大出血、创伤、中毒、烧伤、窒息、感染、过敏、心脏泵功能衰竭等。休克早期症状是在原发症状体征为主的情况下出现的轻度兴奋征象。

穴位 特效穴位包括天突、中冲、内关。再加上合谷（见049页）效果会更佳。

1 第一步按这里 天突

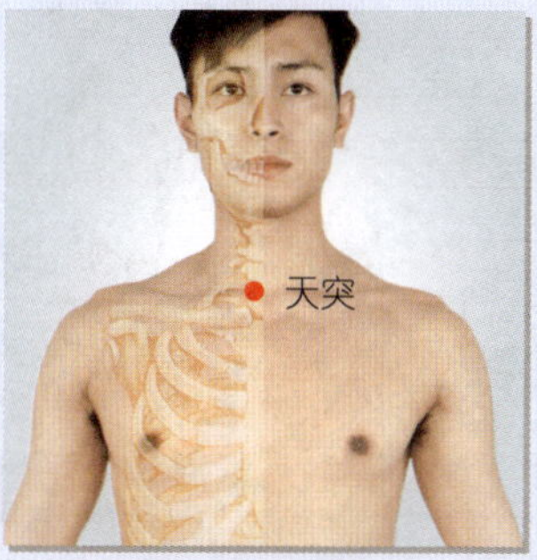

位于颈部，当前正中线上，胸骨上窝中央。

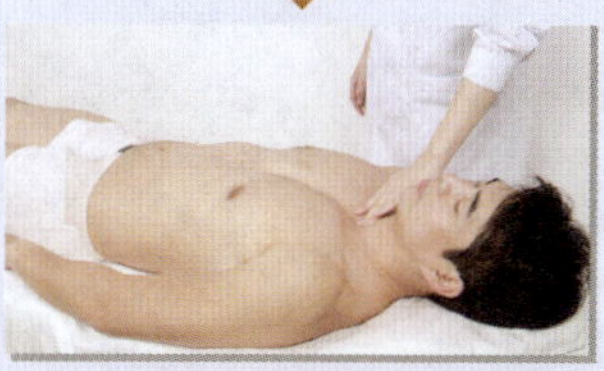

用拇指指腹按压天突穴，稍用力向上、向后、向下划弧压迫气管，引起神经反射性呛咳即为成功。

2 第二步按这里 中冲

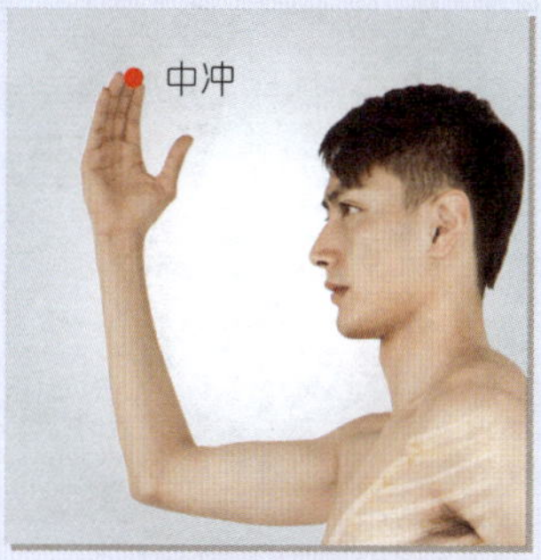

位于手中指末节尖端中央。

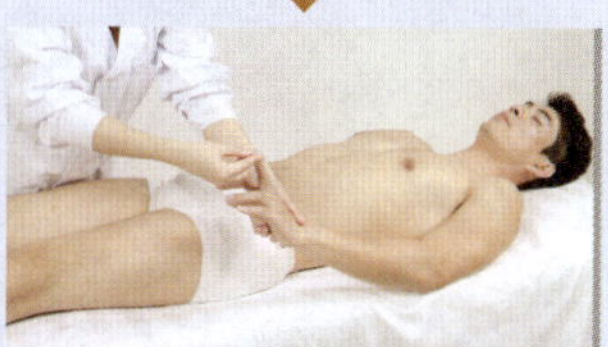

用力点按或用手捏患者中冲穴。本法适用于各种昏迷不醒的急救。

3 第三步按这里 内关

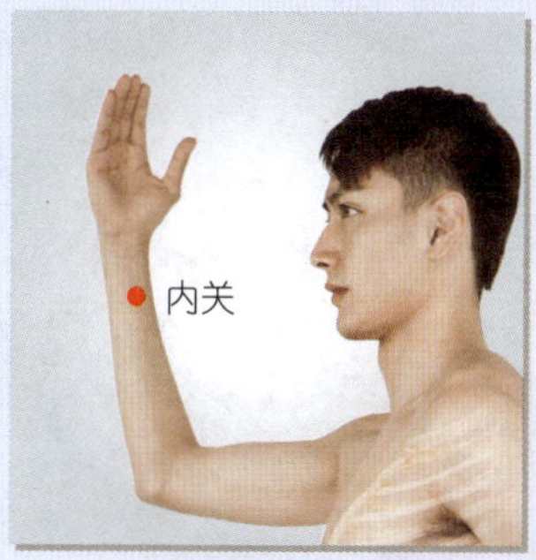

位于前臂掌侧，腕横纹上2寸，掌长肌腱与桡侧腕屈肌腱之间。

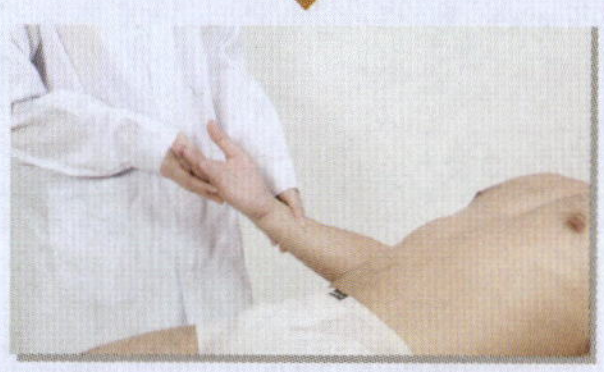

拇指指尖放于内关穴上，用力掐按1～2分钟，以有酸痛感为度。

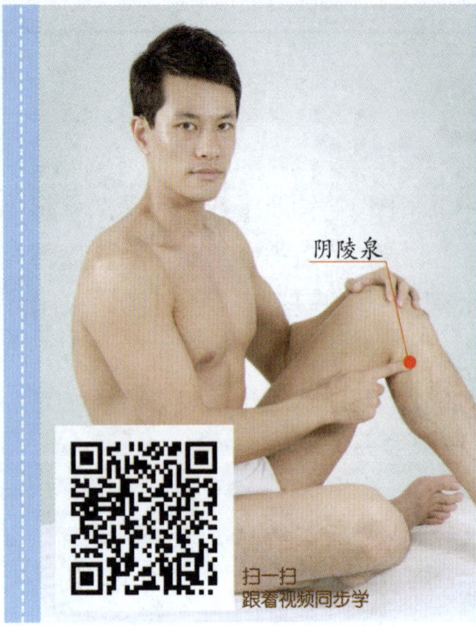

水肿

◎水肿是指血管外的组织间隙中有过多的体液积聚，为临床常见症状之一。水肿是全身出现气化功能障碍的一种表现，与肺、脾、肾、三焦各脏腑密切相关。依据症状表现不同而分为阳水、阴水二类，常见于肾炎、肺心病、肝硬化、营养障碍及内分泌失调等疾病。

穴位 特效穴位包括水分、阴陵泉、阴谷。再加上中都（见070页）、复溜（见116页）、涌泉（见042页）效果会更佳。

1 第一步按这里 水分

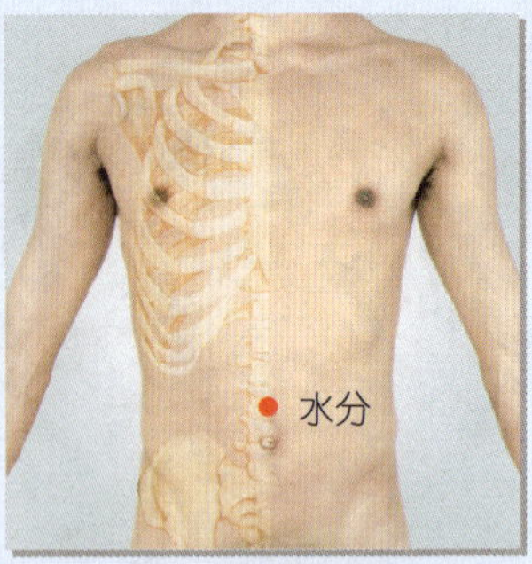

位于上腹部，前正中线上，当脐中上1寸。

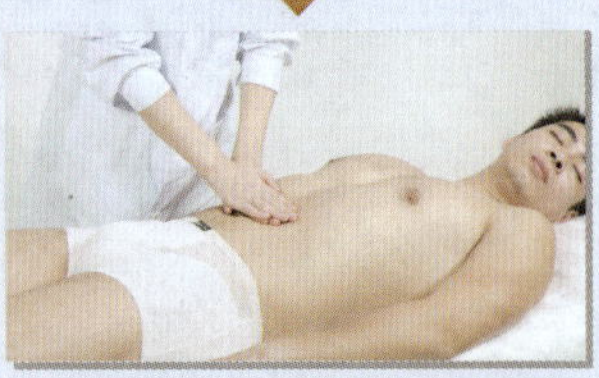

医者双手掌重叠，以水分穴为圆心，在中腹、下腹部，沿顺时针方向摩动，以腹内产生热感为宜。

2 第二步按这里 阴陵泉

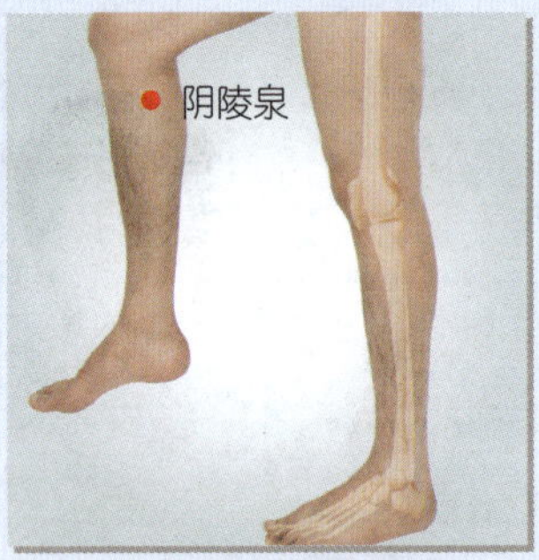

位于小腿内侧，当胫骨内侧髁后下方的凹陷处。

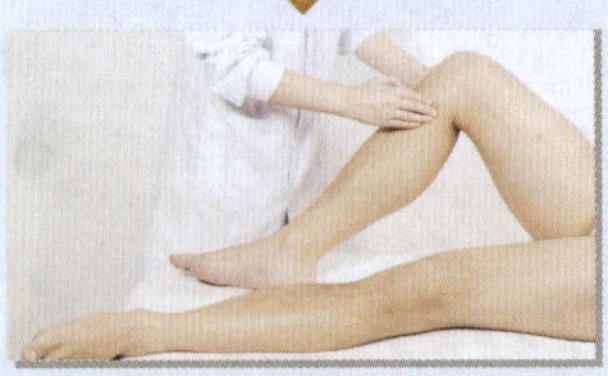

用中指抵住阴陵泉穴，用力按压，并同时用上臂发力进行颤抖，约半分钟。

3 第三步按这里 阴谷

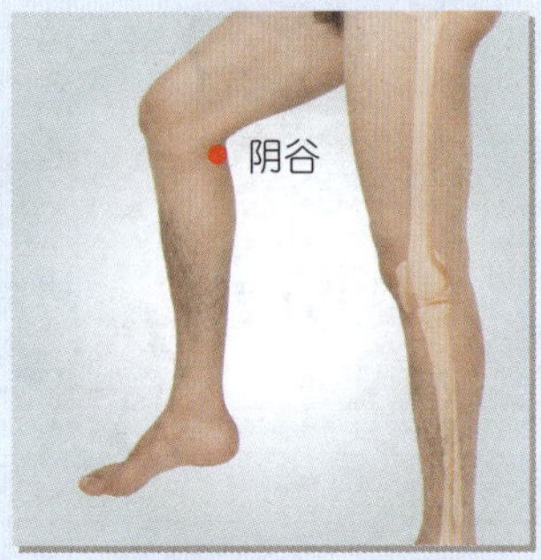

位于腘窝内侧，屈膝时，当半腱肌肌腱与半膜肌肌腱之间。

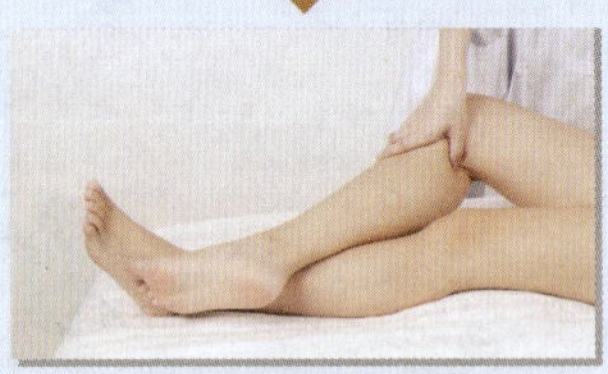

用拇指指腹推按阴谷穴数十次；由轻到重，再由重到轻，以有酸胀感为度。

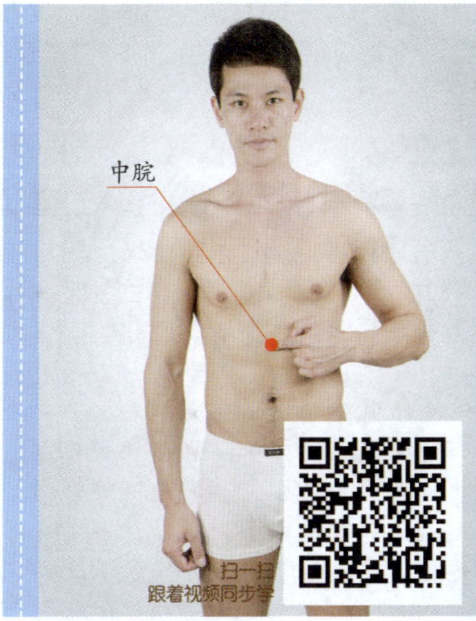

肥胖症

◎肥胖是指一定程度的明显超重与脂肪层过厚，是体内脂肪尤其是甘油三酯积聚过多而导致的一种状态。肥胖严重者容易引起高血压、心血管病、肝脏病变、肿瘤、睡眠呼吸暂停等一系列的问题。本症状是由于食物摄入过多或机体代谢改变而导致体内脂肪积聚过多，造成体重过度增长所致。

穴位 特效穴位包括中脘、足三里、丰隆。再加上百会（见061页）效果会更佳。

1 第一步按这里

中脘

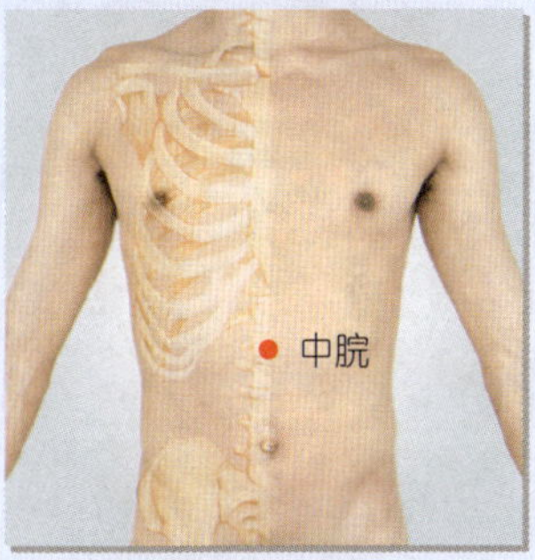

位于上腹部，前正中线上，当脐中上4寸。

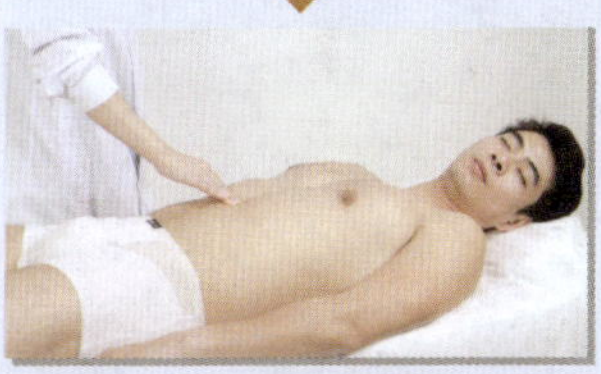

将食指、中指、无名指三指紧并，以环形揉按患者中脘穴，力度适中，揉按3～5分钟。

2 第二步按这里

足三里

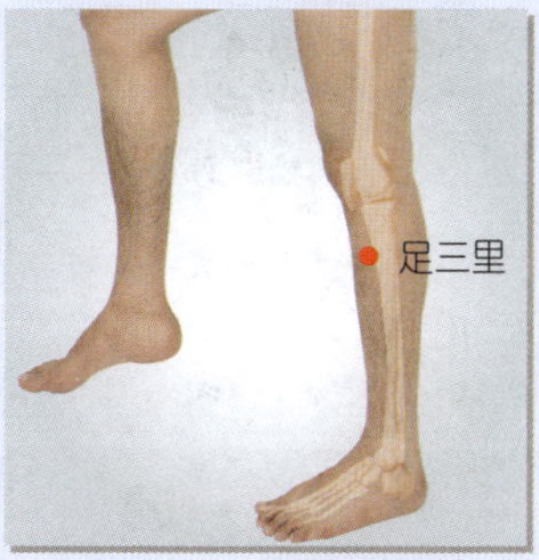

位于小腿前外侧，当犊鼻下3寸，距胫骨前缘一横指（中指）。

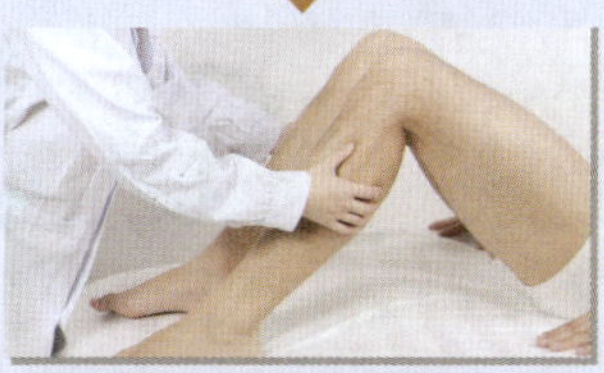

用拇指按压足三里穴，其余四指附于患者小腿腿腹上揉按5分钟，以局部有酸胀感为宜。

3 第三步按这里

丰隆

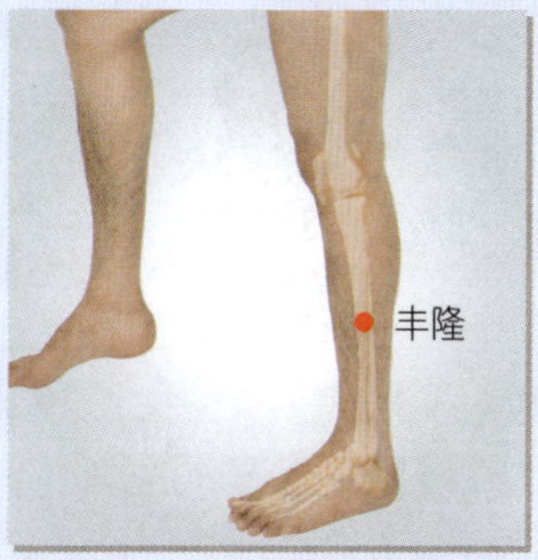

位于小腿前外侧，当外踝尖上8寸，条口外，距胫骨前缘二横指（中指）。

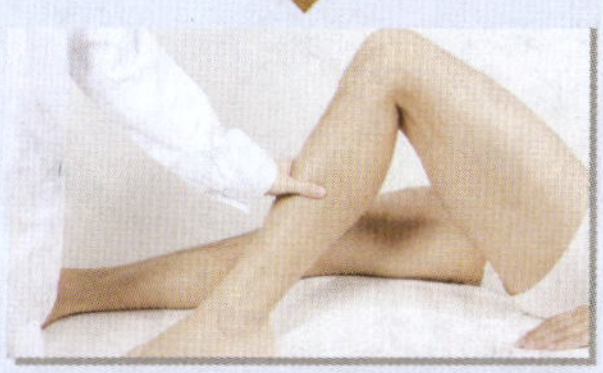

用拇指点按丰隆穴，其余四指附于患者小腿腿腹上，力度微重，持续揉按5分钟。

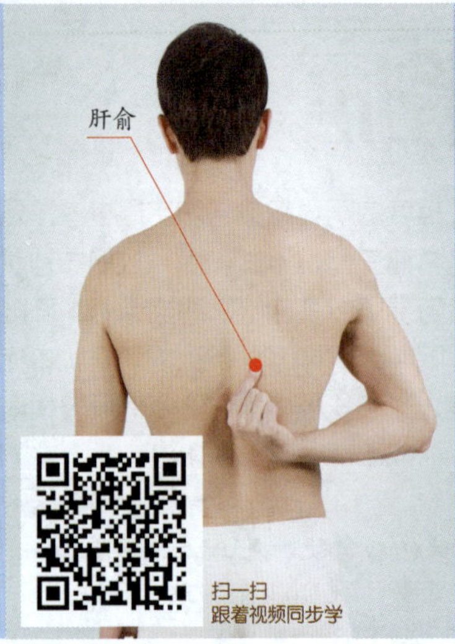

扫一扫
跟着视频同步学

醉酒

◎醉酒实际就是急性酒精中毒。由于一次饮入过量的酒精或酒类饮料会导致中枢神经系统由兴奋转为抑制的状态，并对肝、肾、胃、脾、心脏等人体重要脏器造成伤害，严重的可导致死亡。

穴位

特效穴位包括肝俞、完骨、筑宾。再加上脾俞（见112页）、胃俞（见087页）、肾俞（见101页）、风池（见035页）、天柱（见158页）、中脘（见111页）、天枢（见096页）效果会更佳。

1 第一步按这里

肝俞

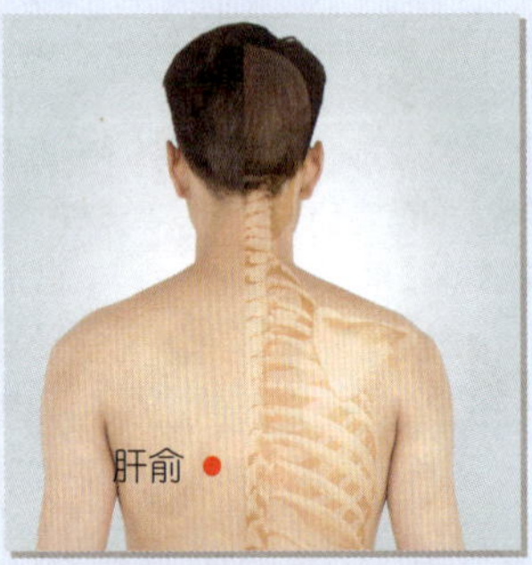

位于背部，当第九胸椎棘突下，旁开1.5寸。

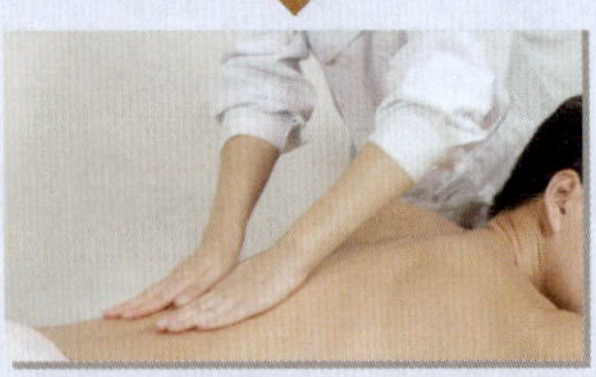

用手掌推按患者背部的肝俞穴、脾俞穴、胃俞穴、肾俞穴，以顺时针的方向来回推按50～100次。

2 第二步按这里

完骨

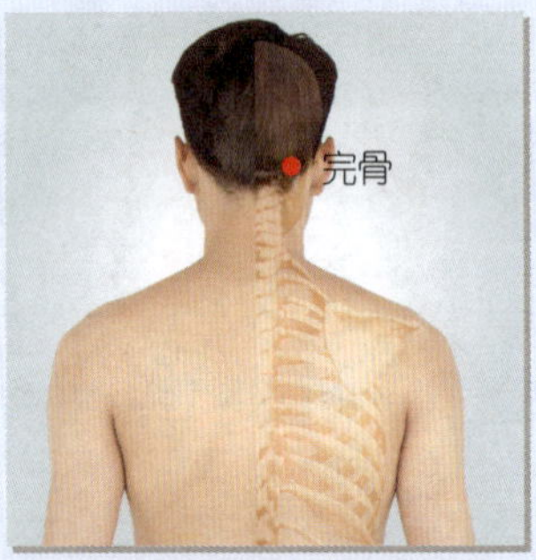

位于头部，当耳后乳突的后下方凹陷处。

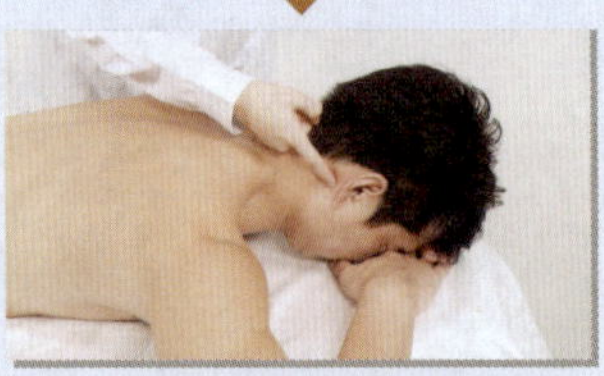

用食指指腹点按耳后完骨穴，操作30～50次，力度适中。

3 第三步按这里

筑宾

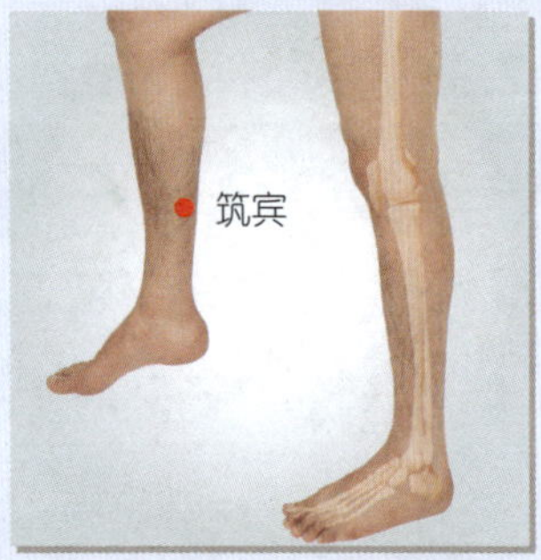

位于小腿内侧，当太溪与阴谷的连线上，太溪上5寸，腓肠肌肌腹的内下方。

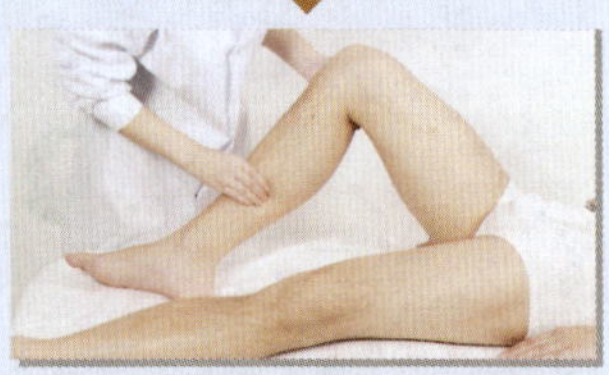

将拇指与中指、食指相对，放在筑宾穴上，做深入并持续的掐压50～100次，力度以刺痛为好。

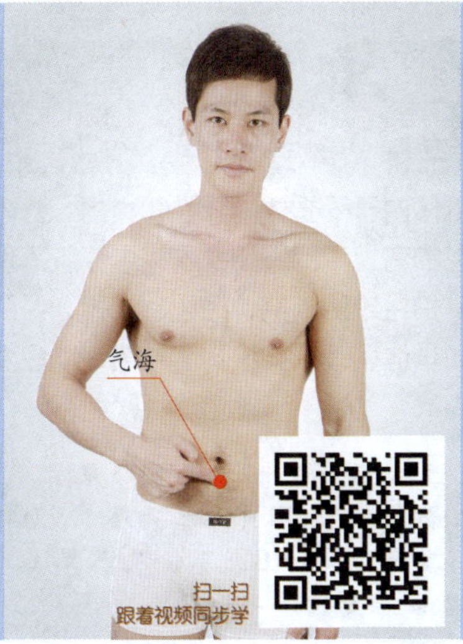

疝气

◎疝气，即人体组织或器官一部分离开了原来的部位，通过人体间隙、缺损或薄弱部位进入另一部位的状态，俗称“小肠串气”，有脐疝、腹股沟直疝、斜疝、切口疝、手术复发疝、白线疝、股疝等。疝气多是因为打喷嚏、用力过度、腹部过肥、用力排便、老年腹壁强度退行性变等原因引起。

穴位 特效穴位包括气海、气冲、八髎。再加上天枢（见096页）、关元（见085页）、归来（见039页）效果会更佳。

1 第一步按这里 气海

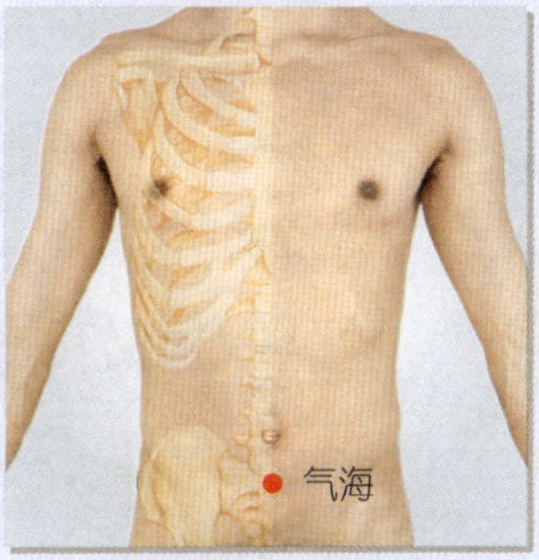

位于下腹部，前正中线上，当脐中下1.5寸。

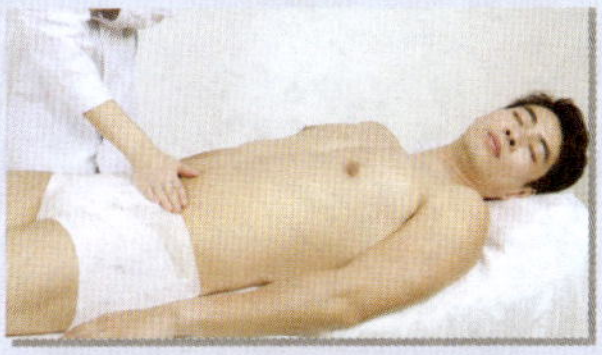

取仰卧位，医者用右手掌心来回搓热气海穴、关元穴2分钟。

2 第二步按这里 气冲

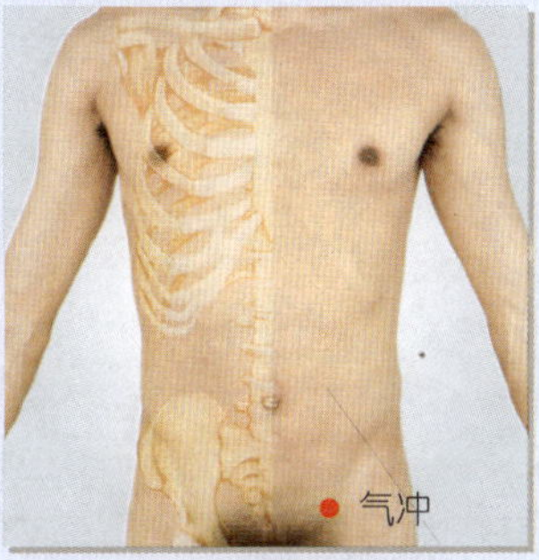

位于腹股沟稍上方，当脐中下5寸，距前正中线2寸。

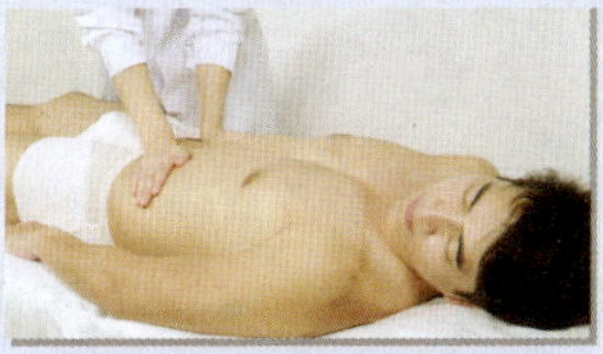

双手从下往上推按归来穴、气冲穴、天枢穴1分钟，以腹部潮红发热为度。

3 第三步按这里 八髎

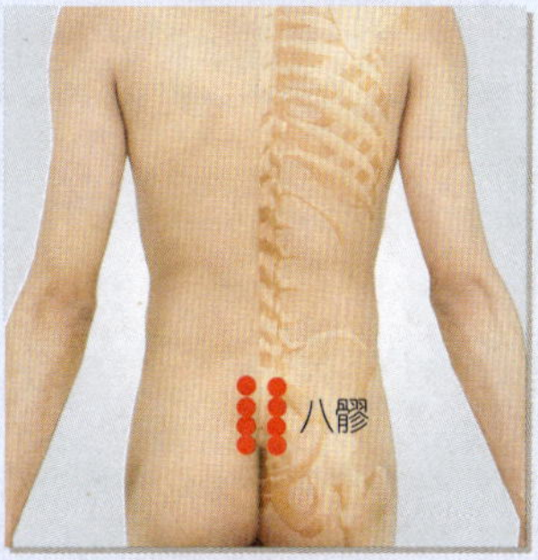

位于骶椎，分上髎、次髎、中髎、下髎，共8穴，分别在第一、第二、第三、第四骶后孔中。

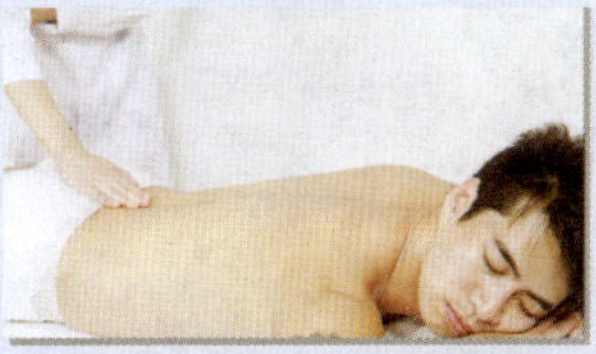

用掌心迅速搓热患者的督脉和八髎穴，从下往上力度，不宜太重，反复推搓数次。

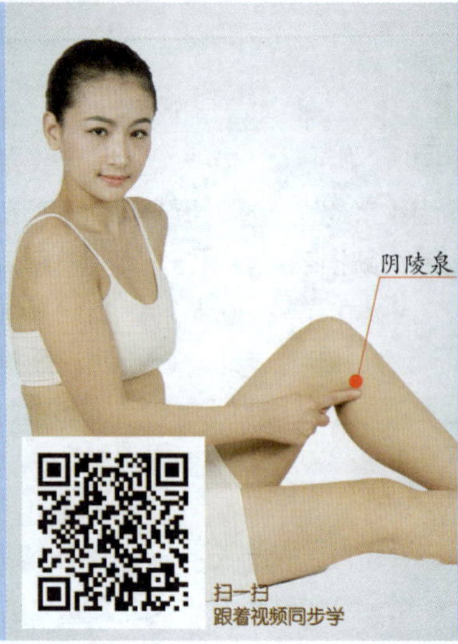

扫一扫
跟着视频同步学

月经不调

◎月经是女性机体由于受垂体前叶及卵巢内分泌激素的调节而呈现的有规律的周期性子宫内膜脱落现象。月经不调是指月经的周期、经色、经量、经质发生了改变。如垂体前叶或卵巢功能异常，就会发生月经不调。

穴位

特效穴位包括八髎、阴包、阴陵泉。再加上命门（见044页）、气海（见045页）、血海（见048页）、足三里（见069页）效果会更佳。

1 第一步按这里 八髎

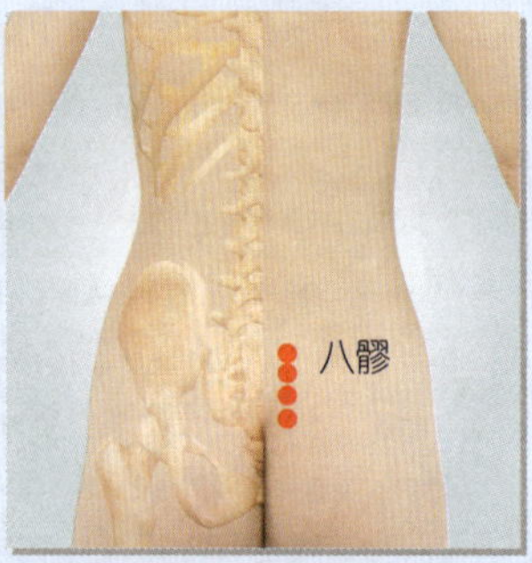

位于骶部，又分上髎、次髎、中髎和下髎，左右共八个穴位，合称“八髎”。

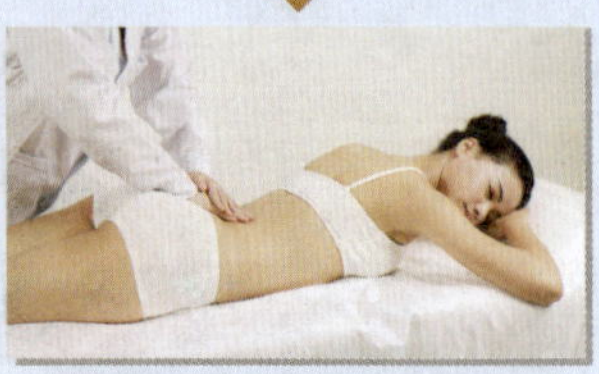

以双掌相叠揉按命门穴、八髎穴各5分钟，操作时按压的力量要由轻而重。

2 第二步按这里 阴包

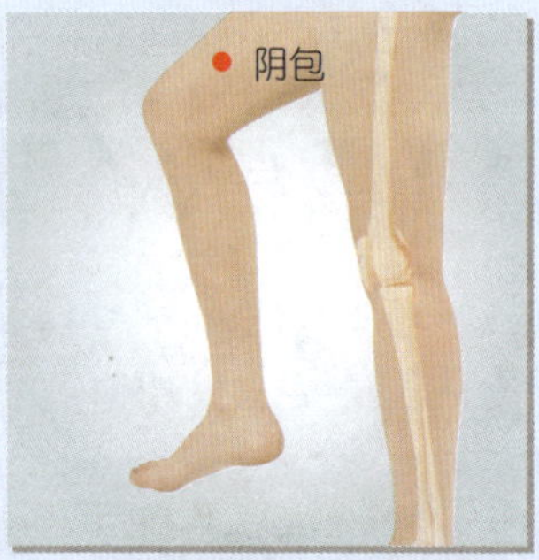

位于大腿内侧，当股骨内上髁上4寸，股内肌与缝匠肌之间。

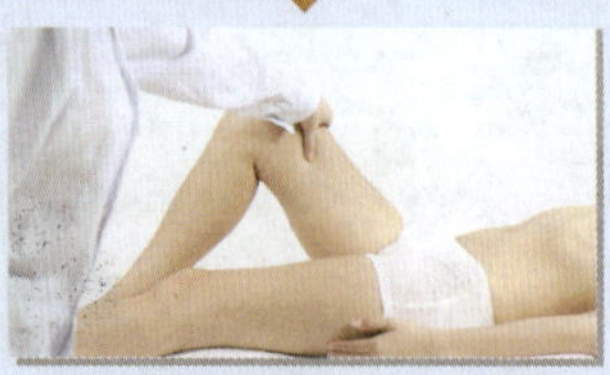

用拇指与食指、中指相对成钳形用力，捏住阴包穴，做一收一放的揉捏动作，各做5分钟。

3 第三步按这里 阴陵泉

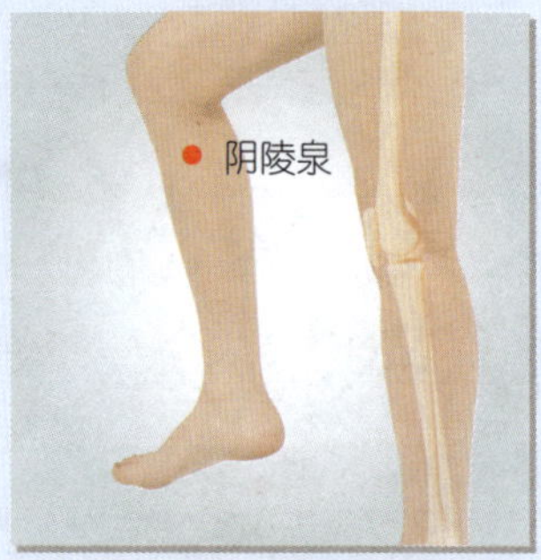

位于小腿内侧，当胫骨内侧髁后下方凹陷处。

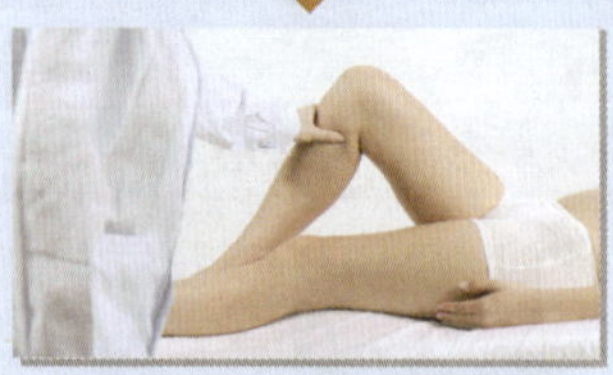

用拇指指腹揉按阴陵泉穴1～3分钟，以皮肤潮红发热为度。

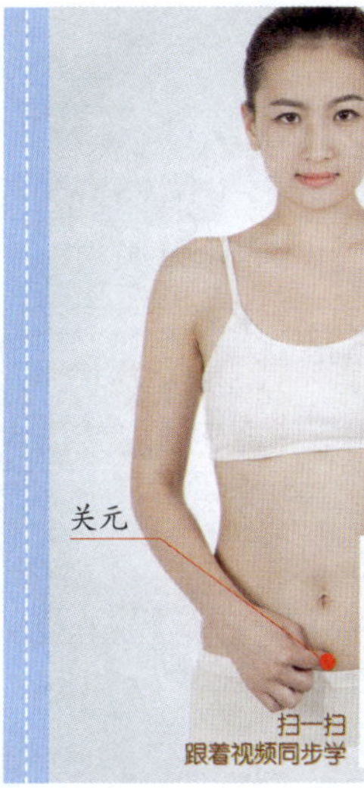

闭经

◎闭经是指妇女应有月经而超过一定时限仍未来潮的病症。正常女子一般14岁左右月经来潮，凡超过18岁尚未来潮者，为原发性闭经。月经周期建立后，又停经6个月以上者，为继发性闭经。多为内分泌系统的月经调节功能失常，子宫因素以及全身性疾病所致。

穴位

特效穴位包括关元、血海、三阴交。再加上肾俞（见032页）、命门（见044页）、足三里（见069页）效果会更佳。

1 第一步按这里

关元

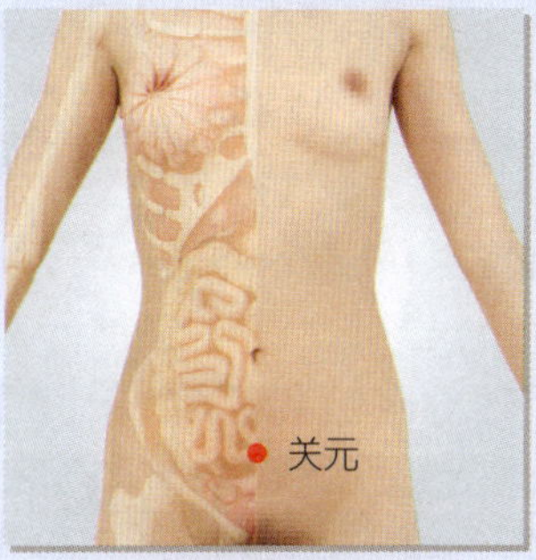

位于下腹部，前正中线上，当脐中下3寸。

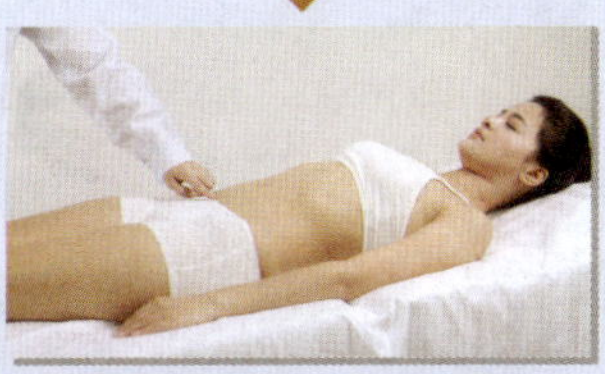

用食指指腹在关元穴上用力向下按压，一按一松为1次，共60次。

2 第二步按这里

血海

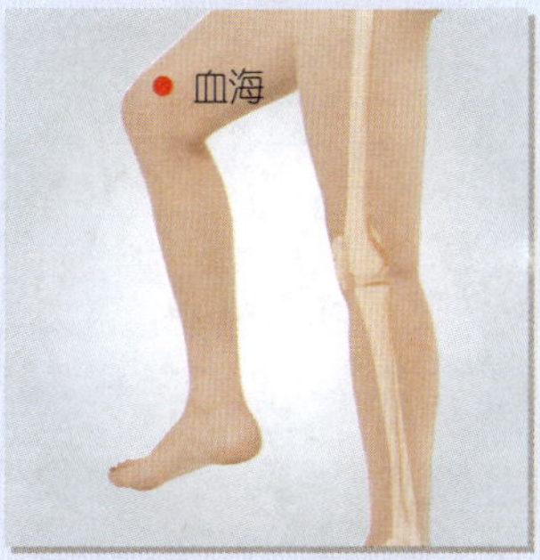

屈膝，位于大腿内侧，髌底内侧端上2寸，当股四头肌内侧头的隆起处。

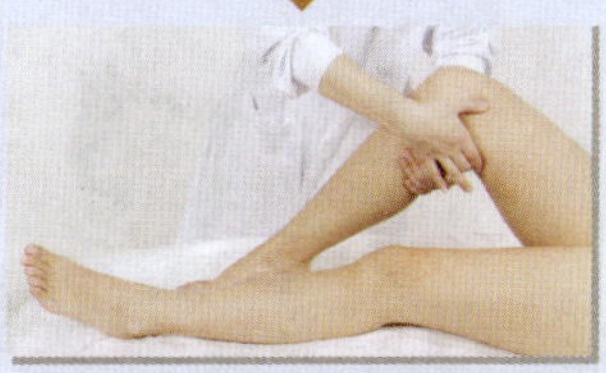

用拇指指腹按揉血海穴5分钟，以穴位处皮肤潮红发热为度。

3 第三步按这里

三阴交

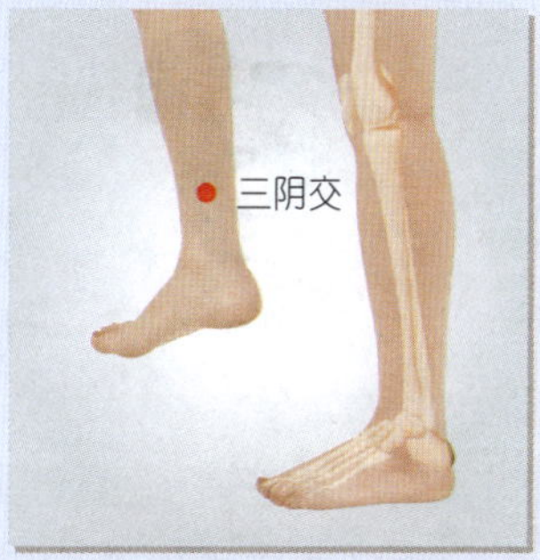

位于小腿内侧，当足内踝尖上3寸，胫骨内侧缘后方。

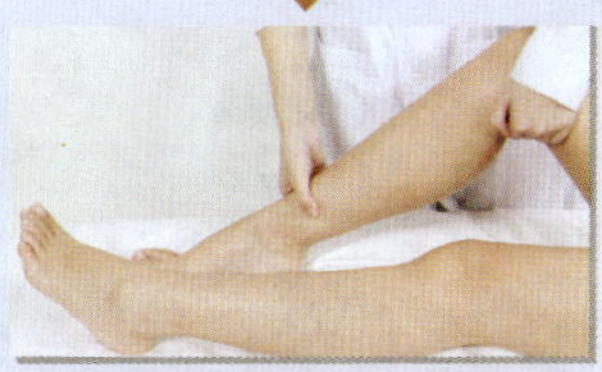

用拇指指腹按压三阴交穴5分钟，以穴位处皮肤潮红发热为度。

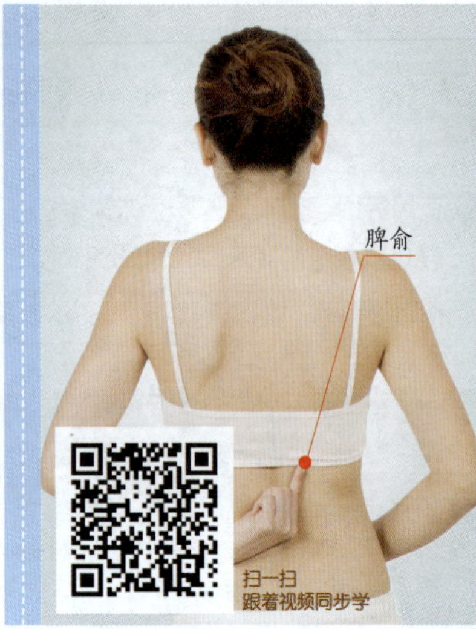

子宫脱垂

○子宫脱垂是指子宫从正常位置沿阴道向下移位。其病因为支托子宫及盆腔脏器之组织损伤或失去支托力，以及骤然或长期增加腹压所致。常见症状为腹部下坠、腰酸。严重者会出现排尿困难，或尿频、尿潴留、尿失禁及白带增多等症状。

穴位

特效穴位包括百会、脾俞、提托。再加上中极（见039页）、肾俞（见032页）、子宫（见133页）、八髎（见134页）效果会更佳。

1 第一步按这里 百会

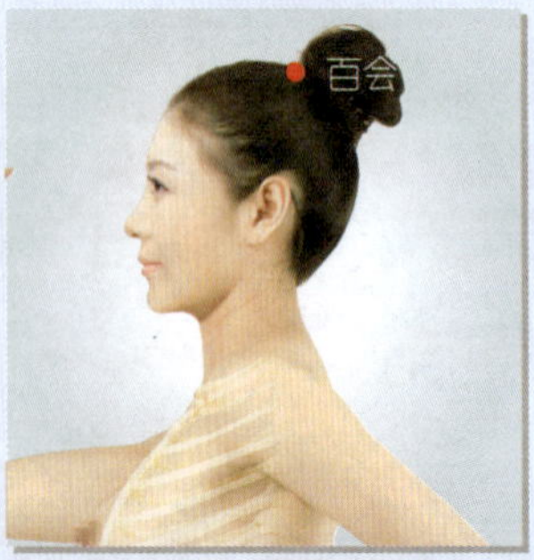

位于头部，当前发际正中直上5寸，或两耳尖连线的中点处。

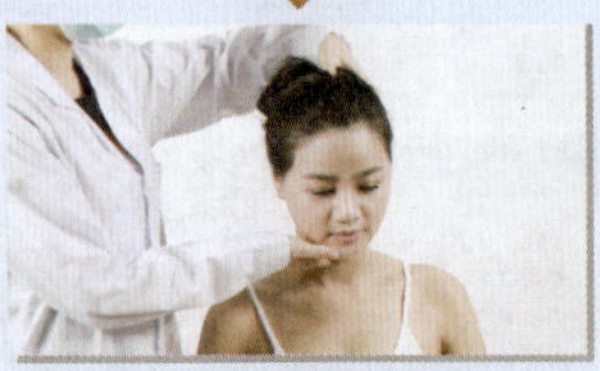

用拇指按揉头部的百会穴，先顺时针方向揉按70次，后逆时针揉按，力度由轻至重，再由重至轻。

2 第二步按这里 脾俞

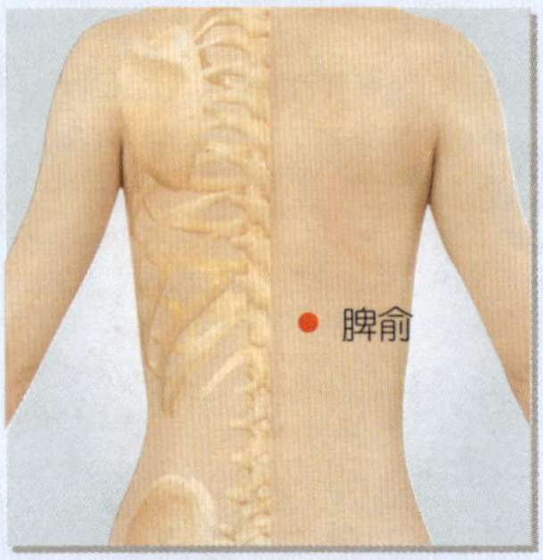

位于背部，当第十一胸椎棘突下，旁开1.5寸。

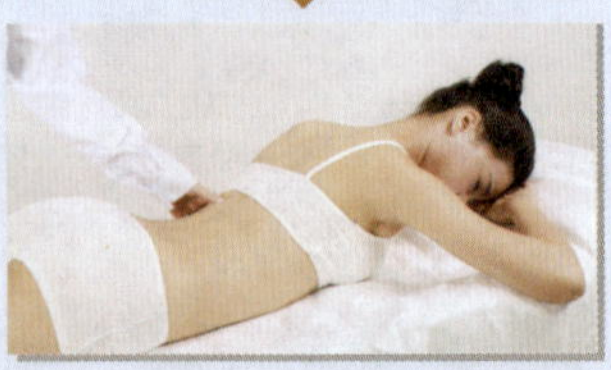

用拇指或食指点按在脾俞穴上，以顺时针的方向揉按1分钟，力度由轻至重，再由重至轻。

3 第三步按这里 提托穴

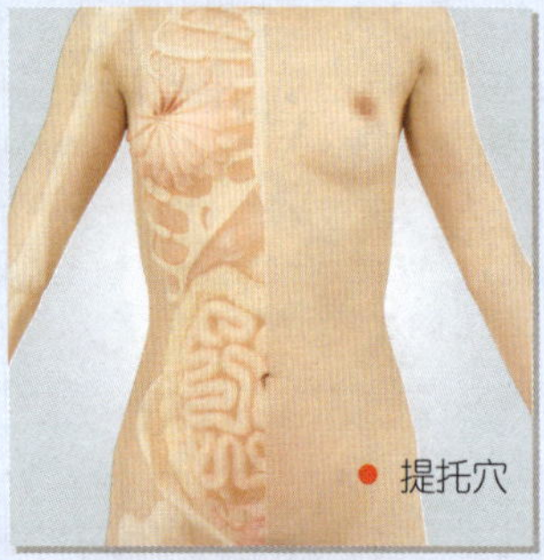

位于下腹部，脐中下3寸，旁开4寸处。

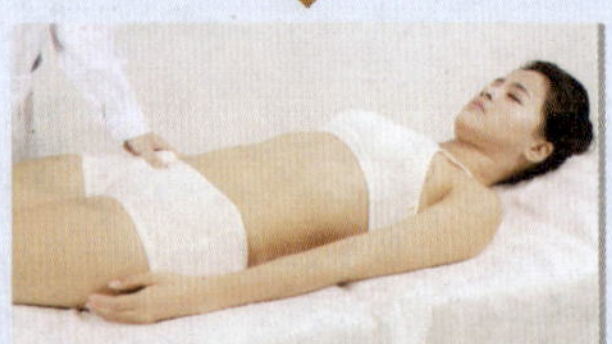

以拇指在提托穴上用力向下按压3分钟，操作时按压的力量要由轻而重。

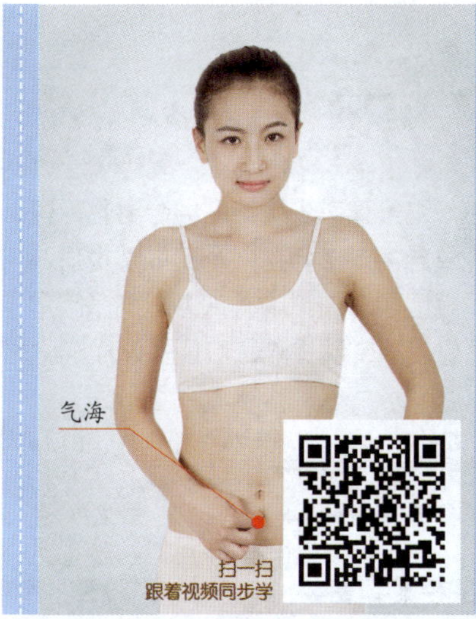

崩漏

◎崩漏是指妇女非周期性子宫出血，其发病急骤，暴下如注，大量出血者为“崩”；病势缓，出血量少，淋漓不绝者为“漏”。崩与漏虽出血情况不同，但在发病过程中两者常互相转化，如崩血量渐少，可转化为漏，漏势发展又可能变为崩。

穴位 特效穴位包括气海、三阴交、太冲。再加上关元（见034页）、曲池（见059页）、合谷（见049页）、阳陵泉（见070页）效果会更佳。

1 第一步按这里 气海

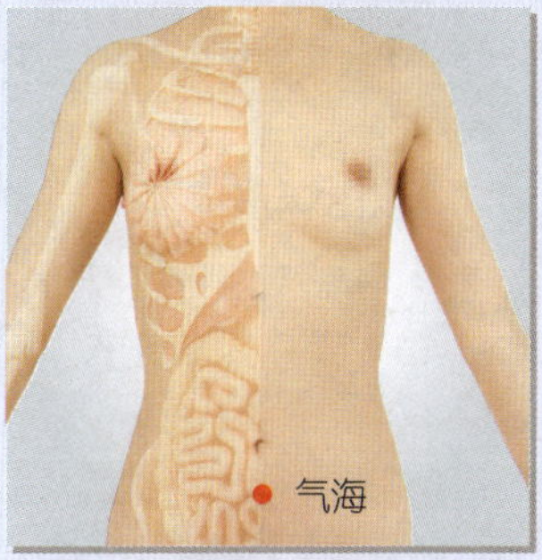

位于下腹部，前正中线上，当脐中下1.5寸。

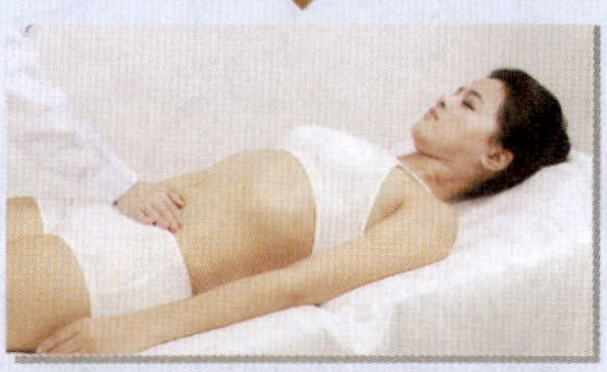

用大鱼际按压在气海穴上，以顺时针的方向揉按3分钟，手法宜轻柔。

2 第二步按这里 三阴交

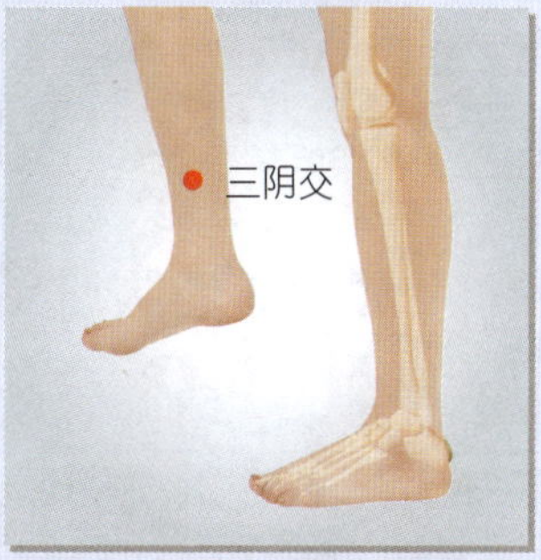

位于小腿内侧，当足内踝尖上3寸，胫骨内侧缘后方。

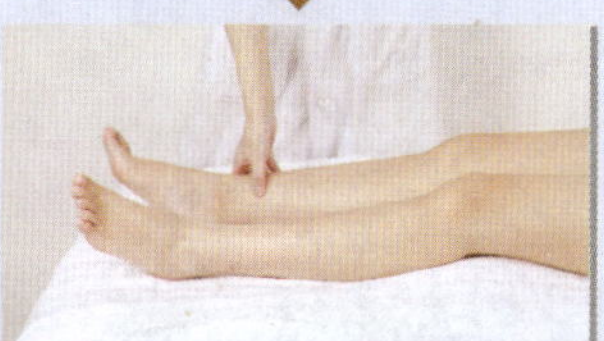

用拇指指腹按压三阴交穴5分钟，以皮肤潮红发热为度。

3 第三步按这里 太冲

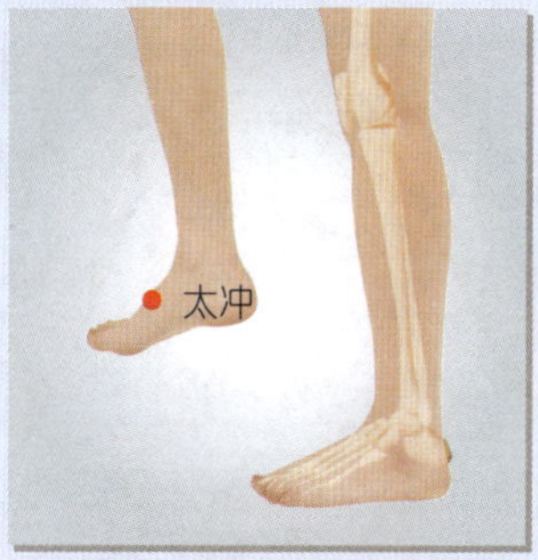

位于足背侧，当第一跖骨间隙后方凹陷处。

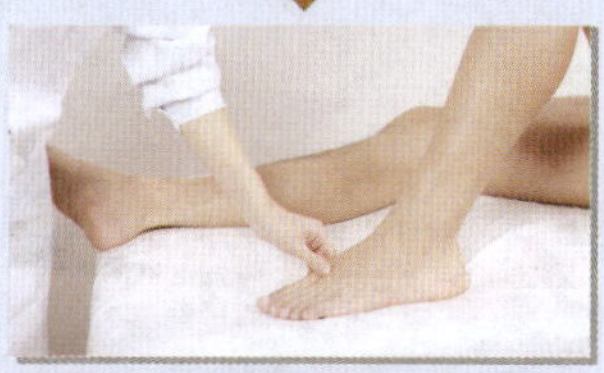

用拇指指腹推按太冲穴，先由轻到重，再由重到轻，推按1～2分钟。

带下病

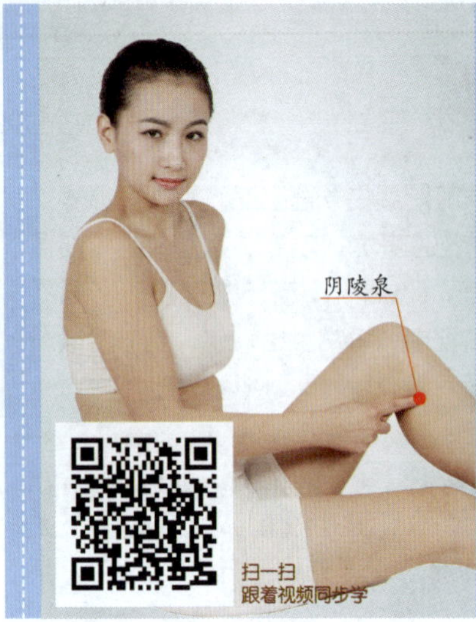

◎带下病指阴道分泌多量或少量的白色分泌物，有臭味及异味，色泽异常，常与生殖系统局部炎症、肿瘤或身体虚弱等因素有关。中医认为本病多因湿热下注或气血亏虚，致带脉失约、冲任失调而成。

穴位

特效穴位包括气海、阴陵泉、三阴交。再加上百会（见029页）、肩井（见035页）、天枢（见034页）、中极（见039页）、关元（见034页）、足三里（见069页）、肾俞（见032页）、八髎（见134页）效果会更佳。

1 第一步按这里 气海

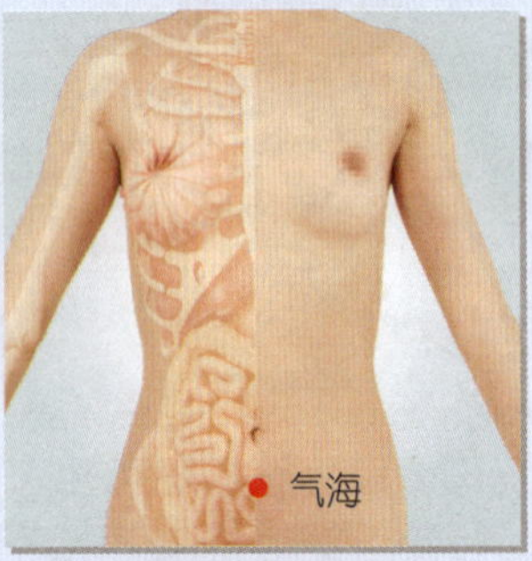

位于下腹部，前正中线上，当脐中下1.5寸。

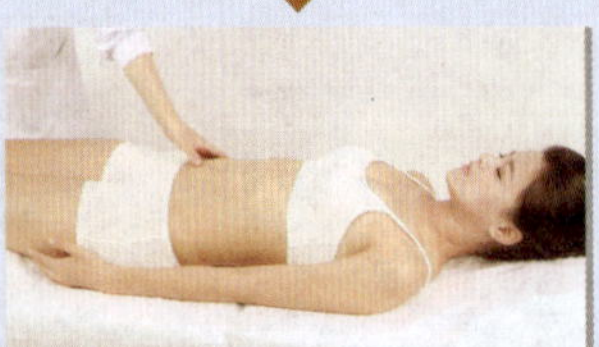

用拇指指腹点按气海穴，先以顺时针的方向匀速揉按1分钟，再逆时针揉按1分钟。

2 第二步按这里 阴陵泉

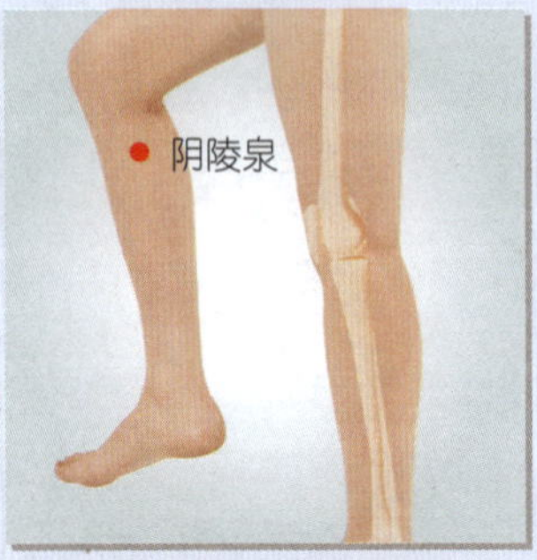

位于小腿内侧，当胫骨内侧髁后下方凹陷处。

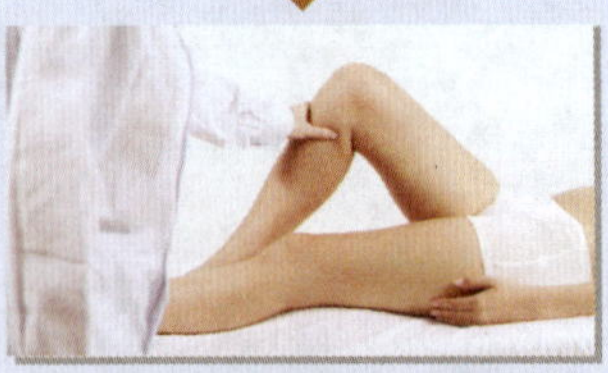

用拇指指腹按揉阴陵泉穴1分钟，以穴位处有酸胀感为度。

3 第三步按这里 三阴交

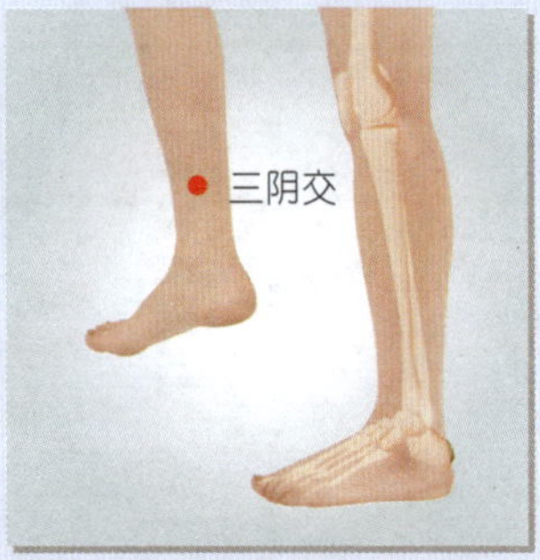

位于小腿内侧，当足内踝尖上3寸，胫骨内侧缘后方。

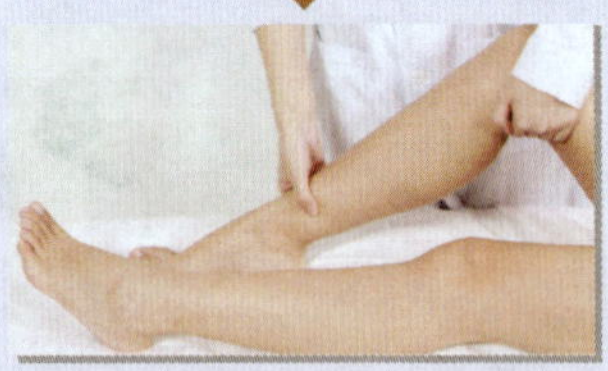

用拇指指腹按揉三阴交穴1分钟，以穴位处皮肤有酸胀感为度。

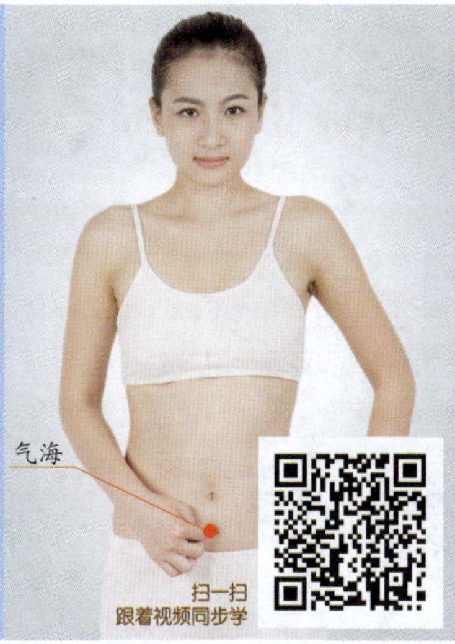

产后尿潴留

○产后尿潴留是指产后妈妈在分娩6～8小时后甚至在月子中，仍然不能正常地将尿液排出，并且膀胱还有饱胀的感觉的现象。主要表现为膀胱胀满却无尿意，或是有尿意而排不出来或只排出一部分。本病多因产程较长，膀胱长时间受压而致膀胱和尿道黏膜充血，以及膀胱肌肉收缩功能减低所致。

穴位 特效穴位包括气海、关元、中极。
再加上三阴交（见048页）效果会更佳。

1 第一步按这里 气海

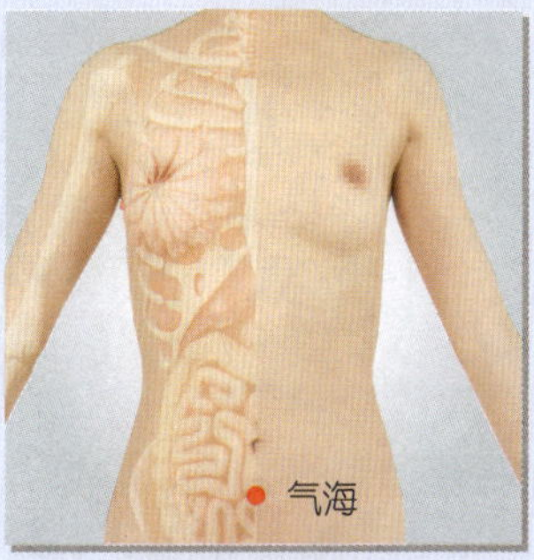

位于下腹部，前正中线上，当脐中下1.5寸。

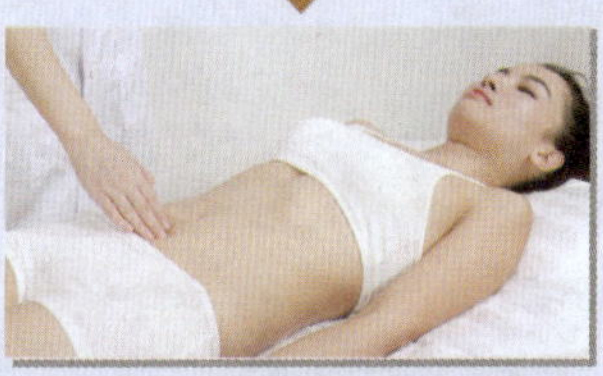

将食指、中指、无名指并拢置于下腹部，自上而下打圈按摩气海穴3～5分钟，以刺激患者排尿。

2 第二步按这里 关元

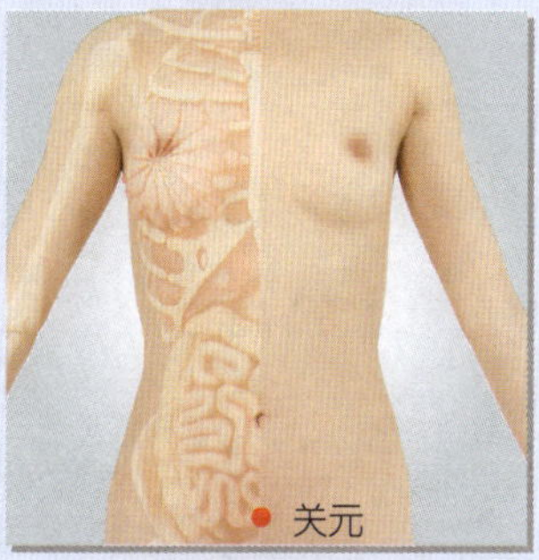

位于下腹部，前正中线上，当脐中下3寸。

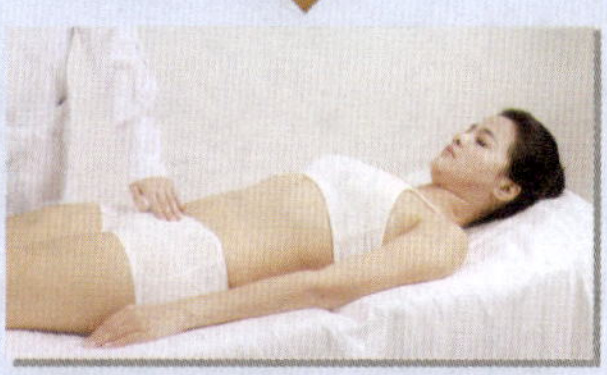

将食指、中指、无名指并拢置于下腹部，自上而下打圈按摩关元穴3～5分钟，以刺激患者排尿。

3 第三步按这里 中极

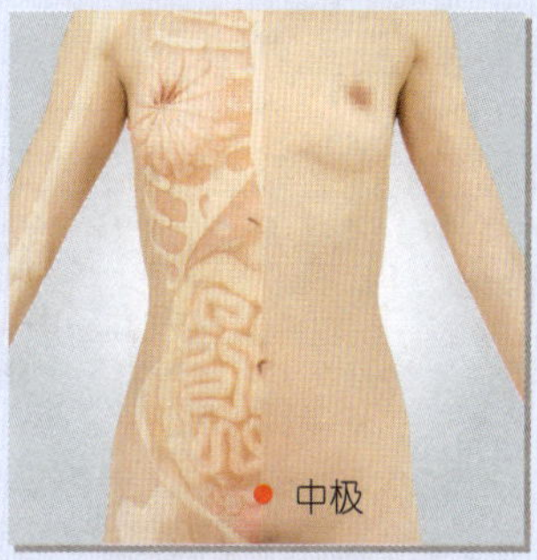

位于下腹部，前正中线上，当脐中下4寸。

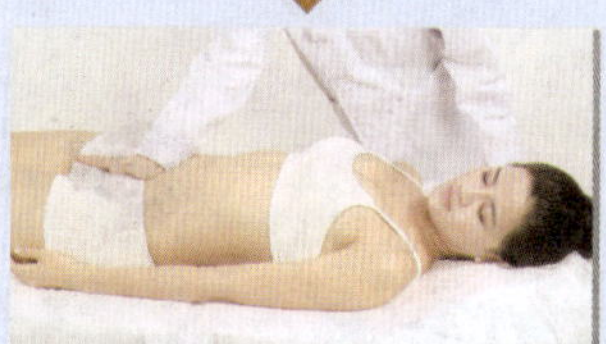

将手掌置于下腹部，自上而下按摩中极穴3～5分钟，以刺激患者排尿。

妇产科疾病

慢性盆腔炎

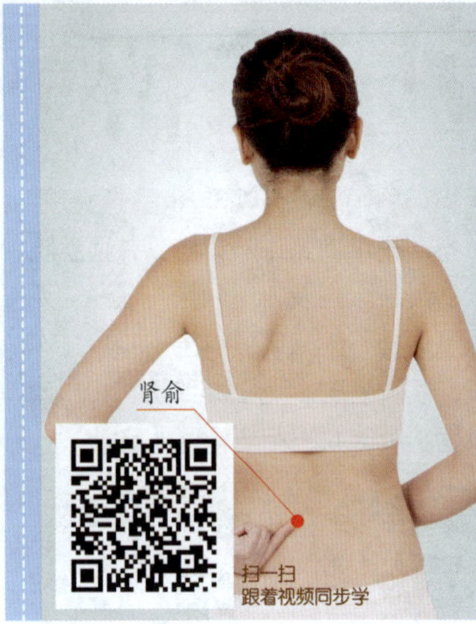

◎慢性盆腔炎指的是女性内生殖器官、周围结缔组织及盆腔腹膜发生的慢性炎症。此病可反复发作，经久不愈。常因为急性炎症治疗不彻底或因患者体质差，病情迁移所致，临床表现主要有下腹坠痛或腰骶部酸痛、拒按，伴有低热、白带多、不孕等。

穴位

特效穴位包括肾俞、关元、三阴交。再加上脾俞（见095页）、胃俞（见087页）、中脘（见089页）、内关（见047页）、外关（见078页）、足三里（见069页）效果会更佳。

1 第一步按这里

肾俞

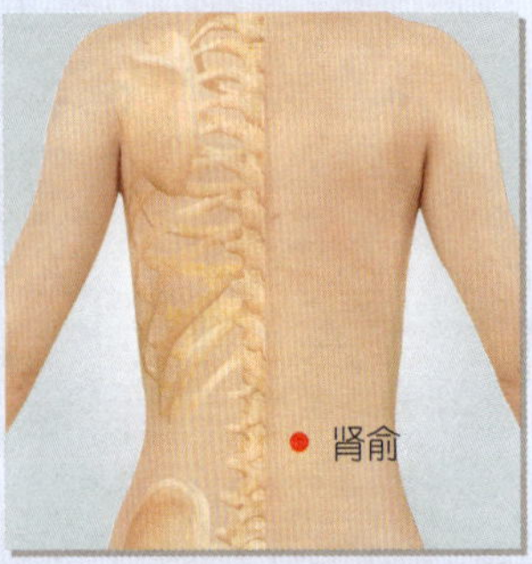

位于腰部，当第二腰椎棘突下，旁开1.5寸。

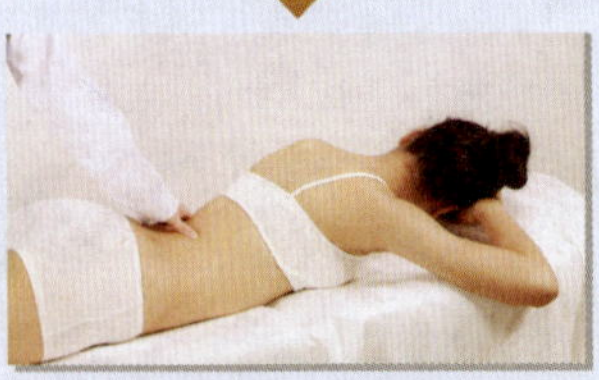

拇指指腹按在肾俞穴上，其余四指附在腰部，揉按1分钟。

2 第二步按这里

关元

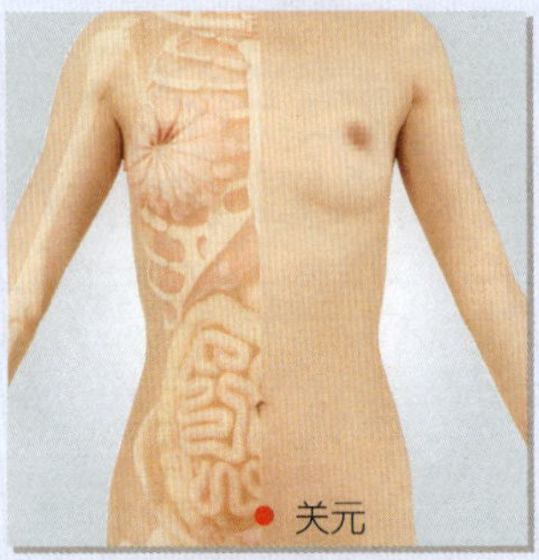

位于下腹部，前正中线上，当脐中下3寸。

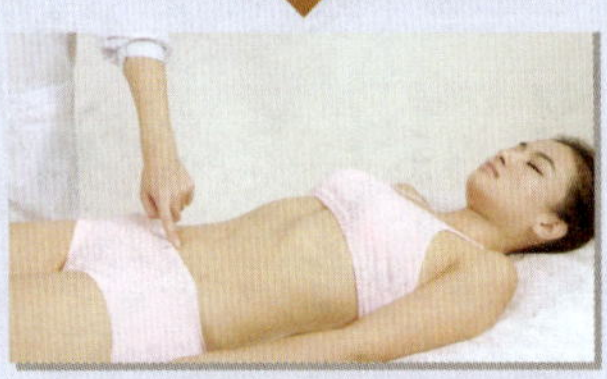

将食指放在关元穴上，适当用力揉按1分钟，以局部皮肤发红为度。

3 第三步按这里

三阴交

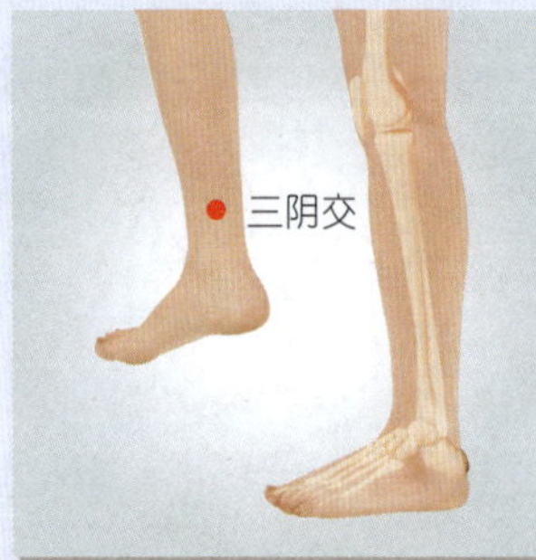

位于小腿内侧，当足内踝尖上3寸，胫骨内侧缘后方。

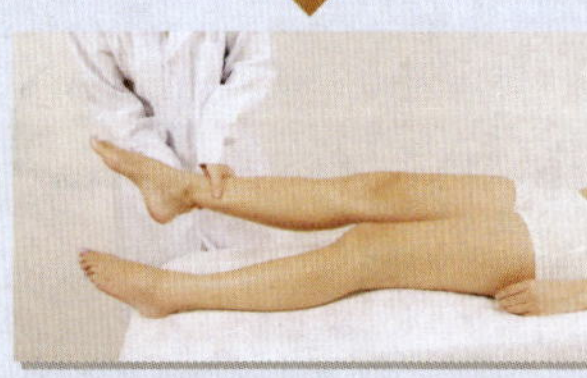

将下肢抬高，用拇指指腹放在三阴交穴上，适当用力揉按1分钟，双下肢交替进行。

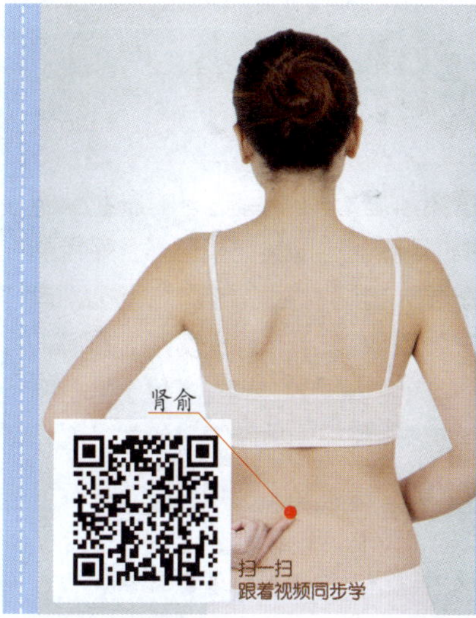

痛经

◎痛经又称“月经痛”，是指妇女在月经前后或经期出现下腹部或腰骶部的剧烈疼痛，严重时伴有恶心、呕吐、腹泻，甚至昏厥。其发病原因常与精神因素、内分泌及生殖器局部病变有关。中医认为本病多因情志郁结，或经期受寒饮冷，以致经血滞于胞宫，或体质素弱、胞脉失养引起疼痛。

穴位 特效穴位包括关元、肾俞、八髎。再加上气海（见045页）效果会更佳。

1 第一步按这里

关元

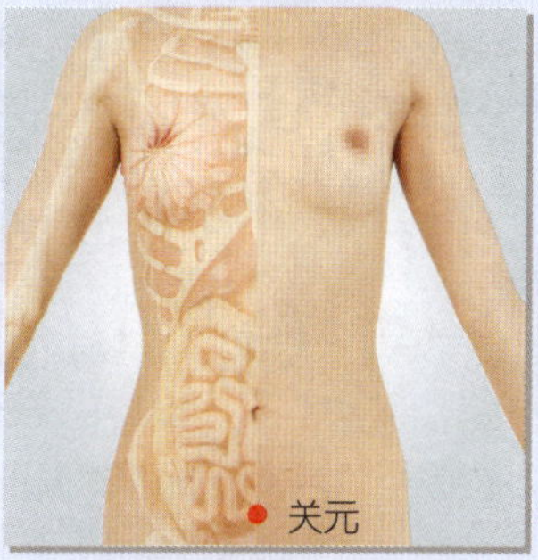

位于下腹部，前正中线上，当脐中下3寸。

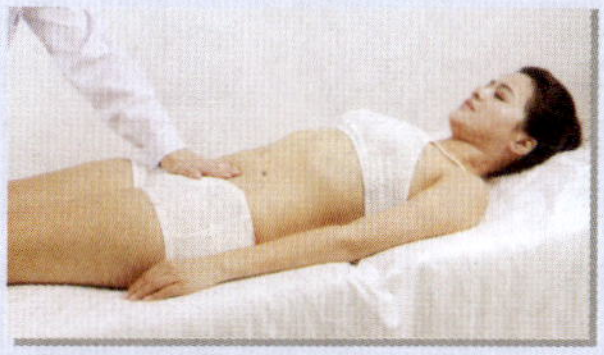

用手掌按顺时针方向在小腹部轻揉5分钟，再用拇指指腹以顺时针的方向按揉关元穴2分钟。

2 第二步按这里

肾俞

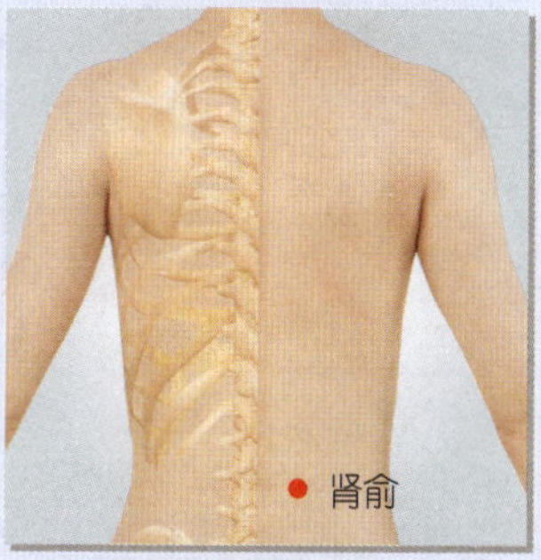

位于腰部，当第二腰椎棘突下，旁开1.5寸。

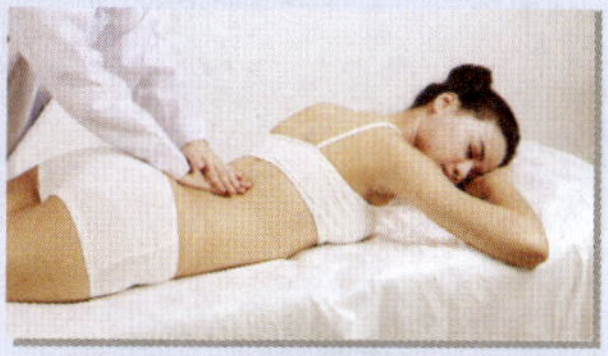

用手掌在肾俞穴上用力向下按压2分钟，按压的力量要由轻而重。

3 第三步按这里

八髎

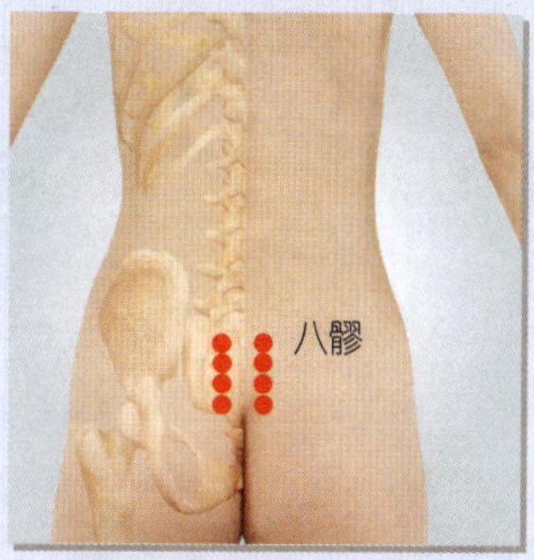

位于骶椎，又分上髎、次髎、中髎和下髎，左右共八个穴位，合称“八髎”。

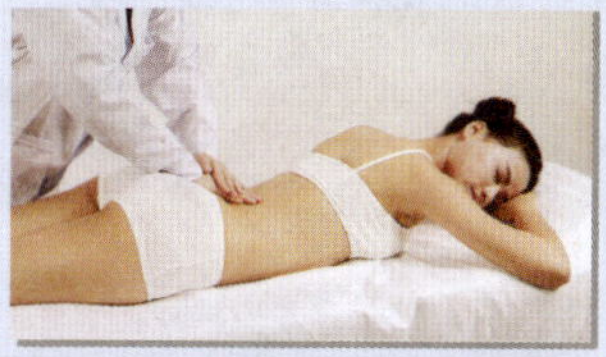

用手掌在骶部八髎穴处快速来回摩擦，以透热为度，以每秒2～4次的频率摩擦2分钟。

妇产科疾病

妊娠呕吐

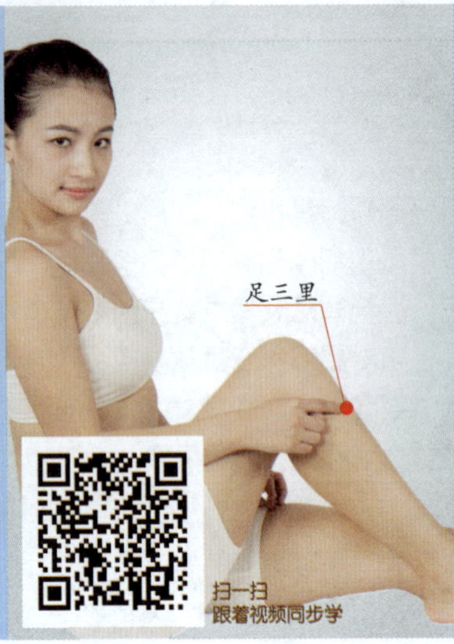

◎妊娠呕吐是指怀孕后2～3个月出现的恶心、呕吐。多因早孕时绒毛膜促性腺素功能旺盛，使胃酸减少，胃蠕动减弱，植物神经系统功能紊乱，副交感神经兴奋过强所致。临床主要表现为恶心、呕吐、择食等，伴有全身乏力、精神萎靡、心悸气促、身体消瘦等症，一般在清晨空腹时较重。

穴位 特效穴位包括缺盆、足三里、公孙。再加上中脘（见089页）、天突（见180页）、太冲（见030页）效果会更佳。

1 第一步按这里 缺盆

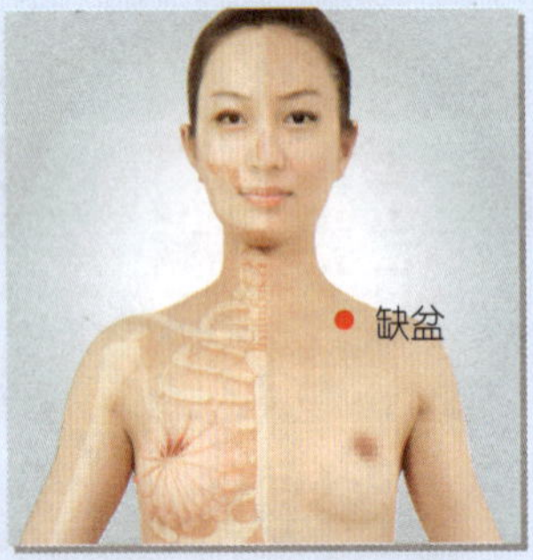

位于锁骨上窝中央，距前正中线4寸。

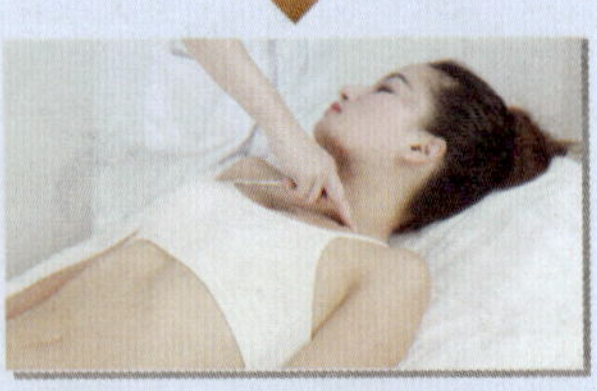

用食指、中指指腹在缺盆穴上用力向下按压1分钟。

2 第二步按这里 足三里

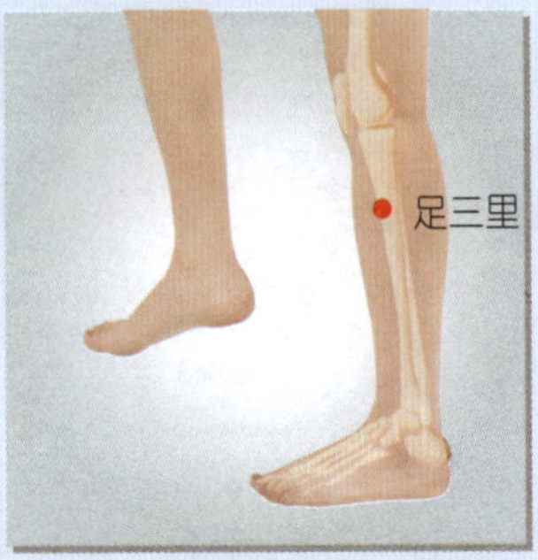

位于小腿前外侧，当犊鼻下3寸，距胫骨前缘一横指（中指）。

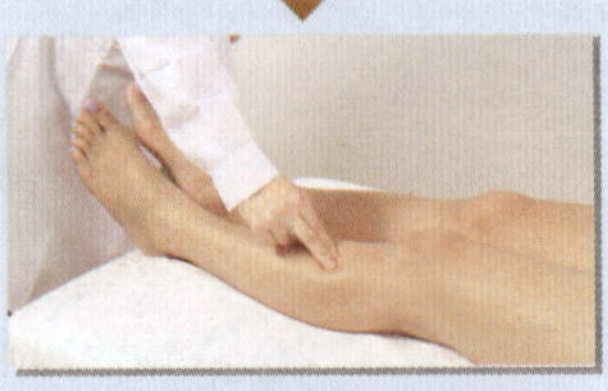

用中指尖点在足三里穴上用力向下按压1～3分钟。

3 第三步按这里 公孙

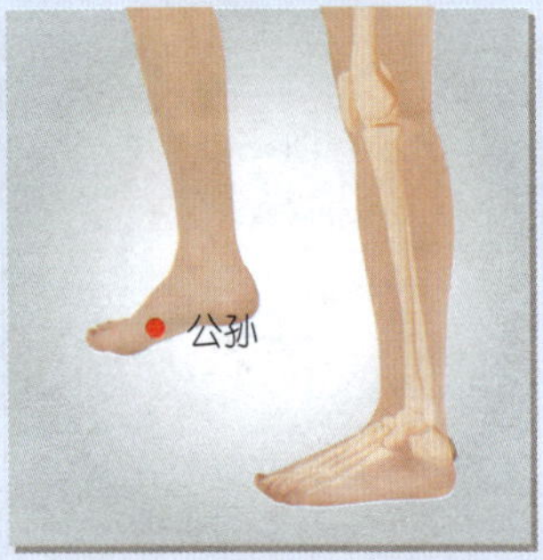

位于足内侧缘，当第一跖骨基底的前下方。

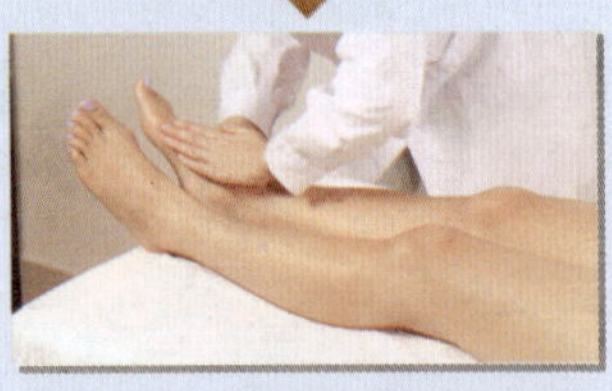

用双手掌在公孙穴上用力搓动2分钟，频率一般30～50次/分钟。

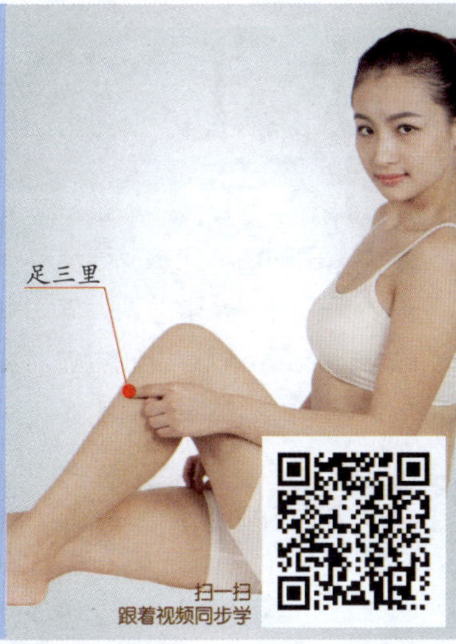

产后腹痛

◎产后腹痛是指女性分娩后下腹部疼痛，是属于分娩后的一种正常现象，一般疼痛2～3天，而后疼痛自然会消失。多者一周以内消失。若超过一周连续腹痛，伴有恶露量增多，有血块，有臭味等，预示为盆腔内有炎症。

穴位 特效穴位包括关元、足三里、三阴交。再加上膈俞（见048页）、命门（见044页）、肾俞（见032页）、气海（见045页）效果会更佳。

1 第一步按这里 关元

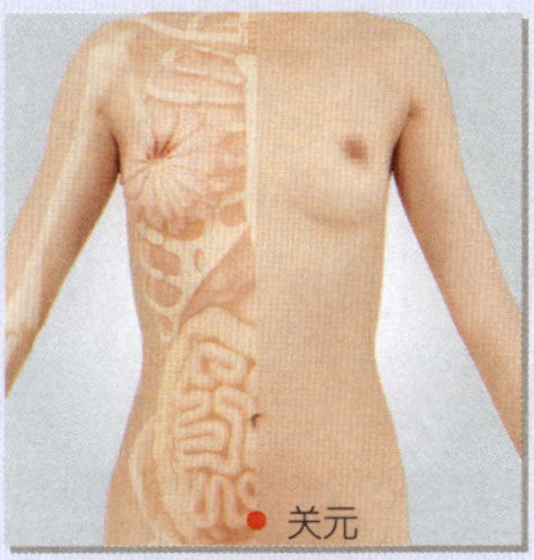

位于下腹部，前正中线上，当脐中下3寸。

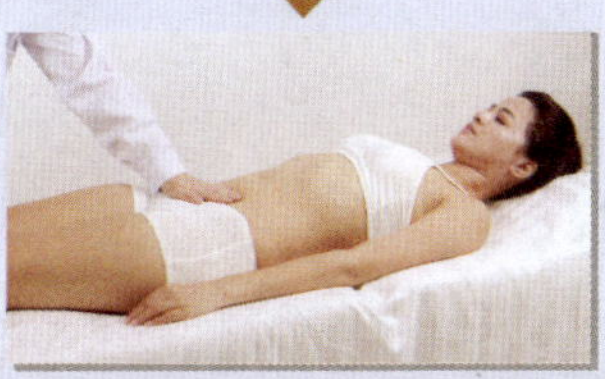

将双手掌心搓热，迅速覆盖在关元穴上来回摩擦，直至皮肤潮红为止。

2 第二步按这里 足三里

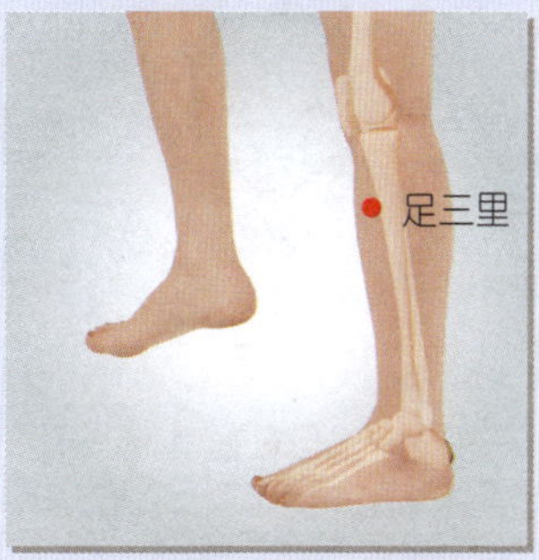

位于小腿前外侧，当犊鼻下3寸，距胫骨前缘一横指（中指）。

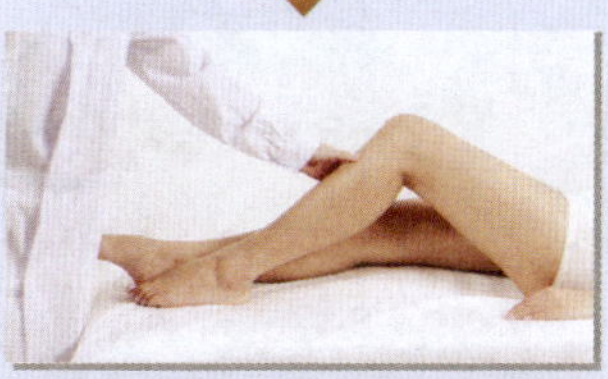

用大拇指按住足三里穴的穴位中心，力度适中，先以顺时针的方向揉按3分钟，再逆时针揉按。

3 第三步按这里 三阴交

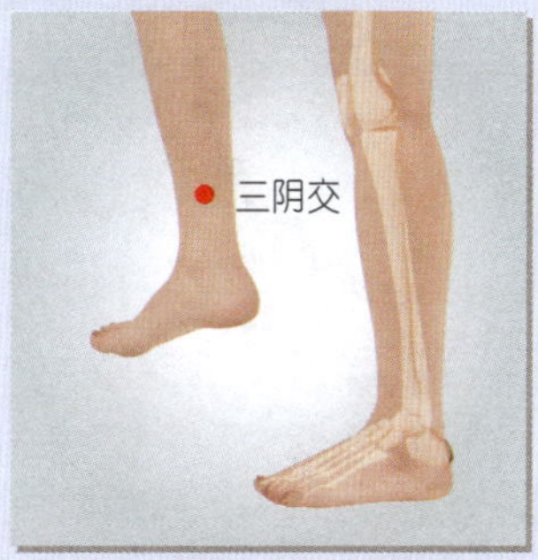

位于小腿内侧，当足内踝尖上3寸，胫骨内侧缘后方。

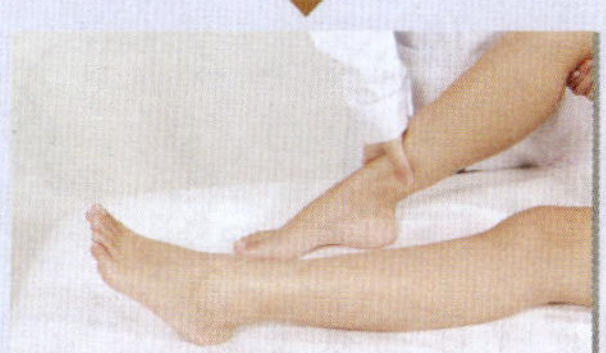

拇指指尖放于三阴交穴上，用力揉按3～5分钟。

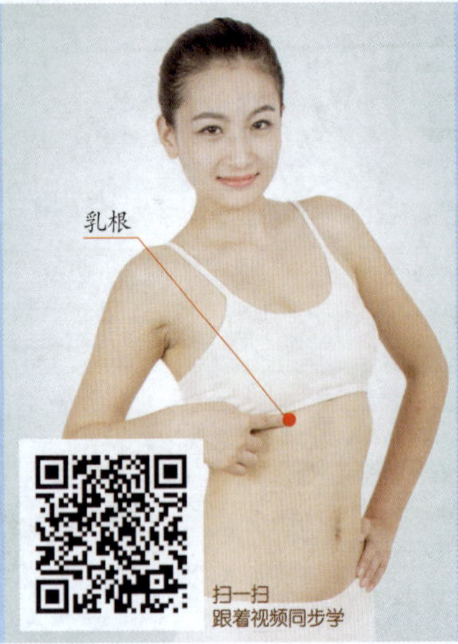

产后缺乳

◎产后缺乳是指产后乳汁分泌量少，不能满足婴儿的需要。乳汁的分泌与乳母的精神状态、情绪和营养状况、休息是否充分都有关联。中医认为本病多因素体虚弱，或产期失血过多，以致气血亏虚，乳汁化源不足，或情志失调，乳汁壅滞不行所致。

穴位

特效穴位包括乳根、膻中、少泽。再加上中脘（见089页）、三阴交（见048页）、足三里（见069页）效果会更佳。

1 第一步按这里 乳根

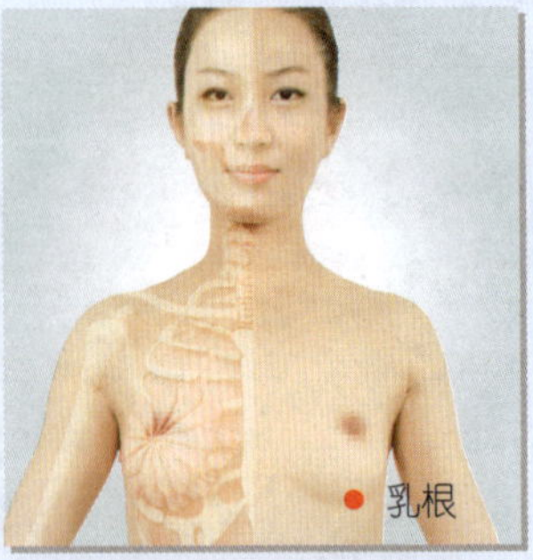

位于胸部，当乳头直下，乳房根部，第五肋间隙，距前正中线4寸。

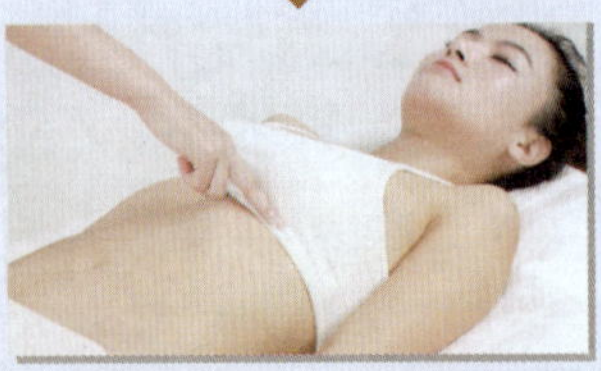

以食指、中指点在乳根穴的穴位中心，以顺时针的方向揉按1分钟，由轻到重再至轻。

2 第二步按这里 膻中

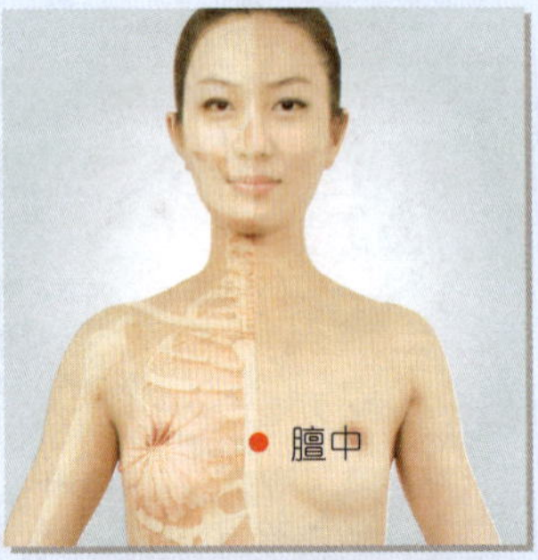

位于胸部，当前正中线上，平第四肋间，两乳头连线的中点。

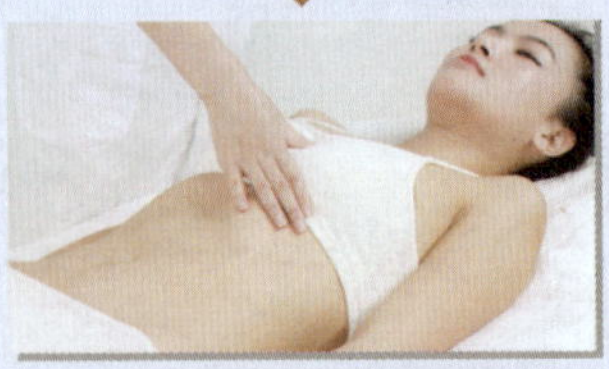

以拇指指端点在膻中穴上，以顺时针的方向揉按2分钟，再以逆时针的方向揉按2分钟。

3 第三步按这里 少泽

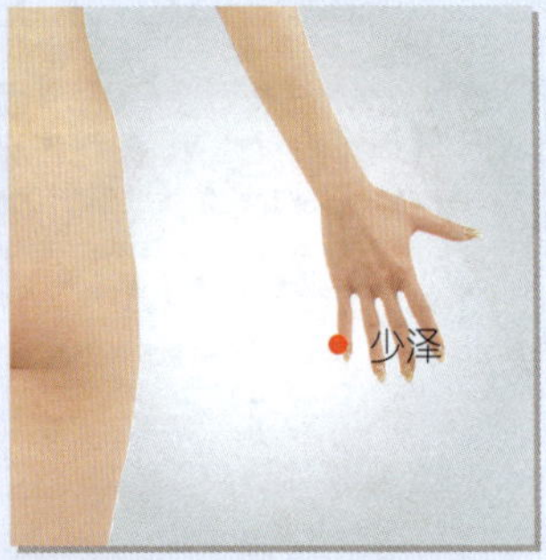

位于手小指末节尺侧，距指甲角0.1寸（指寸）。

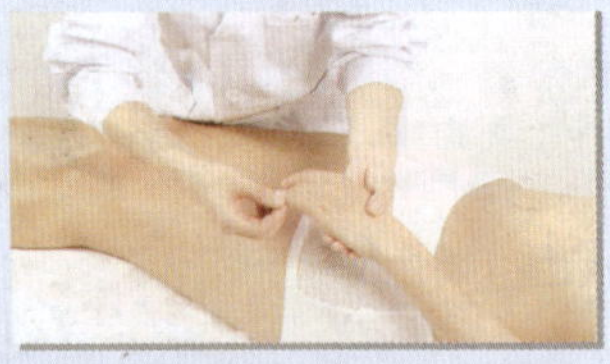

最后用拇指和食、中两指相对，挟提少泽穴，双手交替捻动1分钟，每天1次。

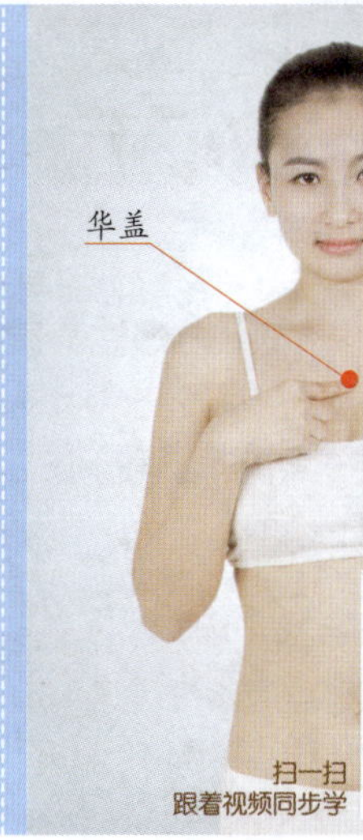

扫一扫
跟着视频同步学

不孕症

◎不孕症是指夫妇同居而未避孕，经过较长时间不怀孕者。临床上分原发性不孕和继发性不孕两种。同居3年以上未受孕者，称原发性不孕；婚后曾有过妊娠，相距3年以上未受孕者，称继发性不孕。

穴位

特效穴位包括华盖、子宫、肾俞。再加上气海（见045页）、膻中（见055页）、神阙（见069页）、关元（见034页）页）、八髎（见134页）效果会更佳。

1 第一步按这里 华盖

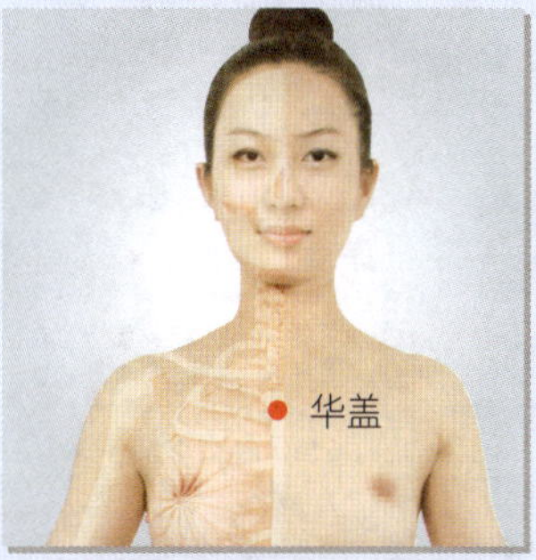

位于胸部，当前正中线上，平第一肋间。

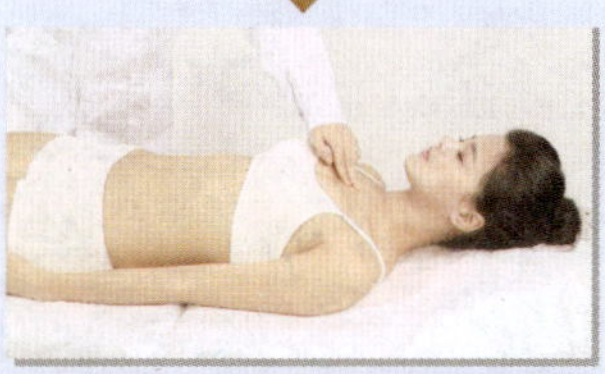

用食指、中指指腹点按华盖穴3分钟，以有酸胀感为度。

2 第二步按这里 子宫

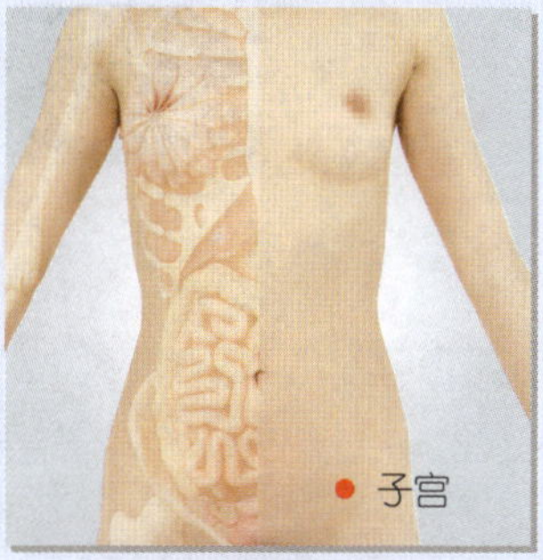

位于下腹部，当脐中下4寸，中极旁开3寸。

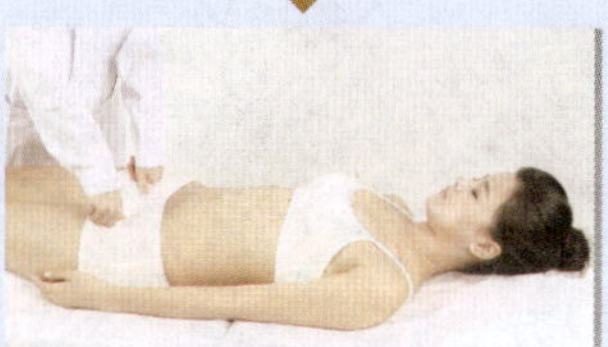

用拇指在子宫穴区域上用力向下压按2分钟；操作时需有节律地一按一松，不可过重、过急。

3 第三步按这里 肾俞

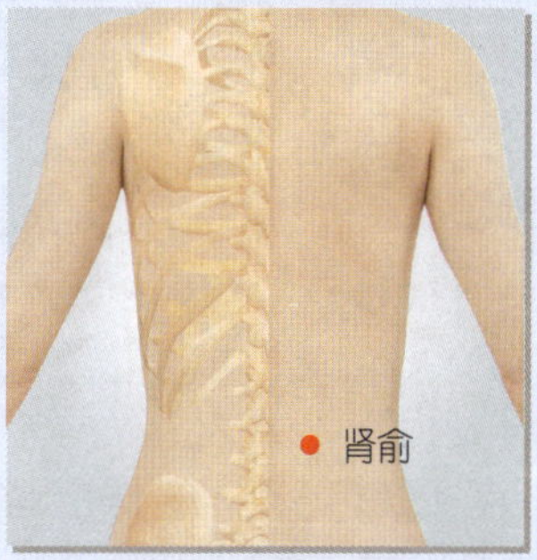

位于腰部，当第二腰椎棘突下，旁开1.5寸。

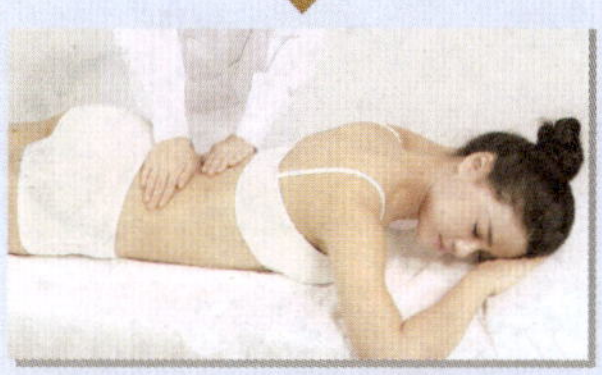

用双手掌在腰及骶部上左右推动30次，力量须由轻而重。再用食指和中指揉按肾俞穴2分钟。

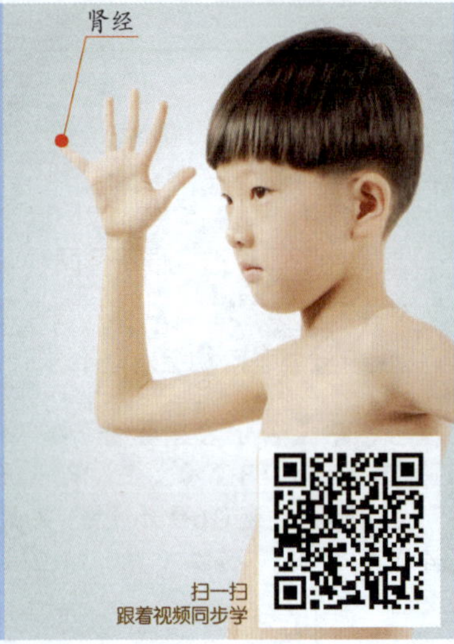

小儿佝偻病

◎小儿佝偻病，民间俗称“软骨病”，是一种以骨骼生长发育障碍和肌肉松弛为主要表现的慢性营养缺乏疾病。多见于3岁以下的小孩，其发病原因是先天营养不足、喂养不当、维生素D缺乏等。小儿佝偻病最初多表现为精神、神经方面的症状。

穴位

特效穴位包括中脘、肾经、足三里。

再加上三阴交（见153页）、脾经（见152页）、气海（见151页）、板门（见150页）、脾俞（见137页）、胃俞（见087页）、肾俞（见135页）效果会更佳。

1 第一步按这里 中脘

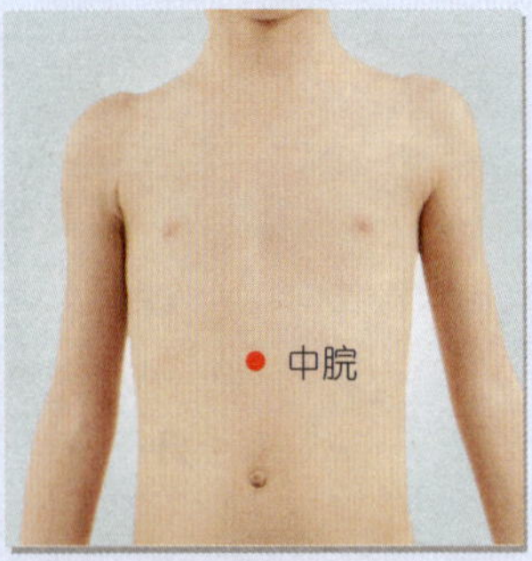

位于上腹部，前正中线上，当脐中上4寸。

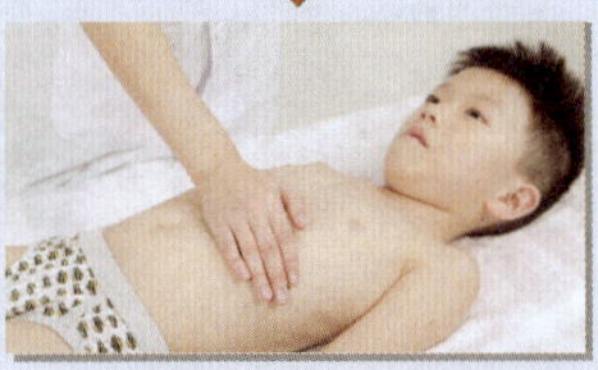

搓热掌心，对准中脘穴先以顺时针方向，再以逆时针方向揉按3分钟。

2 第二步按这里 肾经

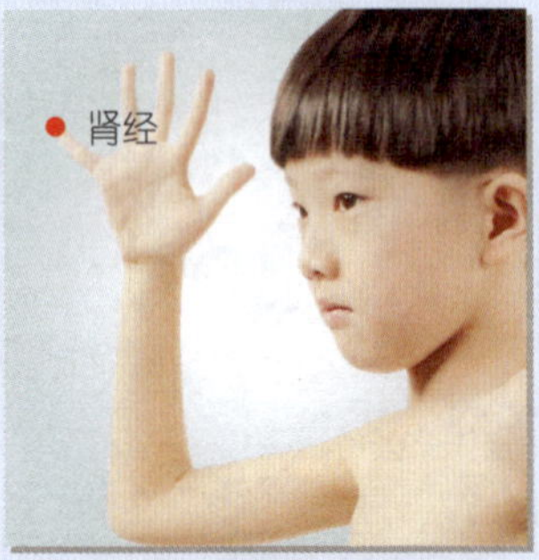

位于小指末节螺纹面。

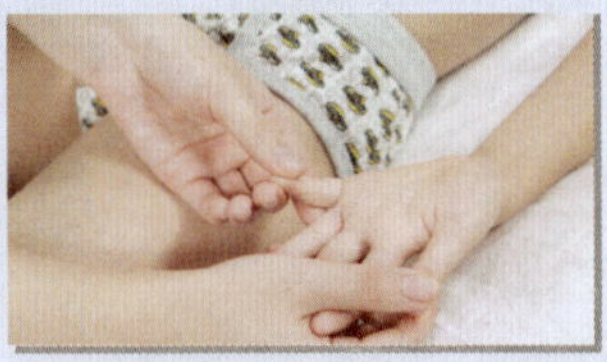

用拇指螺纹面着力，在患儿小指螺纹面作旋推，称为补肾经。操作200次。

3 第三步按这里 足三里

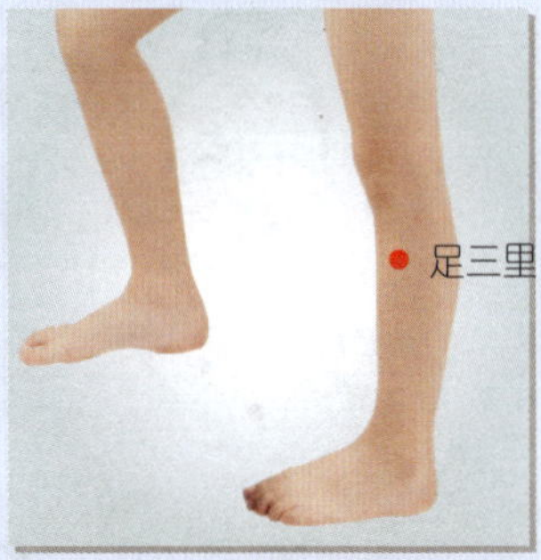

位于小腿前外侧，当犊鼻下3寸，距胫骨前缘一横指（中指）。

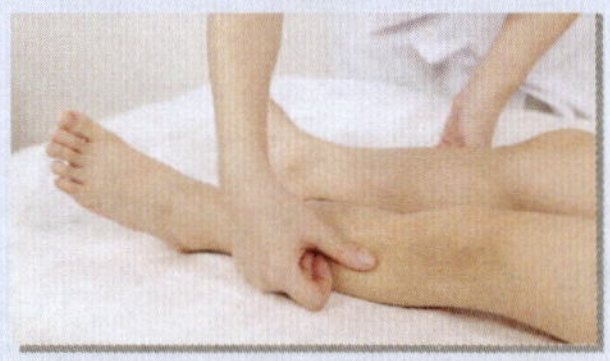

用拇指指腹以顺时针方向揉按患儿两侧的足三里穴，每穴各揉按1分钟。

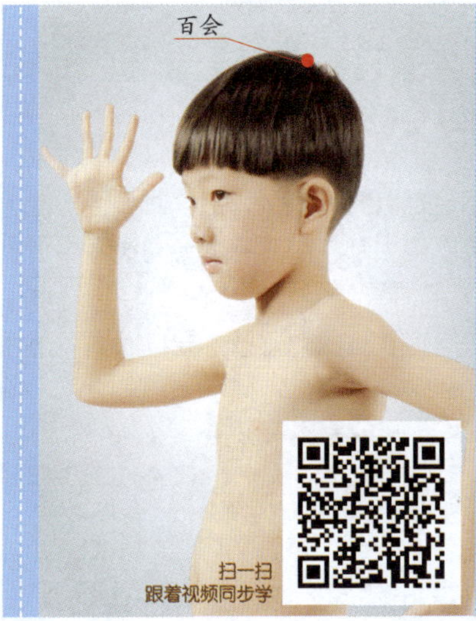

小儿遗尿

◎小儿遗尿是指小儿睡梦中小便自遗，醒后方觉的病症。多见于3岁以上的儿童，一般是男孩多于女孩。预防小儿遗尿应从小为儿童建立良好的作息制度，养成良好的卫生习惯，掌握其夜间排尿规律。

穴位

特效穴位包括百会、关元、肾俞。
再加上气海（见151页）、脾俞（见137页）、命门（见044页）效果会更佳。

1 第一步按这里

百会

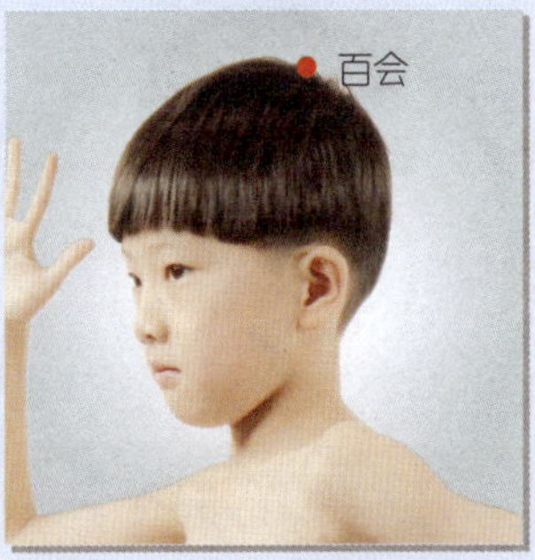

位于头部，当前发际正中直上5寸，或两耳尖连线的中点处。

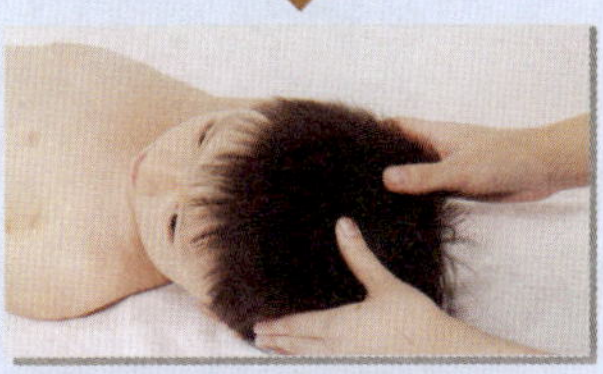

用拇指指腹揉按患儿的百会穴1分钟，以有酸胀感为度。

2 第二步按这里

关元

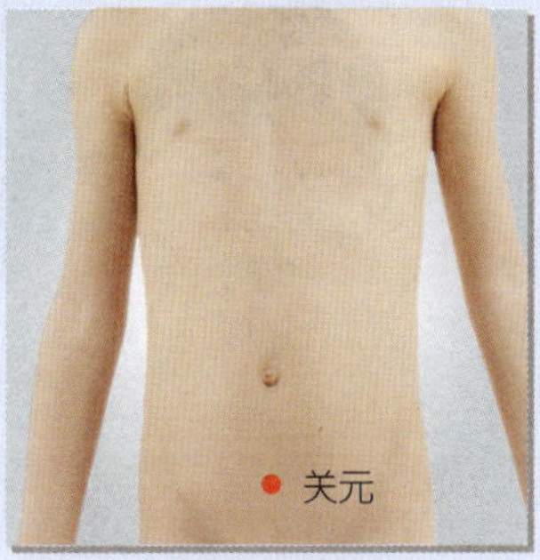

位于下腹部，前正中线上，当脐中下3寸。

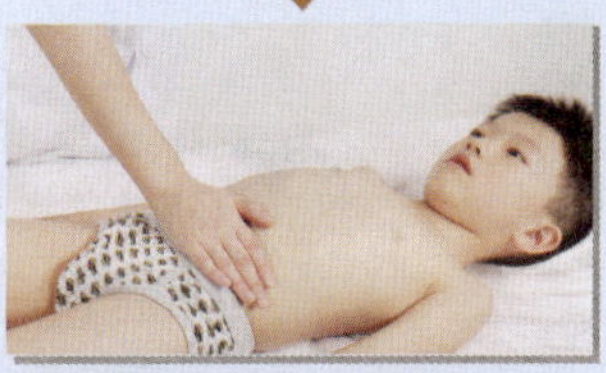

医者搓热掌心，用掌心顺时针揉按患儿的关元穴，力度不宜太重，以潮红发热为度。

3 第三步按这里

肾俞

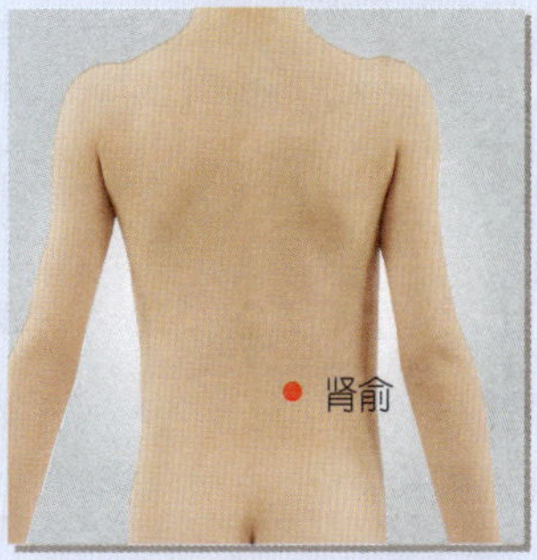

位于腰部，当第二腰椎棘突下，旁开1.5寸。

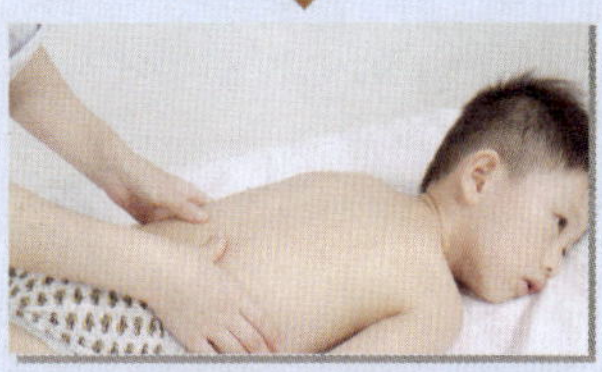

用掌心自上而下推按背部，然后用大拇指推按肾俞穴，以潮红发热为度。

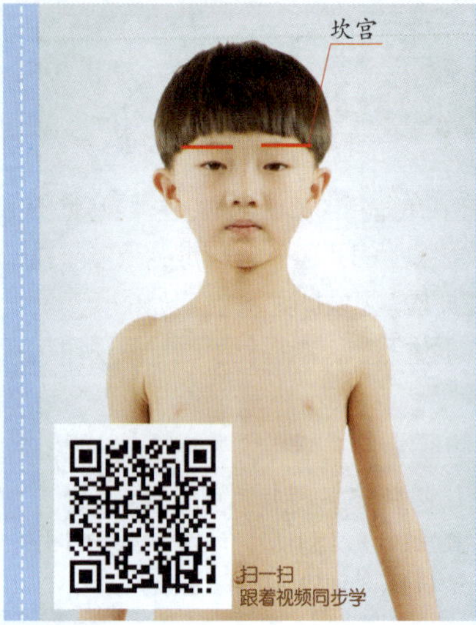

小儿感冒

○大部分患儿感冒是以病毒入侵为主，此外也可能是支原体或细菌感染引起。小儿感冒分为风寒感冒和风热感冒。风寒感冒主要症状为发热轻、恶寒重、头痛、鼻塞等症状。风热感冒主要症状为发热重、恶寒轻、大便干、小便黄等症状。

穴位

特效穴位包括一窝风、坎宫、太阳。再加上天门（见154页）、迎香（见146页）、天河水（见139页）、合谷（见145页）、三关（见150页）、肺经（见139页）效果会更佳。

1 第一步按这里 一窝风

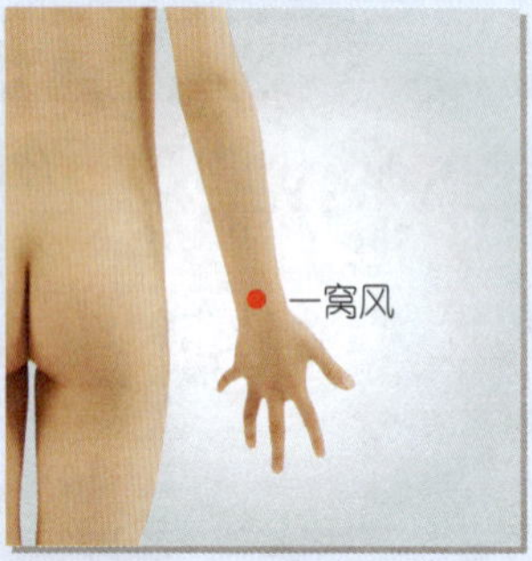

位于手背，腕横纹正中凹陷处。

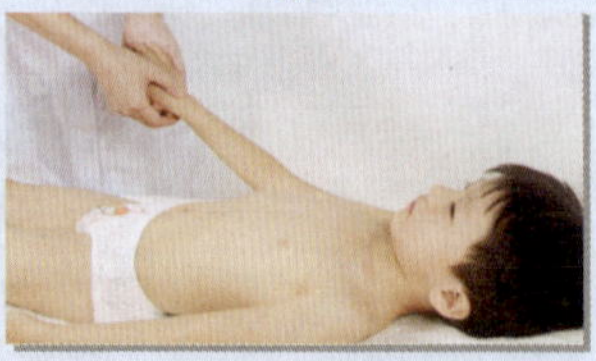

用拇指指腹稍用力点按一窝风穴30～50次，以皮肤发红为度。

2 第二步按这里 坎宫

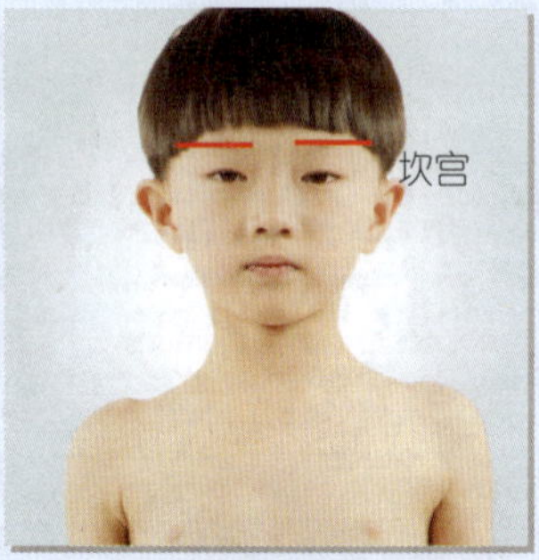

位于自眉头起沿眉向眉梢延伸成一直线。

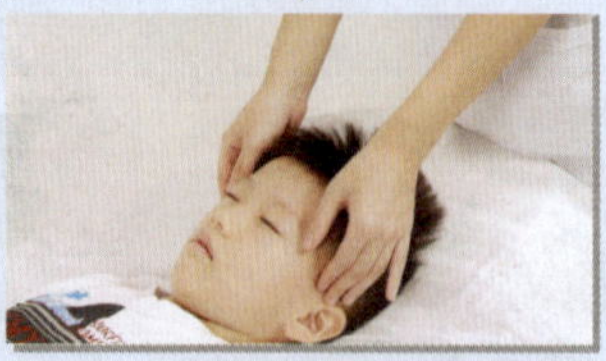

用双手拇指从小儿眉头推至眉梢，推按坎宫，反复操作150～200次。

3 第三步按这里 太阳

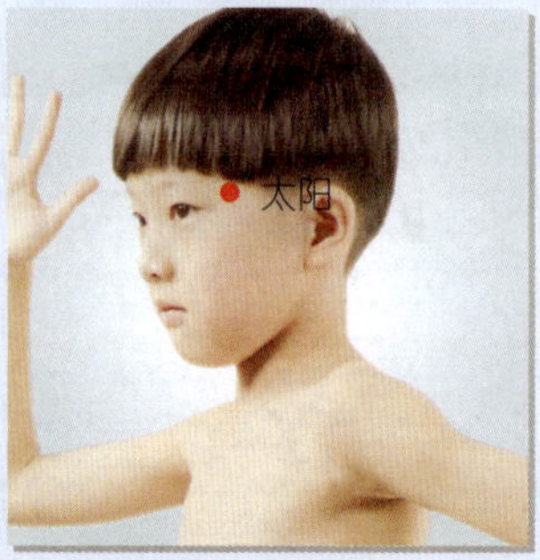

位于颞部，当眉梢与目外眦之间，向后约一横指的凹陷处。

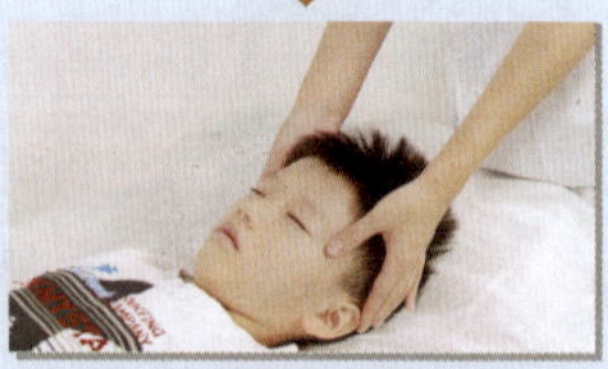

用拇指指腹点揉太阳穴1～2分钟，以局部有酸胀感为度。

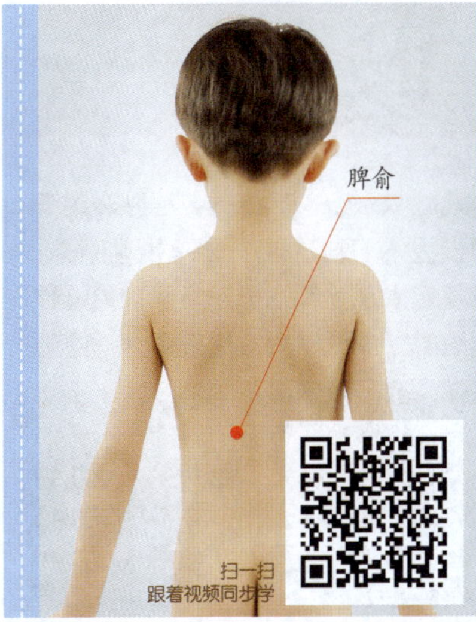

小儿腹泻

◎小儿腹泻多见于2岁以下的婴幼儿，是小儿常见病之一。可由饮食不当和肠道细菌感染或病毒感染引起，以大便次数增多、腹胀肠鸣、粪便酸腐臭秽，或粪质稀薄、水分增多及出现黏液等为其主要临床表现。

穴位

特效穴位包括劳宫、足三里、脾俞。再加上神阙（见147页）、天枢（见147页）、中脘（见147页）、胃俞（见087页）效果会更佳。

1 第一步按这里

劳宫

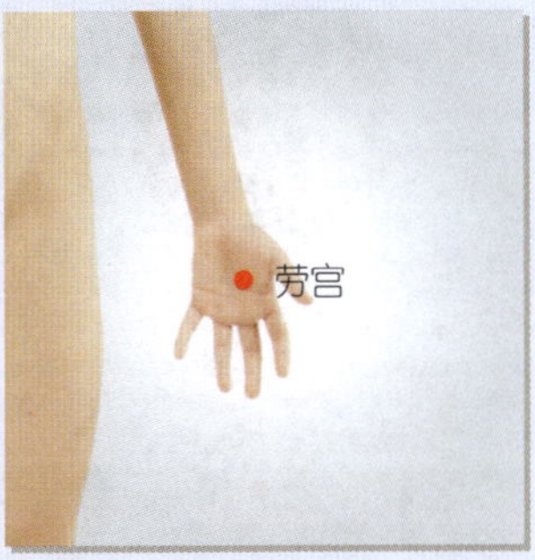

位于手掌，第二、三掌骨之间，当屈指握拳时，中指指尖所点处。

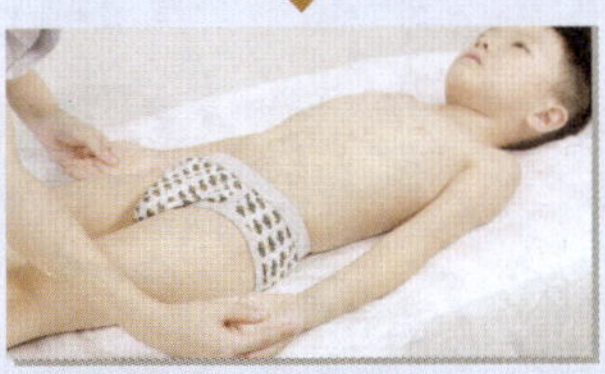

用拇指指腹以顺时针方向按揉劳宫穴20～30次，以有酸胀感为度。

2 第二步按这里

足三里

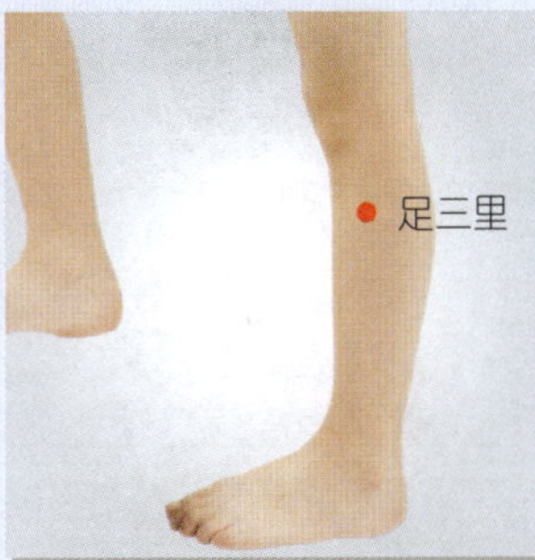

位于小腿前外侧，当犊鼻下3寸，距胫骨前缘一横指（中指）。

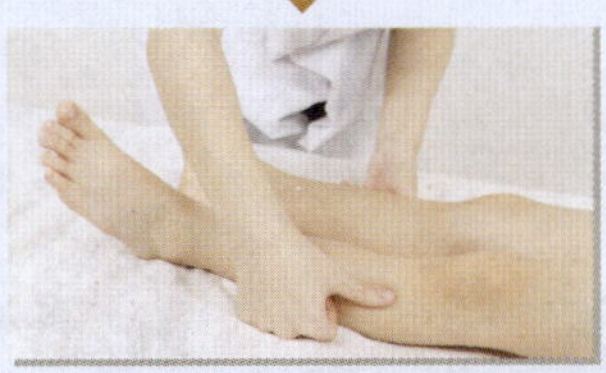

用拇指指腹以顺时针方向按揉足三里穴，按揉20～30次。

3 第三步按这里

脾俞

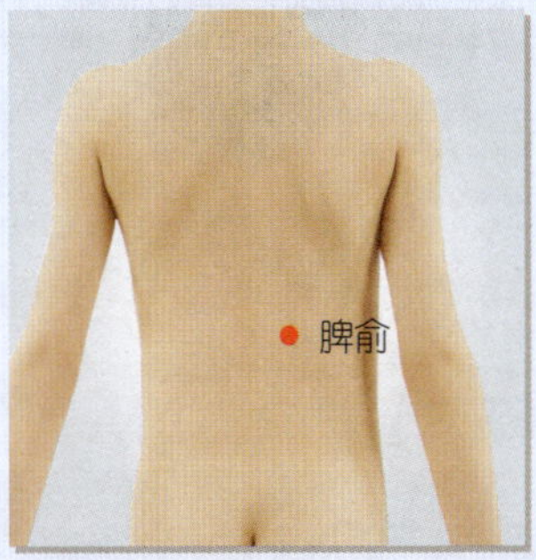

位于背部，当第十一胸椎棘突下，旁开1.5寸。

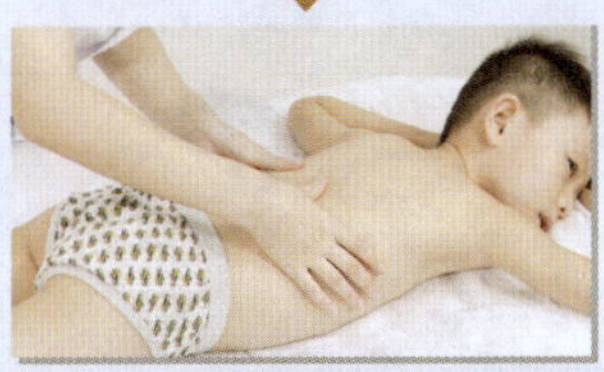

双手拇指以顺时针方向揉按脾俞穴5分钟，以透热为度。

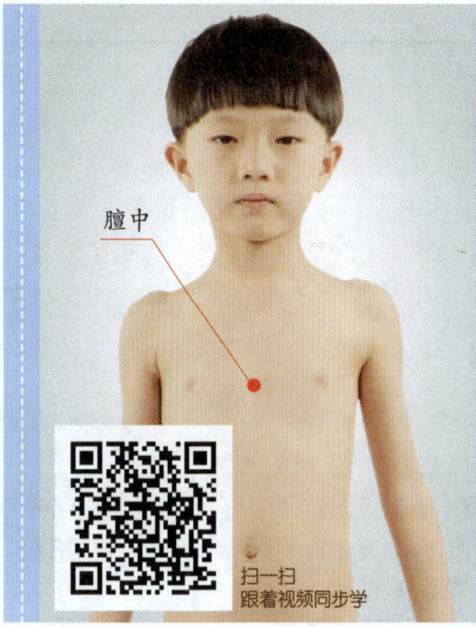

小儿咳嗽

◎小儿咳嗽是小儿呼吸系统疾病之一。当呼吸道有异物或受到过敏性因素的刺激时，即会引起咳嗽。此外，呼吸系统疾病大部分都会引起呼吸道急慢性炎症，均可引起咳嗽。中医认为，因外感六淫之邪多从肺脏侵袭人体，故多致咳嗽。

穴位

特效穴位包括风池、肺俞、膻中。

再加上风府（见154页）、缺盆（见144页）、中府（见144页）、合谷（见145页）、少商（见031页）、涌泉（见140页）效果会更佳。

1 第一步按这里

风池

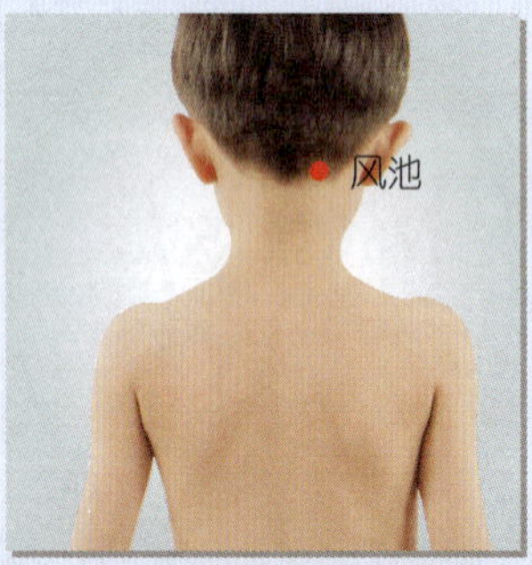

位于项部，当枕骨之下，与风府相平，胸锁乳突肌与斜方肌上端之间的凹陷处。

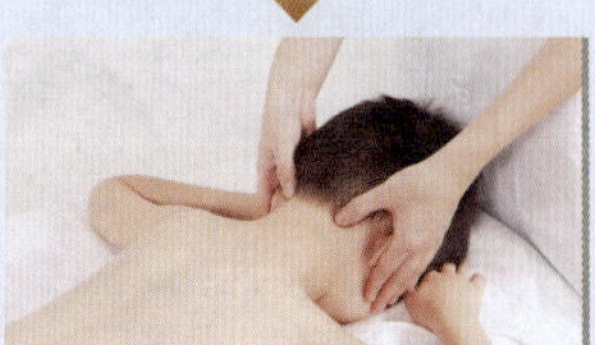

用拇指指腹按揉风池穴，按揉1～2分钟，按摩力度要适中。

2 第二步按这里

肺俞

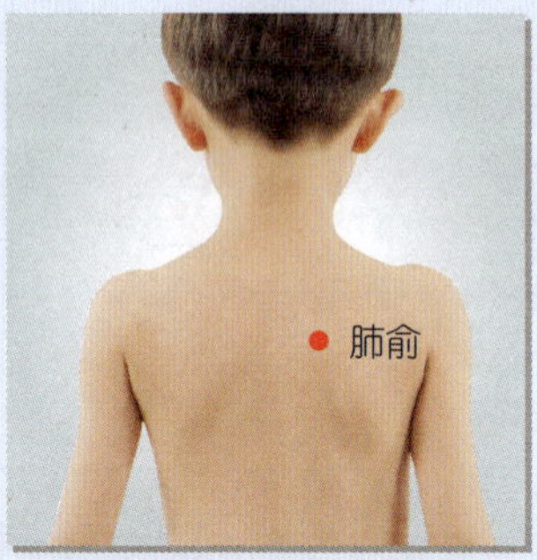

位于背部，当第三胸椎棘突下，旁开1.5寸。

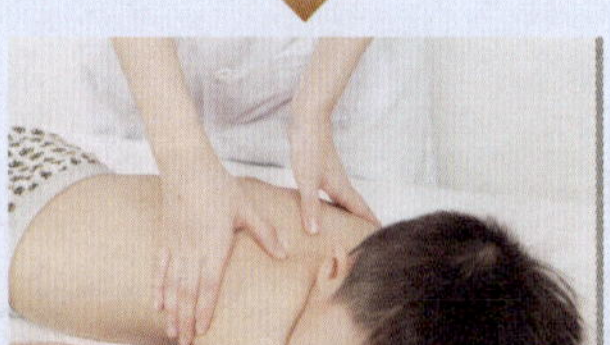

用拇指指腹按揉肺俞穴1～2分钟，以有刺痛和微酸的感觉为度。

3 第三步按这里

膻中

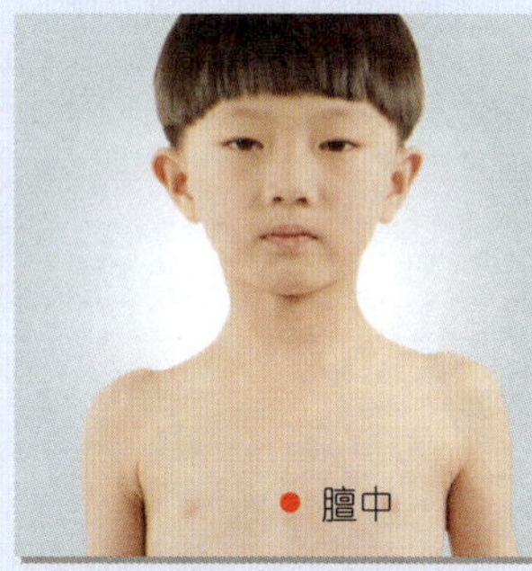

位于胸部，当前正中线上，平第四肋间，两乳头连线的中点。

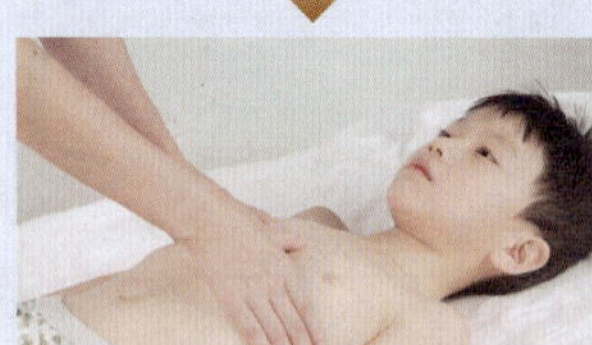

用拇指指腹按揉膻中穴1～2分钟，以有酸痛、胀麻的感觉为度。

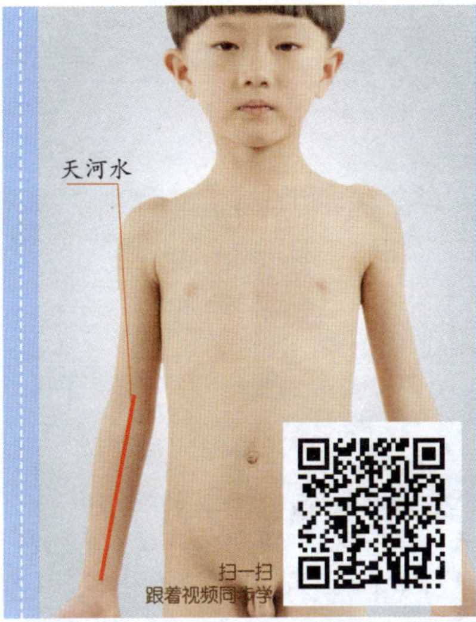

小儿发热

◎小儿体温超过正常的体温37.3℃即为发热。临床一般伴有面赤唇红、烦躁不安、大便干燥。小儿正常体温是36～37.3℃，低度发热体温介于37.3～38℃，中度发热体温为38.1～39℃，高度发热体温为39.1～40℃，超高热则为41℃。

穴位

特效穴位包括天河水、肺经、六腑。再加上曲池（见059页）、合谷（见145页）、风池（见138页）、风府（见141页）效果会更佳。

1 第一步按这里

天河水

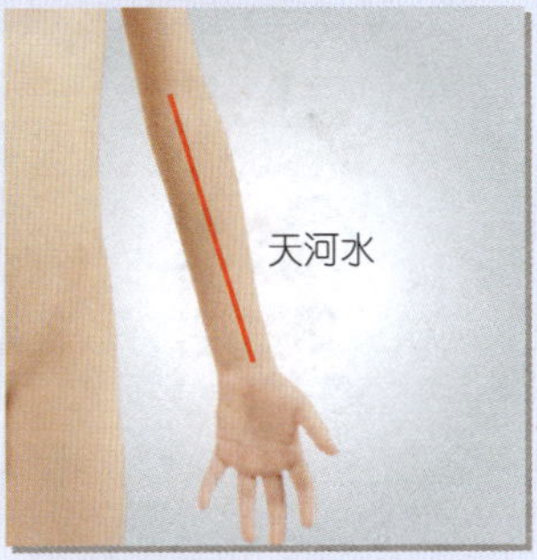

位于前臂正中，自腕至肘，成一直线。

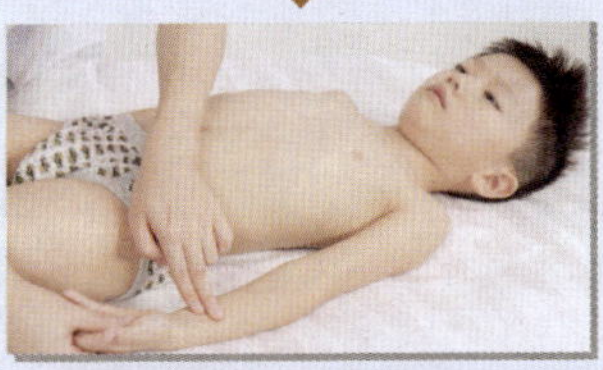

一手固定患儿手掌，一手食指和中指并拢，用指腹推摩天河水，自下而上推150～200次。

2 第二步按这里

肺经

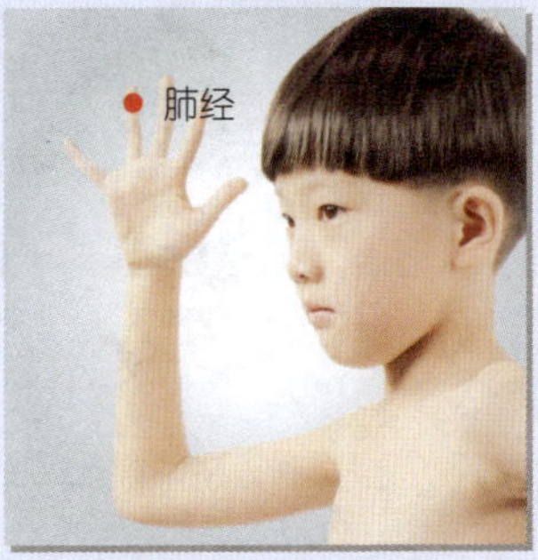

位于无名指末节螺纹面。

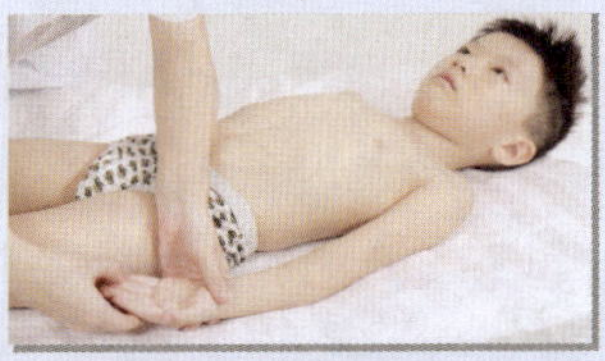

用拇指指腹快速推摩肺经1～2分钟，每分钟以150次的频率操作。

3 第三步按这里

六腑

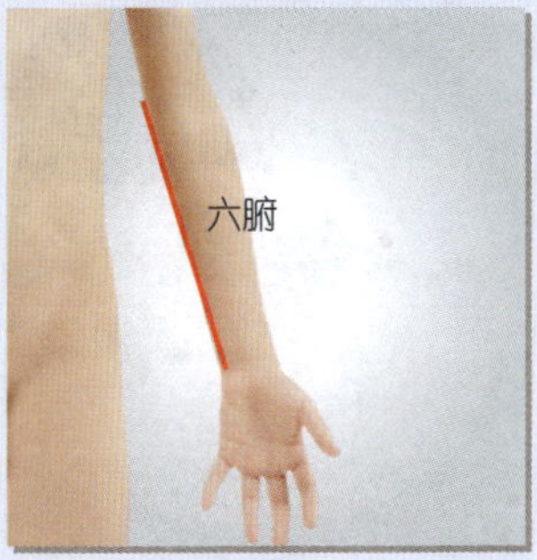

位于前臂尺侧，阴池至肘，成一直线。

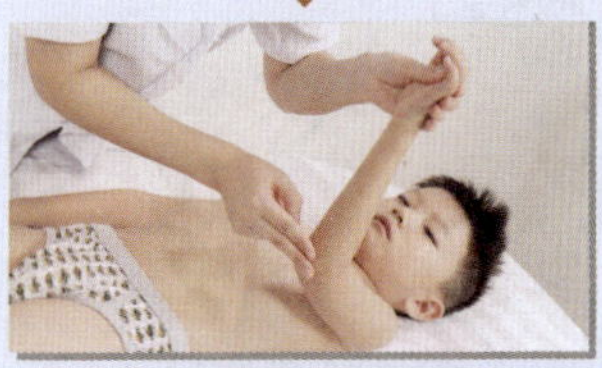

用一手固定患儿手掌，另一手食指和中指并拢，用指腹推摩六腑，推150～200次。

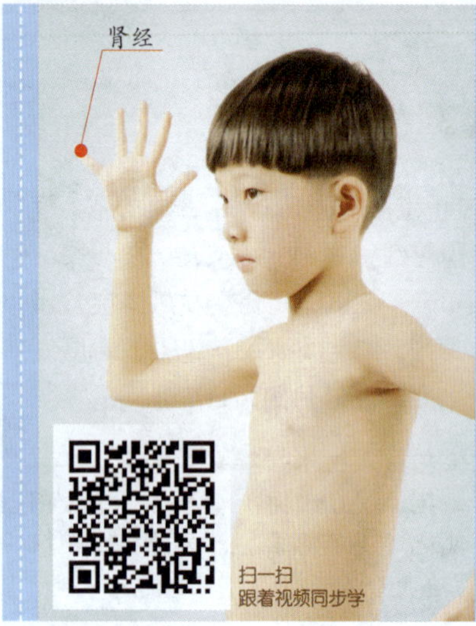

扫一扫
跟着视频同步学

小儿盗汗

◎小儿盗汗是指小孩在睡熟时全身出汗，醒则汗停的病症。中医认为，汗为心液，若盗汗长期不止，心肾元气耗伤将十分严重，多主张健脾补气固本，以减少或杜绝呼吸道再感染的发生。

穴位 特效穴位包括小天心、肾经、涌泉。再加上天河水（见139页）、脾经（见152页）、神门（见105页）效果会更佳。

1 第一步按这里 小天心

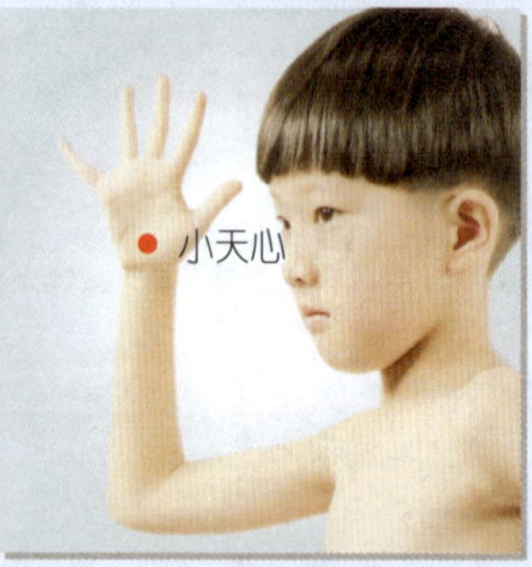

位于大小鱼际交界处凹陷中，内劳宫穴之下，总筋之上。

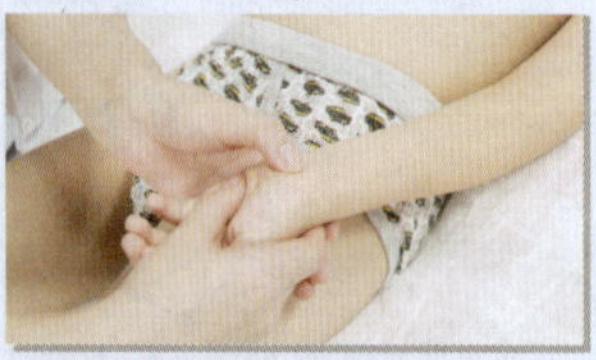

用拇指指腹揉按小天心，揉按100次，以有微微酸麻的感觉为佳。

2 第二步按这里 肾经

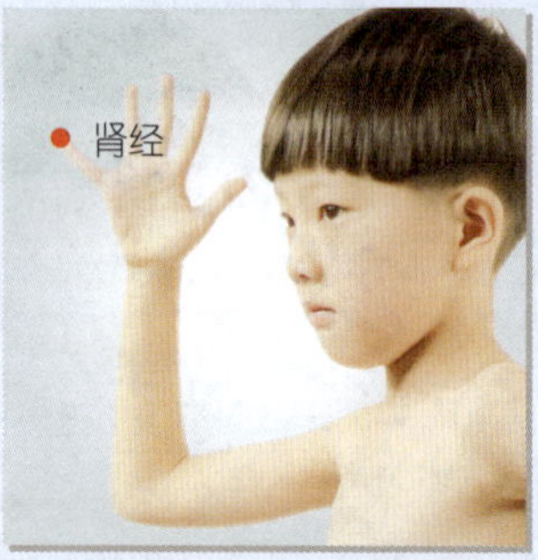

位于小指末节的螺纹面。

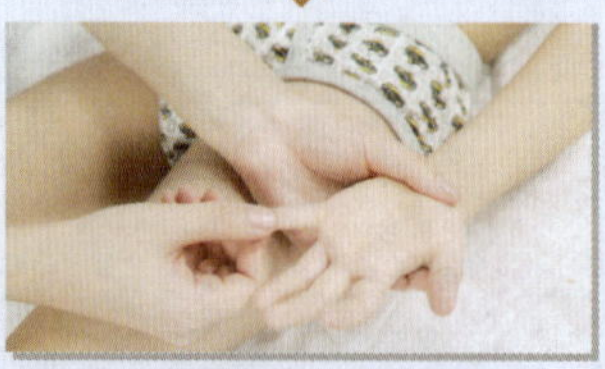

用拇指螺纹面着力，在患儿小指螺纹面旋推200次，称为补肾经。

3 第三步按这里 涌泉

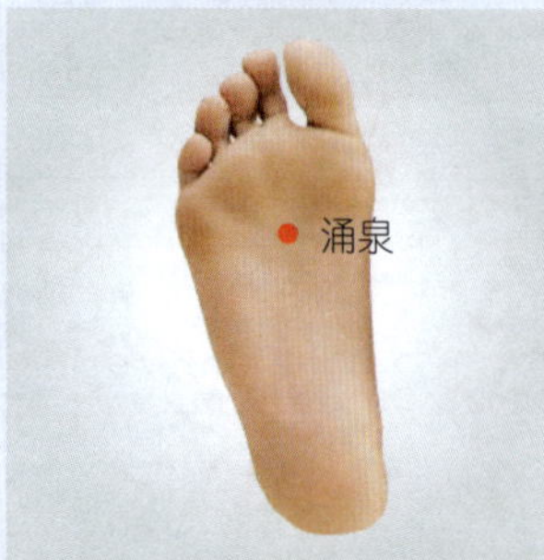

位于足底部，蜷足时足前部凹陷处，约当足底二、三趾趾缝纹头端与足跟连线的前1/3与后2/3交点上。

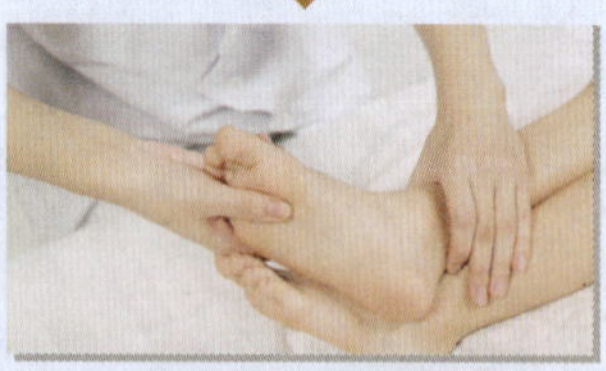

用拇指指腹揉按涌泉穴，揉按100次，以有微微酸麻、胀痛的感觉为佳。

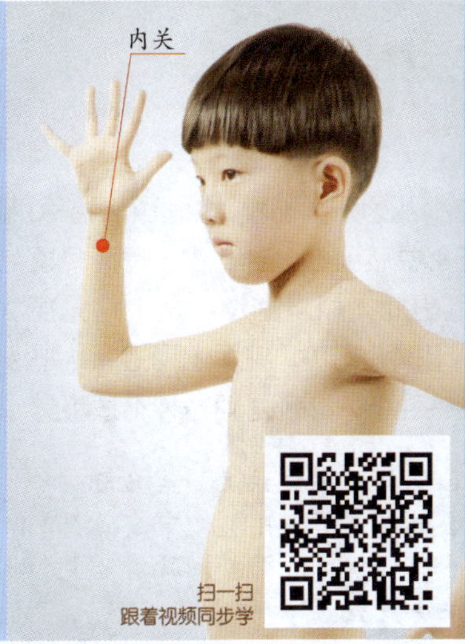

小儿扁桃体炎

◎小儿扁桃体炎是一种小儿常见病，4～6岁的小儿发病率较高。扁桃体位于扁桃体隐窝内，是人体呼吸道的第一道免疫器官。但它的防御能力只能达到一定的效果，当吸入的病原微生物数量较多或毒力较强时，就会引起相应的临床症状，发生炎症。

穴位

特效穴位包括心经、内关、风府。再加上肺经（见139页）、合谷（见145页）、风池（见138页）、膻中（见138页）、肺俞（见138页）效果会更佳。

1 第一步按这里

心经

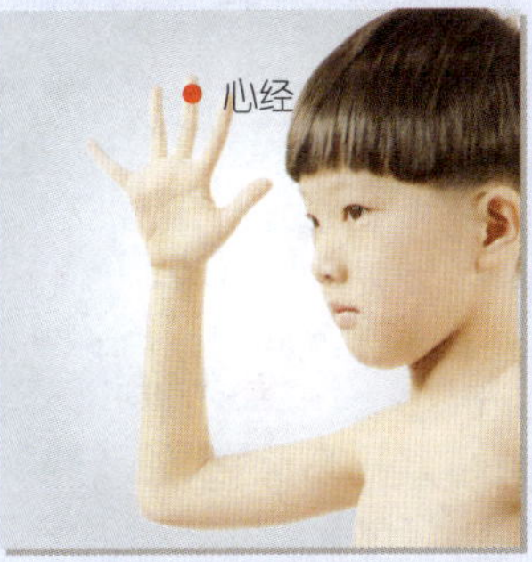

位于中指末节螺纹面。

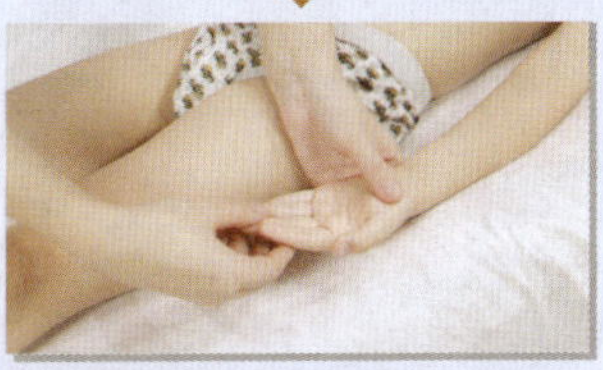

用拇指指腹推摩心经1～2分钟，以皮肤发红为度。

2 第二步按这里

内关

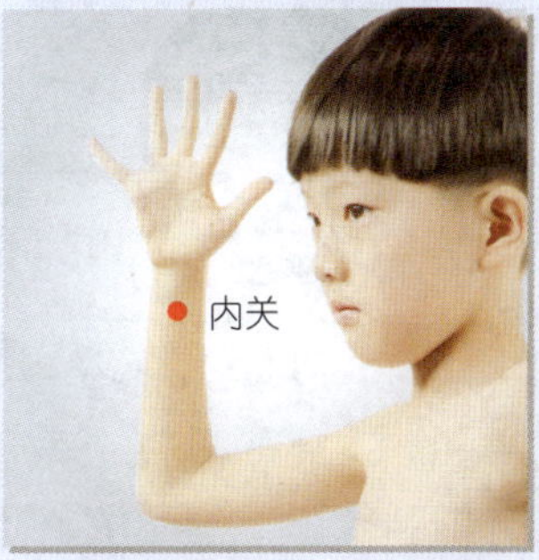

位于前臂掌侧，当曲泽与大陵的连线上，腕横纹上2寸，掌长肌腱与桡侧腕屈肌腱之间。

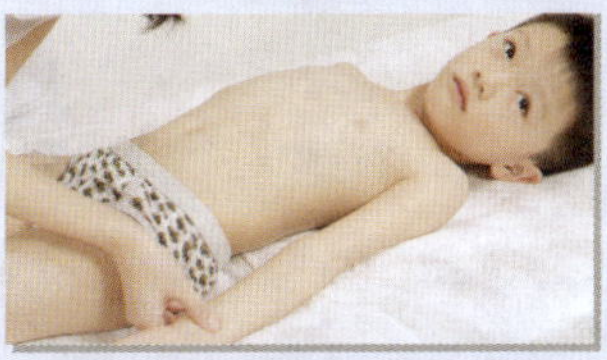

用拇指指腹点揉内关穴1～2分钟，以有微微的酸痛感为度。

3 第三步按这里

风府

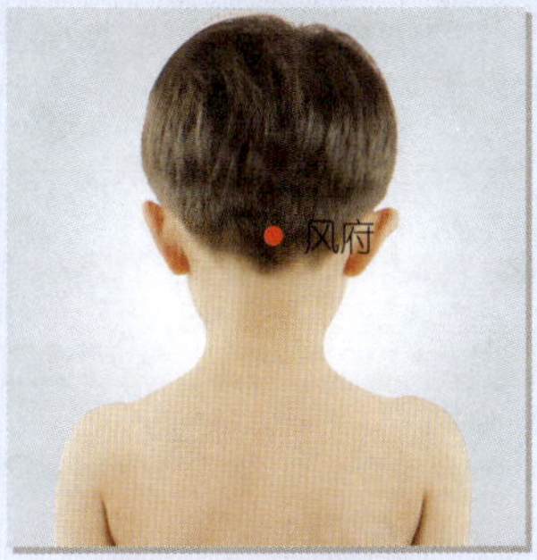

位于项部，当后发际正中直上1寸，枕外隆凸直下，两侧斜方肌之间凹陷中。

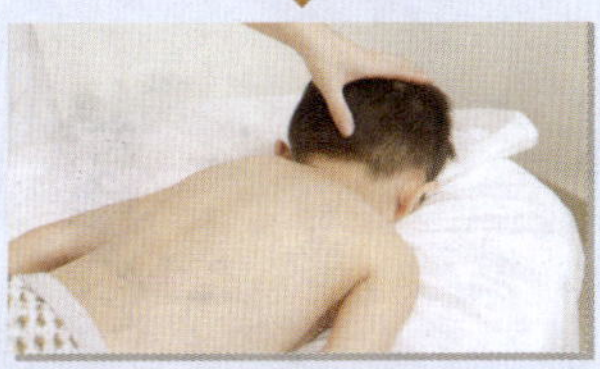

用大拇指指腹按揉风府穴1～2分钟，以有酸麻、胀痛感为度。

儿科疾病

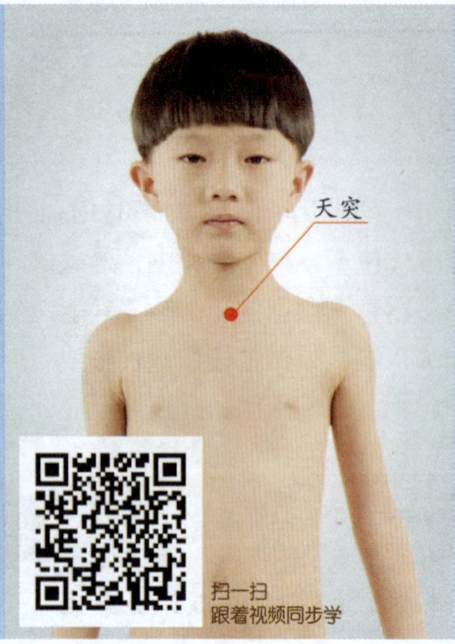

小儿咽炎

◎小儿咽炎是指小儿因咽部黏膜、黏膜下组织和淋巴组织病变引起的急性炎症，通常由于患儿免疫力下降，病原菌趁虚而入引发咽炎。咽炎常见症状有：初起时咽部干燥、灼热，继而出现咽痛、唾液增多，咽部呈慢性充血，咽部可有各种不适感觉。

穴位

特效穴位包括天突、缺盆、大鱼际。再加上合谷（见145页）、中府（见144页）、少商（见031页）、风府（见141页）效果会更佳。

1 第一步按这里

天突

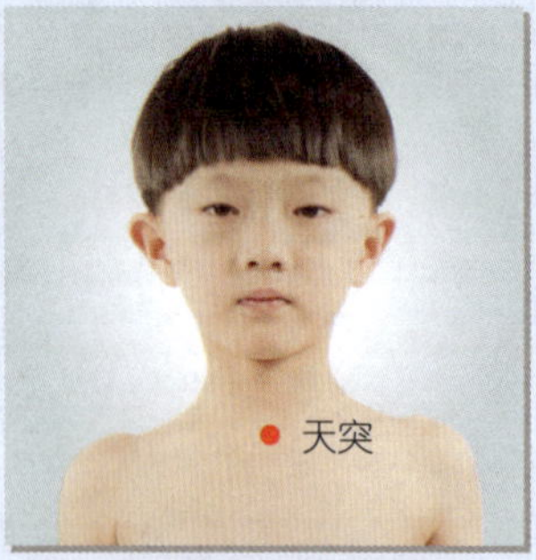

位于颈部，当前正中线上，胸骨上窝中央。

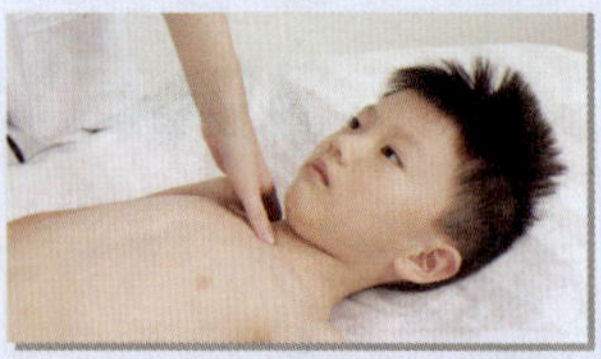

用拇指指腹点揉天突穴，点揉1～3分钟，以穴位处皮肤发红为度。

2 第二步按这里

缺盆

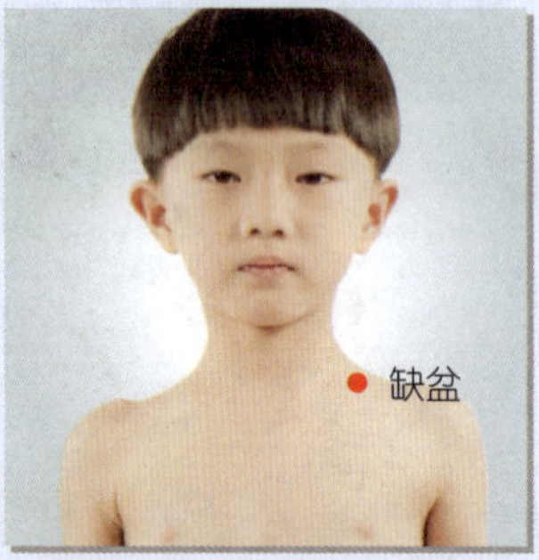

位于锁骨上窝中央，距前正中线4寸。

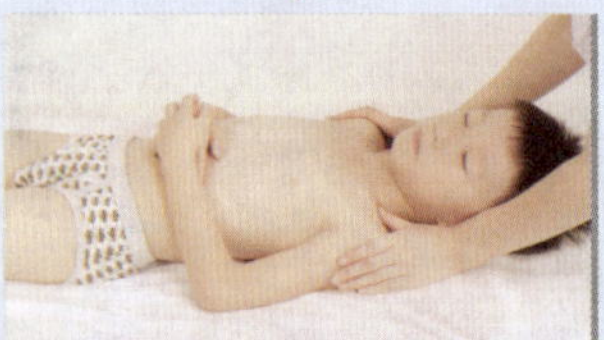

用拇指指腹点揉缺盆穴1～3分钟，以有微微酸麻、胀痛的感觉为佳。

3 第三步按这里

大鱼际

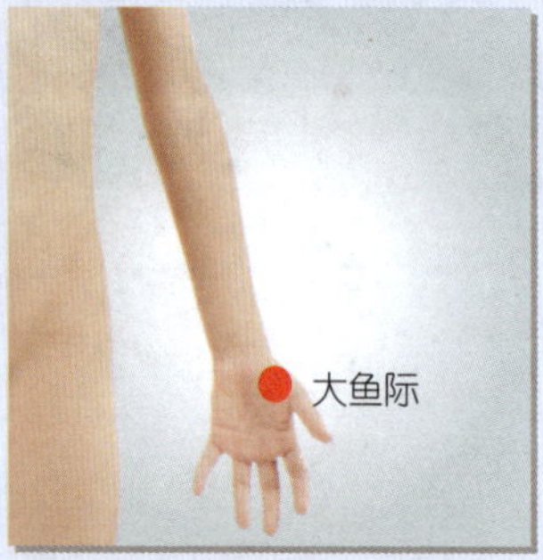

位于手掌正面拇指根部，下至掌跟，伸开手掌时明显突起的部位。

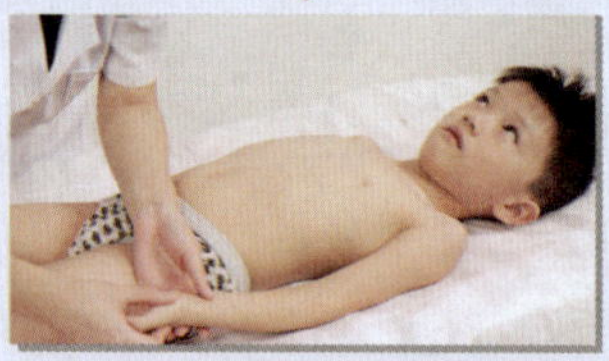

用拇指指腹按揉大鱼际1～3分钟，以有微微酸麻、胀痛的感觉为佳。

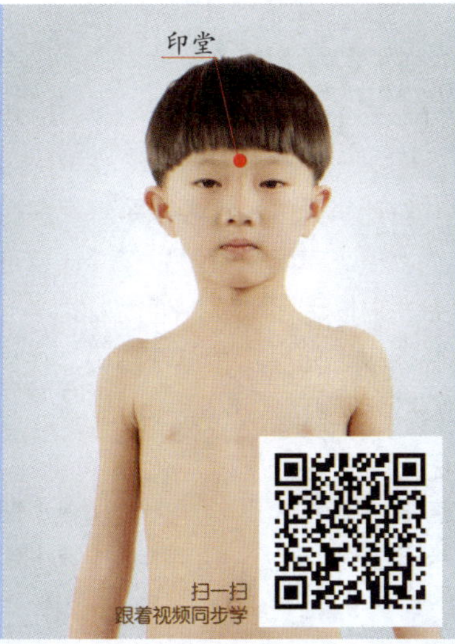

小儿夜啼

◎小儿夜啼，常见于6个月以内的哺乳期婴幼儿，多因受惊或身体不适所引起。主要表现为婴儿长期夜间烦躁不安，啼哭不停，或时哭时止，辗转难睡，天明始见转静，日间则一切如常。中医认为本病多因小儿脾寒，神气未充，心火上乘，惊恐，食积等所致。

穴位

特效穴位包括印堂、肝俞、胆俞。再加上脾俞（见137页）、膻中（见138页）、中脘（见147页）、神门（见105页）、足三里（见149页）、三阴交（见153页）效果会更佳。

1 第一步按这里

印堂

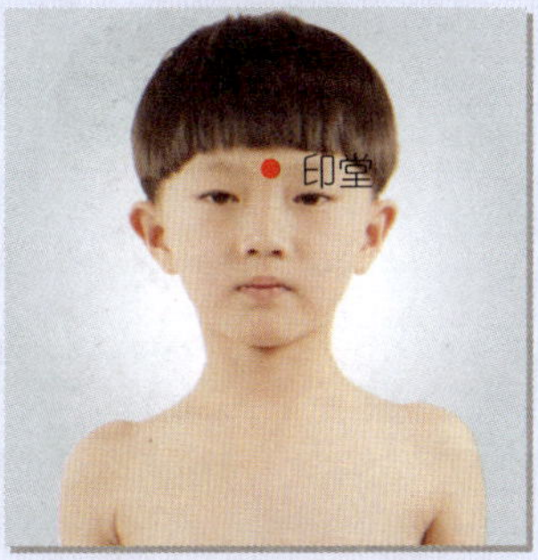

位于额部，当两眉头之中间。

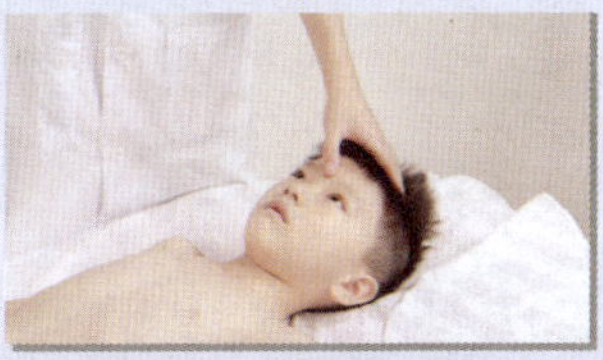

用拇指指尖掐压印堂穴，以每秒钟1次的频率有节奏地掐压穴位30次，手法尽量轻柔。

2 第二步按这里

肝俞

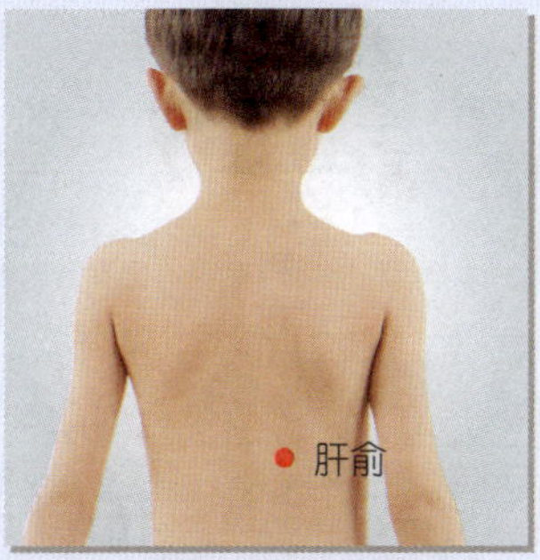

位于背部，当第九胸椎棘突下，旁开1.5寸。

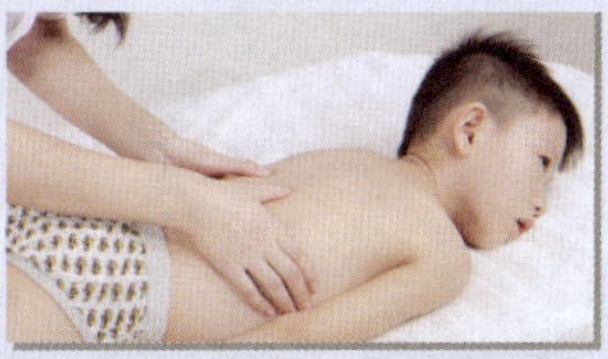

用拇指指腹点揉肝俞穴2分钟，以有微微的酸痛感为度。

3 第三步按这里

胆俞

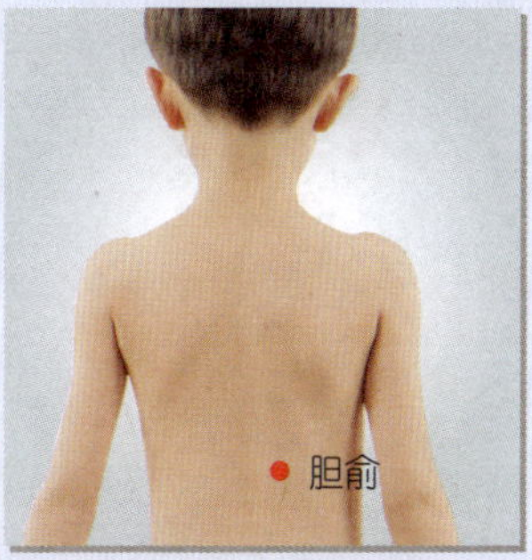

位于背部，当第十胸椎棘突下，旁开1.5寸。

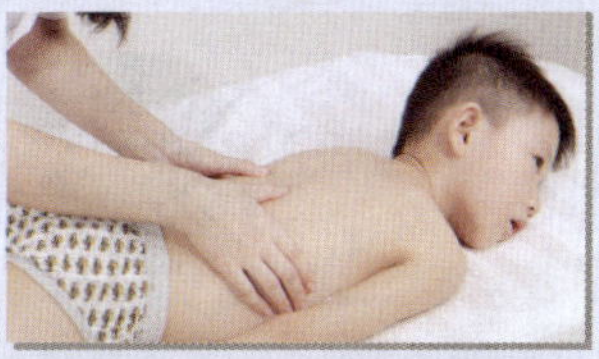

用拇指指腹点揉胆俞穴2分钟，以有微微的酸痛感为度。

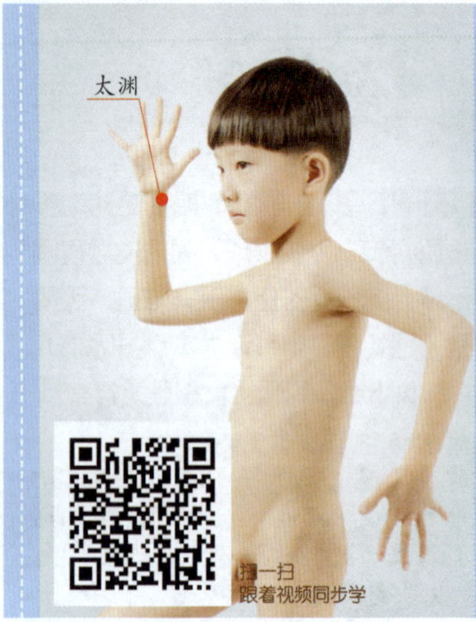

小儿哮喘

◎小儿哮喘是小儿时期常见的慢性呼吸系统疾病，主要以呼吸困难为特征。本病常反复发作，迁延难愈，病因较为复杂，危险因素很高，通常发病常与环境因素有关，临床表现为反复发作性喘息、呼吸困难、气促、胸闷或咳嗽。

穴位

特效穴位包括身柱、中府、太渊。再加上膻中（见138页）、天突（见142页）、缺盆（见142页）、肺俞（见138页）效果会更佳。

1 第一步按这里

身柱

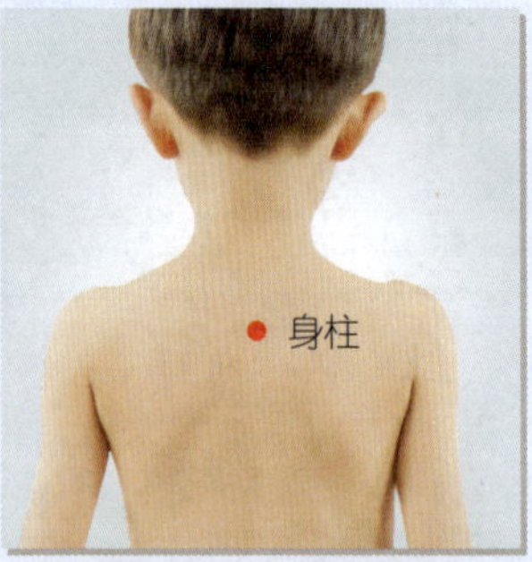

位于背部，当后正中线上，第三胸椎棘突下凹陷中。

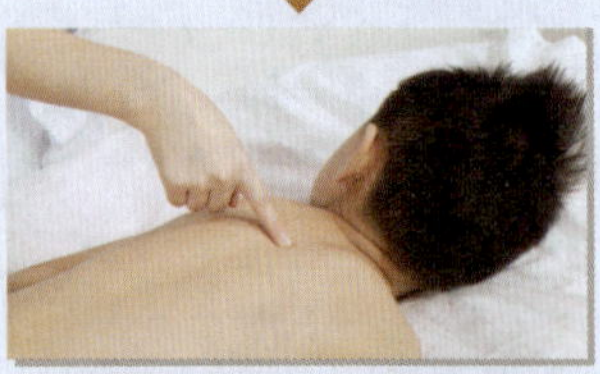

用食指指腹推揉身柱穴1～2分钟，以有酸麻胀痛的感觉为佳。

2 第二步按这里

中府

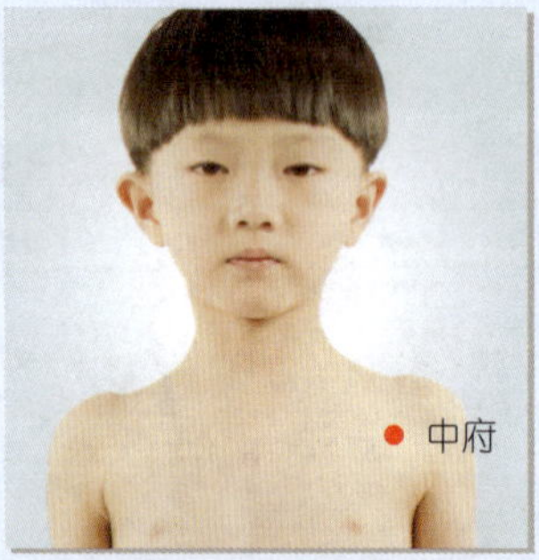

位于胸前壁的外上方，云门下1寸，平第一肋间隙，距前正中线6寸。

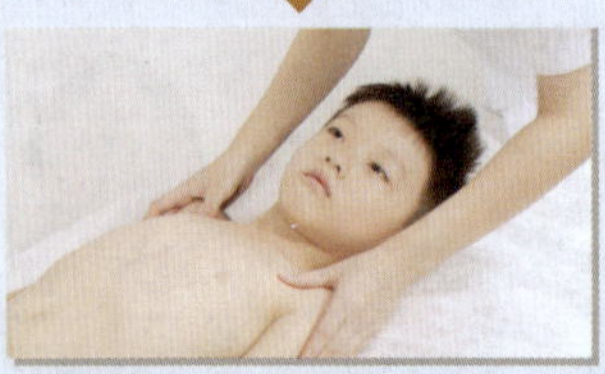

用拇指指腹揉按中府穴，至潮红发热为度。

3 第三步按这里

太渊

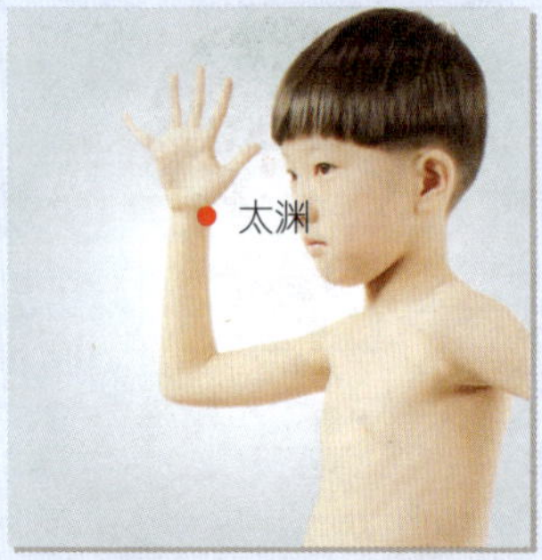

位于腕掌侧横纹桡侧，桡动脉搏动处。

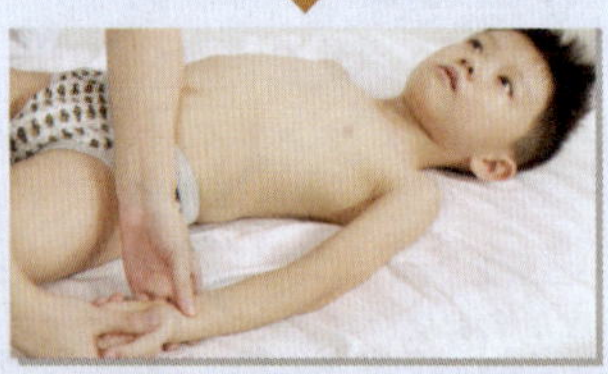

用拇指指腹揉按太渊穴1～3分钟，以有微微的酸痛感为度。

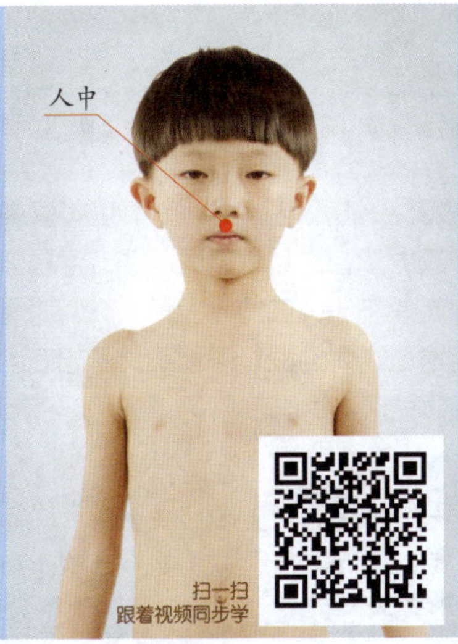

小儿惊风

◎小儿惊风又称“小儿惊厥”，是小儿时期常见的一种危重病症，其临床症状多以抽搐伴高热、昏迷为主。常见于5岁以下的小儿，年龄越小，发病率越高。一旦发病往往比较凶险，变化快，威胁生命。小儿惊风以清热、豁痰、镇惊为治疗原则。

穴位

特效穴位包括人中、中冲、合谷。再加上涌泉（见140页）、曲池（见059页）、肩井（见156页）、阳陵泉（见160页）、委中（见161页）、风池（见138页）、天柱（见158页）效果会更佳。

1 第一步按这里 人中

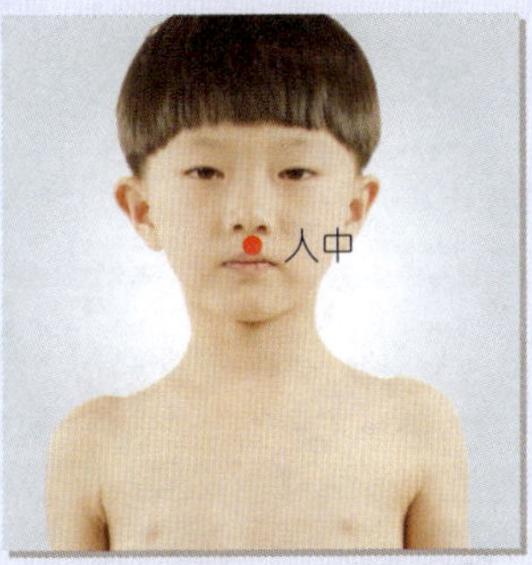

位于面部，当人中沟的上三分之一与中三分之一交点处。

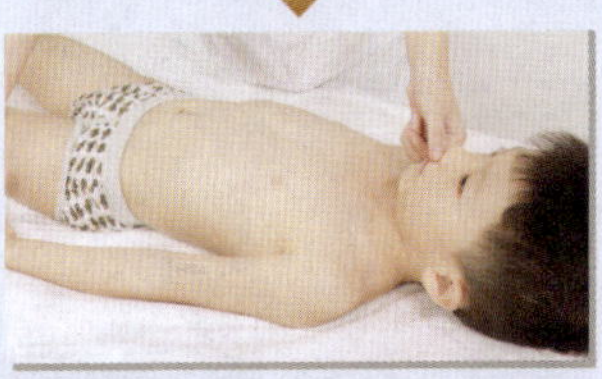

用拇指叩掐人中穴，以每秒钟1～2次的频率有节奏地叩掐60次。

2 第二步按这里 中冲

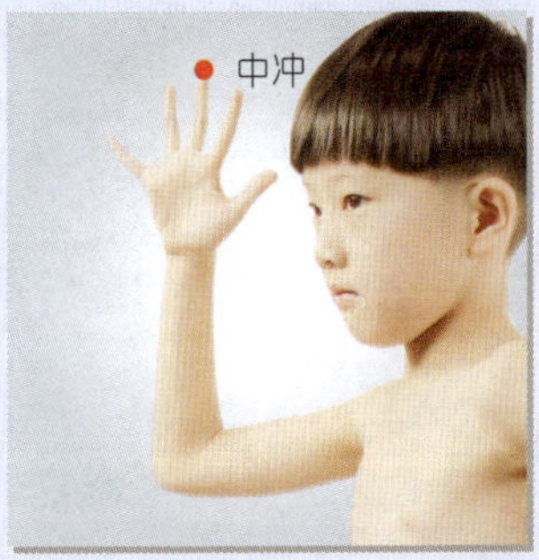

位于手中指末节尖端中央。

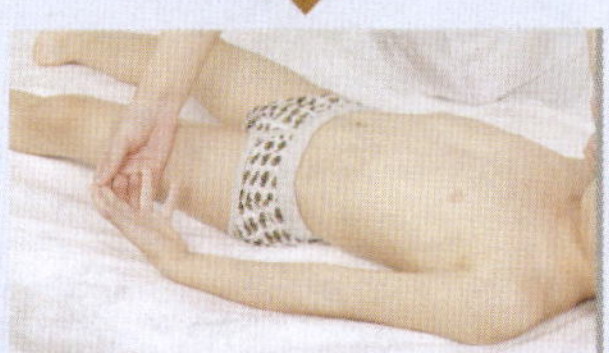

用拇指叩掐中冲穴，以每秒钟1～2次的频率有节奏地叩掐60次。

3 第三步按这里 合谷

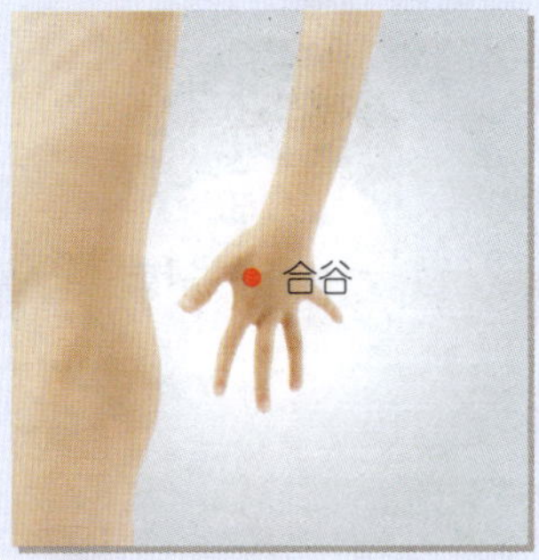

位于手背，第一、二掌骨间，当第二掌骨桡侧的中点处。

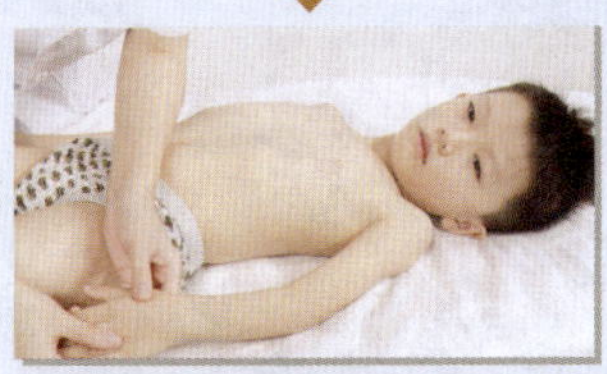

用拇指指腹叩掐合谷穴，以每秒钟1～2次的频率有节奏地叩掐1～2分钟。

儿科疾病

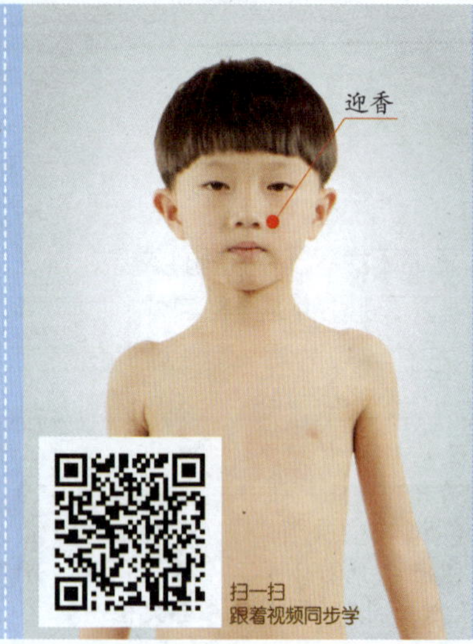

小儿流鼻血

◎小儿流鼻血是常见的临床症状之一，鼻腔黏膜中的微细血管分布较为浓密，且敏感而脆弱，容易破裂导致出血。引起偶尔流鼻血的原因有上火、心情焦虑，或被异物撞击、人为殴打等因素。鼻出血也可由鼻腔木身疾病引起。

穴位 特效穴位包括迎香、太冲、大敦。再加上百会（见135页）、合谷（见145页）效果会更佳。

1 第一步按这里 迎香

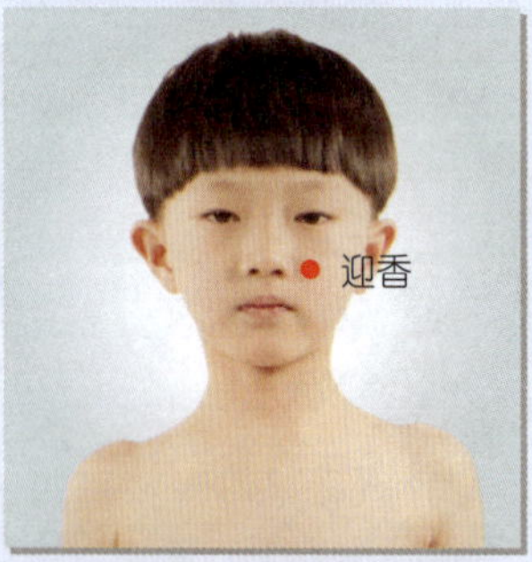

位于鼻翼外缘中点旁，当鼻唇沟中。

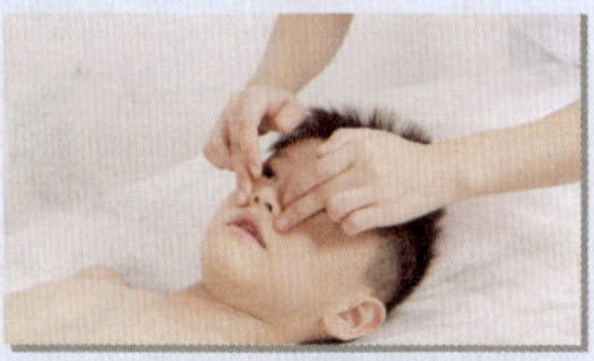

用中指指腹点按迎香穴1～2分钟，力度由轻到重，以有酸胀感为度。

2 第二步按这里 太冲

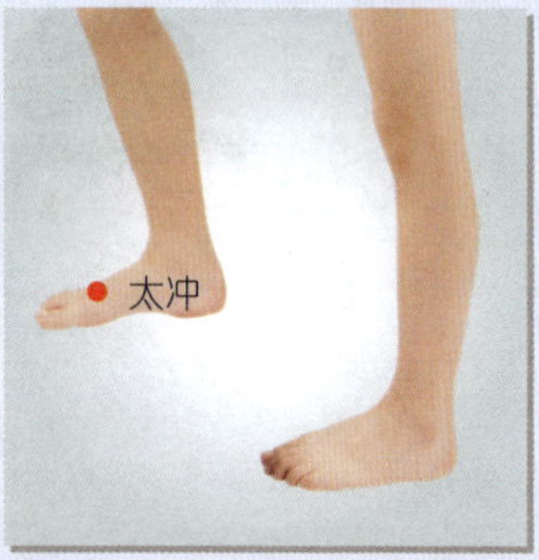

位于足背侧，当第一跖骨间隙的后方凹陷处。

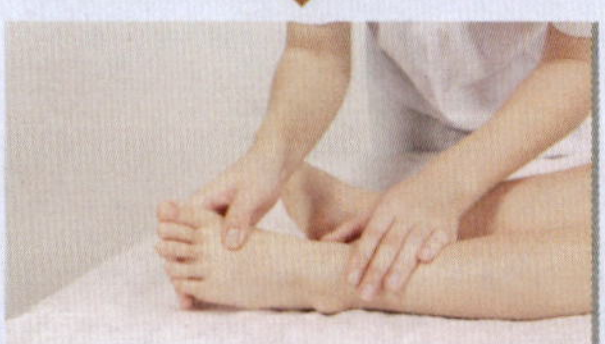

用大拇指指腹按揉太冲穴1～3分钟，力度由轻到重，以有微微的酸胀感为度。

3 第三步按这里 大敦

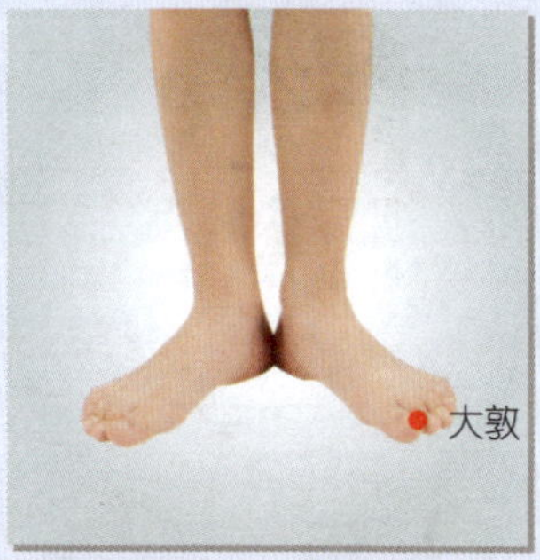

位于足大趾末节外侧，距趾甲角0.1寸（指寸）。

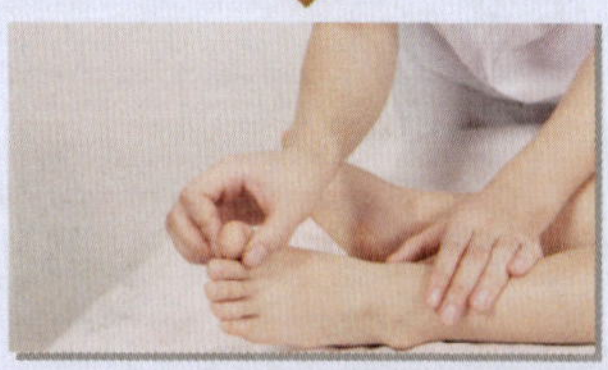

用大拇指指腹按揉大敦穴1～3分钟，力度由轻到重，以有微微的酸胀感为度。

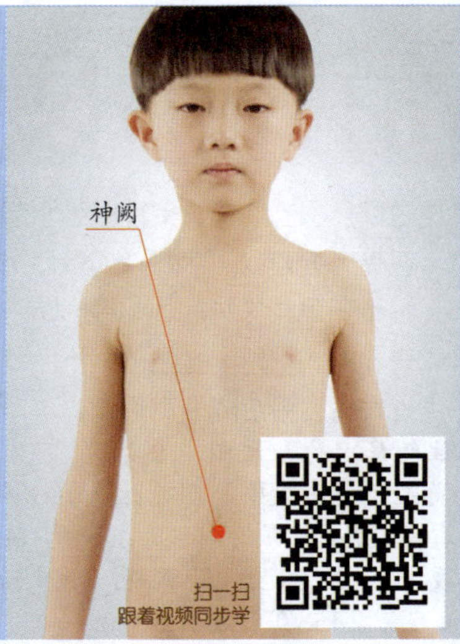

扫一扫
跟着视频同步学

小儿厌食

◎小儿厌食症表现为小儿长时间食欲减退或消失，以进食量减少为其主要特征，是一种慢性消化性功能紊乱综合征。常见于1～6岁的小儿，因不喜进食很容易导致小儿营养不良、贫血、佝偻病及免疫力低下等，严重者还会影响身体和智力发育。

穴位 特效穴位包括中脘、神阙、天枢。再加上足三里（见137页）、脾俞（见137页）、胃俞（见087页）、膀胱俞（见104页）效果会更佳。

1 第一步按这里

中脘

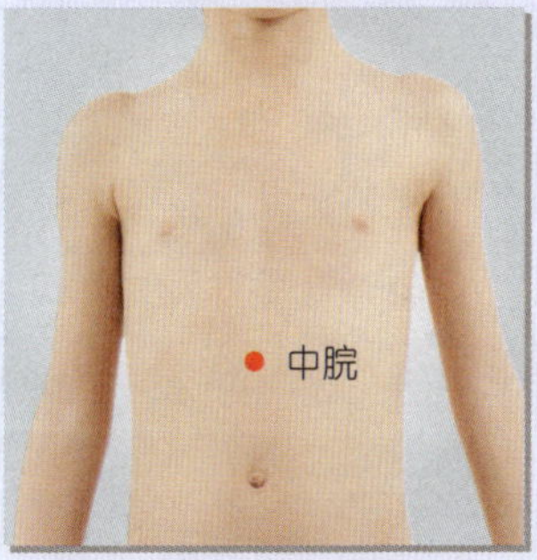

位于上腹部，前正中线上，当脐中上4寸。

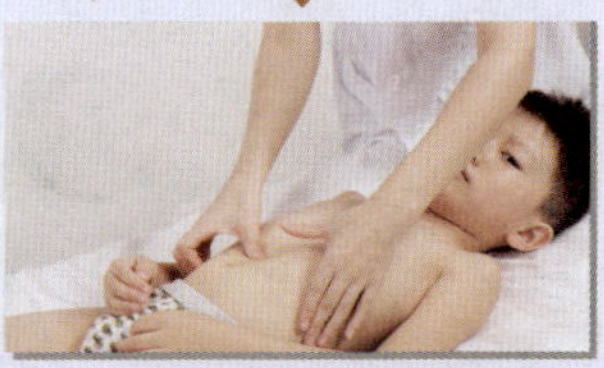

用大拇指的指腹揉按中脘穴，反复操作50次，以有微微的酸胀感为度。

2 第二步按这里

神阙

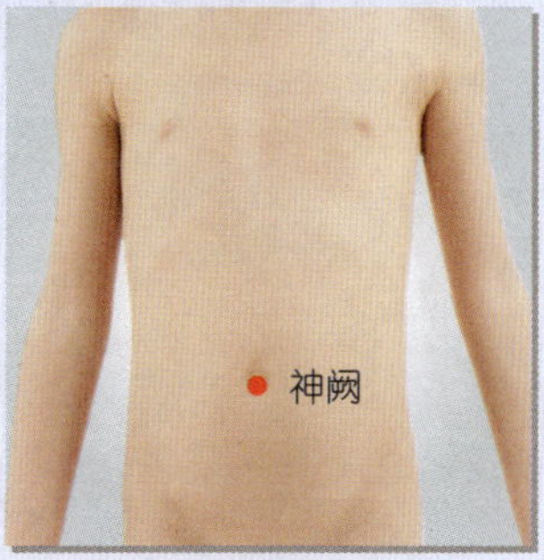

位于腹中部，脐中央。

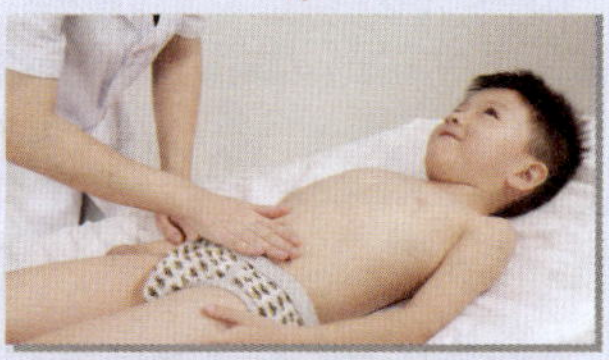

用双掌交叠揉按神阙穴，反复操作50次，以有微微的酸胀感为度。

3 第三步按这里

天枢

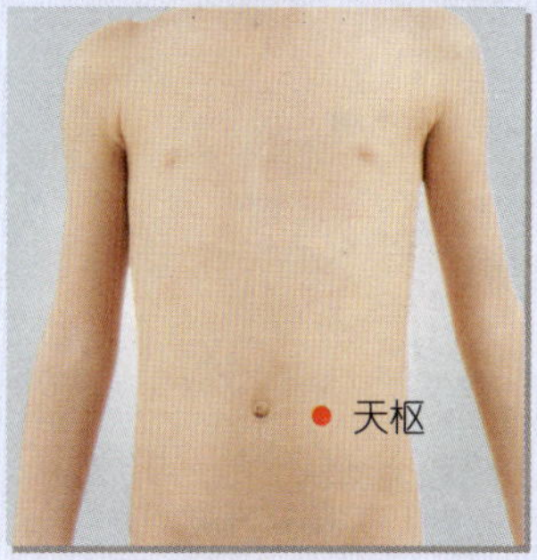

位于腹中部，距脐中2寸。

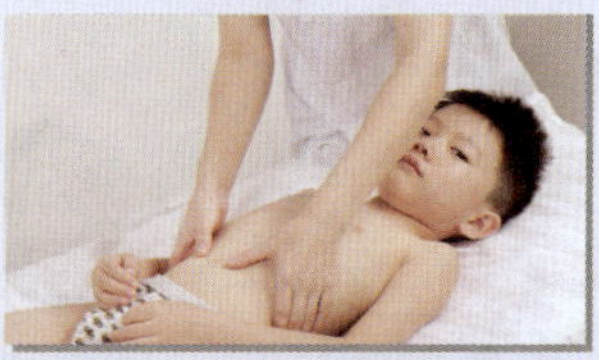

用拇指指腹点按两侧的天枢穴，至皮肤潮红发热为宜。

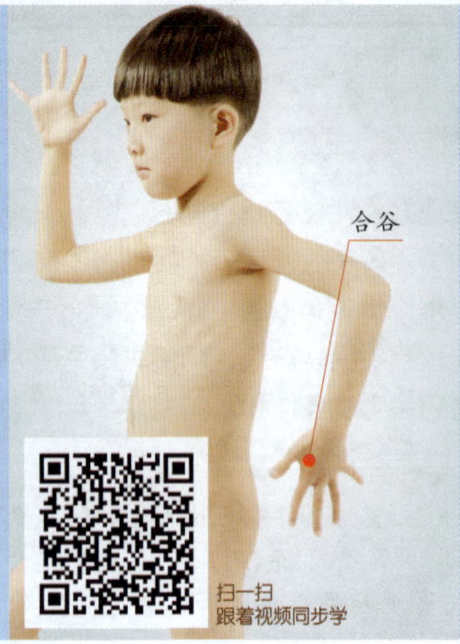

小儿消化不良

◎小儿消化不良是由饮食不当或非感染性原因引起的小儿肠胃疾患。在临床上有以下症状：如餐后饱胀，偶有呕吐、哭闹不安等。这些症状都会影响患儿进食，导致身体营养摄入不足，发生营养不良概率较高，对小儿生长发育也会造成一定影响。

穴位

特效穴位包括中脘、天枢、合谷。再加上涌泉（见140页）、曲池（见059页）、肩井（见156页）、阳陵泉（见160页）、委中（见161页）、风池（见138页）、天柱（见158页）效果会更佳。

1 第一步按这里

中脘

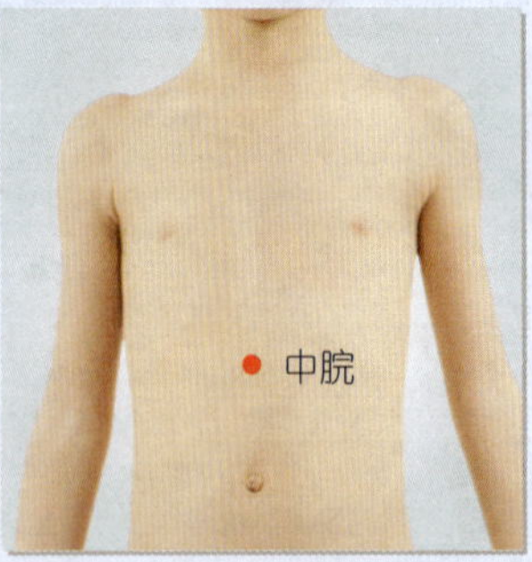

位于上腹部，前正中线上，当脐中上4寸。

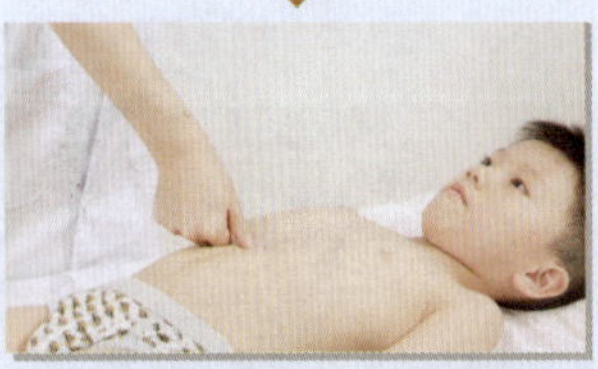

用拇指指腹揉按中脘穴，操作1～2分钟，以有微微的酸胀感为度。

2 第二步按这里

天枢

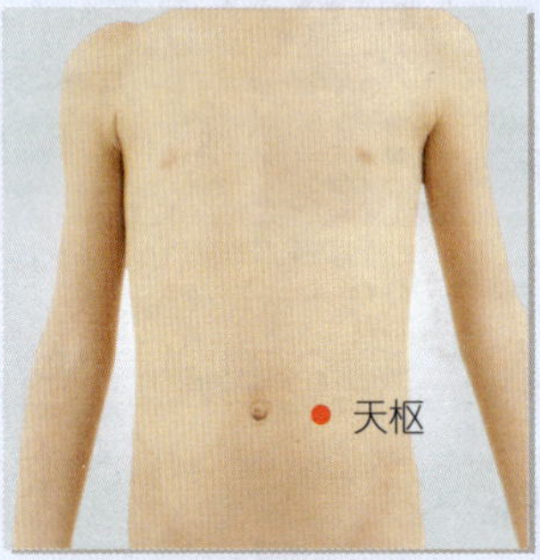

位于腹中部，距脐中2寸。

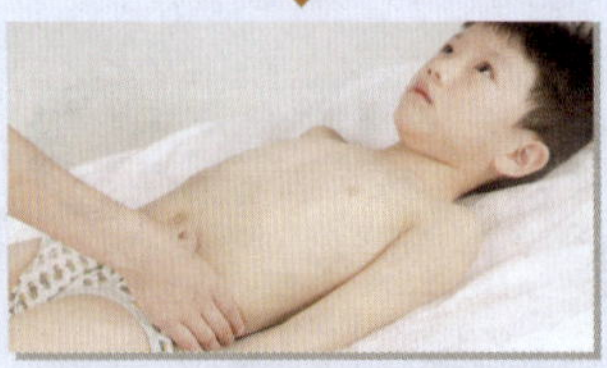

用拇指指腹揉按天枢穴，操作1～2分钟，以有微微的酸胀感为度。

3 第三步按这里

合谷

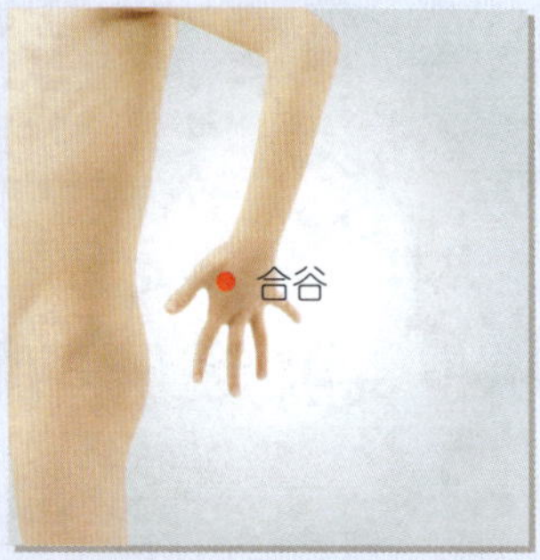

位于手背，第一、二掌骨间，当第二掌骨桡侧的中点处。

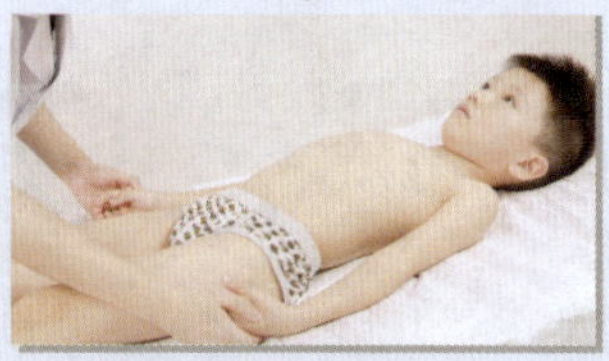

用拇指指腹揉按两侧的合谷穴至皮肤潮红发热，操作1分钟。

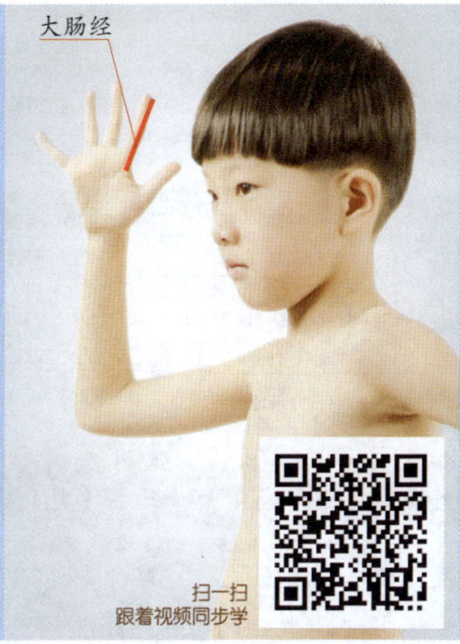

小儿便秘

◎小儿便秘是指患儿1周内排便次数少于3次的病症。新生儿正常排便为出生1周后1天排便4～6次，3～4岁的小儿排便次数1天1～2次为正常。小儿便秘严重者可影响到儿童的记忆力和智力发育，还可能导致遗尿、大小便失禁等症状。

穴位 特效穴位包括天枢、大肠经、足三里。再加上合谷（见145页）、大肠俞（见163页）效果会更佳。

1 第一步按这里

天枢

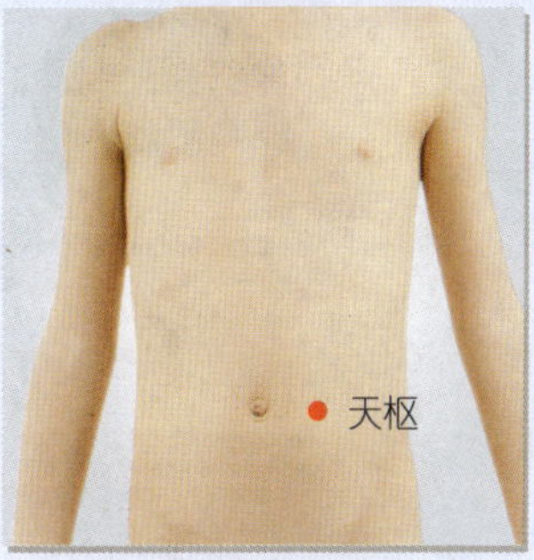

位于腹中部，距脐中2寸。

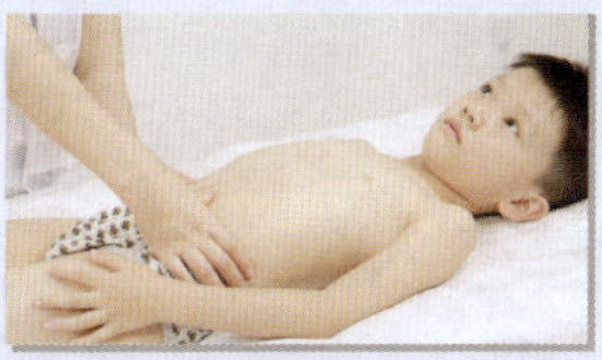

用拇指揉按两侧天枢穴1分钟，以有微微的酸胀感为度。

2 第二步按这里

大肠经

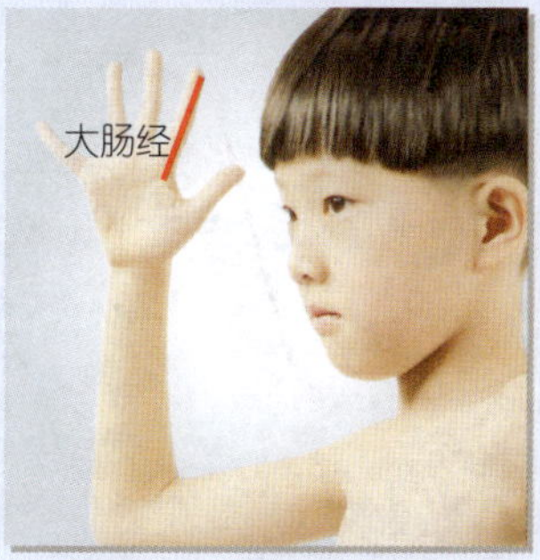

位于食指桡侧缘，自指尖至虎口成一直线。

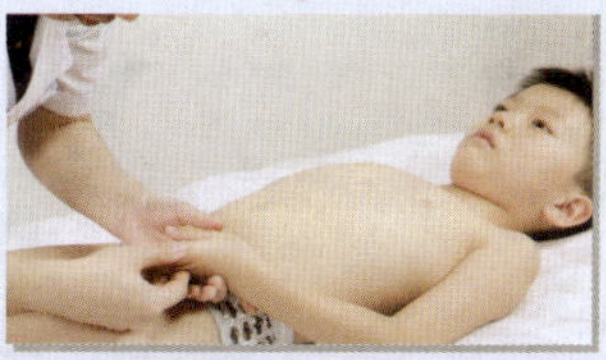

用拇指指腹推按大肠经，称为清大肠。操作10次。以皮肤发红为度。

3 第三步按这里

足三里

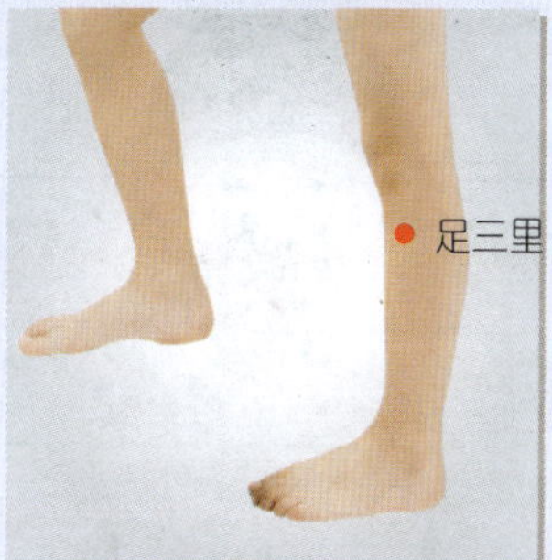

位于小腿前外侧，当犊鼻下3寸，距胫骨前缘一横指（中指）。

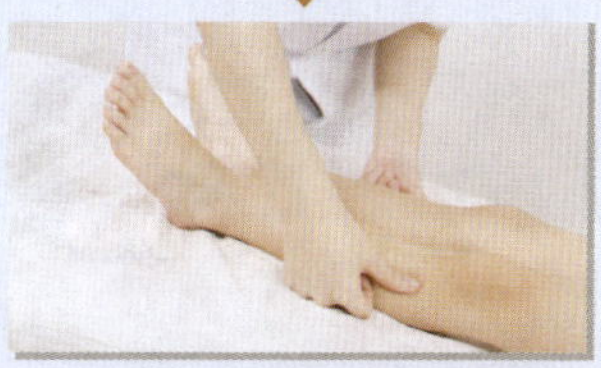

用拇指揉按两侧足三里穴1分钟，以有微微的酸胀感为度。

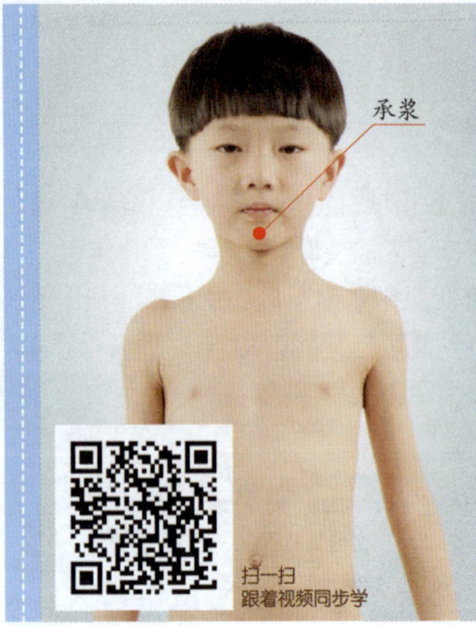

小儿流涎

◎小儿流涎症，俗称“流口水”，是一种唾液增多的症状。多见于6个月至1岁半左右的小儿，其原因有生理的和病理两种。病理因素常见于口腔和咽部黏膜炎症、面神经麻痹、脑炎后遗症等所致的唾液分泌过多，吞咽不利也可导致流涎。

穴位

特效穴位包括承浆、三关、板门。再加上大鱼际（见142页）、三关（见150页）、中脘（见137页）、地仓（见076页）、足三里（见137页）、脾俞（见137页）、胃俞（见087页）效果会更佳。

1 第一步按这里

承浆

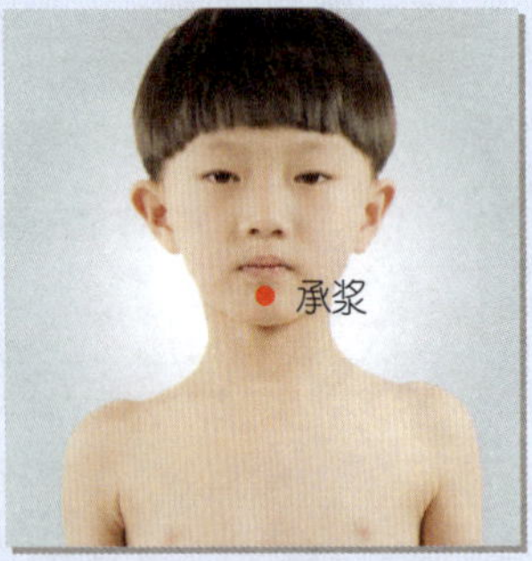

位于面部，当颏唇沟的正中凹陷处。

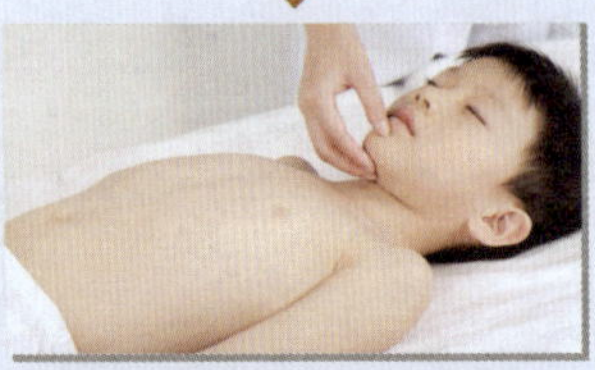

用拇指指腹顺时针按揉承浆穴1分钟，以有微微酸胀的感觉为佳。

2 第二步按这里

三关

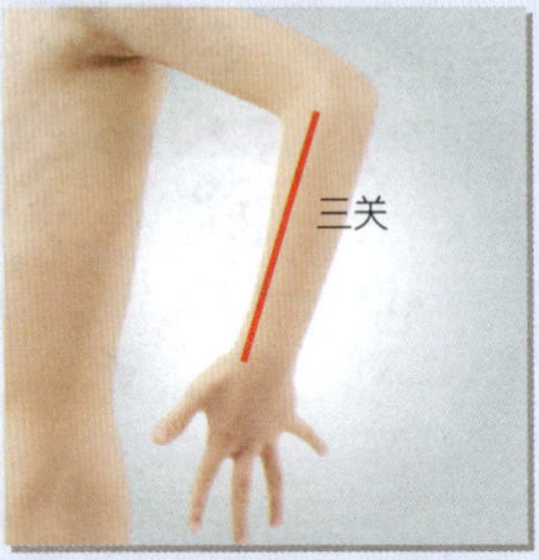

位于前臂桡侧阳池至曲池成一直线。

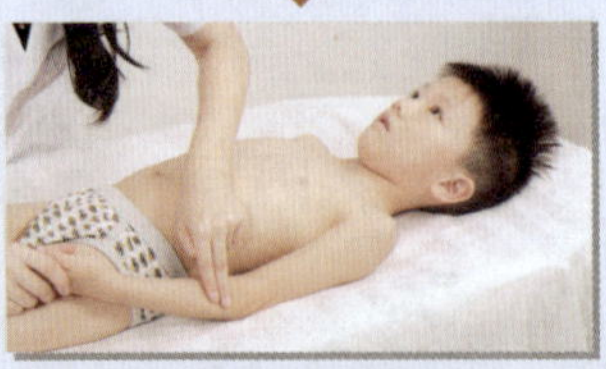

用食指、中指自腕推向肘，称为推三关，推20～50次。

3 第三步按这里

板门

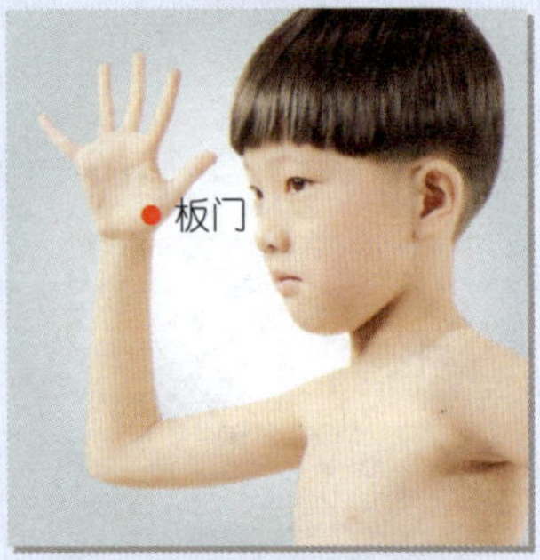

位于手掌大鱼际表面（双手拇指近侧，在手掌肌肉隆起处）。

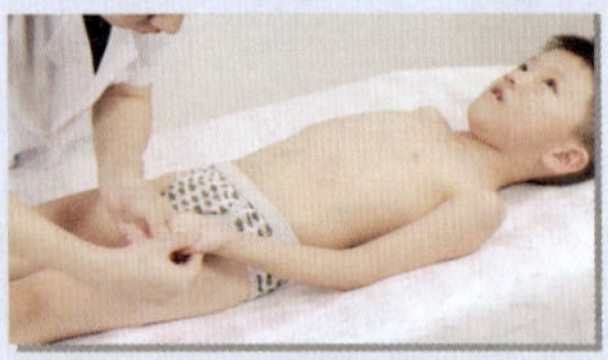

用大拇指指腹揉按板门穴10秒，然后微用力，自患儿大拇指指根大鱼际处，往腕横纹处直推100次。

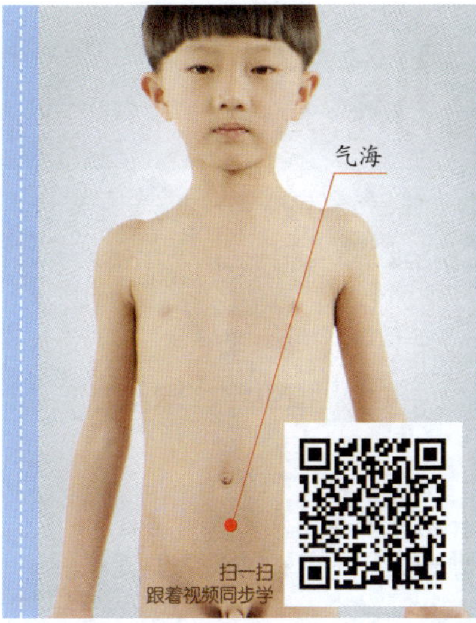

小儿疝气

◎疝气即人体组织或器官一部分离开了原来的部位，通过人体间隙、缺损或薄弱部位进入另一部位的状态。小儿疝气首先影响的是消化系统，主要表现为呕吐、厌食、腹痛、便秘等症状。小儿疝气主要出现在腹股沟区，可以看到或摸到肿块。

穴位

特效穴位包括归来、气海、气冲。再加上天枢（见149页）、关元（见135页）、八髎（见110页）效果会更佳。

1 第一步按这里

归来

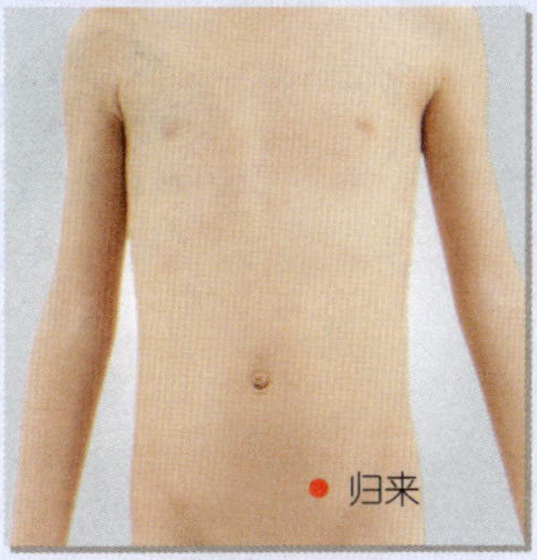

位于下腹部，当脐中下4寸，距前正中线2寸。

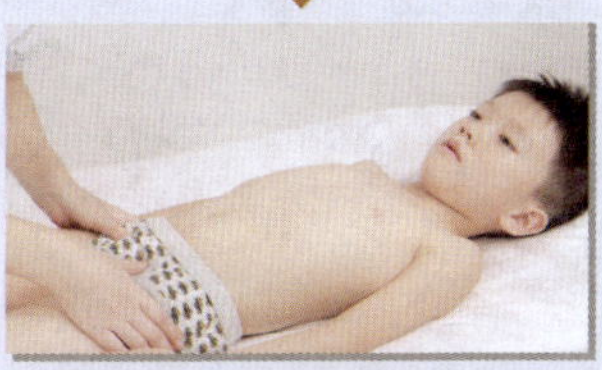

用手指指腹按压归来穴1分钟，以有微微的酸胀感为度。

2 第二步按这里

气海

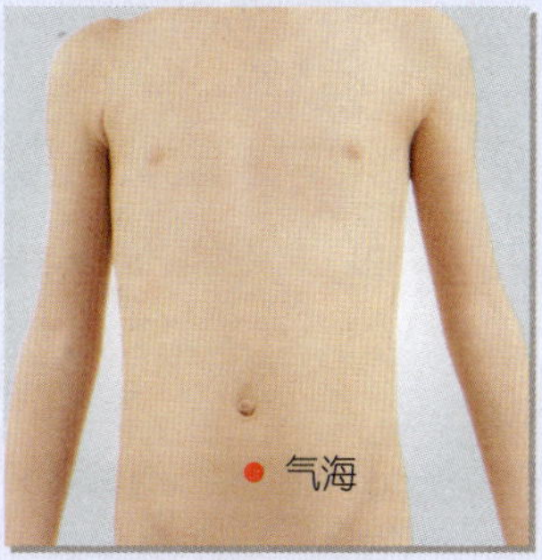

位于下腹部，前正中线上，当脐中下1.5寸。

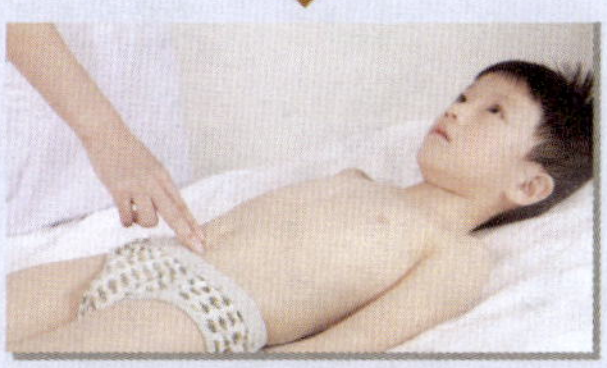

用手指指腹按压气海穴1分钟，以有微微的酸胀感为度。

3 第三步按这里

气冲

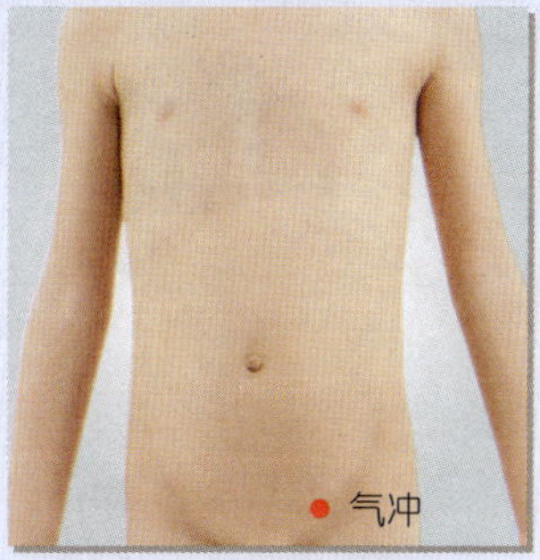

位于腹股沟稍上方，当脐中下5寸，距前正中线2寸。

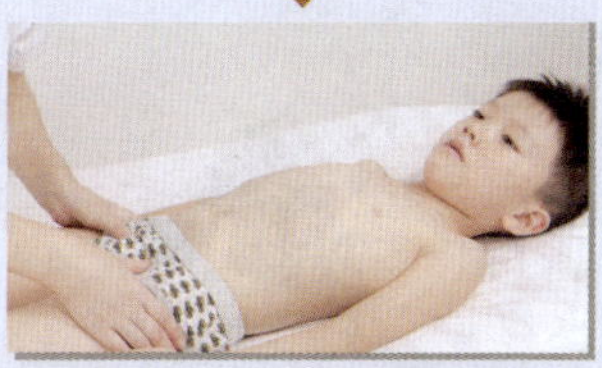

用拇指指腹按压气冲穴1分钟，以有酸麻、胀感为度。

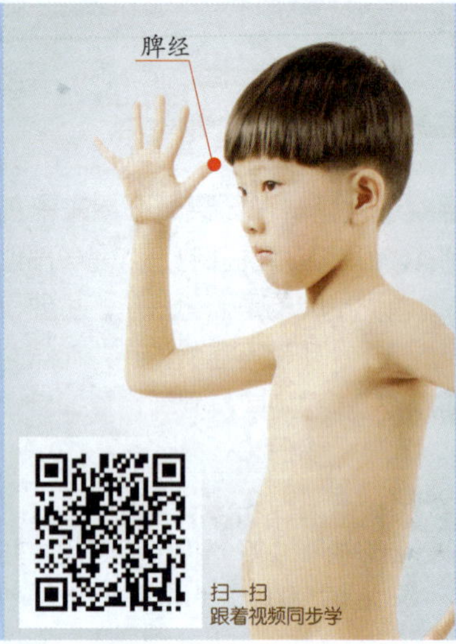

扫一扫
跟着视频同步学

小儿脱肛

○小儿脱肛是指小儿直肠甚至部分结肠不在正常生理位置，移位脱出肛门外的病症，一般多见于1岁～4岁的小儿。用力排便、剧烈咳嗽、经常腹泻等因素都会引起脱肛。小儿发生脱肛后须及早治疗、加强护理，增强直肠、肛门组织的收缩力。

穴位 特效穴位包括百会、足三里、脾经。再加上肺经（见139页）效果会更佳。

1 第一步按这里 百会

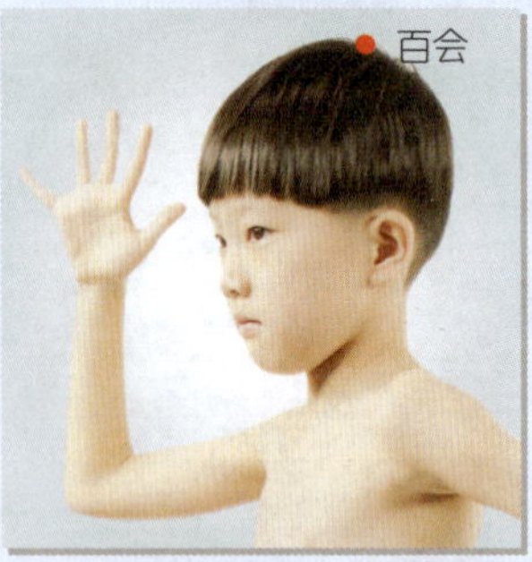

位于头部，当前发际正中直上5寸，或两耳尖连线的中点处。

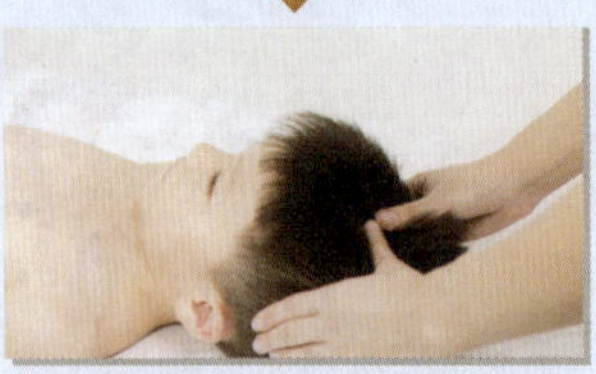

用拇指指腹揉按百会穴2分钟，以皮肤发热潮红为度。

2 第二步按这里 足三里

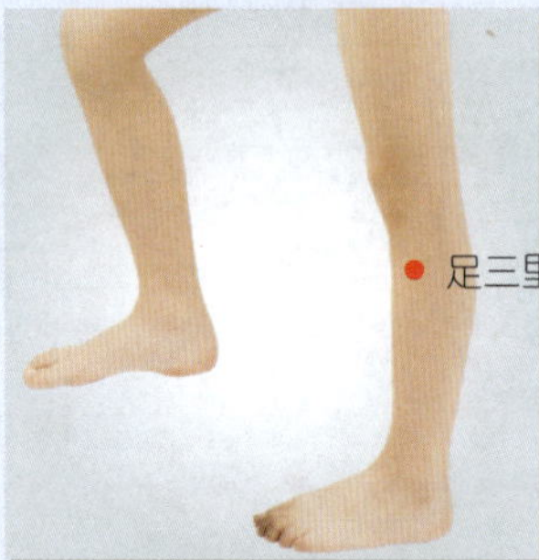

位于小腿前外侧，当犊鼻下3寸，距胫骨前缘一横指（中指）。

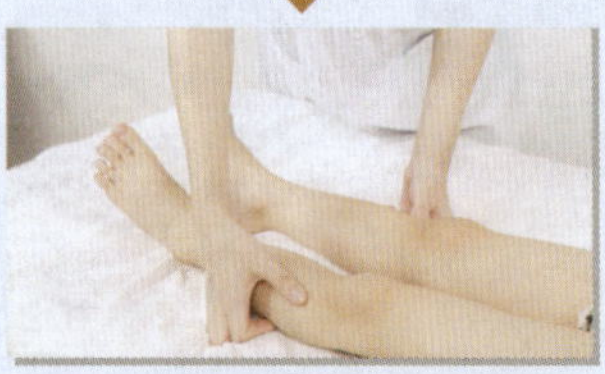

用拇指指腹揉按患儿的足三里穴2分钟，以皮肤潮红发热为度。

3 第三步按这里 脾经

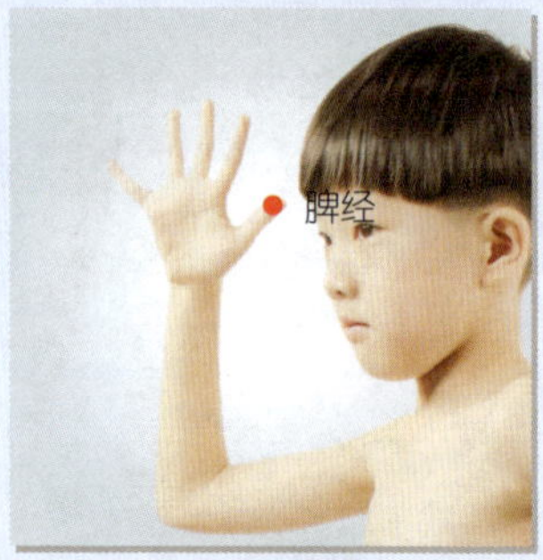

位于拇指末节螺纹面。

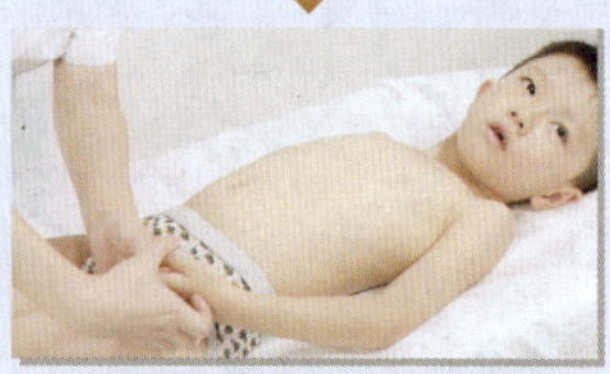

用拇指指腹从患儿拇指指尖桡侧面向指根方向直推100次，称为补脾经。

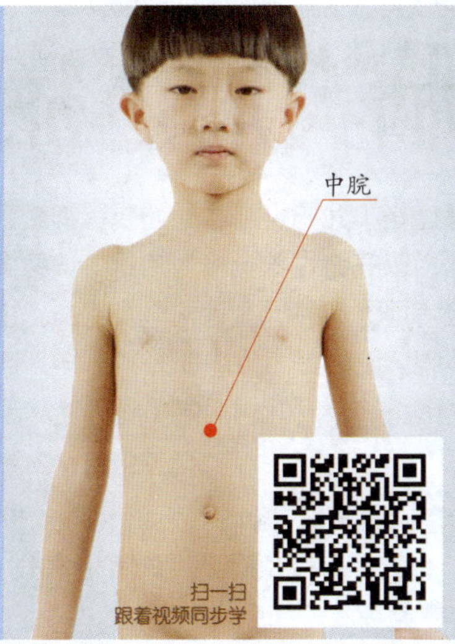

小儿贫血

◎小儿贫血是儿童时期较为常见的一种症状，一般是由于缺铁所致，临床表现为烦躁不安、哭闹、厌食、腹胀、营养不良和易感冒，严重者甚至影响智力发育。中医认为，小儿脾胃运化功能尚未发育完全，水谷精华运化成气血的能力较差，从而导致贫血。

穴位 特效穴位包括中脘、足三里、三阴交。再加上脾经（见152页）、脾俞（见137页）、胃俞（见087页）效果会更佳。

1 第一步按这里

中脘

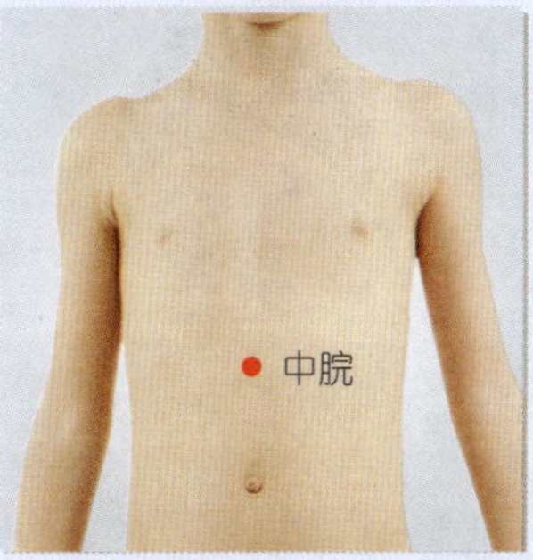

位于上腹部，前正中线上，当脐中上4寸。

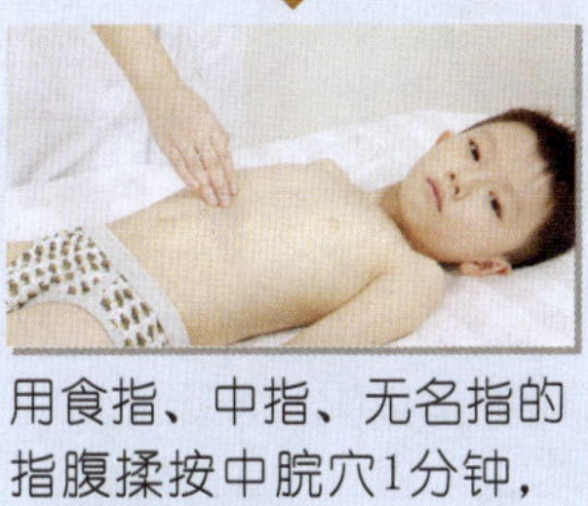

用食指、中指、无名指的指腹揉按中脘穴1分钟，以有酸胀感为佳。

2 第二步按这里

足三里

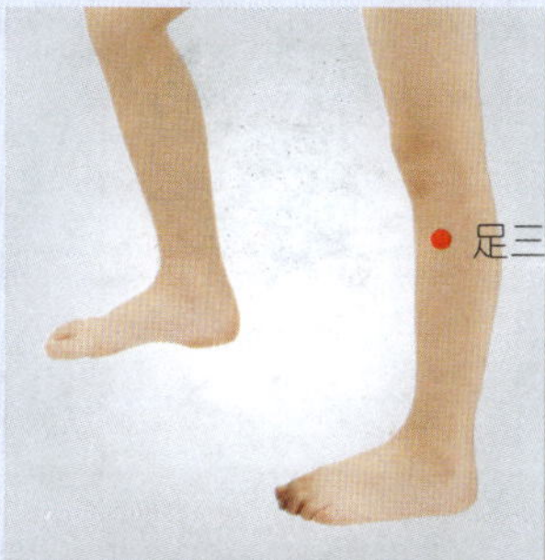

位于小腿前外侧，当犊鼻下3寸，距胫骨前缘一横指（中指）。

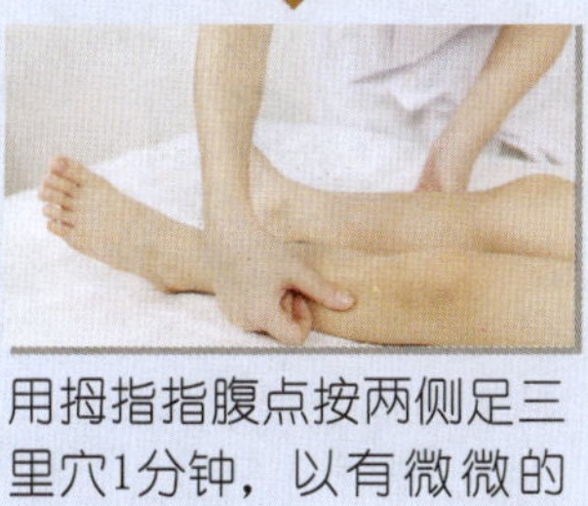

用拇指指腹点按两侧足三里穴1分钟，以有微微的酸胀感为度。

3 第三步按这里

三阴交

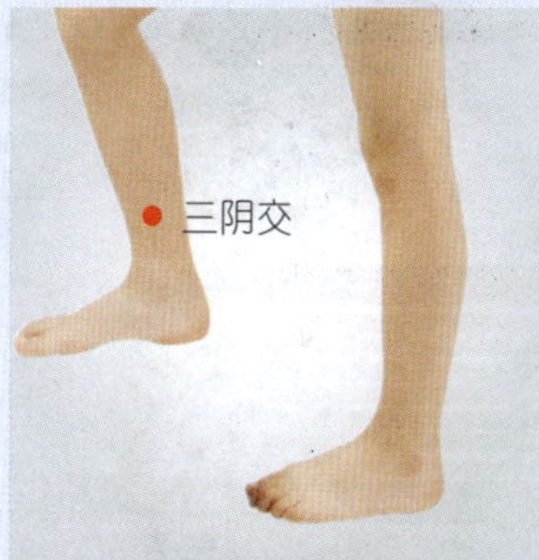

位于小腿内侧，当足内踝尖上3寸，胫骨内侧缘后方。

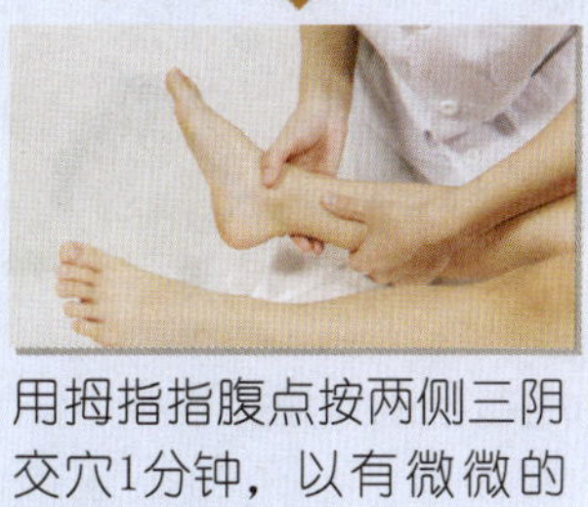

用拇指指腹点按两侧三阴交穴1分钟，以有微微的酸胀感为度。

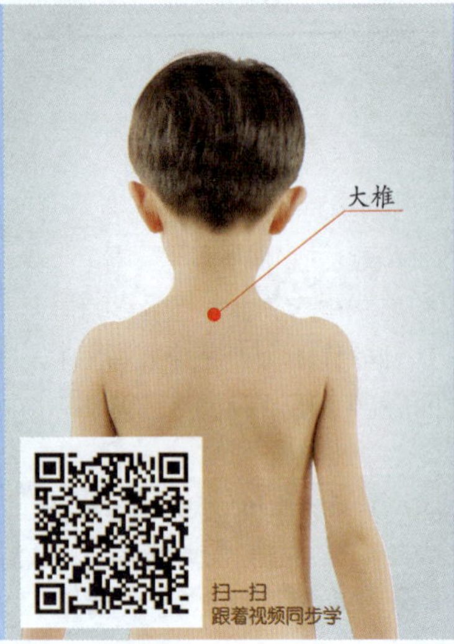

小儿脑炎后遗症

◎小儿脑炎后遗症是小儿脑炎治疗后还残留神经、精神方面的症状，以病毒性脑炎最为常见。该病病情轻重不等，轻者可治愈，严重者可危及生命。由于病毒的种类不同，脑炎的表现也就多种多样，通常都有不同程度的头痛、呕吐、困倦多睡等症状。

穴位 特效穴位包括大椎、风府、天门。再加上神庭（见175页）、翳风（见183页）效果会更佳。

1 第一步按这里 大椎

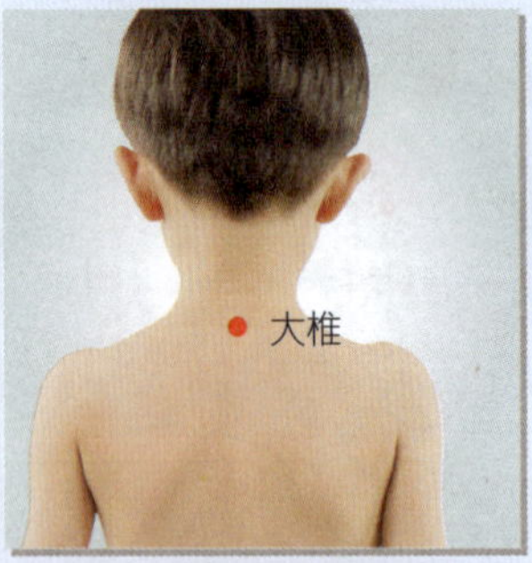

位于后正中线上，第七颈椎棘突下凹陷中。

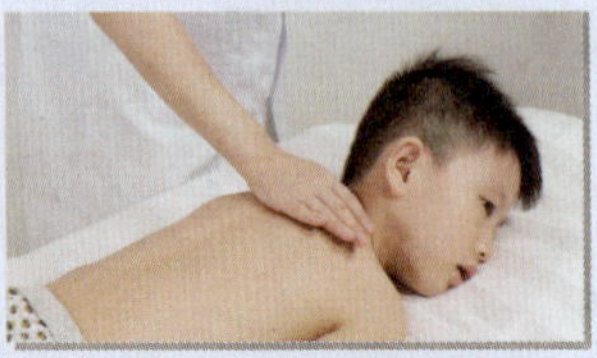

用右手的大鱼际推按患儿的大椎穴，来回迅速搓热，常规推按1分钟。

2 第二步按这里 风府

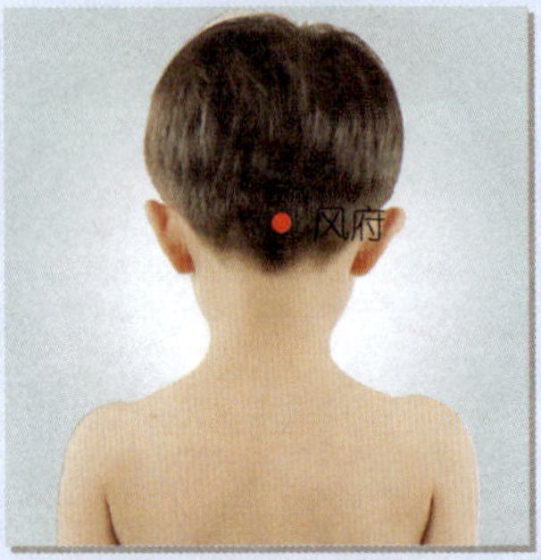

位于项部，当后发际正中直上1寸，枕外隆凸直下，两侧斜方肌之间凹陷中。

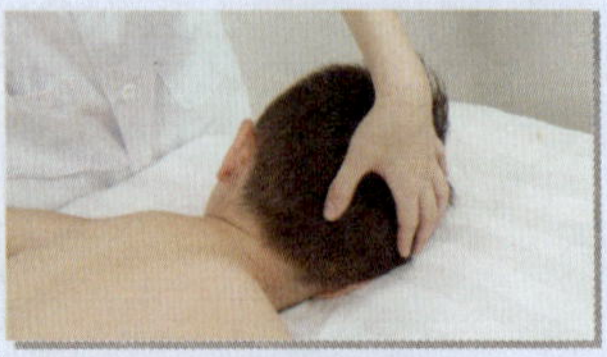

用拇指指腹点按风府穴1分钟，力度由轻至重，以有微微的酸胀感为度。

3 第三步按这里 天门

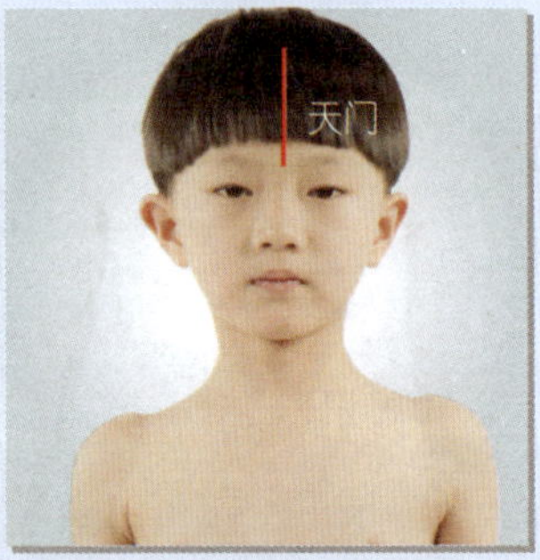

位于两眉头连线正中点至前发际成一直线。

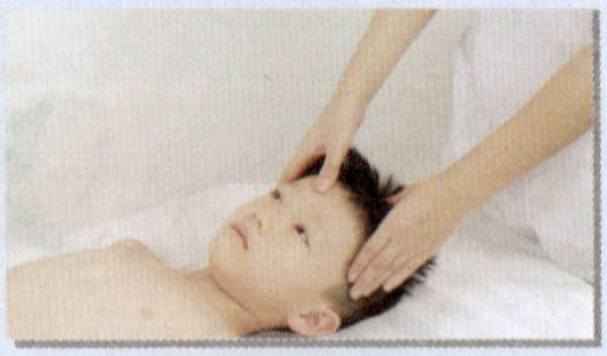

用拇指指腹揉按天门穴50次，以皮肤潮红为度。

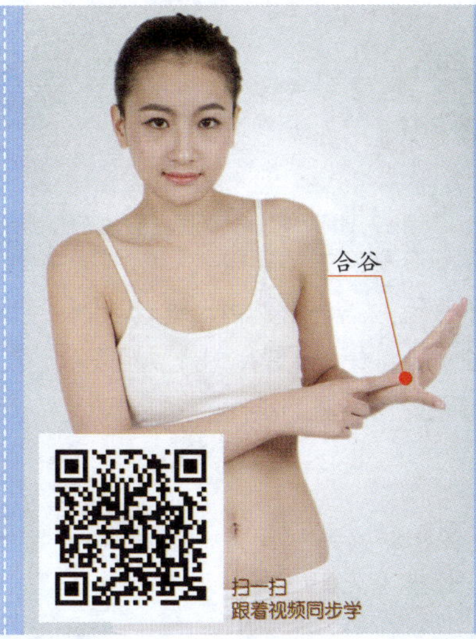

风湿性关节炎

◎风湿性关节炎是一种急性或慢性结缔组织性炎症。多以急性发热及关节疼痛起病，好发于膝、踝、肩、肘、腕等大关节部位，以病变局部呈现红、肿、灼热，肌肉游走性酸楚、疼痛为特征。

穴位 特效穴位包括合谷、曲池、委中。再加上内关（见047页）、足三里（见069页）、昆仑（见116页）效果会更佳。

1 第一步按这里 合谷

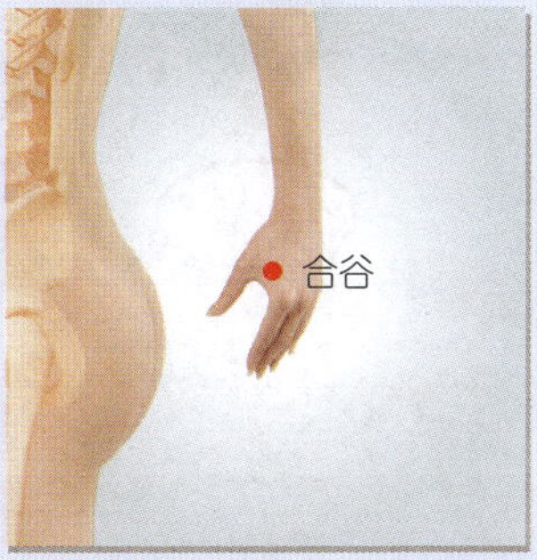

位于手背，第一、二掌骨间，当第二掌骨桡侧的中点处。

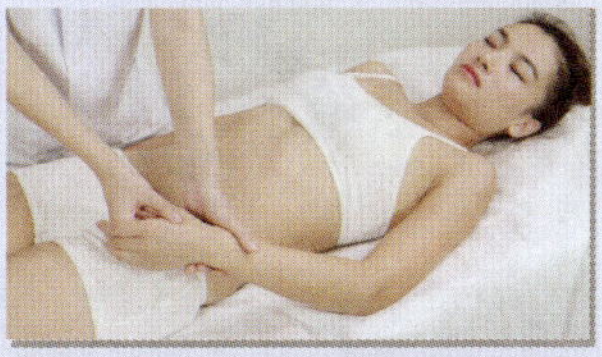

用拇指指尖按于合谷穴上，其余四指置于掌心，适当用力由轻渐重掐压1分钟。

2 第二步按这里 曲池

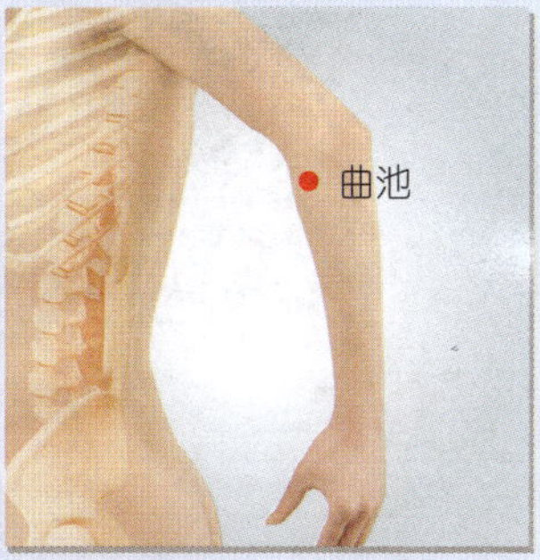

位于肘横纹外侧端，屈肘，当尺泽与肱骨外上髁连线中点。

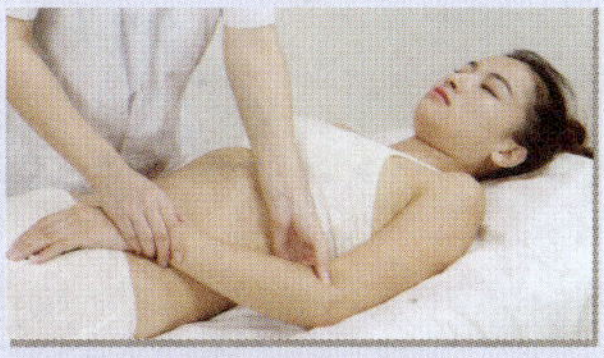

用拇指指腹垂直按压曲池穴，有酸痛感，先左后右，各按压1～3分钟。

3 第三步按这里 委中

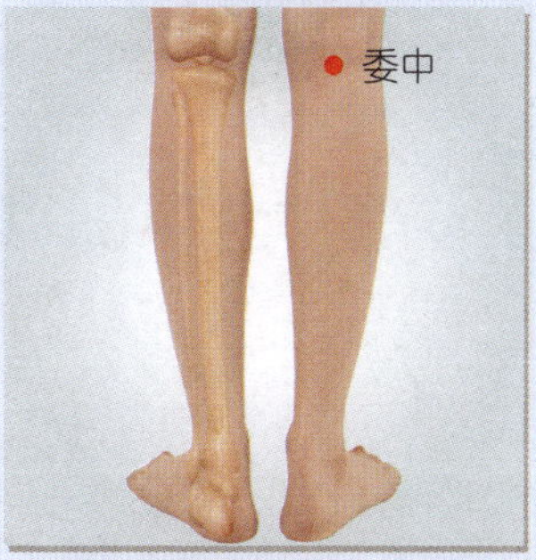

位于腘横纹中点，当股二头肌腱与半腱肌肌腱的中间。

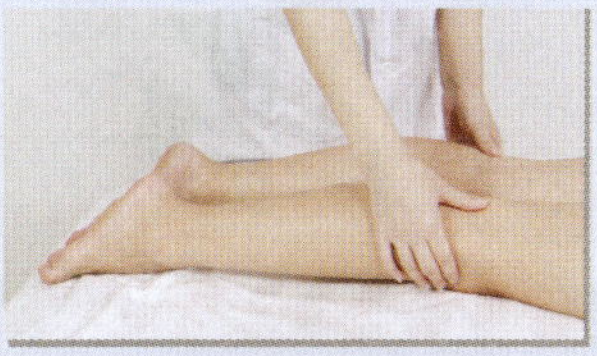

用拇指指腹按于委中穴，由轻渐重按揉30～40次。

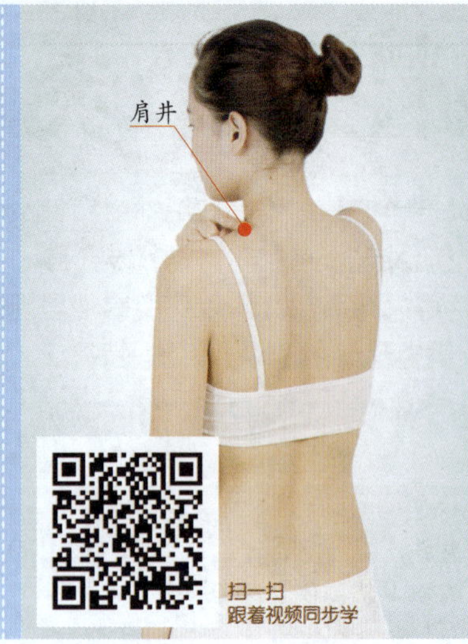

颈椎病

◎颈椎病多因颈椎骨、椎间盘及其周围纤维结构损害，致使颈椎间隙变窄，关节囊松弛，内平衡失调引起。主要临床表现为头、颈、肩、臂、上胸、背疼痛或麻木、酸沉、头晕、无力，上肢及手的感觉明显减退，部分患者有明显的肌肉萎缩。

穴位 特效穴位包括肩井、陶道、阿是穴。再加上大椎（见092页）效果会更佳。

1 第一步按这里 肩井

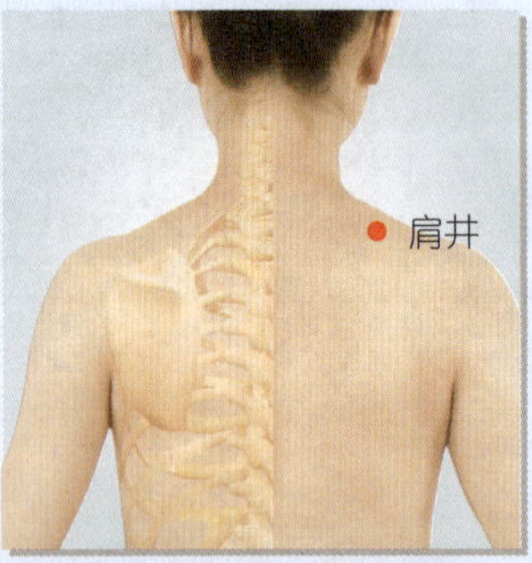

位于肩上，前直乳中，当大椎与肩峰端连线的中点上。

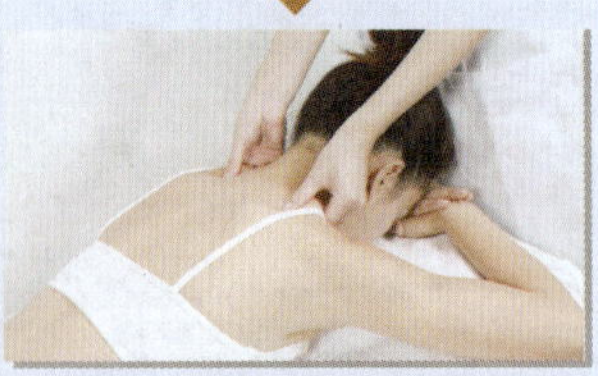

将双手大拇指与食指、中指相对，以指腹放于肩井穴上捏揉3分钟。

2 第二步按这里 陶道

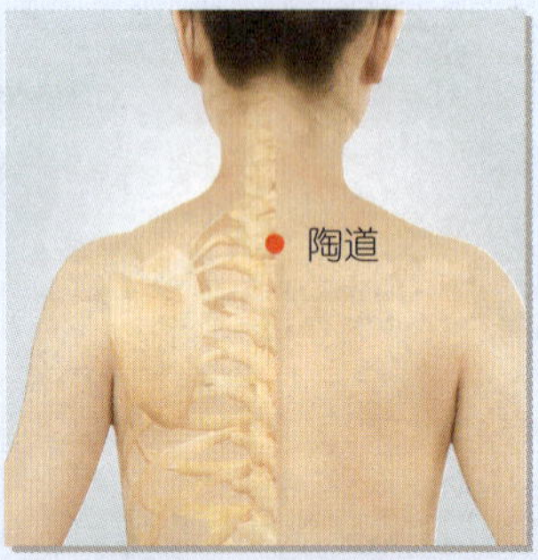

位于背部，当后正中线上，第一胸椎棘突下凹陷中。

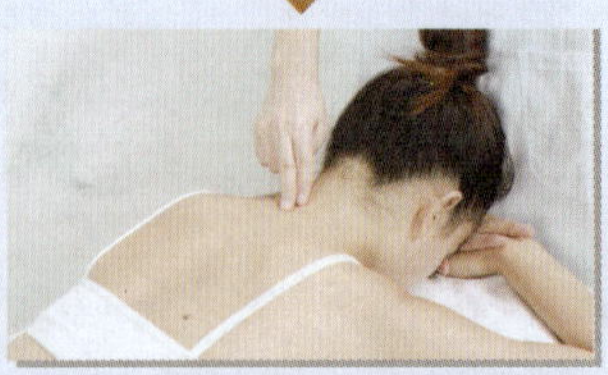

将中指指腹放于陶道穴上，用力按揉3～5分钟。

3 第三步按这里 阿是穴

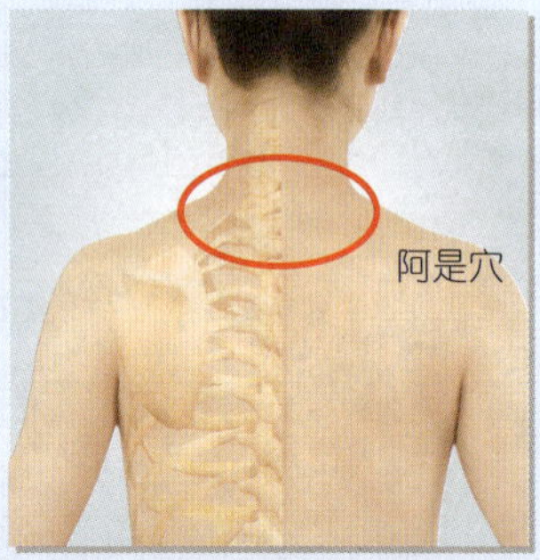

无固定位置，以病痛局部或与病痛有关的压痛点为腧穴。

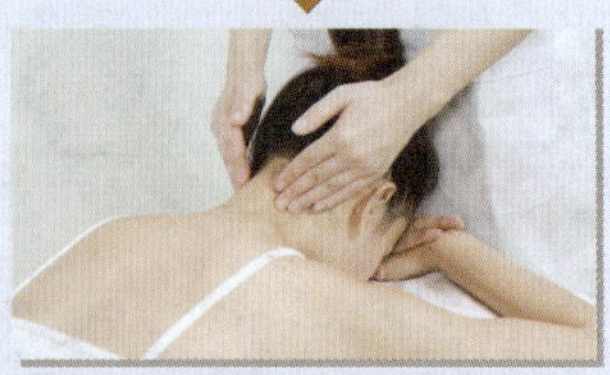

揉按患者阿是穴病痛局部或压痛点3分钟。

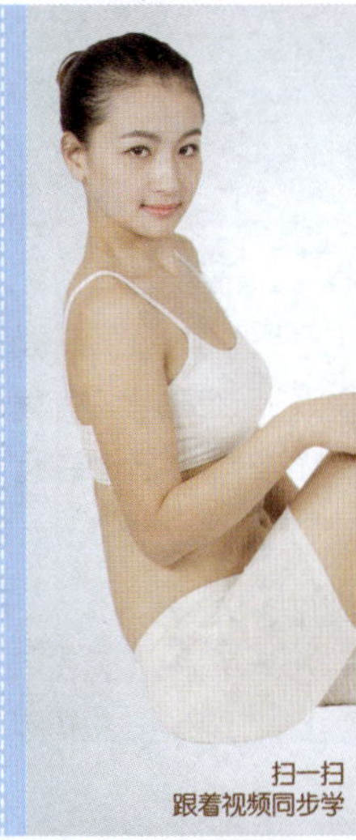

扫一扫
跟着视频同步学

膝关节炎

◎膝关节炎是最常见的关节炎，是软骨退行性病变和关节边缘骨赘的慢性进行性退化性疾病。以软骨磨损为其主要因素，好发于体重偏重者和中老年人。在发病的前期没有明显的症状。继之，其主要症状为膝关节深部疼痛、压痛，关节僵硬僵直、麻木、伸屈不利，无法正常活动，关节肿胀等。

穴位 特效穴位包括犊鼻、委中、承山。再加上血海（见048页）效果会更佳。

1 第一步按这里 犊鼻

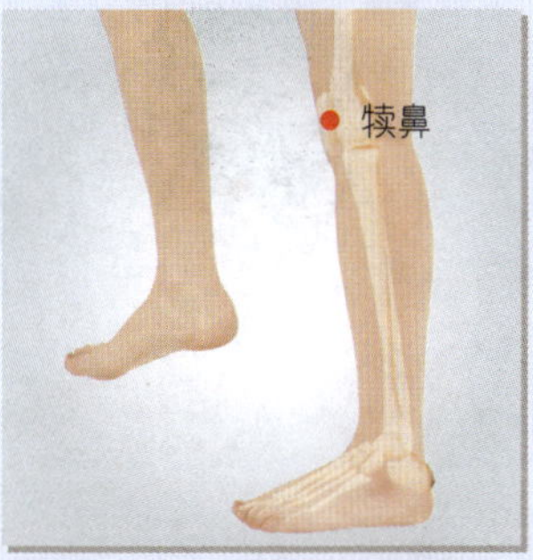

屈膝，位于膝部，髌骨与髌韧带外侧凹陷中。

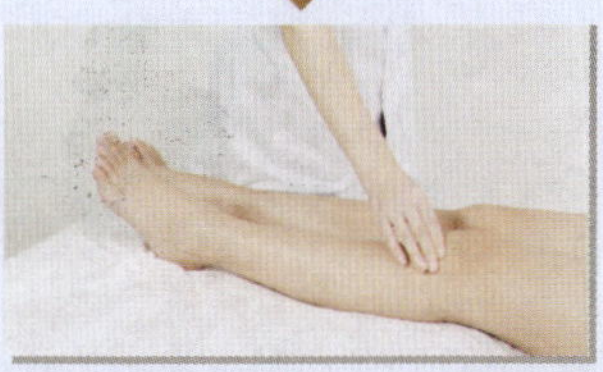

按摩膝部犊鼻穴，用大拇指和食指、中指捏揉约5分钟。

2 第二步按这里 委中

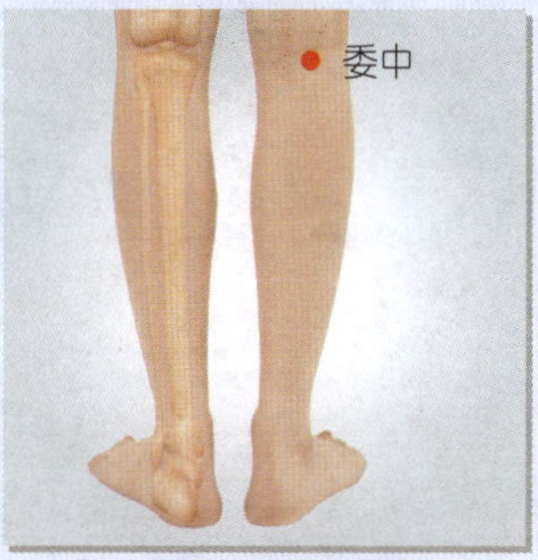

位于人体的腘横纹中点，当股二头肌腱与半腱肌肌腱的中间。

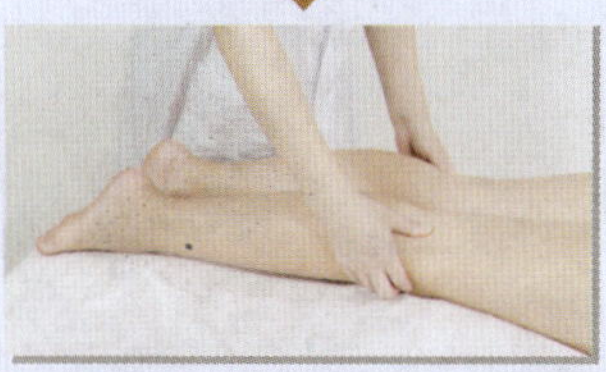

拇指放于委中穴上，其余四指附于膝部外侧，由轻渐重按揉60～100次。

3 第三步按这里 承山

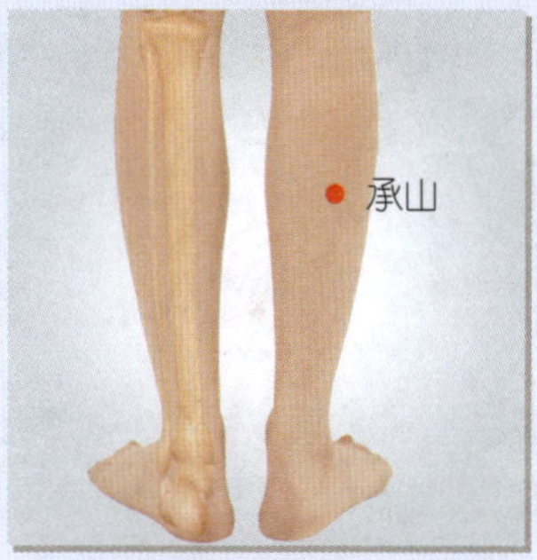

位于小腿后面正中，委中与昆仑之间，当伸直小腿或足跟上提时腓肠肌肌腹下出现尖角凹陷处。

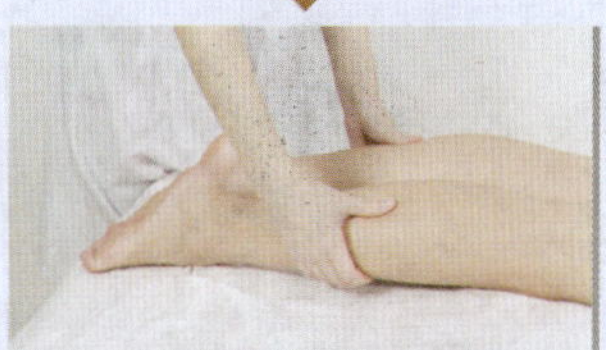

将拇指放于承山穴上，其余四指附于患者小腿外侧，用力压揉3分钟。

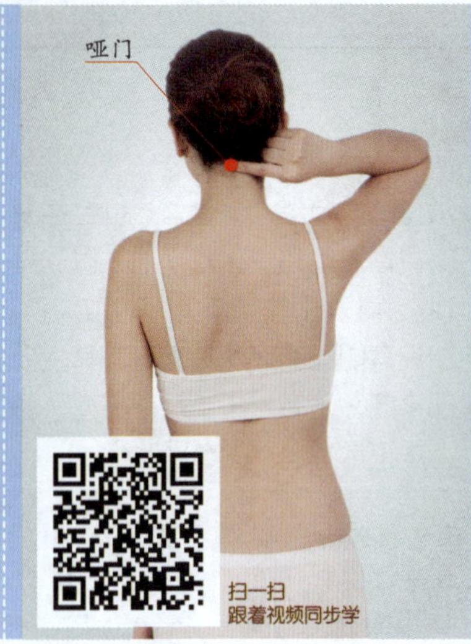

落枕

◎落枕多因睡卧时体位不当，造成颈部肌肉损伤，或颈部感受风寒，或外伤，致使经络不通，气血凝滞，筋脉拘急而成。临床主要表现为颈项部强直酸痛不适，不能转动自如，甚则疼痛牵引患侧肩背及上肢。

穴位

特效穴位包括落枕、哑门、天柱。再加上风池（见113页）、风府（见080页）、大椎（见092页）、后溪（见068页）效果会更佳。

1 第一步按这里 落枕

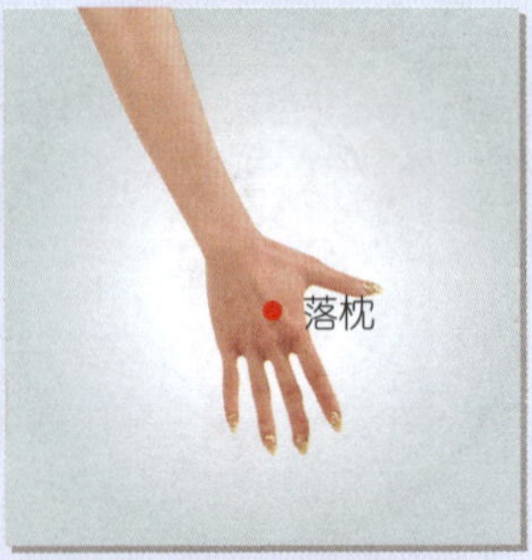

位于手背侧，当第二、第三掌骨间，指掌关节后约0.5寸处。

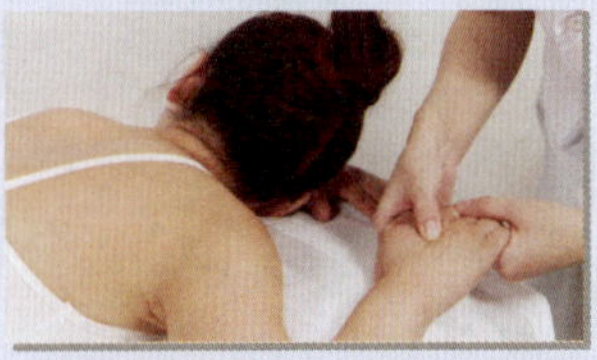

拇指放于手背上食指和中指的掌骨间的落枕穴上揉按，以局部有酸胀感为宜。

2 第二步按这里 哑门

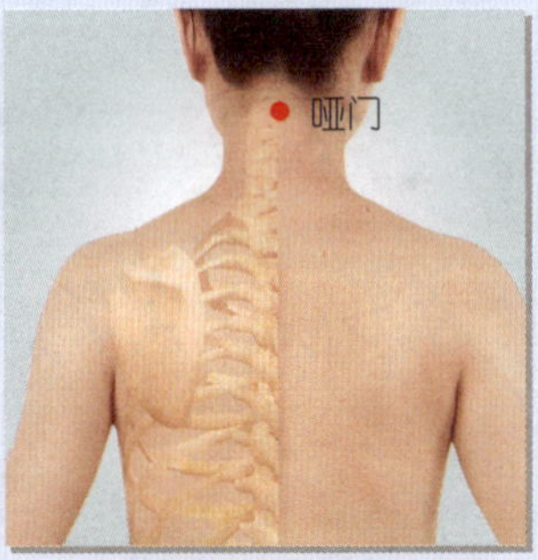

位于项部，当后发际正中直上0.5寸，第一颈椎下。

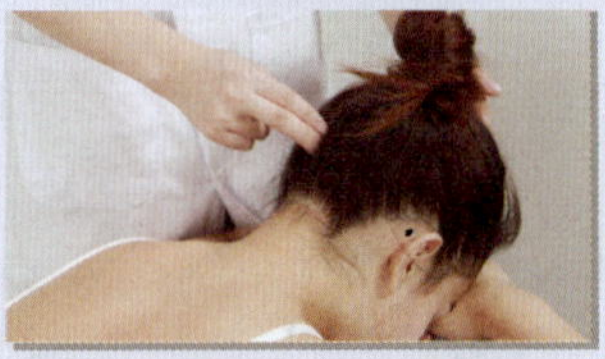

食指与中指并拢放于哑门穴上揉按，以局部有酸胀感为宜。

3 第三步按这里 天柱

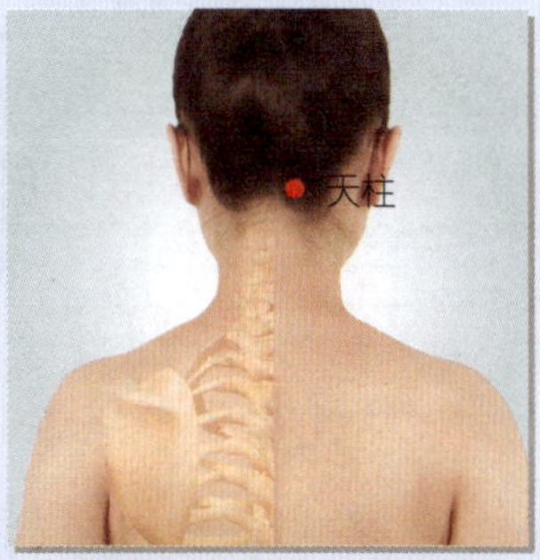

位于项部，大筋（斜方肌）外缘之后发际凹陷中，约当后发际正中旁开1.3寸。

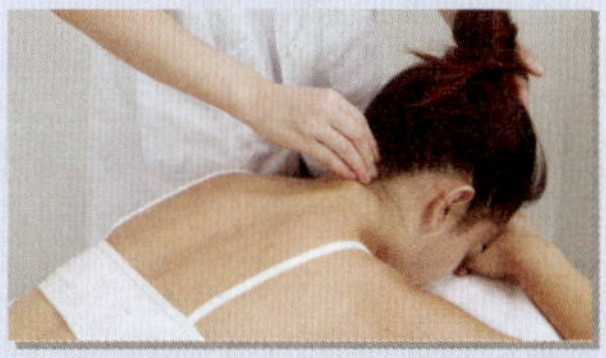

拇指与食指、中指相对捏揉左右天柱穴，以局部有酸胀感为宜。

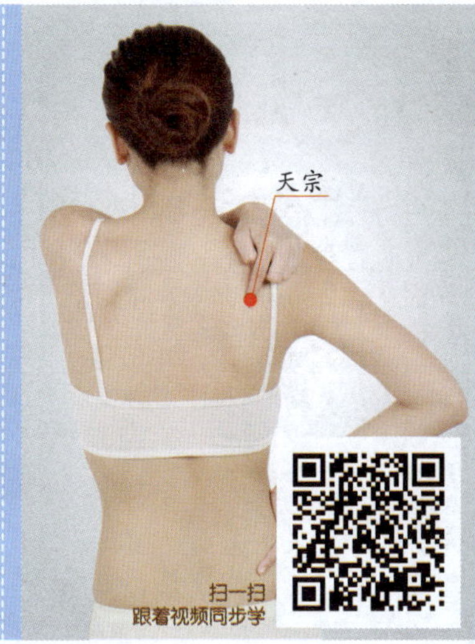

肩周炎

◎肩周炎是肩部关节囊和关节周围软组织的一种退行性、炎症性慢性疾患。主要临床表现为患肢肩关节疼痛，昼轻夜重，日久肩关节肌肉可出现废用性萎缩。中医认为本病多由风寒、湿邪侵袭肩部经络，致使筋脉收引，气血运行不畅而成，或因外伤劳损所致。

穴位

特效穴位包括肩髃、肩井、手五里。再加上缺盆（见130页）、云门（见167页）、天宗（见167页）效果会更佳。

1 第一步按这里 肩髃

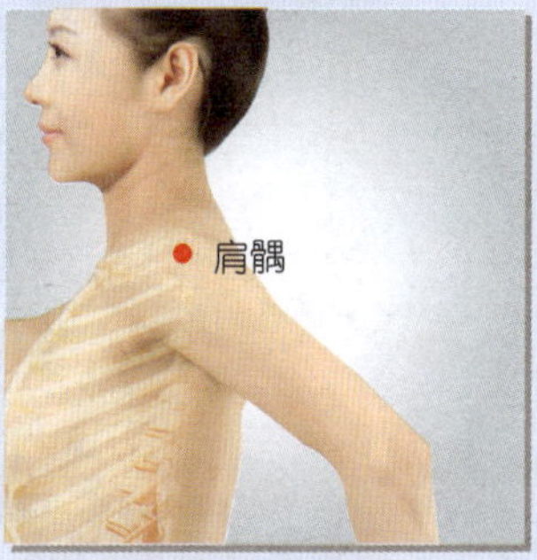

位于肩部，三角肌上，臂外展或向前平伸时，当肩峰前下方凹陷处。

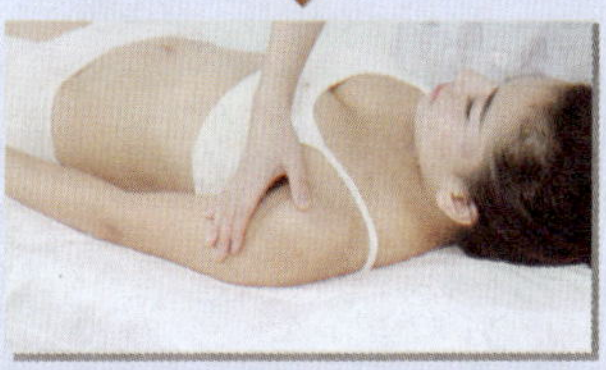

拇指放于肩髃穴上揉按，其余四指附于手臂上，以局部酸胀为宜。

2 第二步按这里 肩井

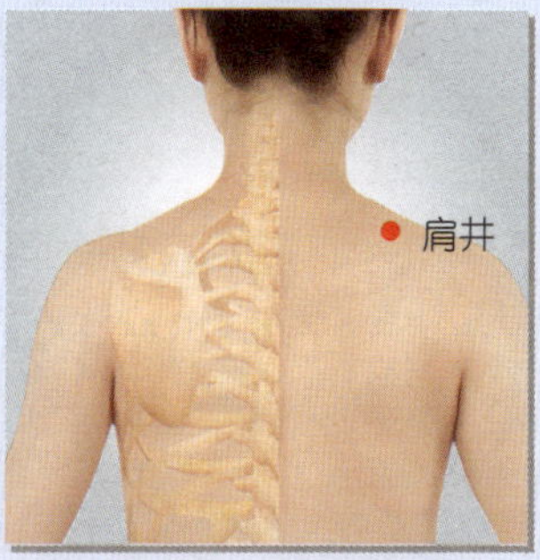

位于肩上，前直乳中，当大椎与肩峰端连线的中点上。

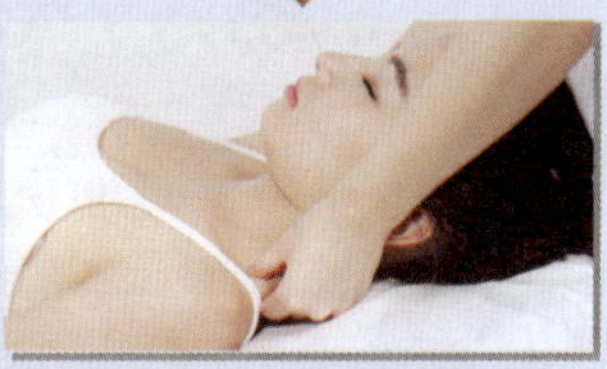

双手大拇指与食指、中指相对，放于肩井穴上，以指腹捏揉3分钟。

3 第三步按这里 手五里

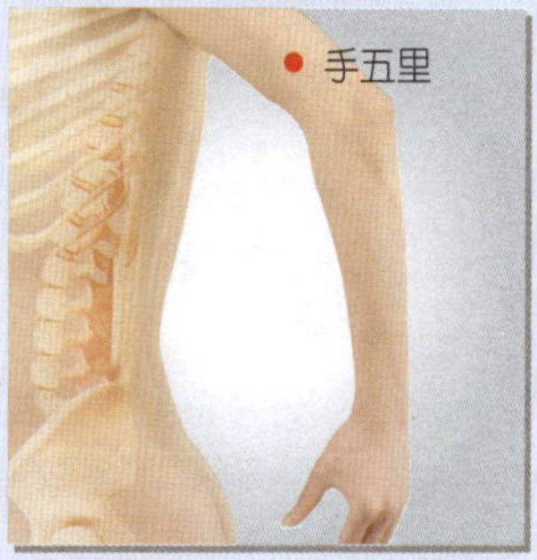

位于臂外侧，当曲池与肩髃连线上，曲池上3寸处。

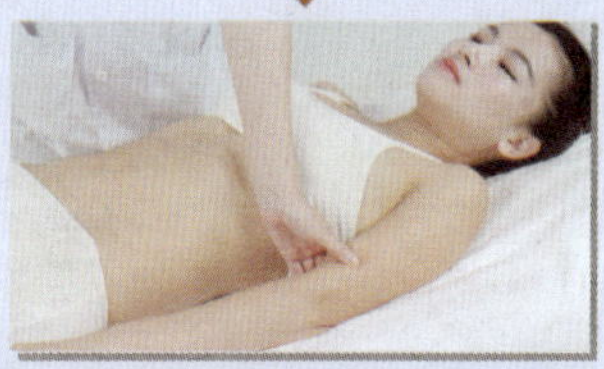

拇指放于手五里穴上揉按，其余四指附于手臂上，以局部酸胀为宜。

脚踝疼痛

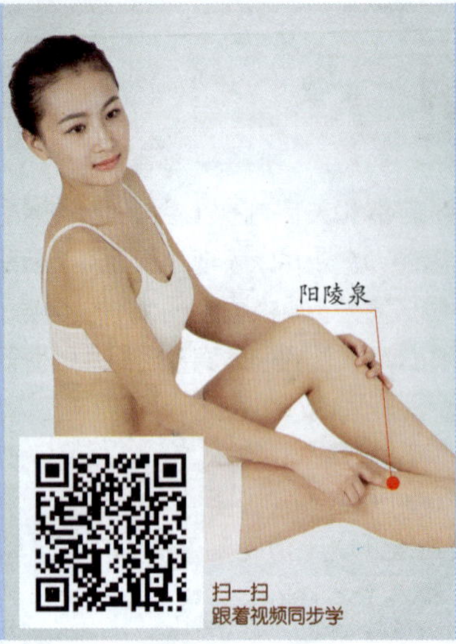

扫一扫
跟着视频同步学

◎脚踝疼痛是由于进行了不适当的运动稍微超出了脚踝的承受力，造成脚踝软组织损伤，使它出现了一定的疼痛症状。严重者可造成脚踝滑膜炎、创伤性关节炎等疾病，早期疼痛可以用毛巾包裹冰块敷在踝部进行冰敷。

穴位 特效穴位包括阳陵泉、悬钟、解溪。再加上昆仑（见116页）效果会更佳。

1 第一步按这里

阳陵泉

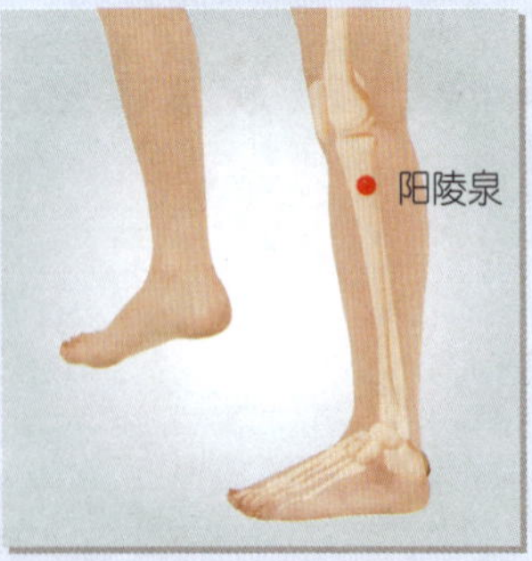

位于小腿外侧，腓骨小头前下方凹陷处。

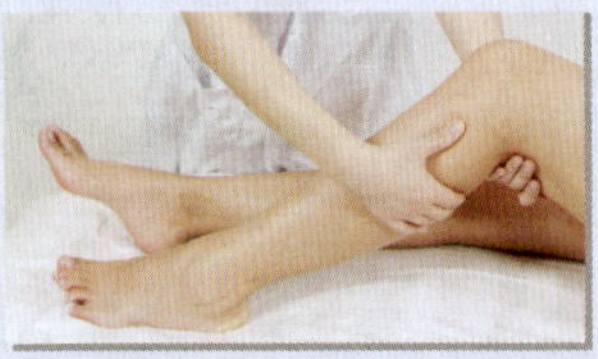

拇指放于阳陵泉穴上，由轻渐重揉按3~5分钟。

2 第二步按这里

悬钟

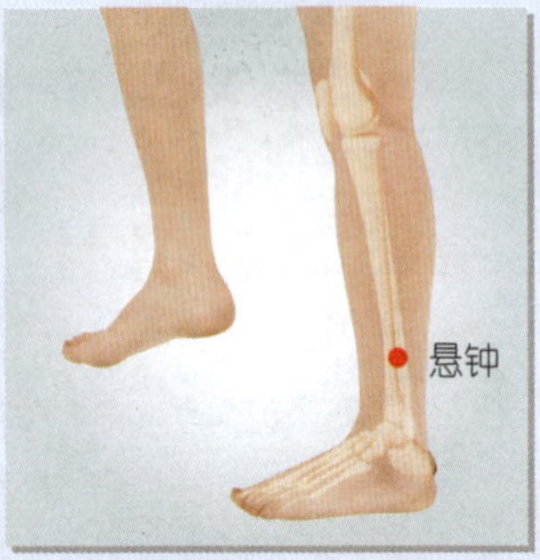

位于小腿外侧，外踝尖上3寸，腓骨前缘。

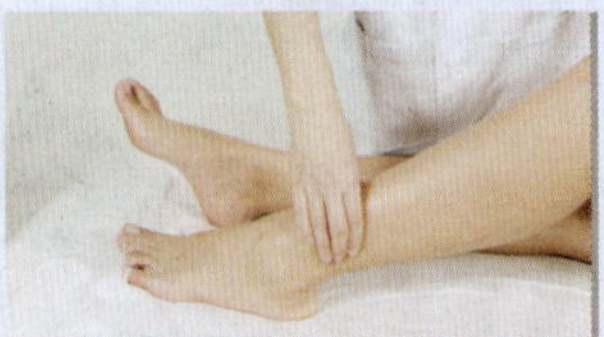

食指、中指紧并，指腹放于悬钟穴上，由轻渐重揉按3~5分钟。

3 第三步按这里

解溪

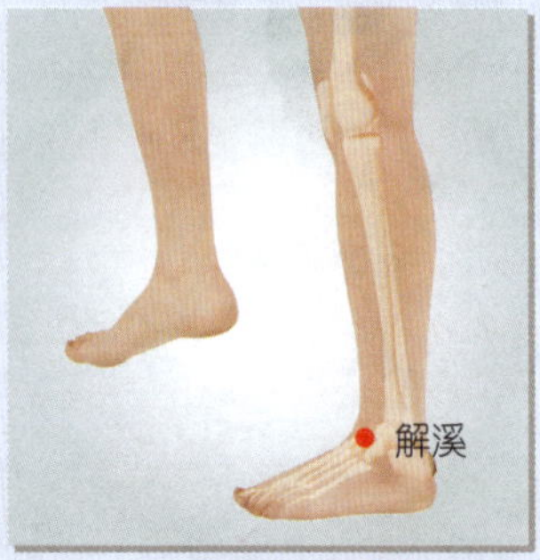

位于足背与小腿交界处的横纹中央凹陷中，当长伸肌腱与趾长伸肌腱之间。

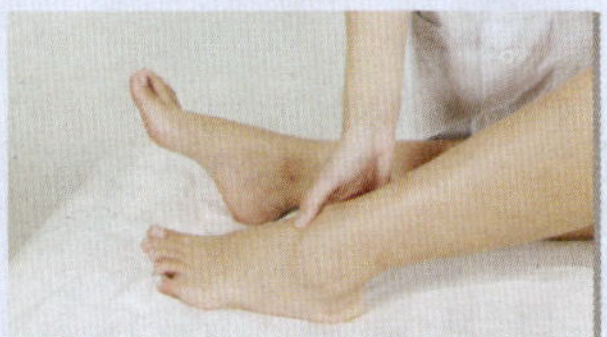

拇指指腹放于解溪穴上压揉60~100次。再用拇指捏揉昆仑穴5分钟。

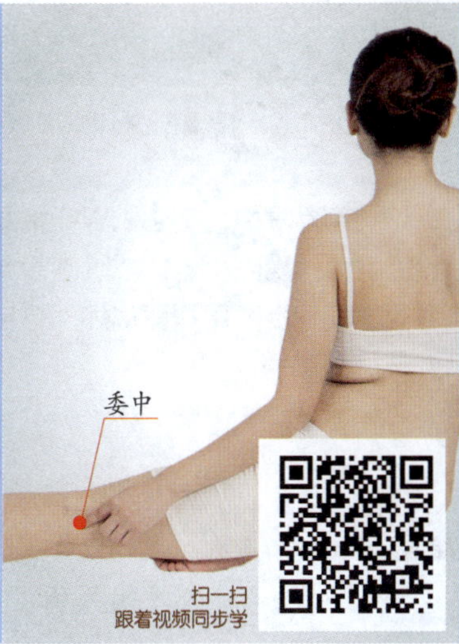

小腿抽筋

◎腿抽筋又称肌肉痉挛，是肌肉自发性的强直性收缩现象。小腿肌肉痉挛最为常见，是由于腓肠肌痉挛所引起，发作时会有酸胀或剧烈的疼痛。外界环境的寒冷刺激、出汗过多、疲劳过度、睡眠不足、缺钙、睡眠姿势不好都会引起小腿肌肉痉挛。预防腿脚抽筋要注意保暖，调整好睡眠姿势。

穴位　特效穴位包括阳陵泉、承山、委中。再加上足三里（见069页）效果会更佳。

1 第一步按这里

阳陵泉

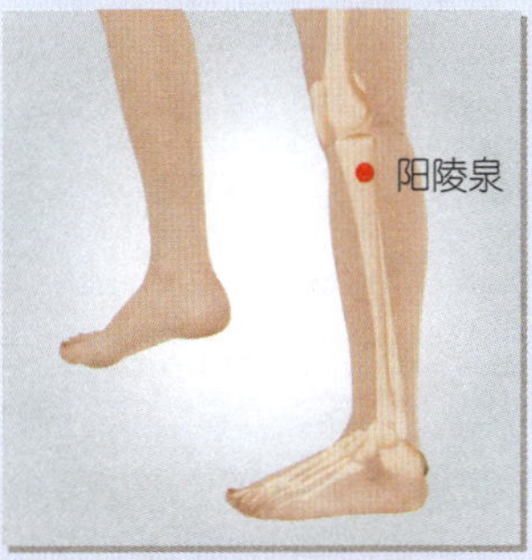

位于小腿外侧，腓骨小头前下方凹陷处。

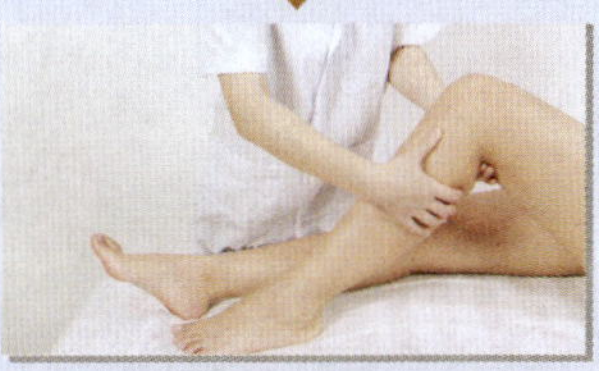

拇指放于阳陵泉穴上，由轻渐重揉按3～5分钟。

2 第二步按这里

承山

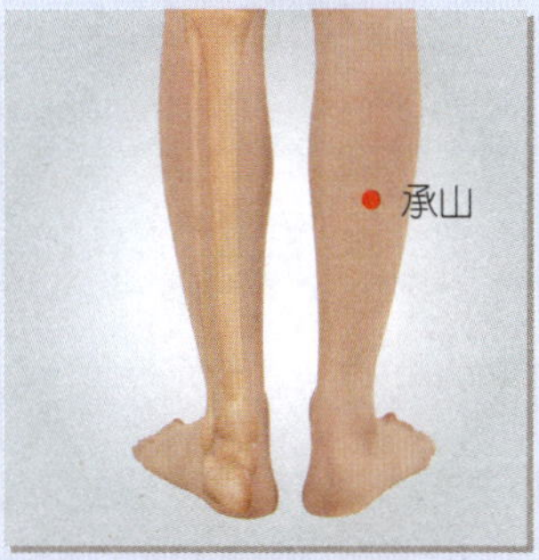

位于小腿后面正中，委中与昆仑之间，当伸直小腿或足跟上提时腓肠肌肌腹下出现尖角凹陷处。

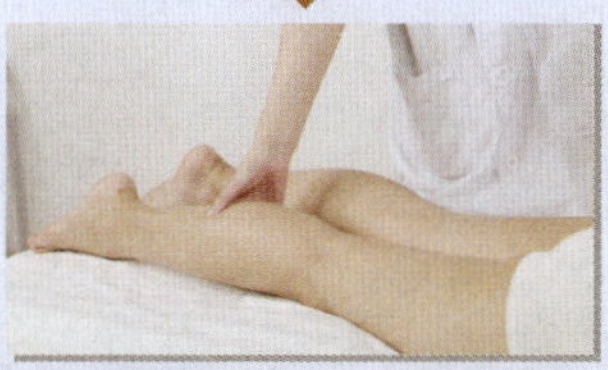

拇指放于承山穴上，其余四指附于膝关节内侧，由轻渐重按揉60～100次。

3 第三步按这里

委中

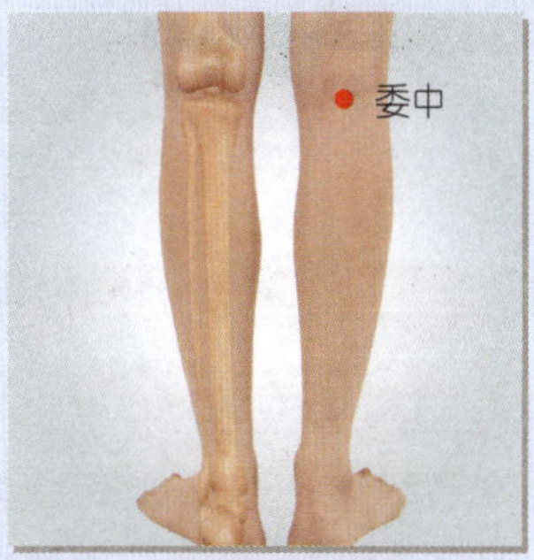

位于人体的腘横纹中点，当股二头肌腱与半腱肌肌腱的中间。

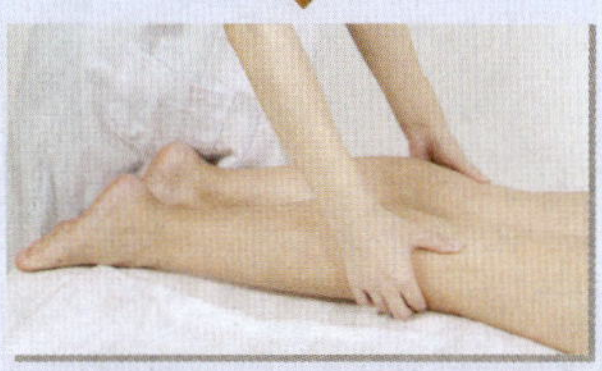

拇指放于委中穴上，其余四指附于膝关节外侧，由轻渐重按揉60～100次。

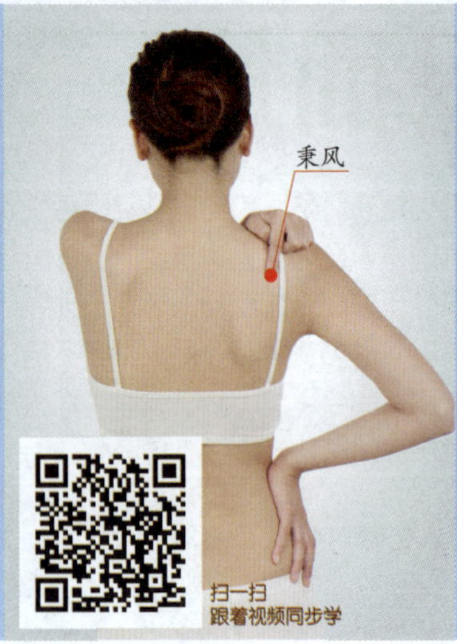

肌肉萎缩

◎肌肉萎缩是指横纹肌营养障碍，是由肌肉纤维变细甚至消失等导致的肌肉体积缩小病症。肌肉营养状况不佳除肌肉组织本身的萎缩病理变化外，更与神经系统有密切关系。

穴位 特效穴位包括温溜、大钟、秉风。再加上颊车（见179页）效果会更佳。

1 第一步按这里 秉风

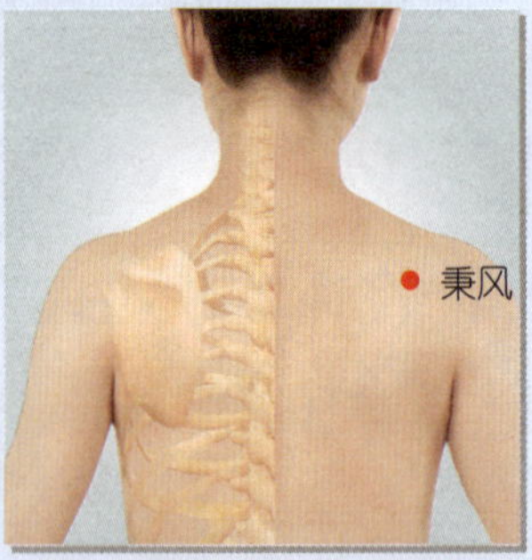

位于肩胛部，冈上窝中央，天宗直上，举臂有凹陷处。

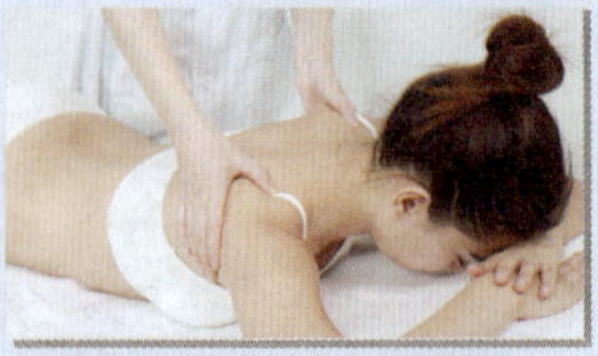

用拇指指腹按压秉风穴，有酸胀感，力度适中，按1～3分钟。

2 第二步按这里 温溜

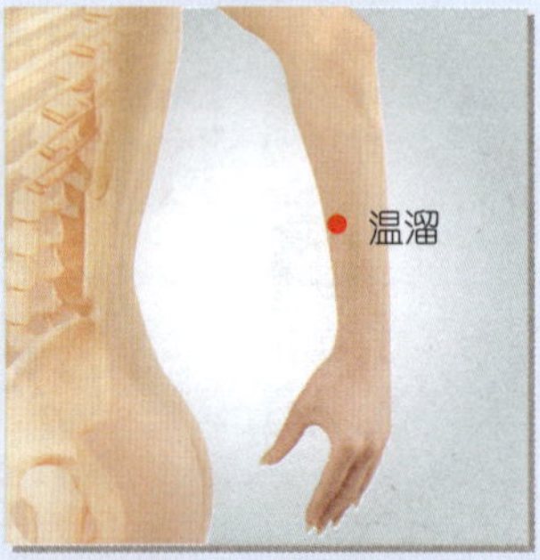

屈肘，位于前臂背面桡侧，当阳溪与曲池连线上，腕横纹上5寸。

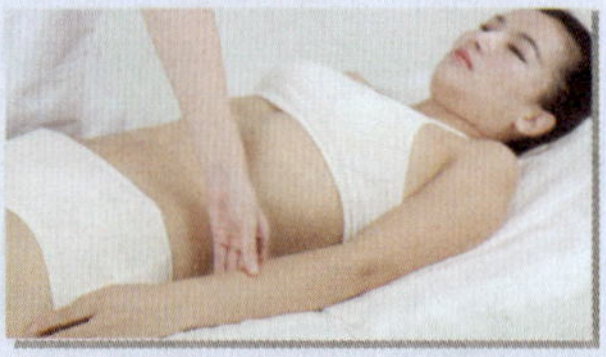

用拇指指腹按压温溜穴1～3分钟，以有微微酸胀的感觉为度。

3 第三步按这里 大钟

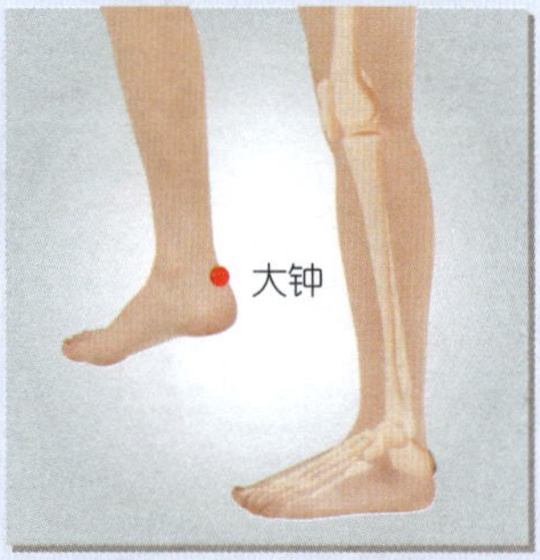

位于足内侧，内踝后下方，当跟腱附着部的内侧前方凹陷处。

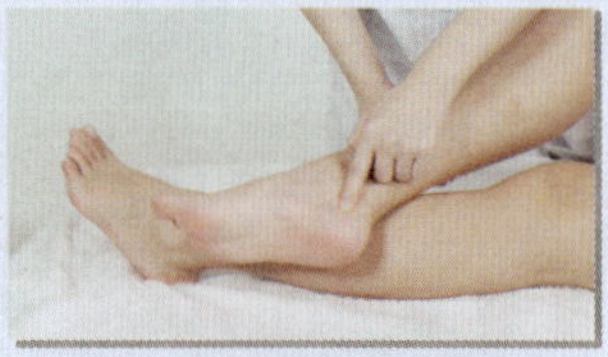

用食指指腹按揉大钟穴，力度均匀，有酸胀感，左右各按50次。

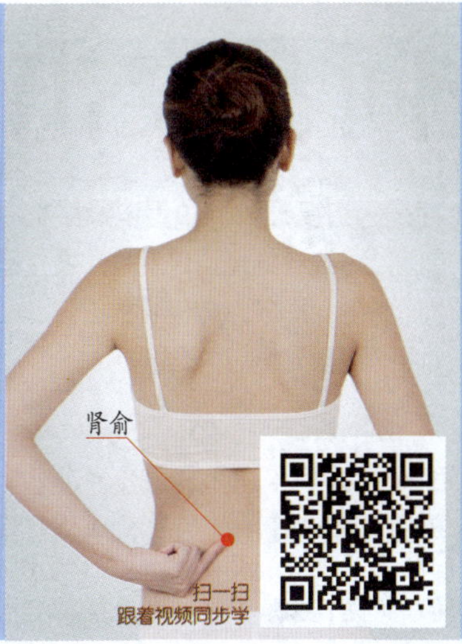

腰酸背痛

◎腰酸背痛是指脊椎骨和关节及其周围软组织等病损的一种症状。常用以形容劳累过度。日间劳累加重，休息后可减轻，日积月累，可使肌纤维变性，甚而少量撕裂，形成疤痕或纤维索条或粘连，遗留长期慢性腰背痛。中医可认为本病因感受寒湿、湿热、气滞血瘀、肾亏体虚或跌仆外伤所致。

穴位 特效穴位包括肾俞、大肠俞、腰阳关。再加上八髎（见134页）效果会更佳。

1 第一步按这里 肾俞

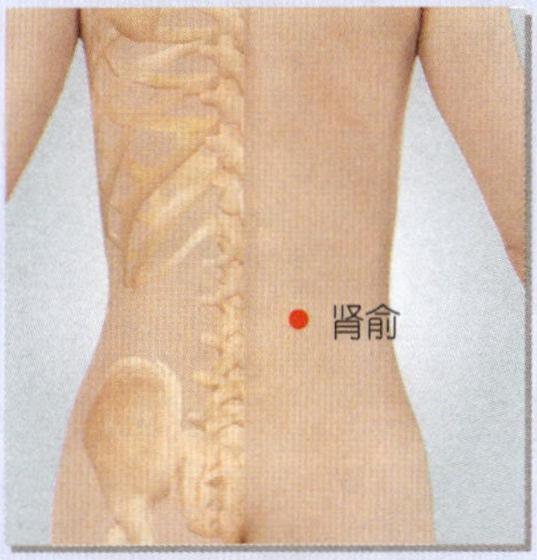

位于腰部，当第二腰椎棘突下，旁开1.5寸。

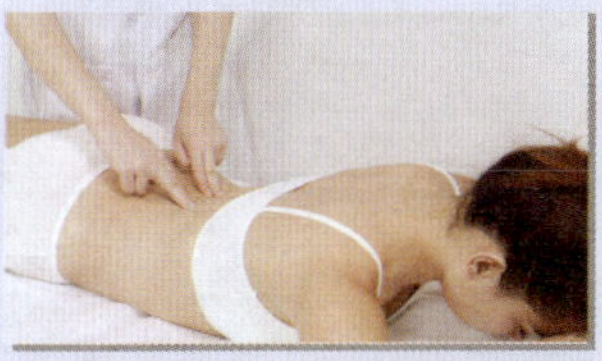

将双手食指、中指紧并，同时放于肾俞穴上，点揉3～5分钟。

2 第二步按这里 大肠俞

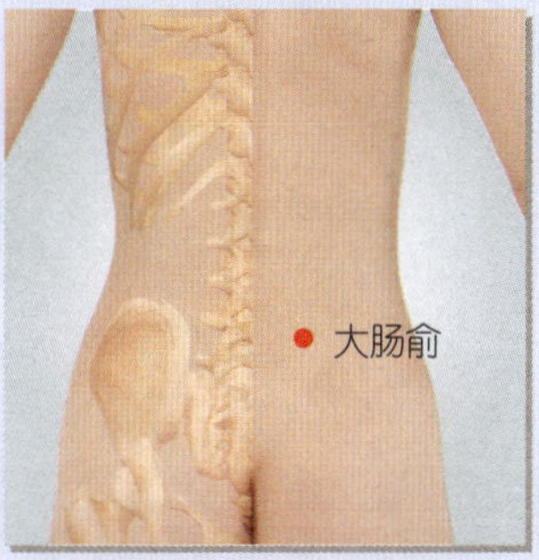

位于腰部，当第四腰椎棘突下，旁开1.5寸。

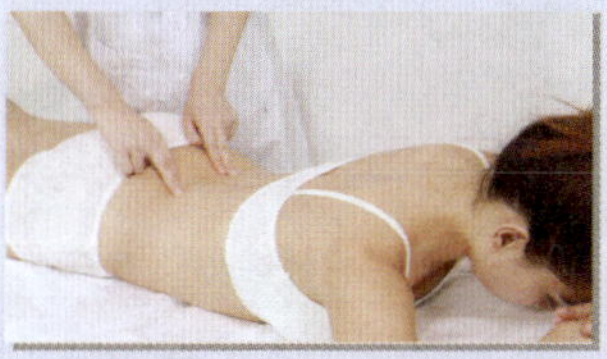

将双手食指、中指紧并，放于两侧大肠俞穴上，环形揉按，以局部酸胀为宜。

3 第三步按这里 腰阳关

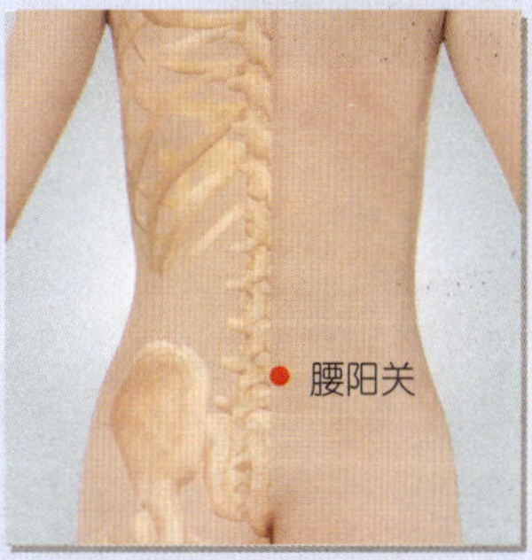

位于腰部，当后正中线上，第四腰椎棘突下凹陷中。

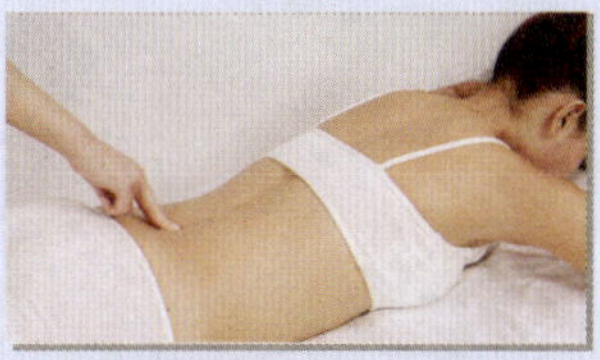

将中指指腹放于腰阳关穴上，用力按揉2～3分钟，以局部酸胀为宜。

骨伤科疾病

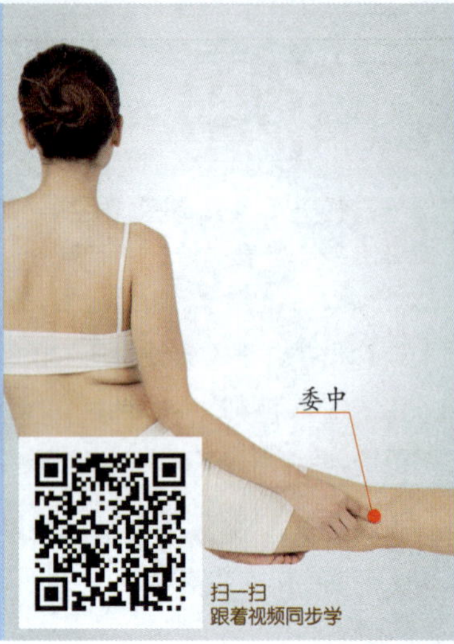

腰椎间盘突出

○腰椎间盘突出症是因过度疲劳，负重以及腰椎间盘随年龄退化等原因，导致纤维环退化变性，发生破裂，髓核向前或向后脱出而形成。减轻腰椎压迫、缓解腰椎压力是治愈腰椎间盘突出的主要途径。

穴位

特效穴位包括腰阳关、环跳、委中。再加上命门（见044页）、肾俞（见032页）、阳陵泉（见070页）、昆仑（见116页）、涌泉（见182页）效果会更佳。

1 第一步按这里 腰阳关

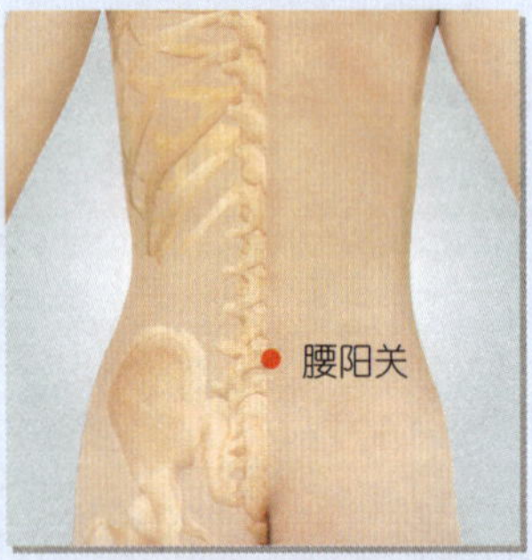

位于腰部，当后正中线上，第四腰椎棘突下凹陷中。

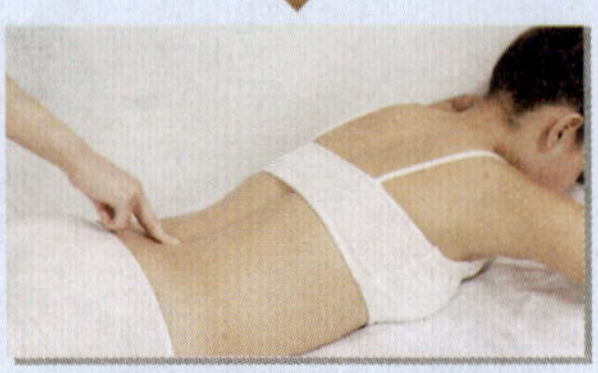

中指指腹放于腰阳关穴上，用力按揉2～3分钟，以有微微的酸胀感为度。

2 第二步按这里 环跳

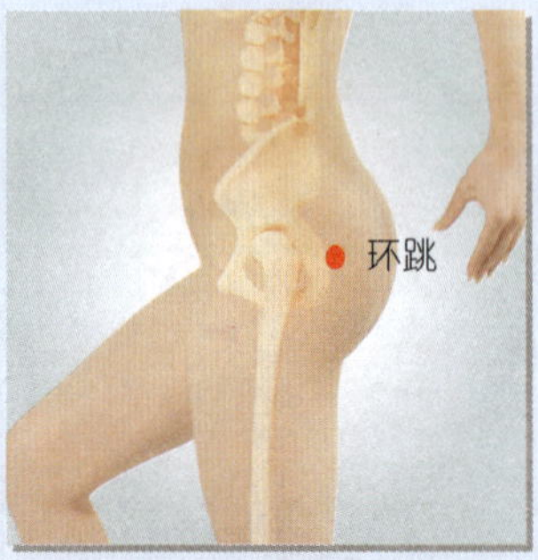

位于股外侧部，侧卧屈股，股骨大转子最凸点与骶管裂孔连线的外1/3与中1/3交点处。

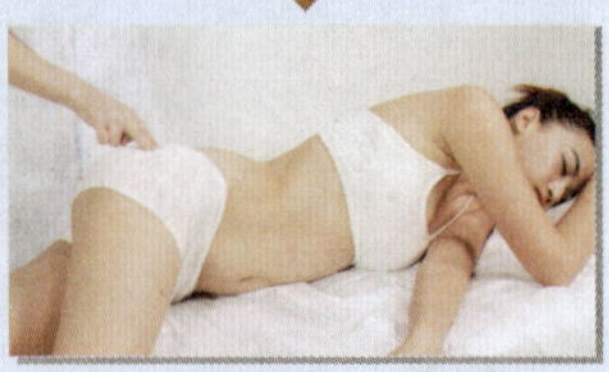

食指、中指紧并放于环跳穴上用力揉按，以局部有酸胀感为宜。

3 第三步按这里 委中

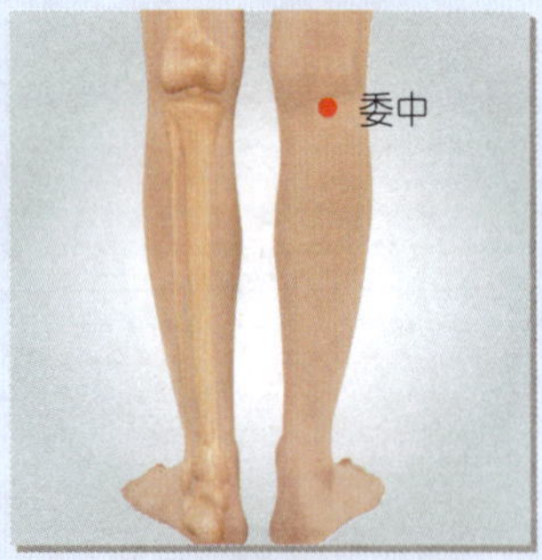

位于人体的腘横纹中点，当股二头肌腱与半腱肌肌腱的中间。

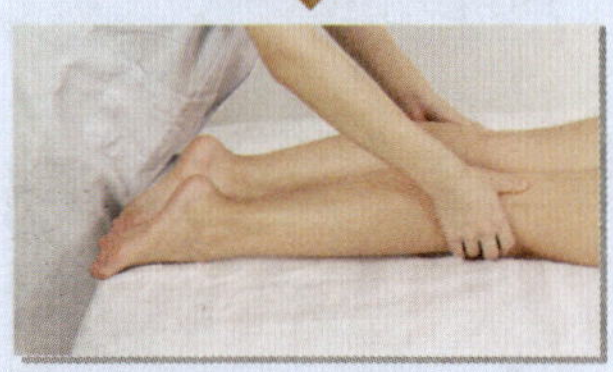

拇指按于患侧委中穴，由轻渐重按揉30～40次，以有微微的酸胀感为度。

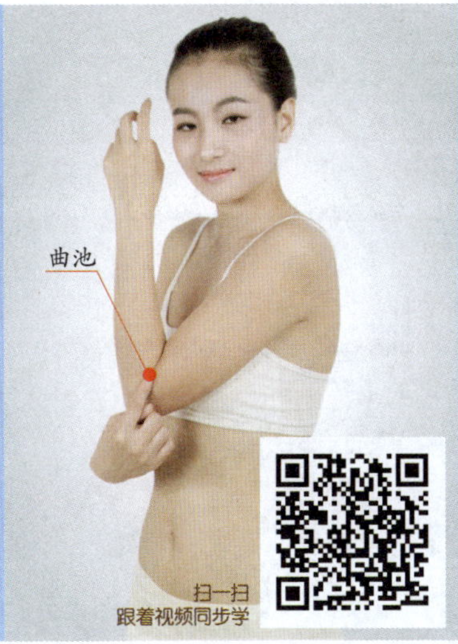

网球肘

◎网球肘又称肱骨外上髁炎，是指手肘外侧肌腱疼痛发炎，多见于泥瓦工、钳工、木工、网球运动员等从事单纯臂力收缩运动工作的人群。本病发病慢，其主要临床表现有肘关节外侧部疼痛、手臂无力、酸胀不适，如握物、拧毛巾、端水瓶等时疼痛会加重，休息时无明显症状。

穴位 特效穴位包括曲池、肘髎、手三里。再加上合谷（见049页）效果会更佳。

1 第一步按这里 曲池

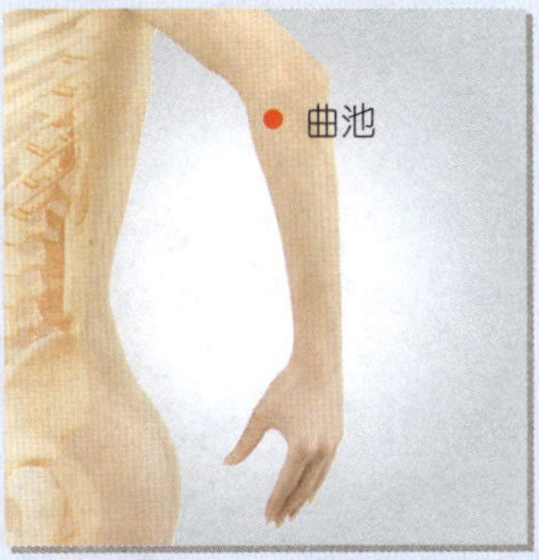

位于肘横纹外侧端，屈肘，当尺泽与肱骨外上髁连线中点。

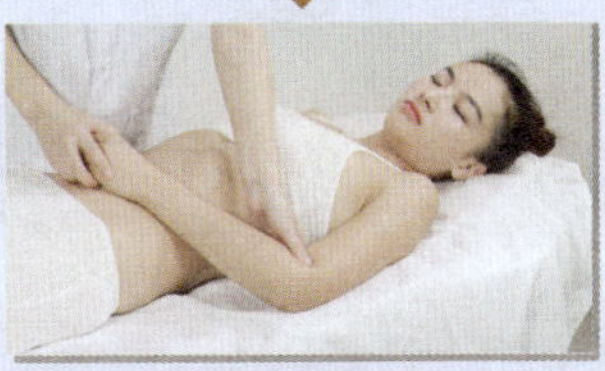

拇指指尖放于曲池穴上，其余四指附于手臂上，由轻渐重压揉5分钟，先左后右。

2 第二步按这里 肘髎

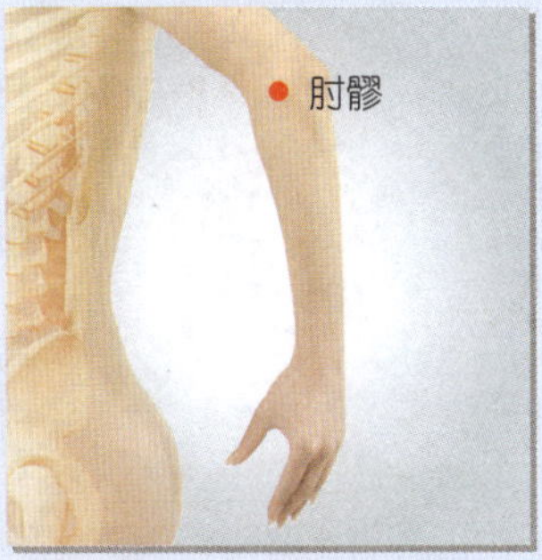

位于臂外侧，屈肘，曲池上方1寸，当肱骨边缘处。

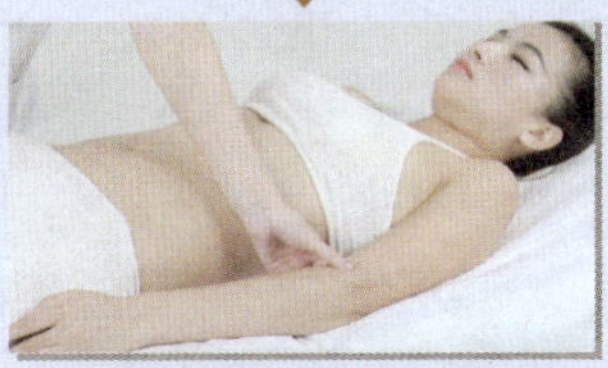

拇指指腹放于肘髎穴上，其余四指附于手臂上，用力压揉，以局部有酸胀痛感为宜。

3 第三步按这里 手三里

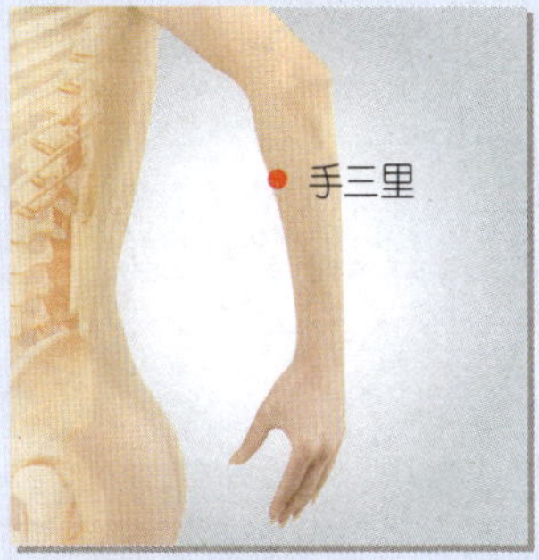

位于前臂背面桡侧，当阳溪与曲池连线上，肘横纹下2寸。

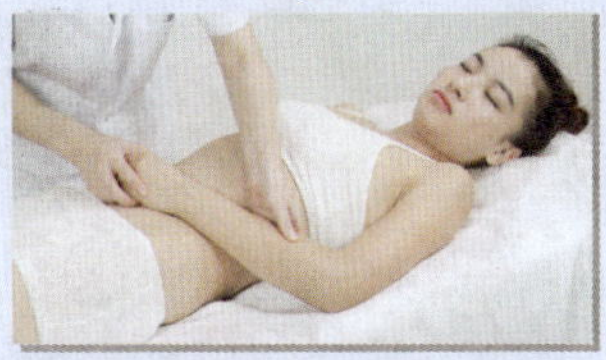

拇指指尖放于手三里穴上，其余四指附于手臂上，用力压揉5分钟。

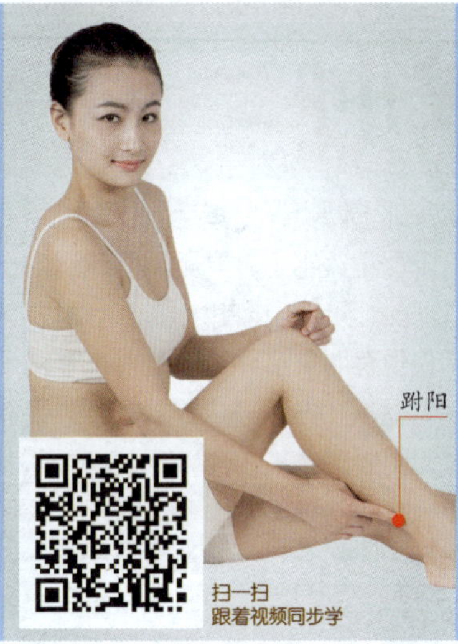

急性腰扭伤

◎急性腰扭伤是由于腰部的肌肉、筋膜、韧带等部分软组织突然受到外力的作用过度牵拉所引起的急性损伤，主要原因有肢体姿势不正确、动作不协调、用力过猛、活动时无准备、活动范围大等。临床表现有：伤后立即出现剧烈疼痛，腰部无力，疼痛为持续性的，严重者可造成关节突骨折。

穴位 特效穴位包括肾俞、委中、跗阳。再加上环跳（见164页）效果会更佳。

1 第一步按这里 肾俞

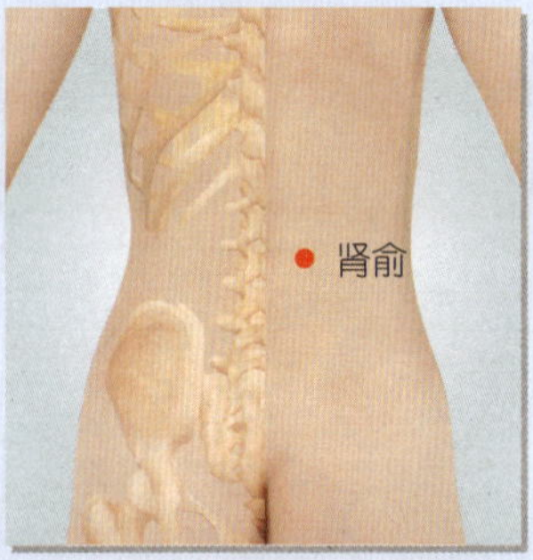

位于腰部，当第二腰椎棘突下，旁开1.5寸。

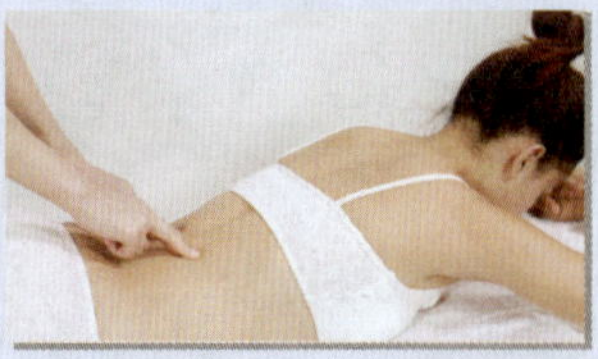

将双手食指、中指紧并，同时放于肾俞穴上揉按5分钟。

2 第二步按这里 委中

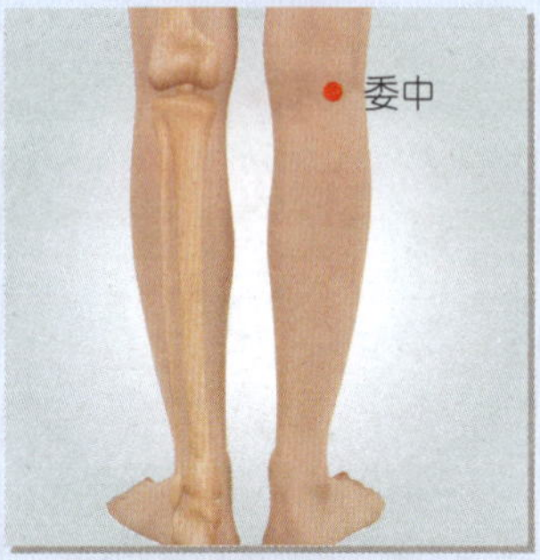

位于人体的腘横纹中点，当股二头肌腱与半腱肌肌腱的中间。

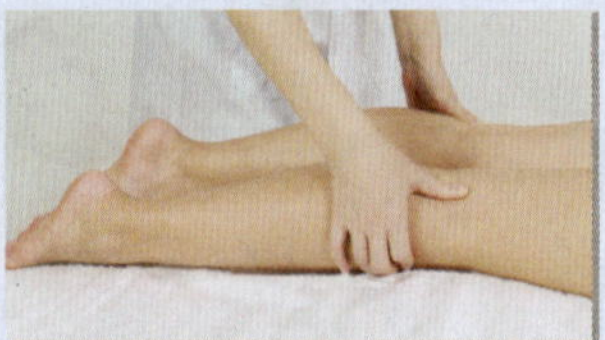

双手拇指放于委中穴上，其余四指附于患者膝部外侧，由轻渐重按揉60～100次。

3 第三步按这里 跗阳

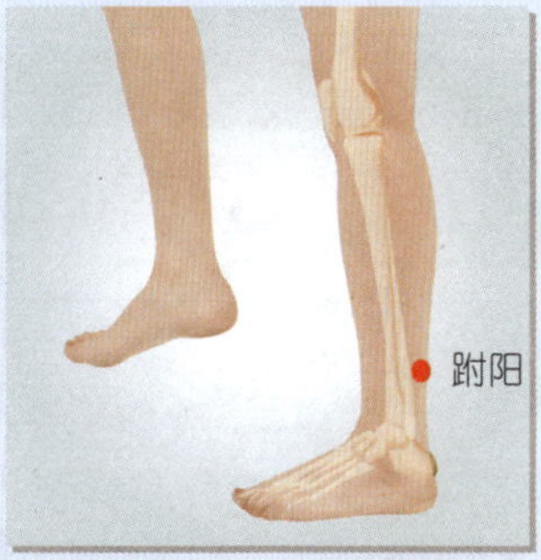

位于小腿后面，外踝后，昆仑穴直上3寸。

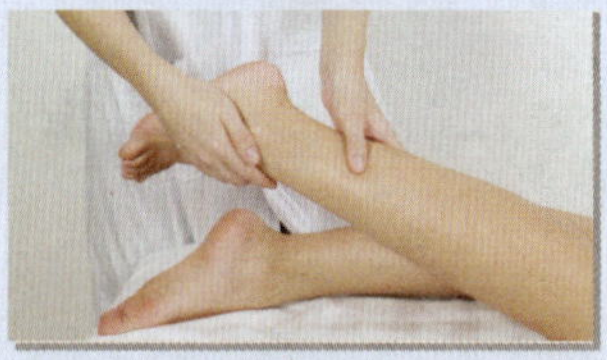

将拇指放于跗阳穴上，用力压揉3分钟，以有微微的酸胀感为度。

骨质疏松

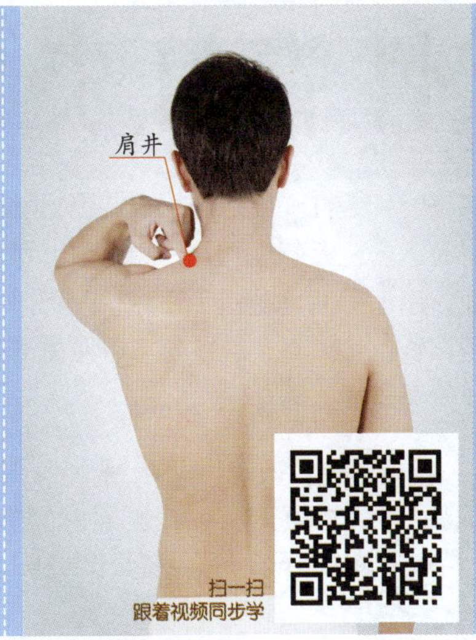

◎骨质疏松是一种以低骨量和骨组织微结构破坏为特征，导致骨质脆性增加和易于骨折的全身性骨代谢性疾病。本病常见于老年人，但各年龄时期均可发病。原发性骨质疏松病因不明，可能与内分泌功能失常、营养障碍、遗传因素、免疫因素等有关。

穴位 特效穴位包括云门、肩井、天宗。再加上缺盆（见130页）、大肠俞（见087页）、八髎（见134页）效果会更佳。

1 第一步按这里 云门

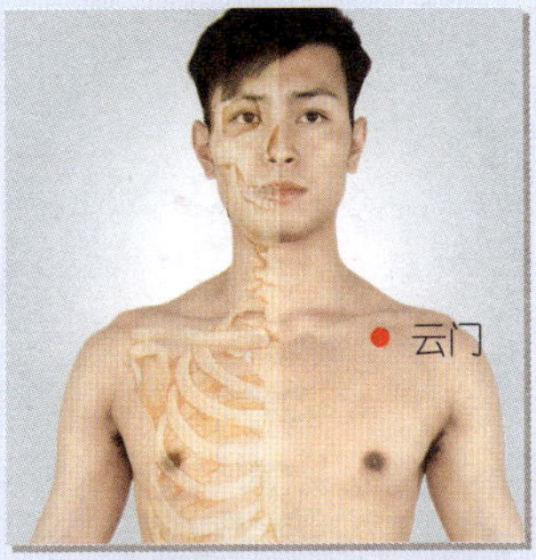

位于胸前壁的外上方，肩胛骨喙突上方，锁骨下窝凹陷处，距前正中线6寸。

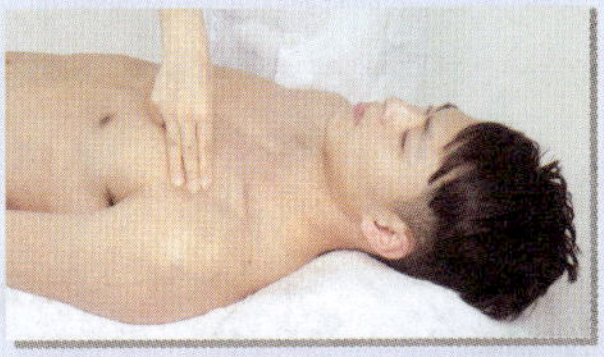

食指、中指、无名指指腹放于云门穴上揉按2分钟，以局部皮肤有酸胀感为宜。

2 第二步按这里 肩井

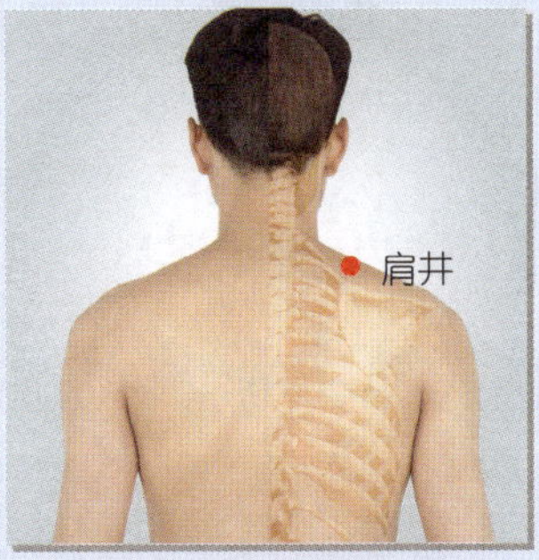

位于肩上，前直乳中，当大椎与肩峰端连线的中点上。

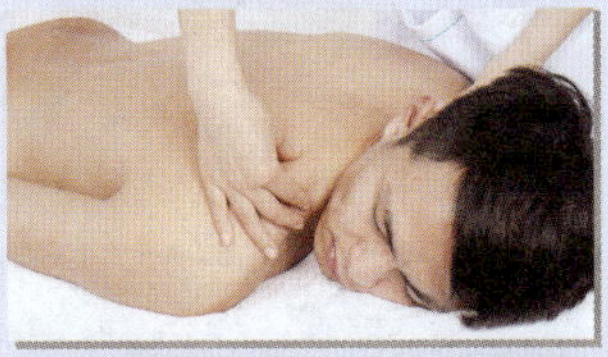

将拇指、食指、中指指腹放于肩井穴上捏揉3分钟，以有酸、麻、胀、痛感为度。

3 第三步按这里 天宗

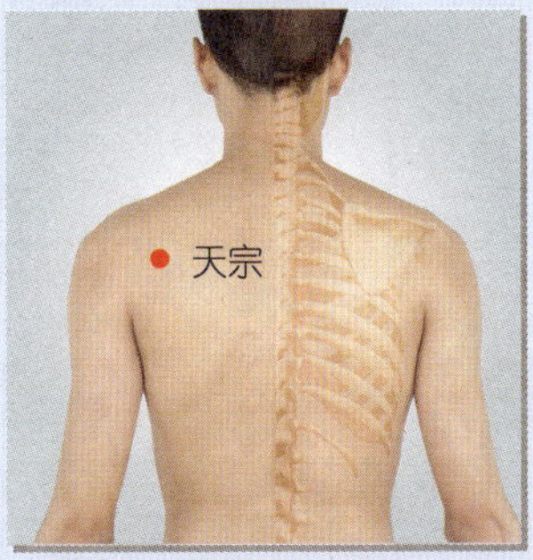

位于肩胛部，当冈下窝中央凹陷处，与第四胸椎相平。

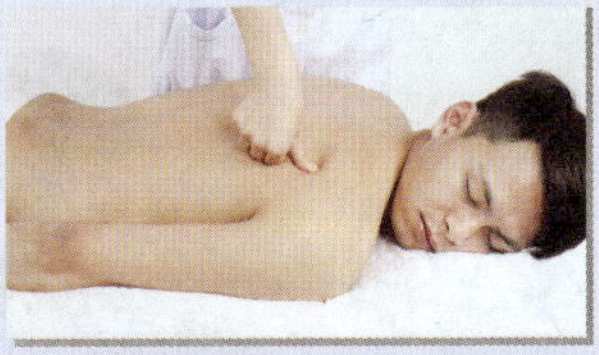

大拇指放于天宗穴上，其余四指握拳，用力揉按3分钟，以有酸、麻、胀、痛感为度。

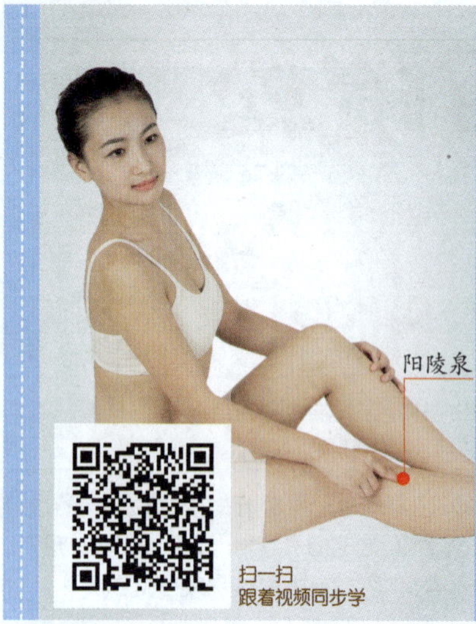

强直性脊柱炎

◎强直性脊柱炎是一种慢性炎性疾病，主要侵犯骶髂关节、脊柱骨突、脊柱旁软组织及外周关节，可伴发关节外表现。患者早期无明显不适症状，病情进展期会出现腰、背、颈、臀、髋部疼痛以及关节肿痛，夜间痛或晨僵明显，活动后缓解。

穴位

特效穴位包括夹脊、阳陵泉、风市。再加上秩边（见110页）、巨髎（见175页）、足三里（见069页）、环跳（见164页）效果会更佳。

1 第一步按这里 夹脊

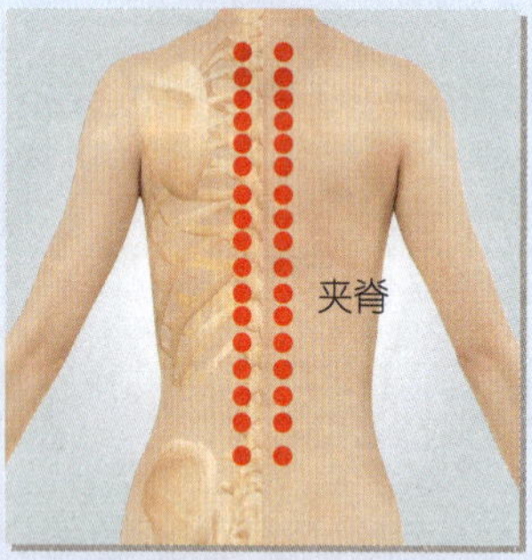

位于背腰部，当第一胸椎至第五腰椎棘突下两侧，后正中线旁开0.5寸，一侧17穴。

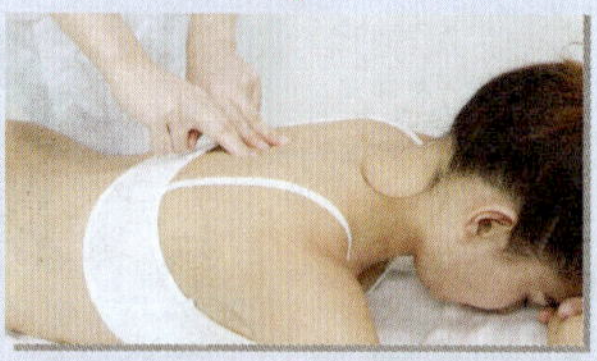

用食指和中指指腹点按膀胱经俞穴及夹脊穴3～5分钟。

2 第二步按这里 阳陵泉

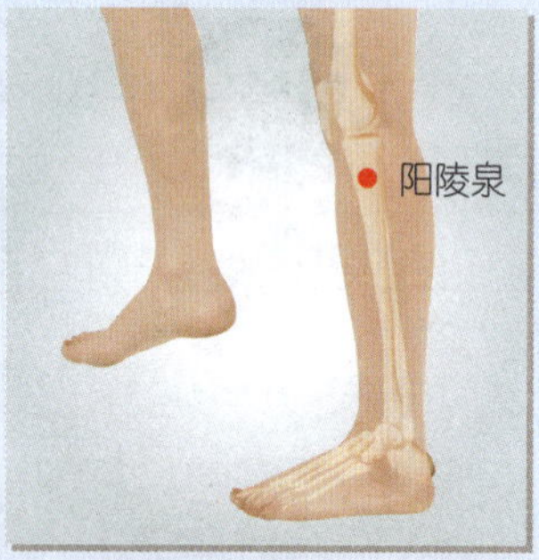

位于小腿外侧，当腓骨头前下方凹陷处。

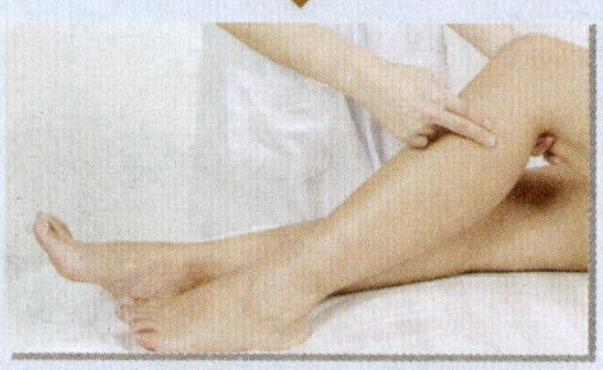

用食指、中指点按阳陵泉穴1分钟，以皮肤潮红发热为度。

3 第三步按这里 风市

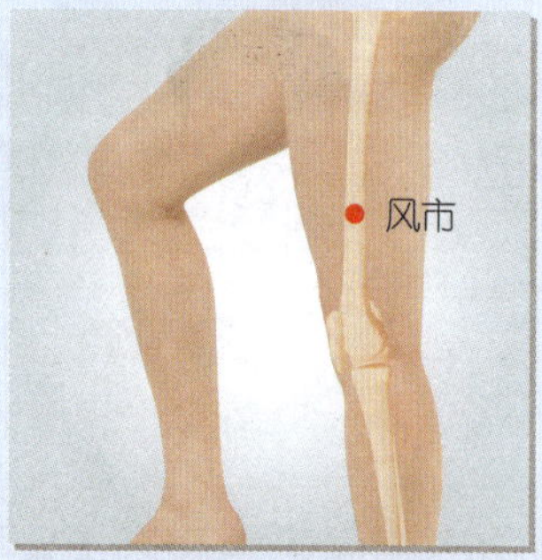

位于大腿外侧部的中线上，当腘横纹上7寸。或直立垂手时，中指尖处。

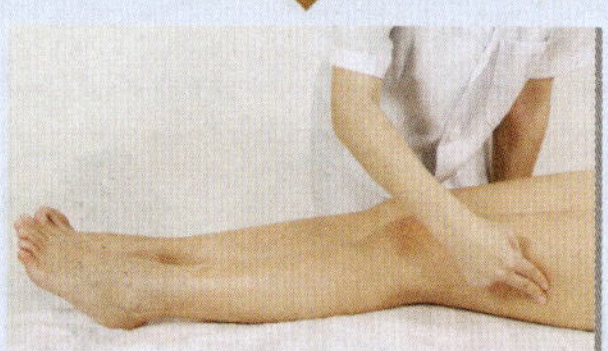

用食指、中指揉按风市穴1分钟，先左后右，以皮肤潮红发热为度。

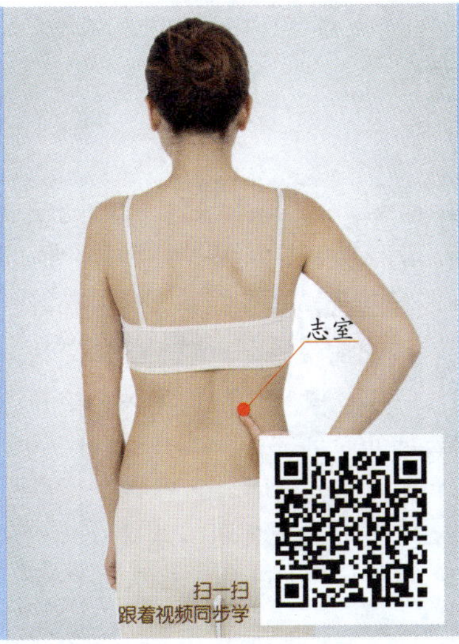

坐骨神经痛

◎坐骨神经痛指坐骨神经病变，沿坐骨神经通路即腰、臀部、大腿后、小腿后外侧和足外侧发生的疼痛症状群，疼痛呈烧灼样或刀刺样疼痛，夜间痛感加重。典型表现为一侧腰部、臀部疼痛，并向大腿后侧、小腿后外侧延展。

穴位

特效穴位包括志室、承扶、委中。再加上三焦俞（见074页）、命门（见044页）、肾俞（见032页）、大肠俞（见087页）、膀胱俞（见104页）效果会更佳。

1 第一步按这里 志室

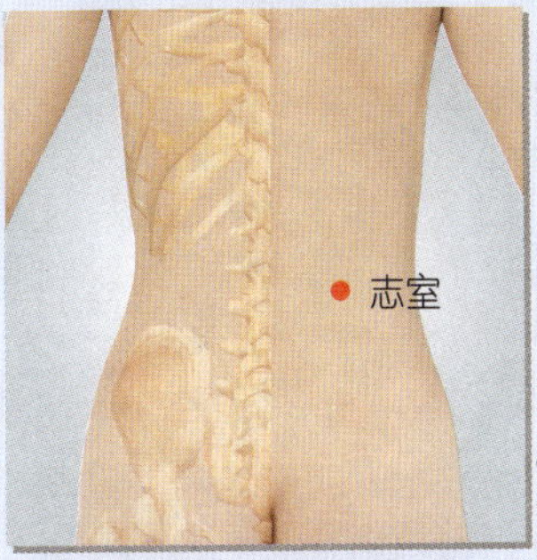

位于腰部，当第二腰椎棘突下，旁开3寸。

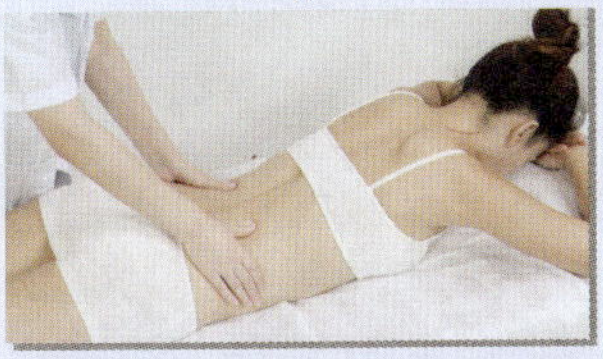

用拇指指腹按揉腰部的志室穴3～5分钟，以皮肤潮红发热为度。

2 第二步按这里 承扶

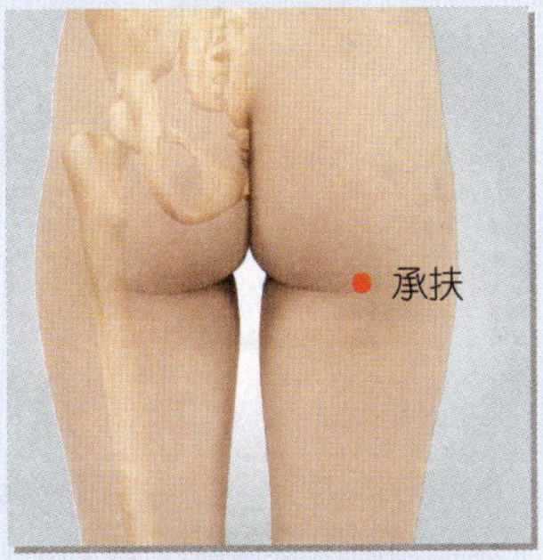

位于大腿后面，臀下横纹的中点。

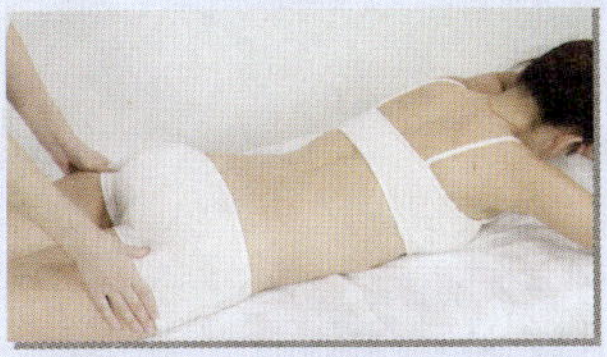

用双手拇指指腹按压臀部的承扶穴3～5分钟，以有酸胀感为宜。

3 第三步按这里 委中

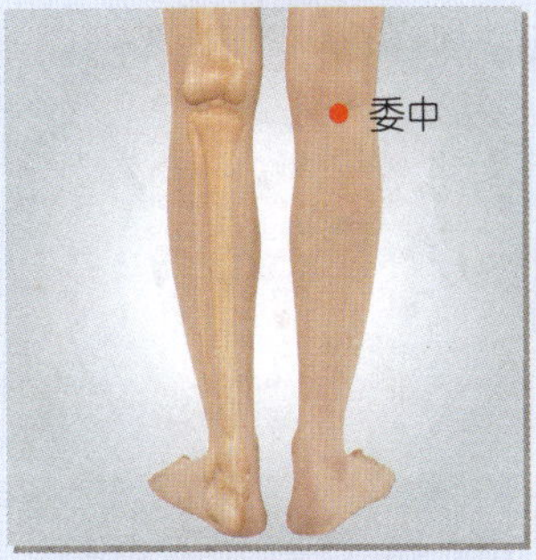

位于腘横纹中点，股二头肌腱与股外侧肌腱之间，即膝盖里侧中央。

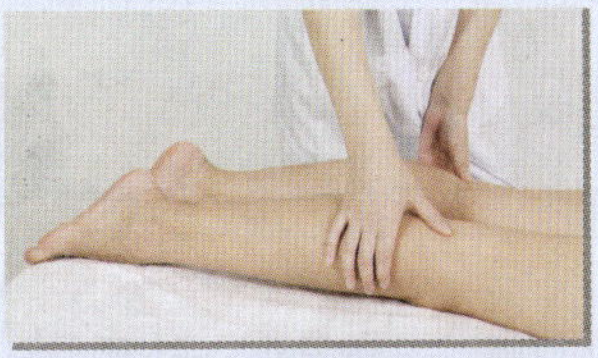

拇指指尖按压腿部的委中穴5分钟，以皮肤潮红发热为度。

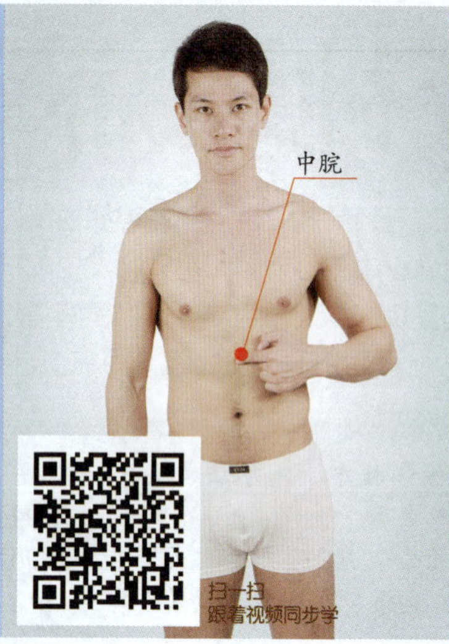

鼾症

◎鼾症即打呼噜，是健康的大敌，由于打呼噜使睡眠呼吸反复暂停，造成大脑、血液严重缺氧，形成低血氧症，而诱发高血压、心率失常、心绞痛等。一般鼾症患者会表现出清晨头痛，白天嗜睡疲劳，伴反复严重打鼾，睡眠不安稳。鼾症病人多有血氧含量下降，容易导致心脑血管疾病的发生。

穴位 特效穴位包括中脘、天枢、丰隆。再加上阴陵泉（见188页）效果会更佳。

1 第一步按这里 中脘

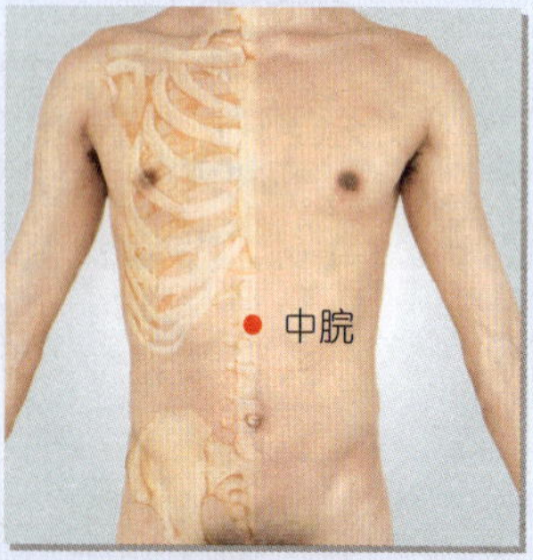

位于上腹部，前正中线上，当脐中上4寸。

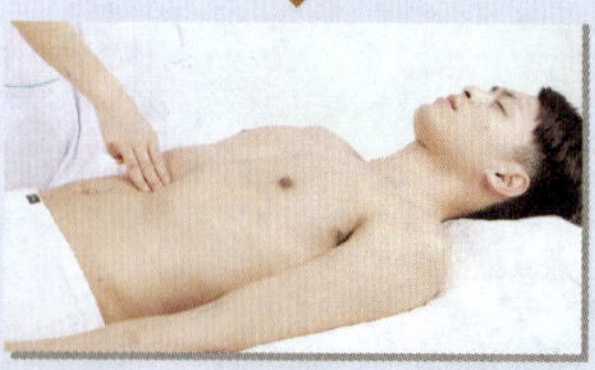

食指、中指、无名指并拢，用手指指腹推揉中脘穴30次，力度适中。

2 第二步按这里 天枢

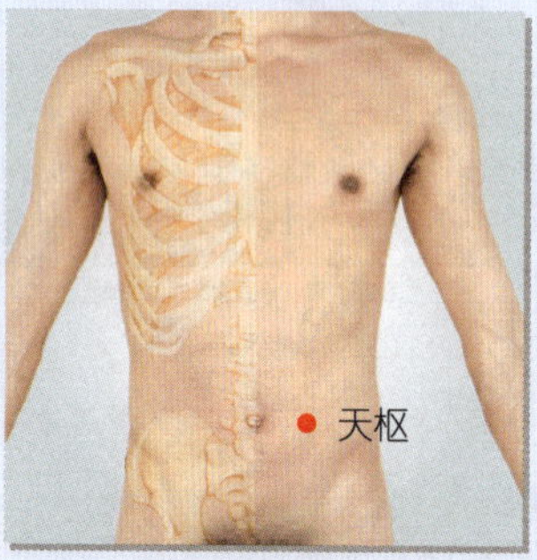

位于腹中部，距脐中2寸。

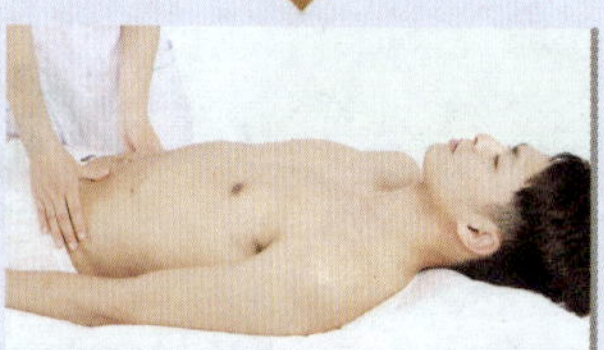

用双手拇指指腹按揉天枢穴1～2分钟，并向两侧拨动，以皮肤潮红发热为度。

3 第三步按这里 丰隆

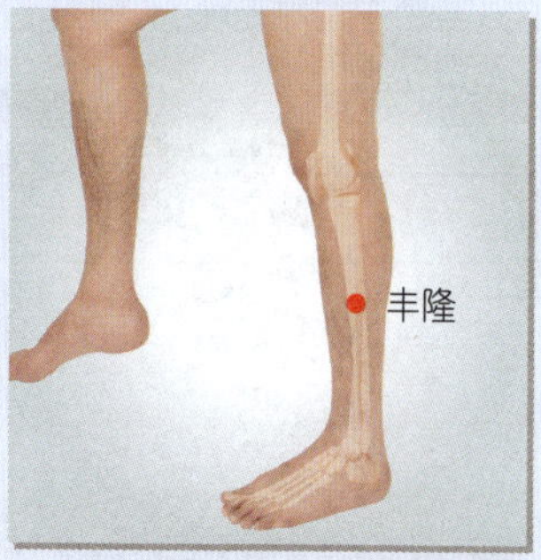

位于小腿前外侧，当外踝尖上8寸，条口外，距胫骨前缘二横指（中指）。

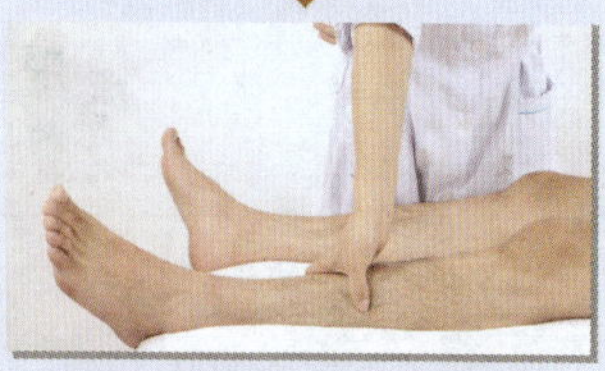

用拇指指腹顺时针按揉丰隆穴2～3分钟，以皮肤潮红发热为度。

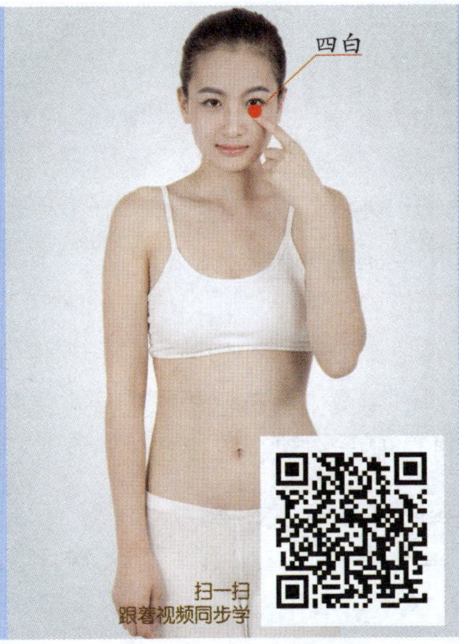

黑眼圈、眼袋

◎黑眼圈是由于经常熬夜，眼部过度疲劳，静脉血管血流速度过于缓慢，导致二氧化碳及代谢废物积累过多，造成眼部色素沉着所致。眼袋，是指下眼睑浮肿。眼袋的形成有诸多因素，长期睡眠不佳，睡前饮水过多等因素均可引起。

穴位

特效穴位包括太阳、四白、三阴交。再加上期门（见030页）、京门（见103页）、关元（见034页）、合谷（见049页）效果会更佳。

1 第一步按这里 太阳

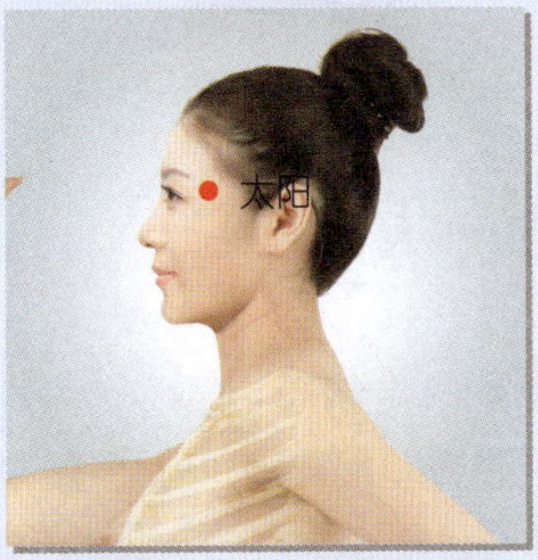

位于面部，当眉梢与目外眦之间，向后约1横指的凹陷处。

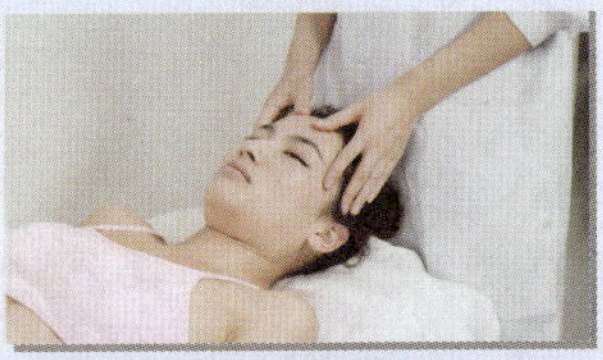

食指指尖放于两侧太阳穴上，以顺时针或逆时针方向揉太阳穴30次。

2 第二步按这里 四白

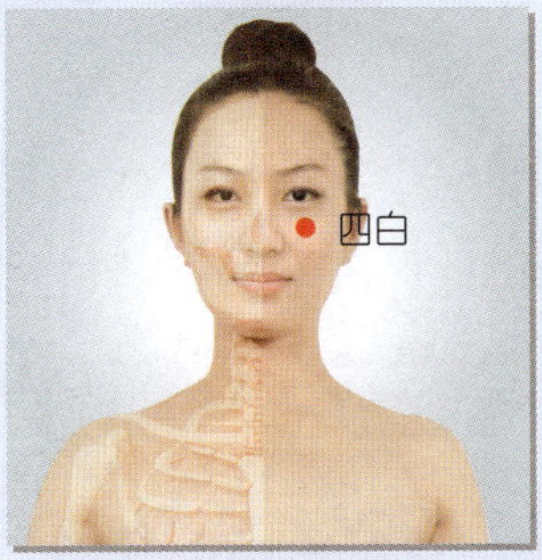

位于面部，瞳孔直下，当眶下孔凹陷处。

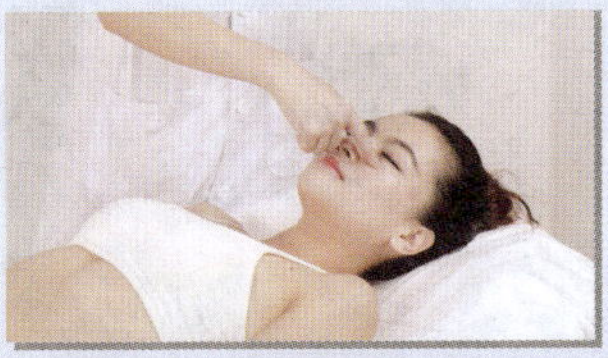

用食指点按四白穴1～3分钟，以有酸胀的感觉为度。

3 第三步按这里 三阴交

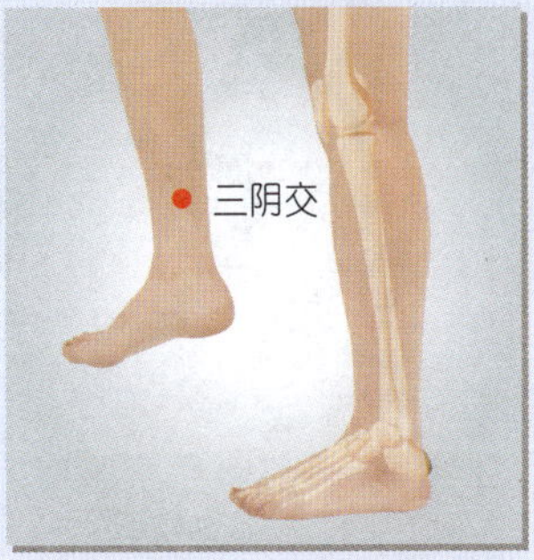

位于小腿内侧，当足内踝尖上3寸，胫骨内侧缘后方。

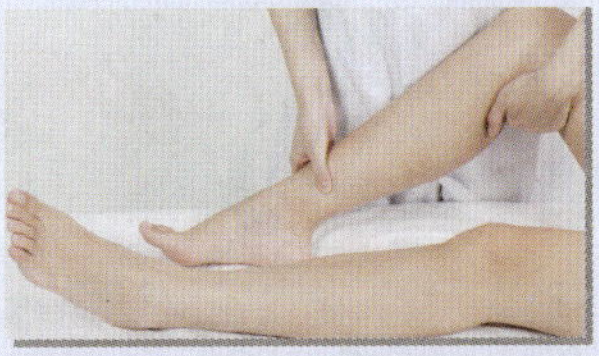

用大拇指指尖垂直按压三阴交穴，会有强烈的酸痛感，左右各按压1～3分钟。

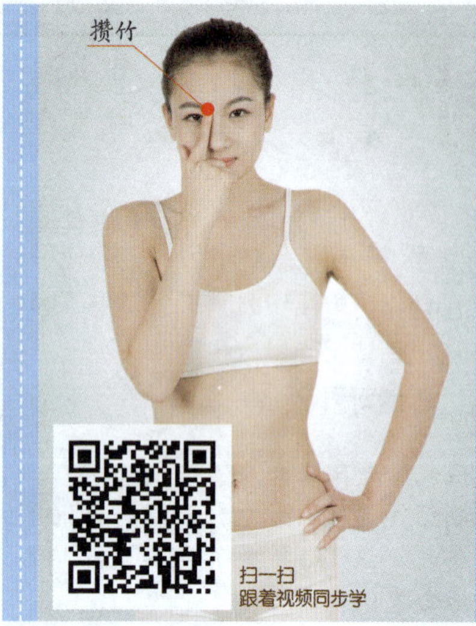

麦粒肿

◎麦粒肿分为两型：外麦粒肿和内麦粒肿。外麦粒肿：睫毛毛囊部的皮脂腺的急性化脓性炎症。发病初期，眼睑局部有红肿，有硬结，有明显的胀疼、压痛，数日后硬结逐渐软化，在睫毛根部形成黄色的脓疱。内麦粒肿：毛囊附近的睑板腺的急性化脓性炎症。发病初期，眼睑红肿，疼痛感较重。

穴位 特效穴位包括攒竹、合谷、内庭。再加上丝竹空（见072页）、太阳（见075页）效果会更佳。

1 第一步按这里

攒竹

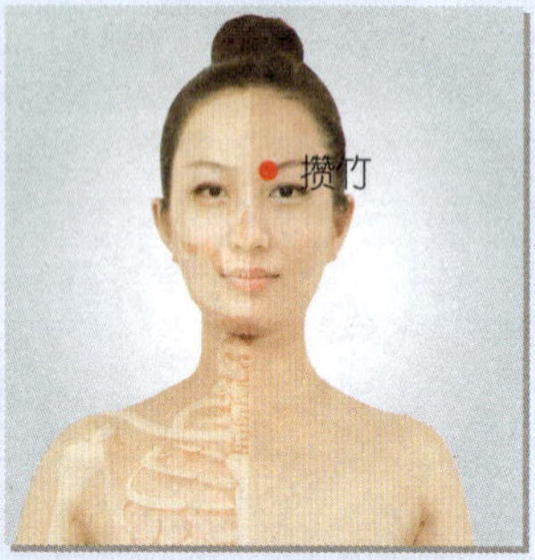

位于面部，当眉头陷中，眶上切迹处。

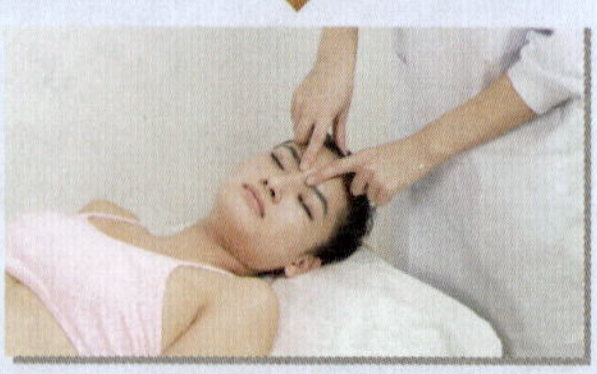

食指指腹放于两侧攒竹穴上，以顺时针方向揉按3分钟，再以逆时针方向揉按攒竹穴5分钟。

2 第二步按这里

合谷

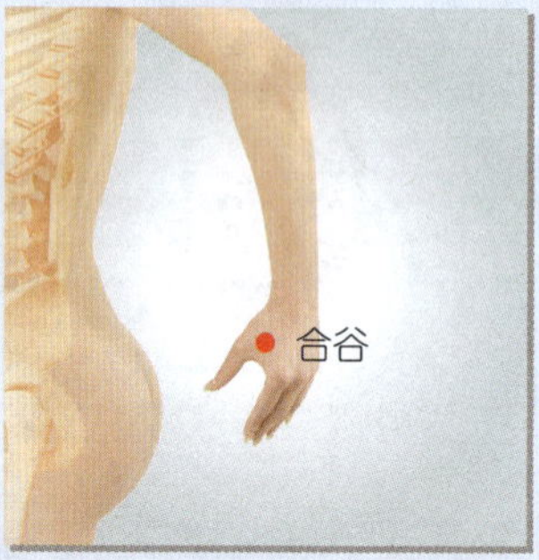

位于手背，第一、二掌骨间，当第二掌骨桡侧的中点处。

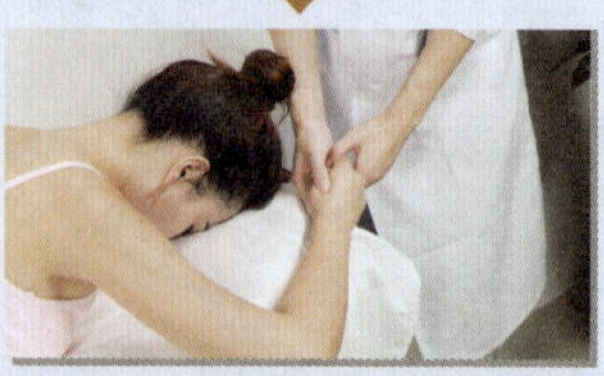

拇指和食指两指相对置于合谷穴处，用扣掐法分别扣掐左右合谷穴5～7次。

3 第三步按这里

内庭

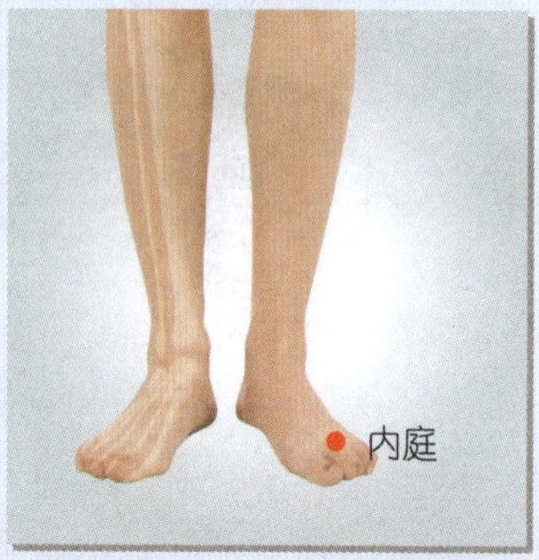

位于足背，当第二、第三跖骨结合部前方凹陷处。

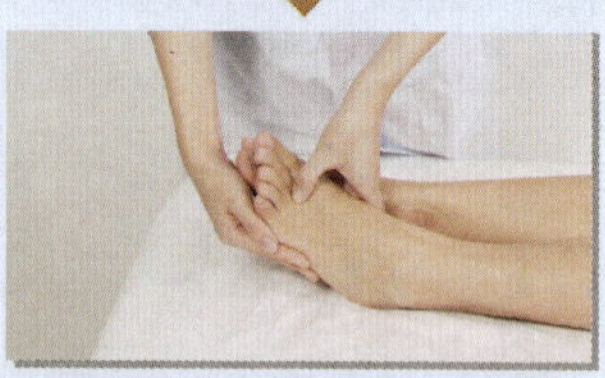

拇指放于内庭穴上，用力掐揉60～100次，两侧内庭穴可同时进行。

急性结膜炎

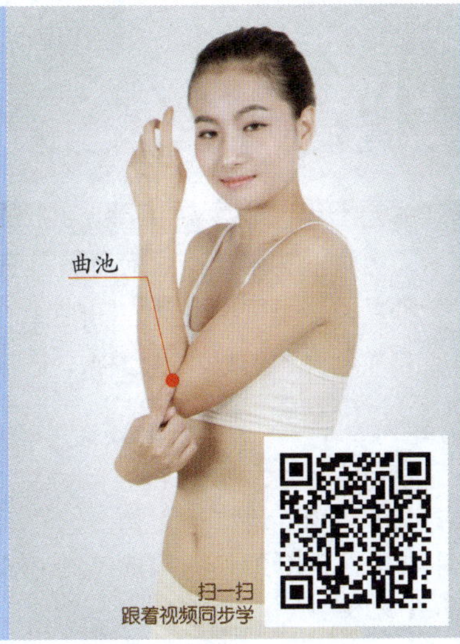

◎急性结膜炎是眼科常见病之一。其病因由细菌或病毒感染而成。本病临床主要表现为畏光，流泪，异物感，显著的结膜充血和有黏液性或脓性分泌物等。本病多发于春夏秋季，且起病急，具有传染性或流行性。

穴位 特效穴位包括合谷、曲池、肝俞。再加上风池（见113页）效果会更佳。

1 第一步按这里 合谷

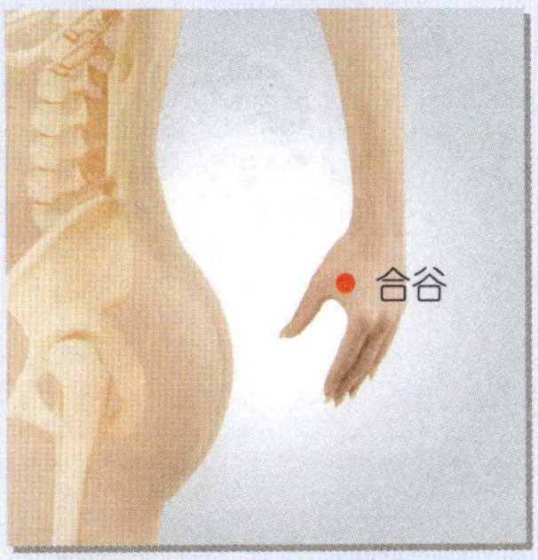

位于手背，第一、二掌骨间，当第二掌骨桡侧的中点处。

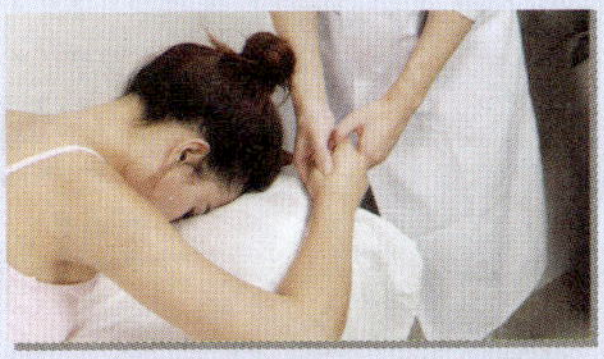

拇指和食指两指相对置于合谷穴处，用扣掐法分别扣掐左右合谷穴5～7次。

2 第二步按这里 曲池

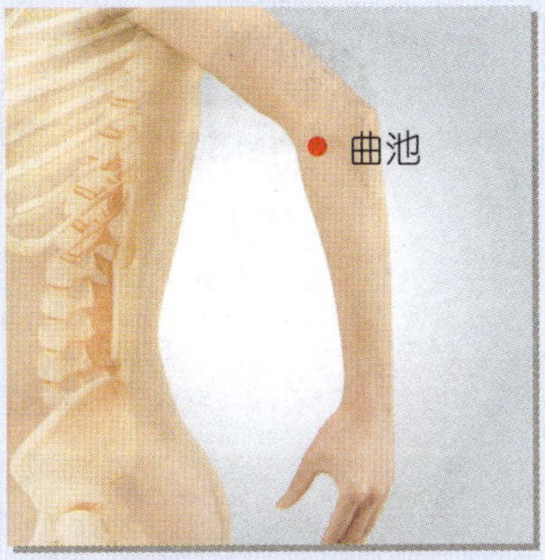

位于肘横纹外侧端，屈肘，当尺泽与肱骨外上髁连线中点。

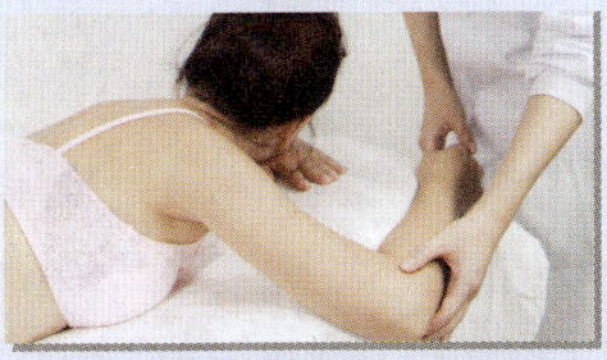

用拇指指腹垂直按压曲池穴，以有酸痛感为度，先左后右，各按压2～3分钟。

3 第三步按这里 肝俞

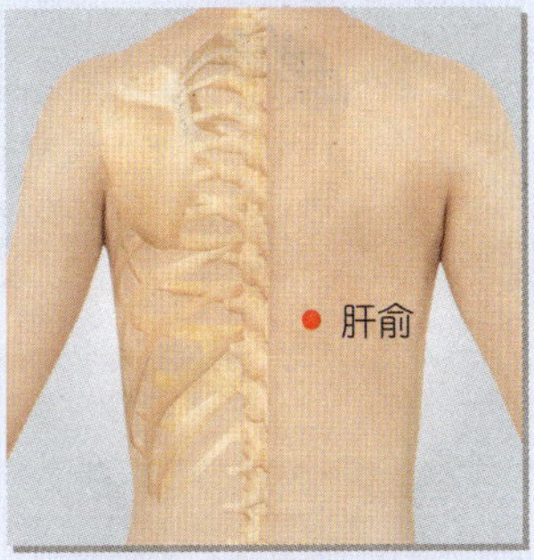

位于背部，当第九胸椎棘突下，旁开1.5寸。

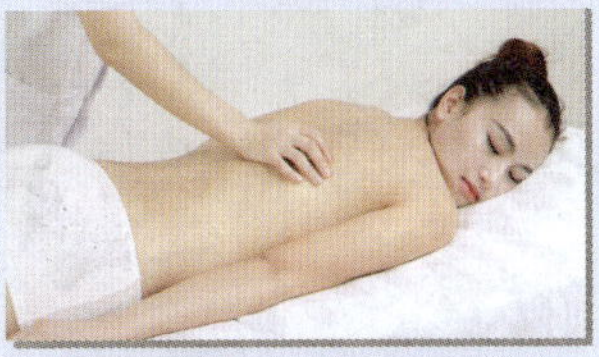

用掌根按揉背部的肝俞穴2～3分钟，以穴位处皮肤发红为度。

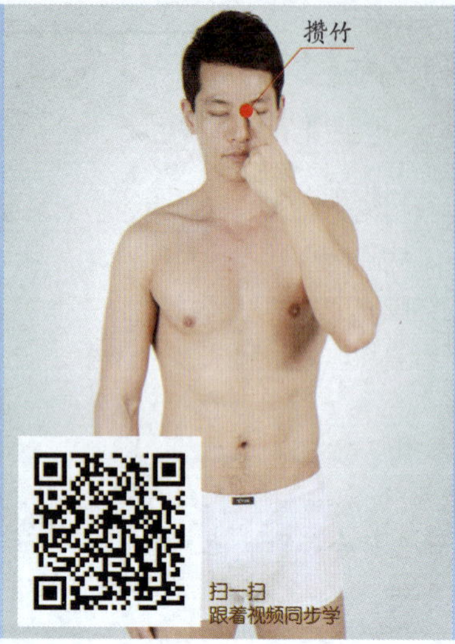

白内障

◎白内障是指晶状体由于年老等因素引起混浊的眼疾。临床初患病者，自觉视力模糊，眼前有黑影随眼球转动，眼部无肿痛。对于早期老年性白内障，通过理疗保健可以大大延缓其病情发展过程，提高视力。

穴位

特效穴位包括攒竹、睛明、太阳。再加上风府（见080页）、风池（见113页）效果会更佳。

1 第一步按这里

攒竹

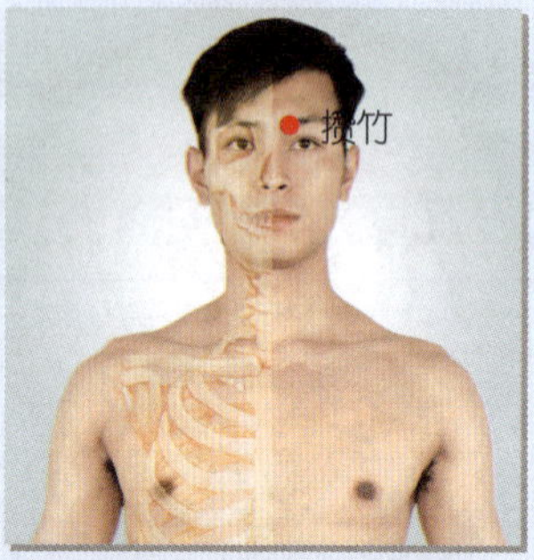

位于面部，当眉头陷中，眶上切迹处。

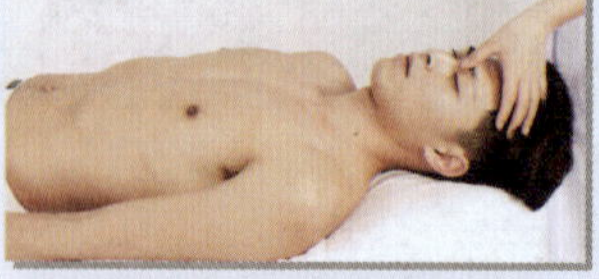

用拇指点按攒竹穴5～10遍，以有酸胀感为佳。

2 第二步按这里

睛明

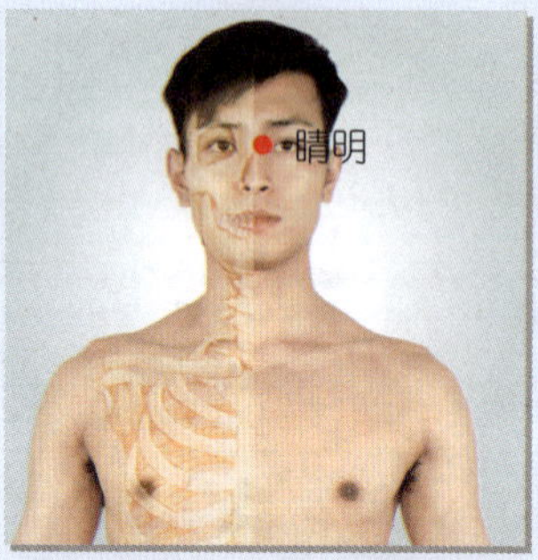

位于面部，目内眦角稍上方凹陷处。

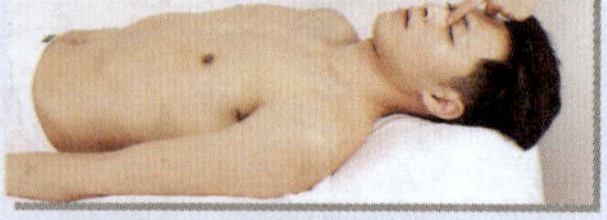

用食指点按睛明穴5～10遍，以有酸胀感为佳。

3 第三步按这里

太阳

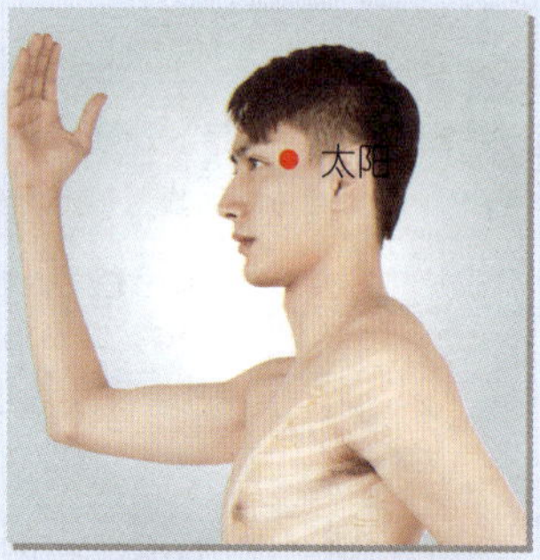

位于颞部，当眉梢与目外眦之间，向后约一横指的凹陷处。

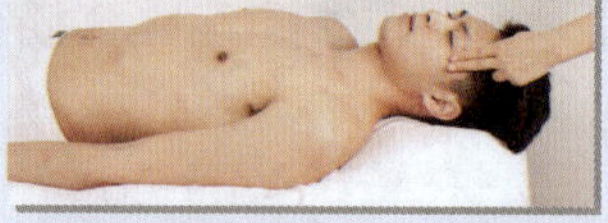

食指、中指并拢，用指腹揉按太阳穴30次，以有酸胀感为佳。

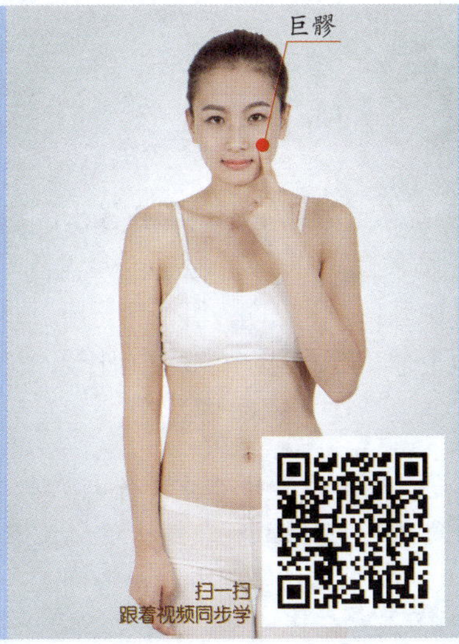

鼻出血

◎鼻出血是常见的临床症状之一，鼻腔黏膜中的微细血管分布很密，很敏感且脆弱，容易破裂而致出血。引起偶尔流鼻血的原因有上火、脾气暴躁、心情焦虑，或被异物撞击，人为殴打等原因。鼻出血也可由鼻腔本身疾病引起，也可能是全身性疾病所诱发。

穴位 特效穴位包括迎香、巨髎、神庭。再加上上星（见192页）效果会更佳。

1 第一步按这里 迎香

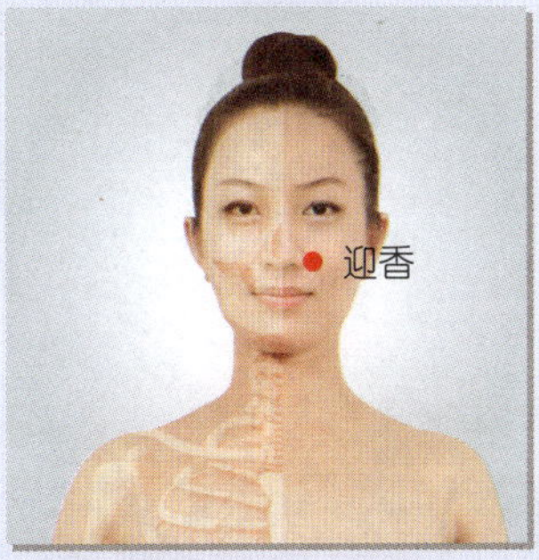

位于鼻翼外缘中点旁，当鼻唇沟中间。

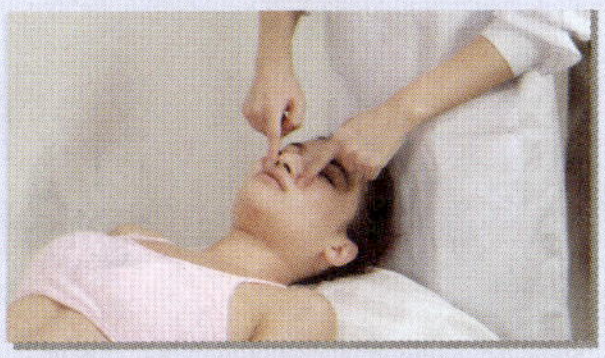

将双手食指放于鼻翼两侧的迎香穴上，揉按5分钟。

2 第二步按这里 巨髎

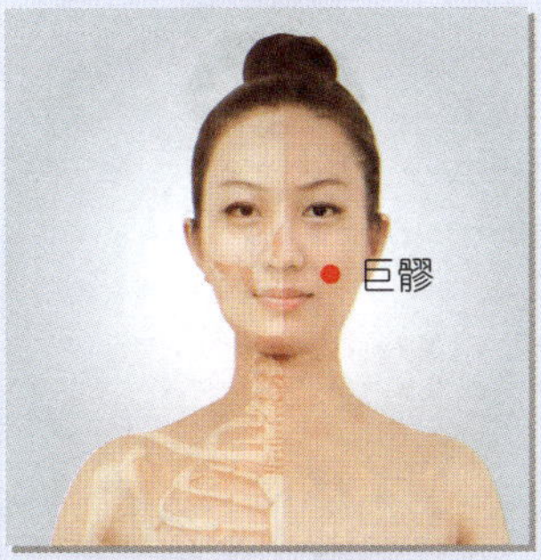

位于面部，瞳孔直下，平鼻翼下缘处，当鼻唇沟外侧。

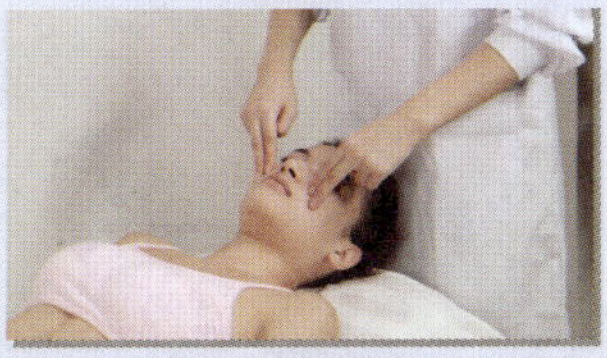

将双手食指、中指紧并，放于两侧巨髎穴上，揉按5分钟。

3 第三步按这里 神庭

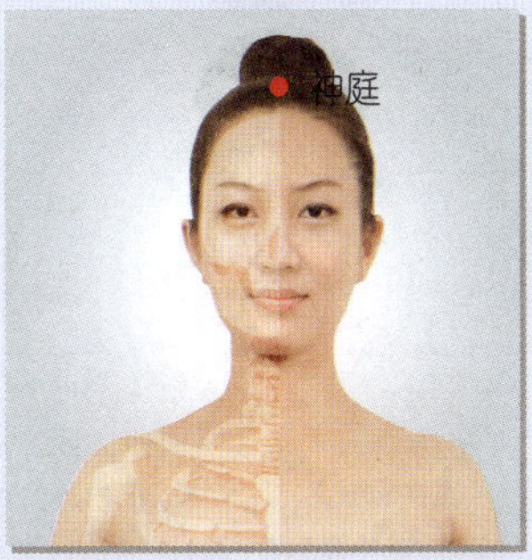

位于头部，当前发际正中直上0.5寸。

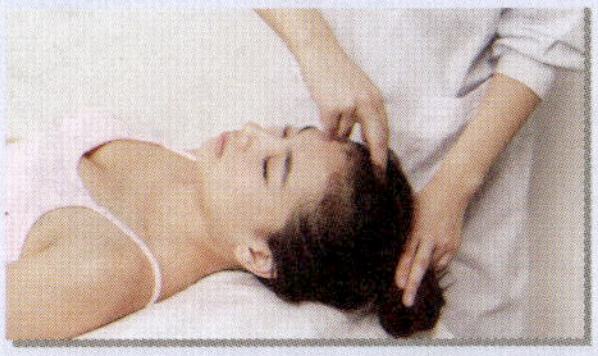

食指、中指紧并推按神庭穴，以局部有酸胀感为宜。

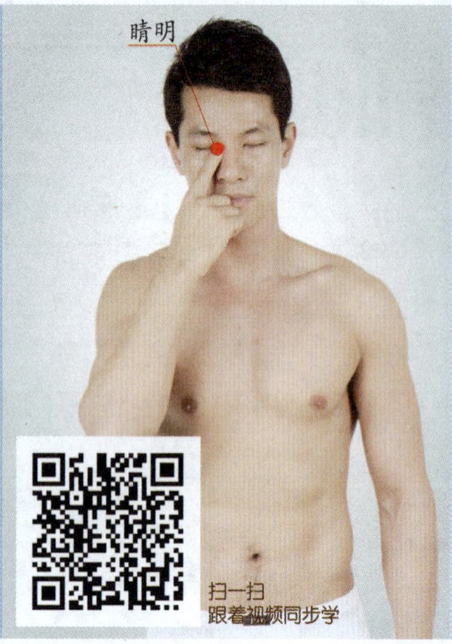

飞蚊症

◎飞蚊症是指患者感觉眼睛里出现“蚊子”的病症，其实都只是眼球的良性病变，且可能会随着年龄增长数量慢慢增多。中医认为，肝开窍于目，肾藏精，肾精可以上输营养眼目。飞蚊症的出现，往往是肝肾不足的结果。

穴位

特效穴位包括睛明、印堂、攒竹。再加上鱼腰（见053页）、丝竹空（见072页）、太阳（见075页）、风池（见113页）效果会更佳。

1 第一步按这里 睛明

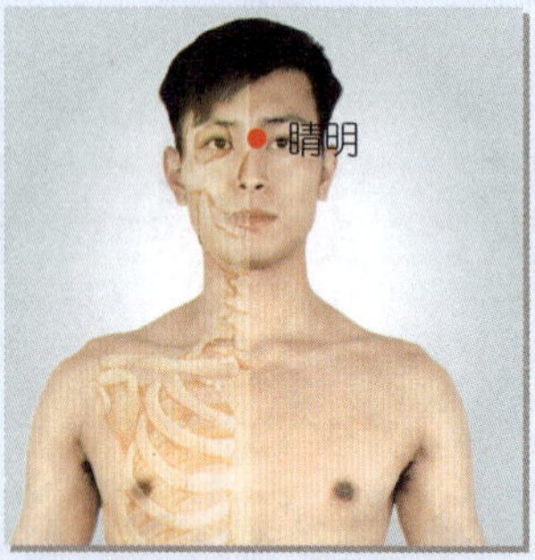

位于面部，目内眦角稍上方凹陷处。

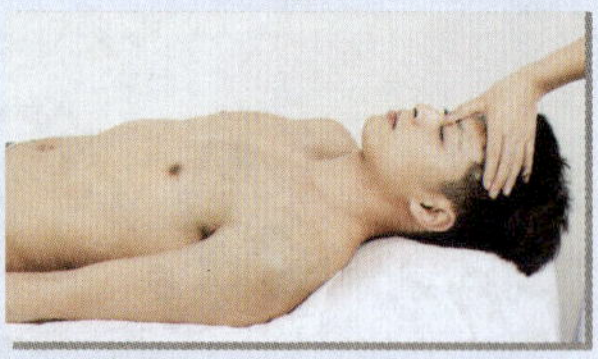

用拇指指腹揉按位于面部的睛明穴30次。

2 第二步按这里 印堂

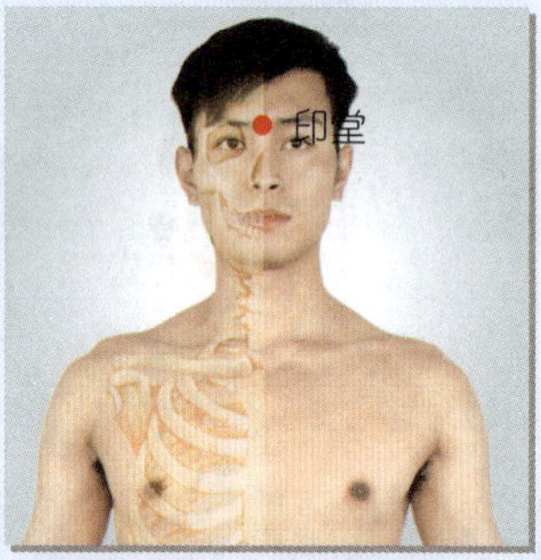

位于额部，当两眉头之中间。

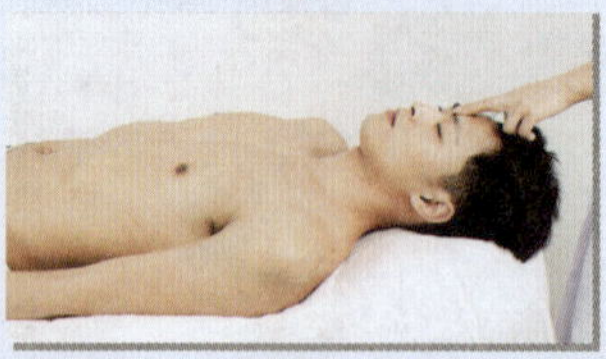

用食指、中指并拢点按印堂穴30次，以有酸胀感为度。

3 第三步按这里 攒竹

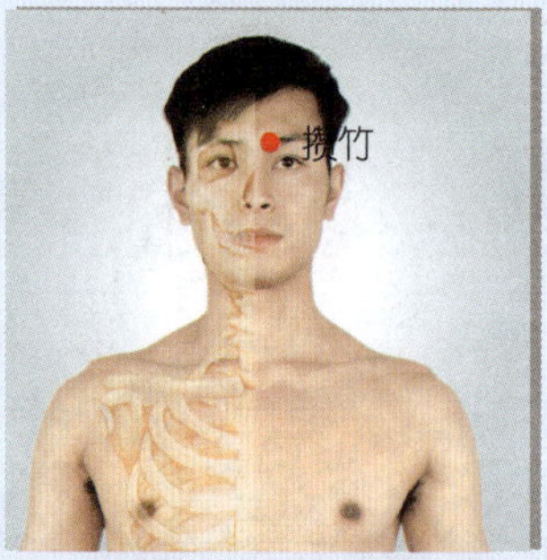

位于面部，当眉头陷中，眶上切迹处。

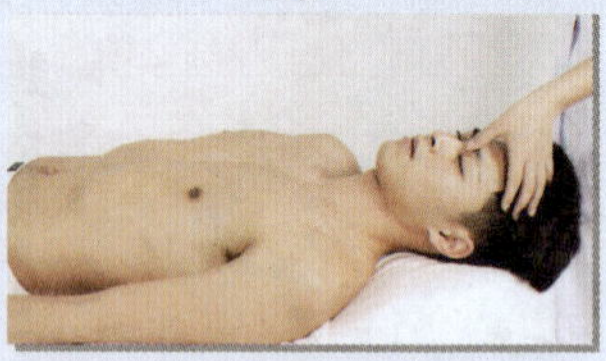

用拇指点按攒竹穴5～10遍，以有酸胀感为佳。

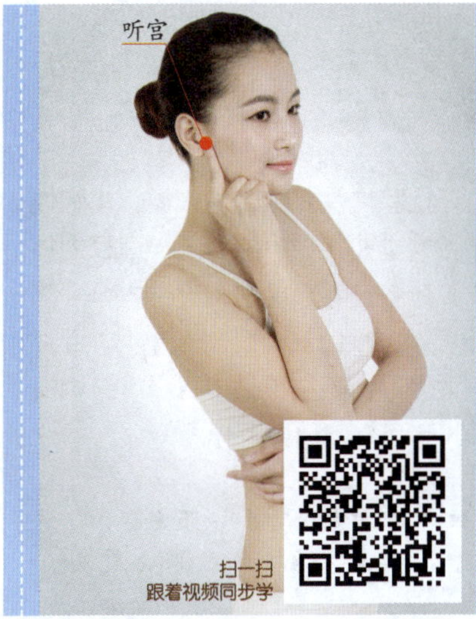

耳鸣耳聋

◎耳鸣耳聋在临床上常同时并见，而且特效穴位包括方法大致相同，故合并论述。耳鸣是以耳内鸣响为主证。耳聋是以听力减退或听觉丧失为主证。中医认为，本病多因暴怒、惊恐、肝胆风火上逆，以致少阳之气闭阻不通所致。

穴位 特效穴位包括听宫、翳明、肾俞。再加上印堂（见061页）、百会（见029页）、风池（见113页）效果会更佳。

1 第一步按这里 听宫

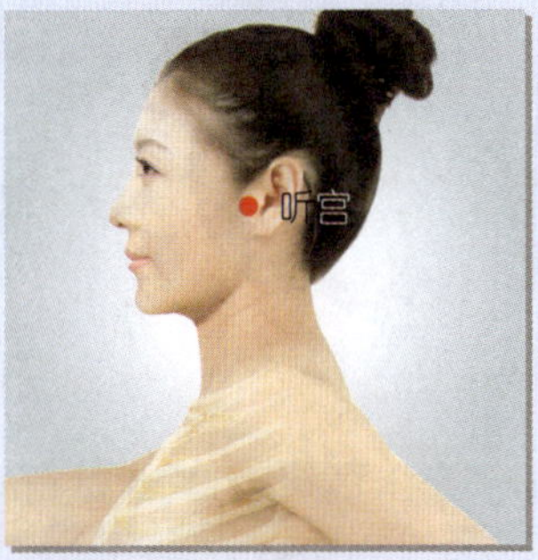

位于面部，耳屏前，下颌骨髁状突的后方，张口时呈凹陷处。

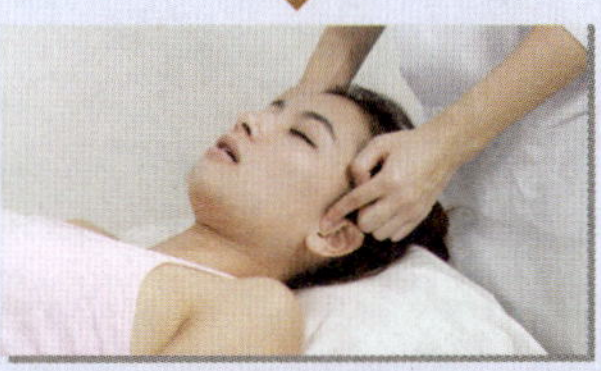

将食指指腹分别放在同侧听宫穴上，适当用力按揉约1分钟。

2 第二步按这里 翳明

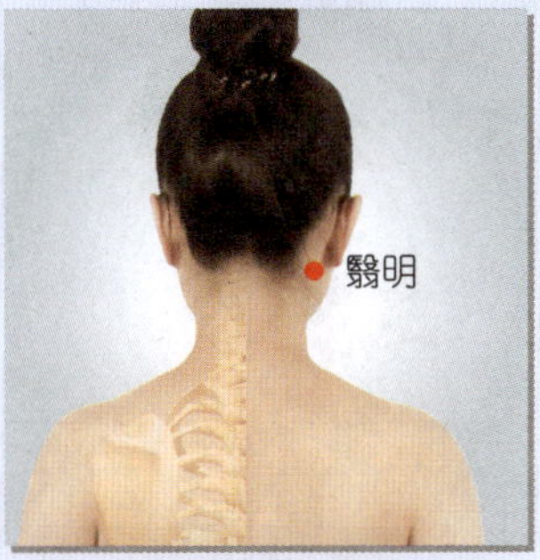

位于项部，当翳风后1寸。

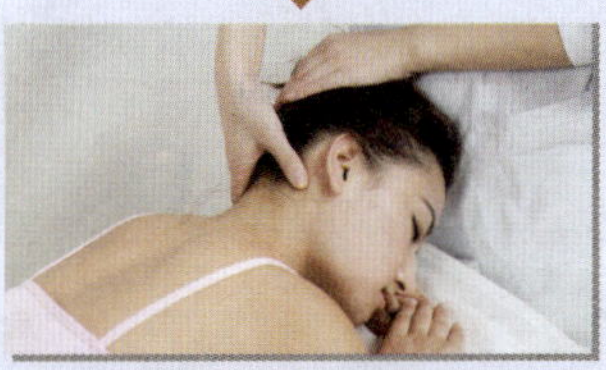

用大拇指的指腹揉按翳明穴，力度适当，揉按1～3分钟。

3 第三步按这里 肾俞

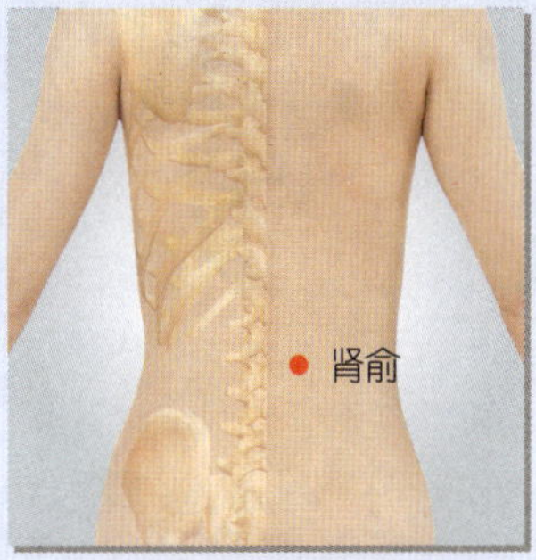

位于腰部，当第二腰椎棘突下，旁开1.5寸。

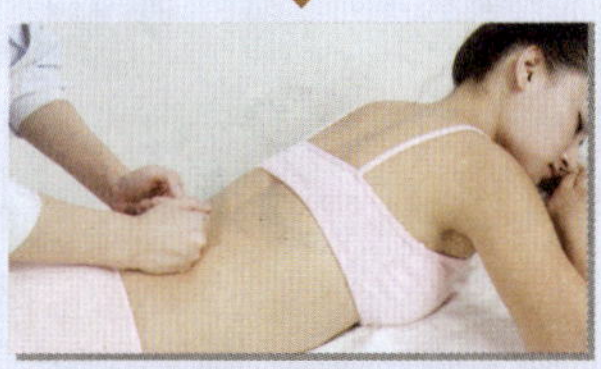

双手微握拳紧贴于肾俞穴上，连续摆动腕掌部，适当用力按揉约1分钟。

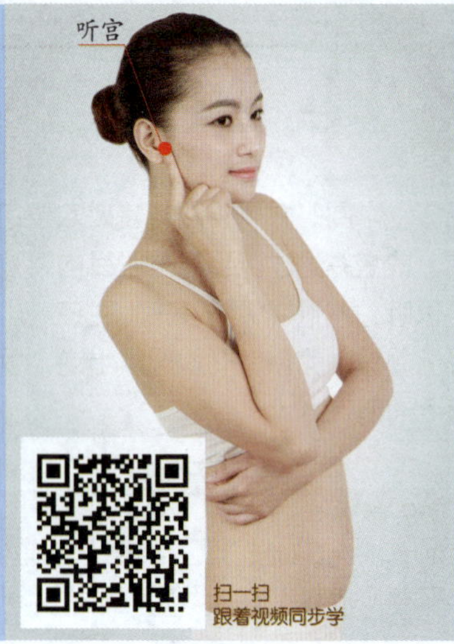

中耳炎

○中耳炎可分为非化脓性及化脓性两大类。化脓性中耳炎以耳内流脓为主要表现，同时还伴有耳内疼痛、胸闷等症状。化脓性者有急性和慢性之分。非化脓性者包括分泌性中耳炎、气压损伤性中耳炎等。特异性炎症太少见，如结核性中耳炎等。中医认为，此病属于“脓耳”、“聤耳”。

穴位 特效穴位包括听宫、听会、下关。再加上翳风（见073页）效果会更佳。

1 第一步按这里

听宫

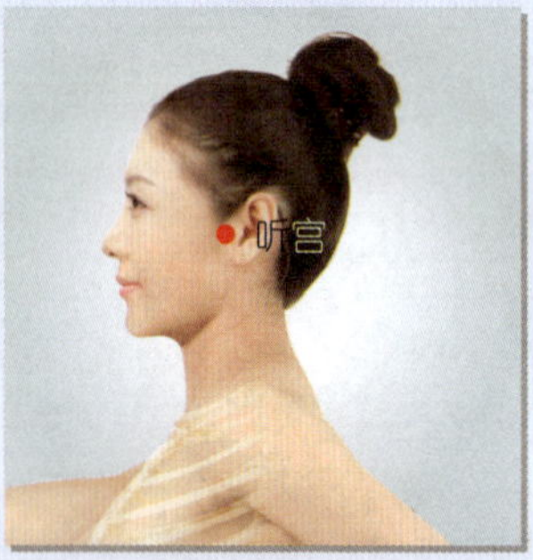

位于面部，耳屏前，下颌骨髁突的后方，张口时呈凹陷处。

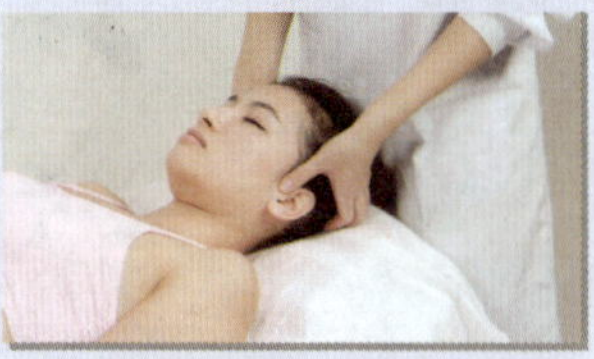

拇指指尖轻轻按揉听宫穴，有刺痛感，按揉2～3分钟。

2 第二步按这里

听会

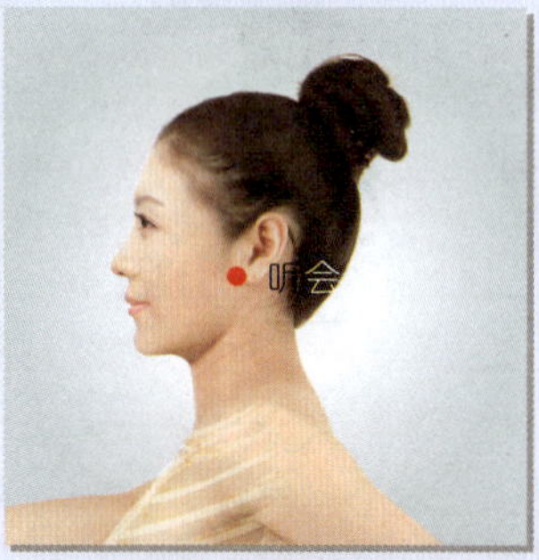

位于面部，当屏间切迹的前方，下颌骨髁突的后缘，张口有凹陷处。

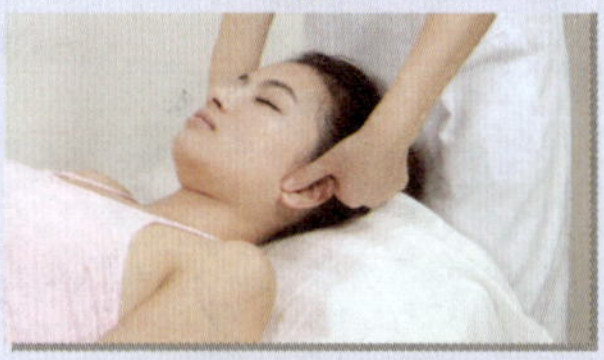

拇指指尖放于听会穴上，其余四指半握拳，揉按30次。

3 第三步按这里

下关

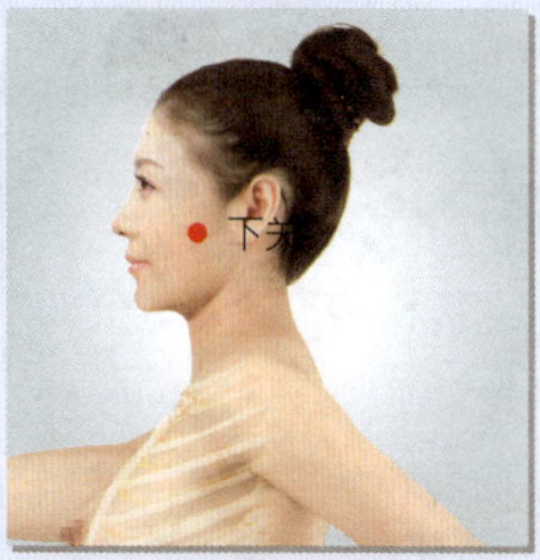

位于面部耳前方，当颧弓与下颌切迹所形成的凹陷中。

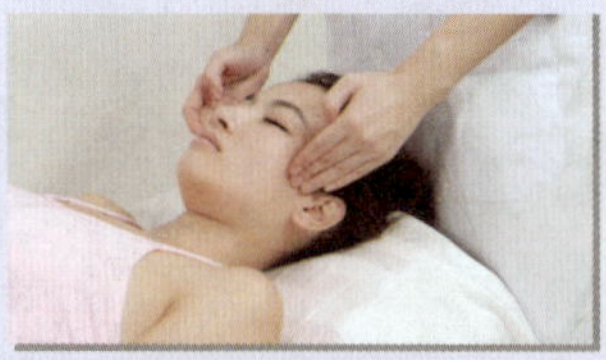

用中指点按下关穴1～3分钟，以患者有酸麻胀痛感为佳。

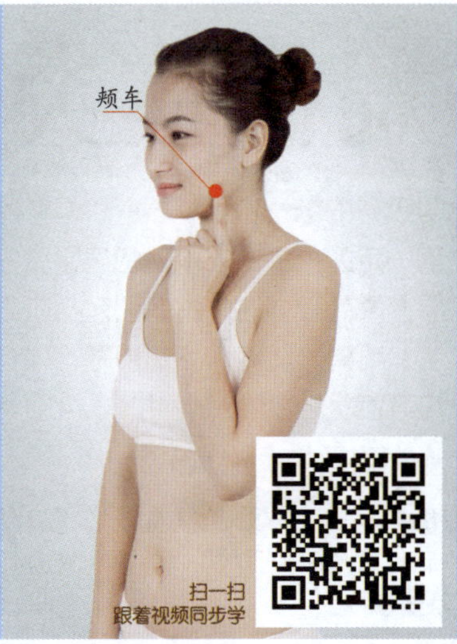

牙痛

◎牙痛是一种常见的口腔科疾病。其主要原因是牙齿本身、牙周组织及颌骨的疾病等所引起。临床主要表现为牙齿疼痛、长龋齿、牙龈肿胀、龈肉萎缩、牙齿松动、牙龈出血等。遇冷、热、酸、甜等刺激，则疼痛加重。

穴位 特效穴位包括下关、颊车、牙痛。再加上风池（见113页）、合谷（见049页）效果会更佳。

1 第一步按这里

下关

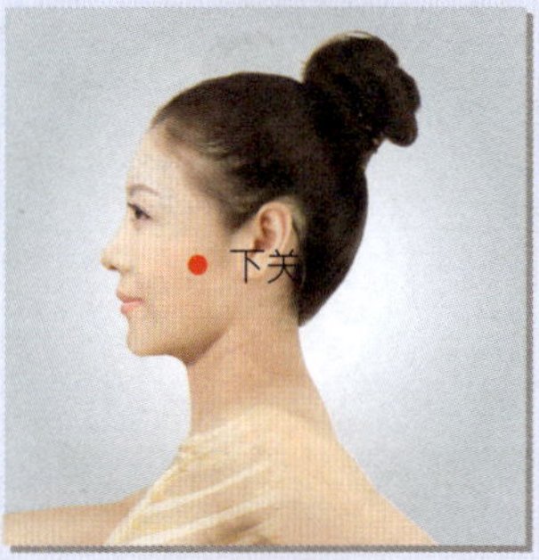

位于面部耳前方，当颧弓与下颌切迹所形成的凹陷中。

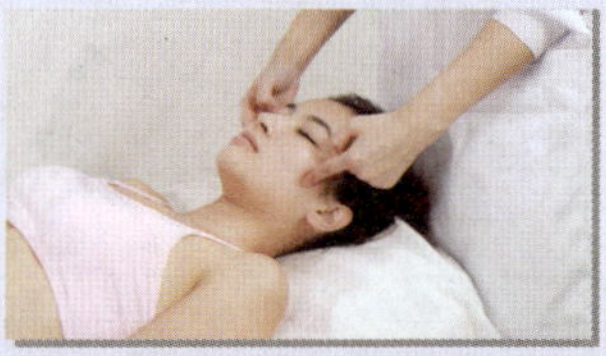

食指指腹放于面部下关穴上，适当用力按揉1分钟，以有酸胀感为度。

2 第二步按这里

颊车

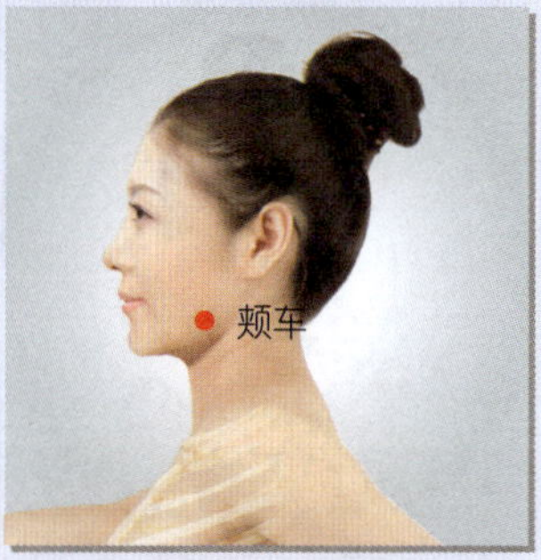

位于面颊部，下颌角前上方约一横指，当咀嚼时咬肌隆起，按之凹陷处。

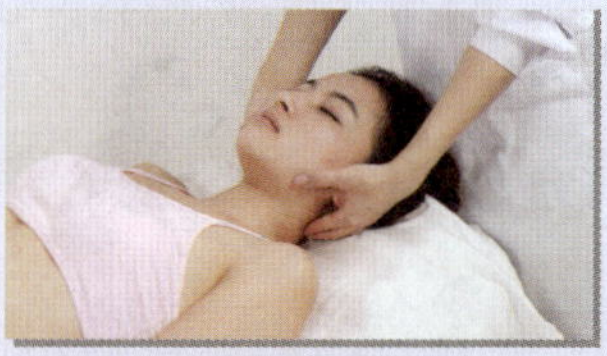

拇指指腹放于同侧面部颊车穴，适当用力，由轻渐重按压1分钟。

3 第三步按这里

牙痛

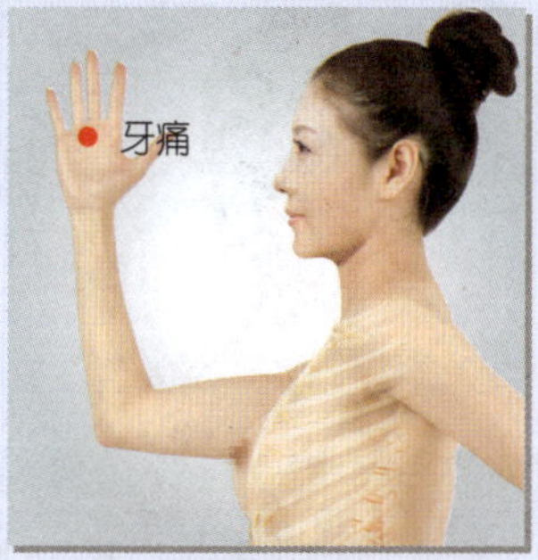

位于手掌侧面，当第三、第四掌指关节间之中点处。

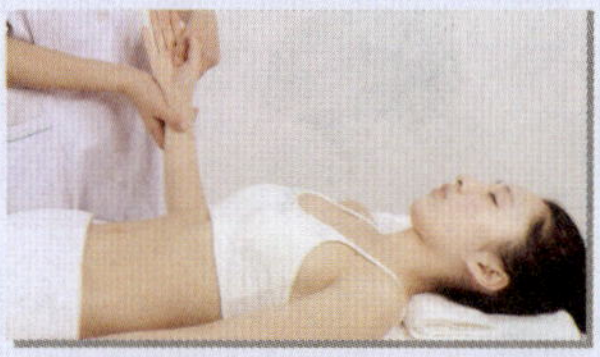

将拇指指尖放在牙痛穴上，适当用力掐1分钟，以有酸胀感为度。

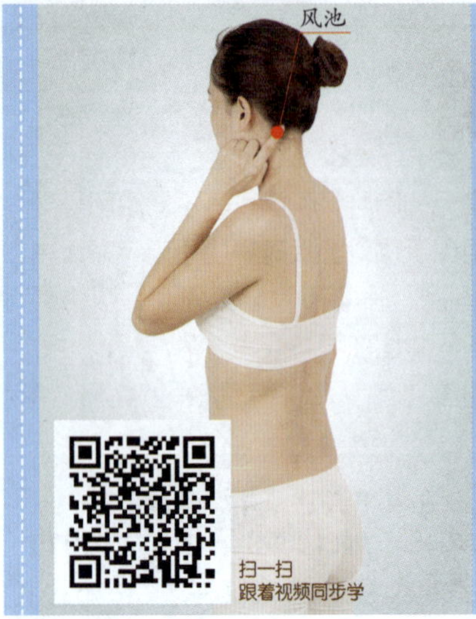

急性扁桃体炎

○扁桃体是人体呼吸道的第一道免疫器官。但它的免疫能力只能达到一定的效果，当吸入的病原微生物数量较多或病原菌毒力较强时，就会引起相应的症状，如出现红肿、疼痛、化脓，高热畏寒，伴有头痛、咽痛、发热等症状。

穴位 特效穴位包括人迎、天突、风池。再加上风府（见080页）、肩井（见035页）、曲池（见059页）、合谷（见049页）效果会更佳。

1 第一步按这里 风池

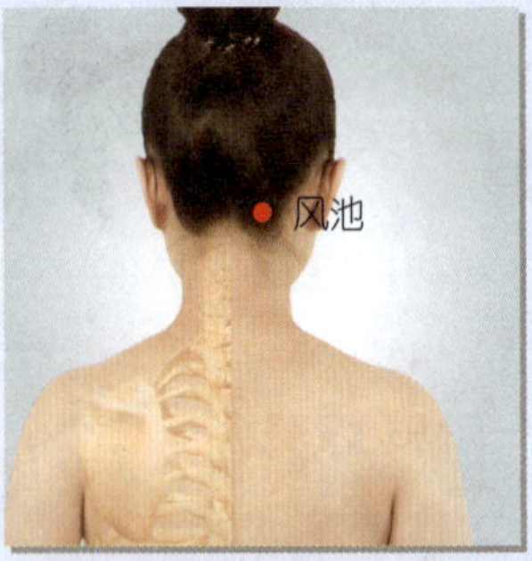

位于项部，当枕骨之下，与风府相平，胸锁乳突肌与斜方肌上端之间的凹陷处。

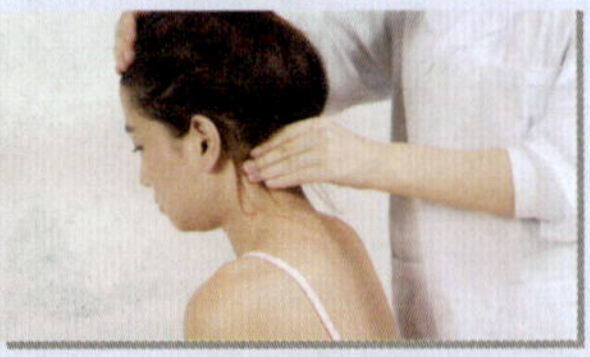

拇指和食指如钳形拿捏风池穴30次。再以食指、中指并拢按揉风池穴2分钟。

2 第二步按这里 人迎

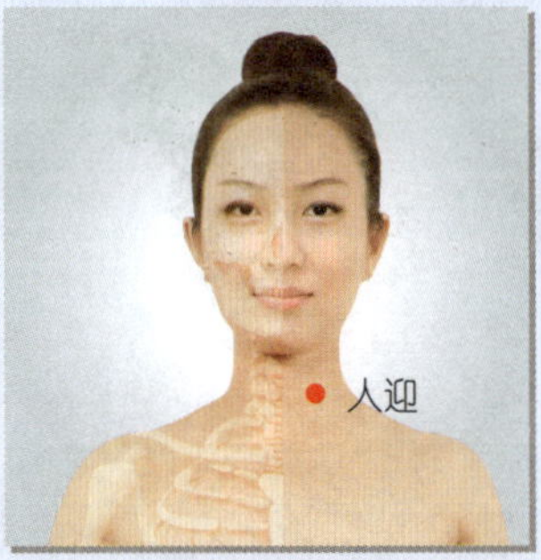

位于颈部，喉结旁，当胸锁乳突肌的前缘，颈总动脉搏动处。

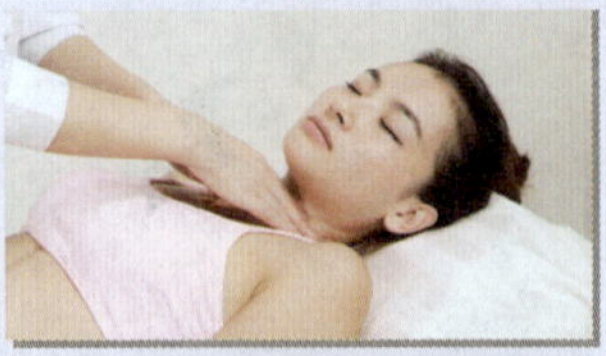

用四指指腹揉按人迎穴100～200次，力度适中，至潮红发热。

3 第三步按这里 天突

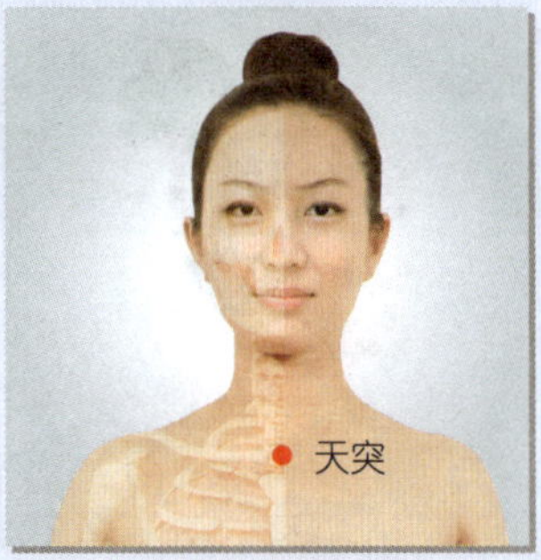

位于颈部，前正中线上，胸骨上窝中央。

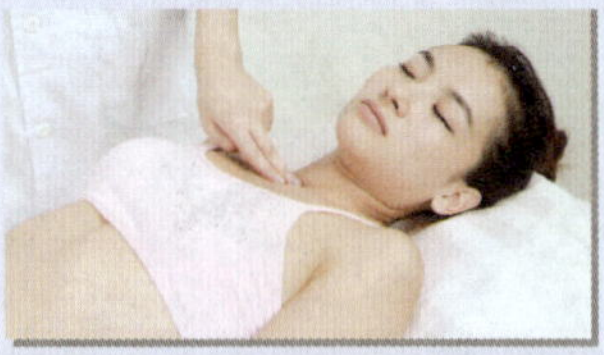

食指、中指并拢，用两指指腹持续按擦天突穴5～10分钟。

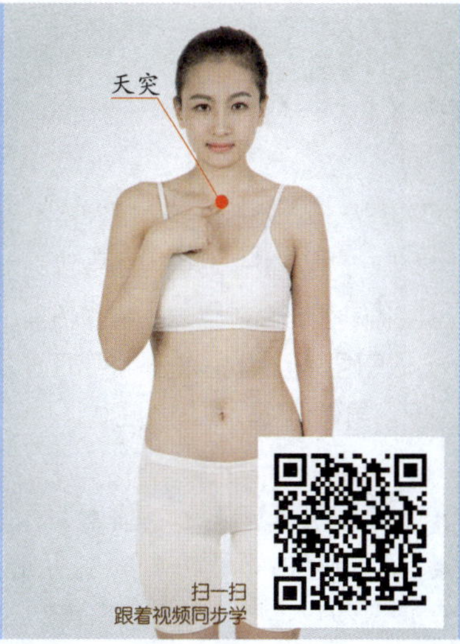

咽喉肿痛

◎咽喉肿痛以咽喉红肿疼痛、吞咽不适为特征，是口咽和喉咽部病变的主要症状。临床主要是以咽喉红肿疼痛、吞咽不适为主症，多伴有发热咳嗽等上呼吸道感染症状及食欲不振等全身症状，在中医学属于“喉痹”等范畴。

穴位 特效穴位包括天突、列缺、照海。再加上太溪（见032页）效果会更佳。

1 第一步按这里 天突

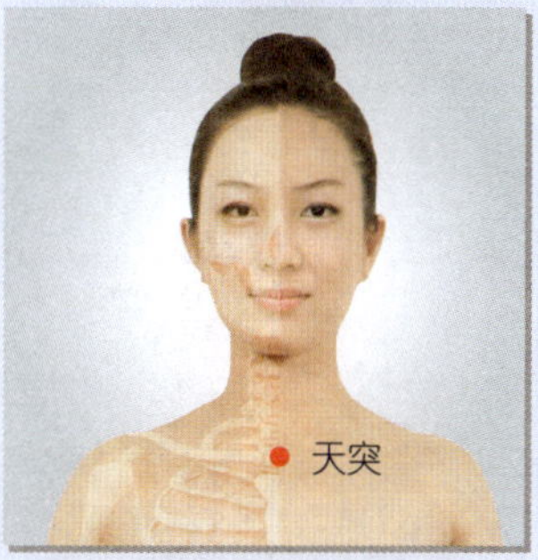

位于颈部，前正中线上，胸骨上窝中央。

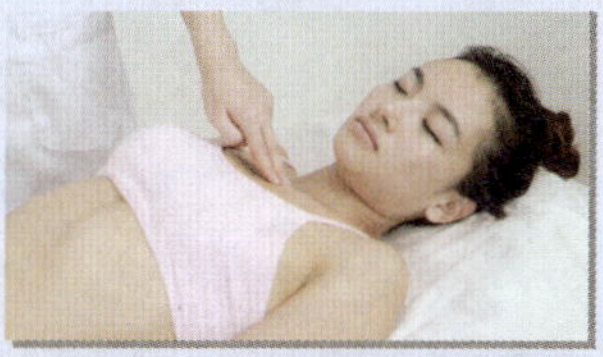

将食指、中指并拢，用两指指腹持续按擦天突穴3～5分钟。

2 第二步按这里 列缺

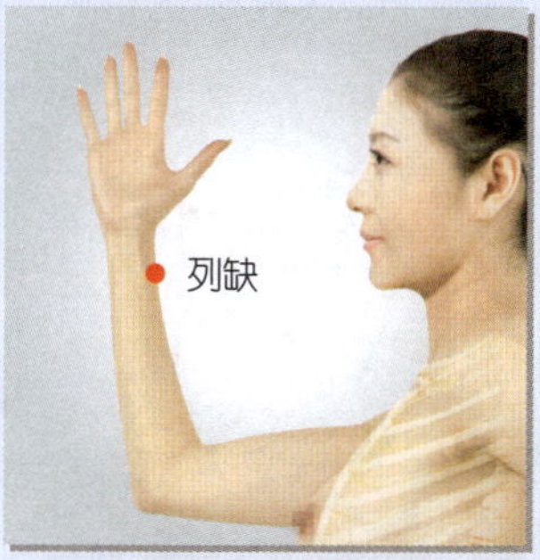

位于前臂桡侧缘，桡骨茎突上方，腕横纹上1.5寸，当肱桡肌与拇长展肌腱之间。

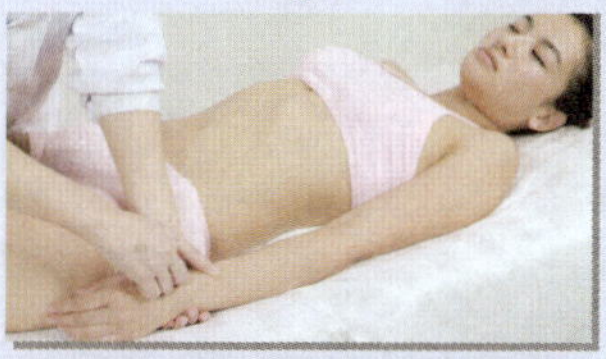

用食指的指腹按揉列缺穴，会有酸痛感，先左后右，各按揉1～3分钟。

3 第三步按这里 照海

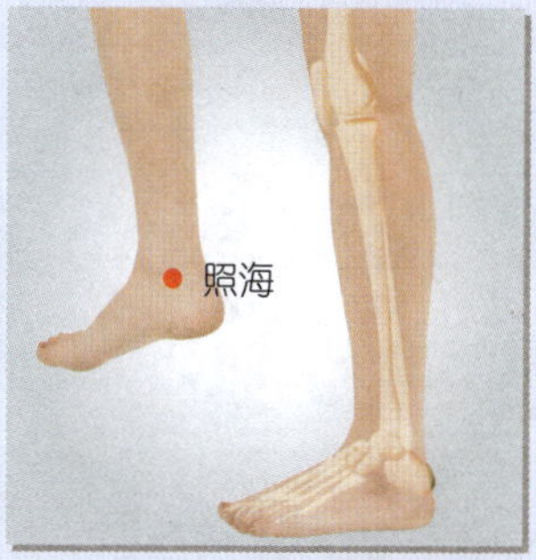

位于足内侧，内踝尖下1寸，内踝下缘边际的凹陷中。

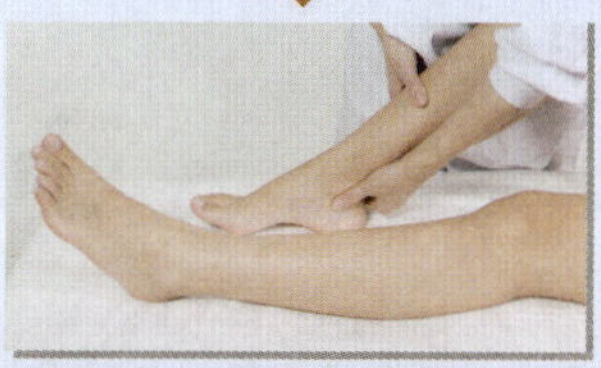

将食指、中指并拢，用两指指腹按揉照海穴，力度适中，左右各按揉2～3分钟。

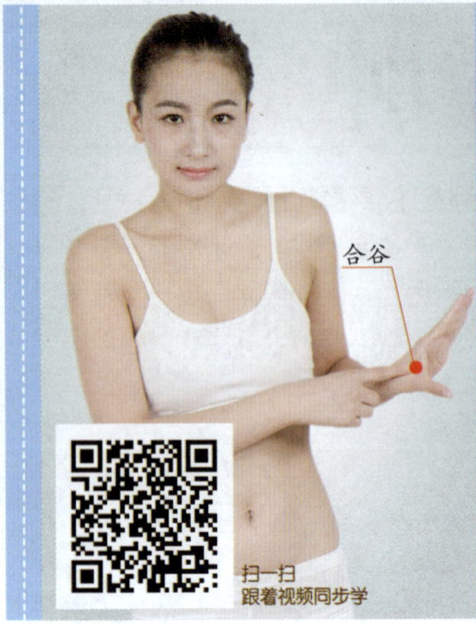

口腔溃疡

◎口腔溃疡又称“口疮”，是因不讲卫生或饮食不当造成的舌尖或口腔黏膜产生发炎、溃烂，而导致进食不畅的病症。常见症状是在口腔内唇、舌、颊黏膜、齿龈、硬腭等处出现白色或淡黄色大小不等的溃烂点，常伴有烦躁不安、身体消瘦、发热等症状。

穴位

特效穴位包括合谷、足三里、涌泉。再加上曲池（见059页）、尺泽（见060页）、内庭（见172页）效果会更佳。

1 第一步按这里 合谷

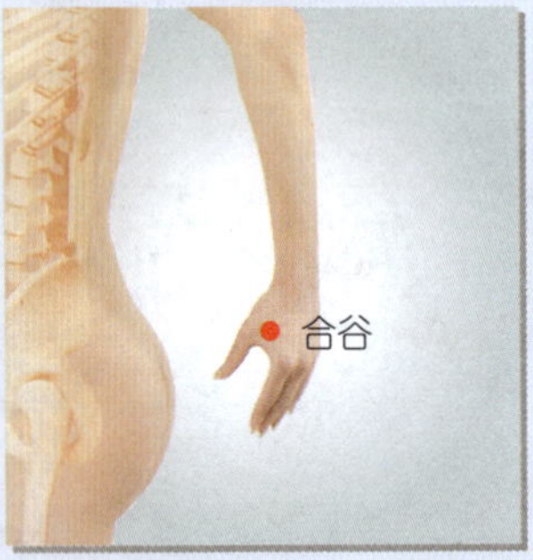

位于手背，第一、二掌骨间，当第二掌骨桡侧的中点处。

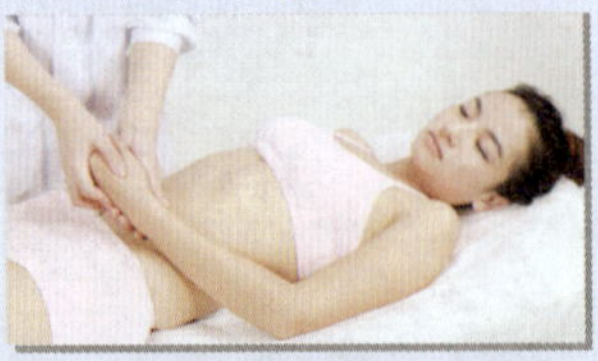

用大拇指的指腹以顺时针的方向揉按合谷穴1～3分钟。

2 第二步按这里 足三里

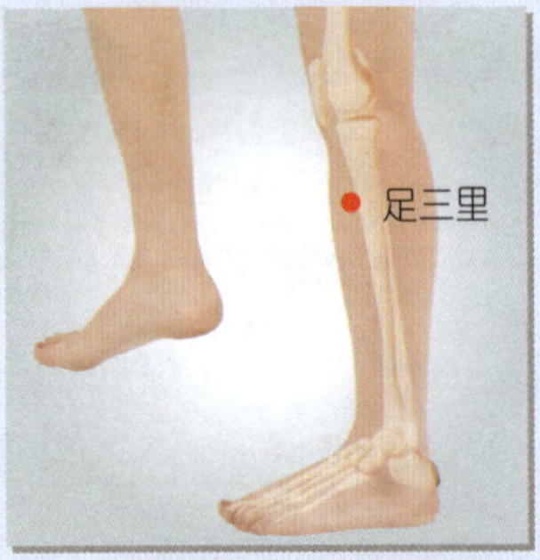

位于小腿前外侧，当犊鼻下3寸，距胫骨前缘一横指（中指）。

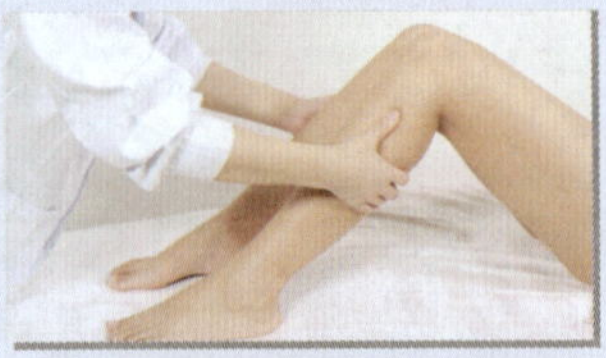

用拇指指腹以顺时针方向揉按双侧足三里穴1分钟。

3 第三步按这里 涌泉

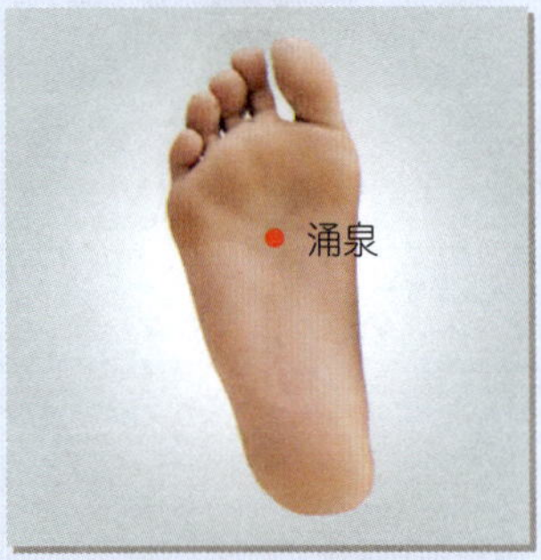

位于足底部，蜷足时足前部凹陷处，约当足底二、三趾趾缝纹头端与足跟连线的前1/3与后2/3交点上。

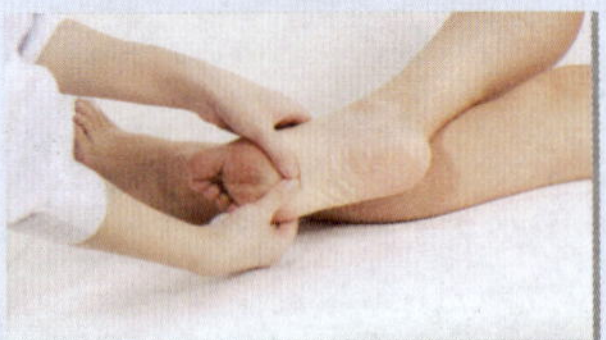

用双手握住患者脚背，两拇指按压涌泉穴3～5分钟，患者感觉酸胀即可。

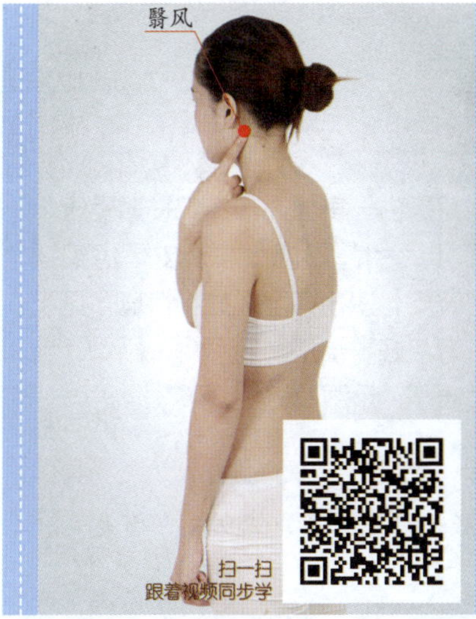

颞下颌关节紊乱综合征

◎颞下颌关节紊乱综合征是指颞下颌关节部位在运动过程中出现杂音、下颌运动障碍、咀嚼肌疼痛等症状的征候群。主要临床表现为颞下颌关节区酸胀疼痛、运动时弹响、张口运动障碍等，还可伴有颞部疼痛、头晕、耳鸣等症状。

穴位

特效穴位包括翳风、上关、颊车。
再加上下关（见178页）效果会更佳。
如发现压痛点，可用大鱼际在局部按压2分钟。

1 第一步按这里

翳风

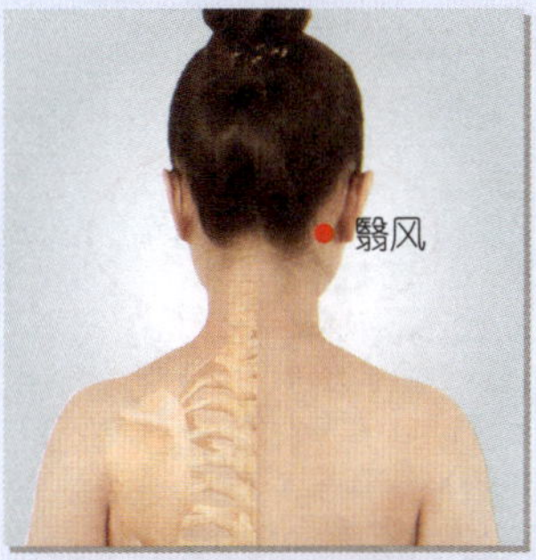

位于耳垂后方，当乳突与下颌角之间的凹陷处。

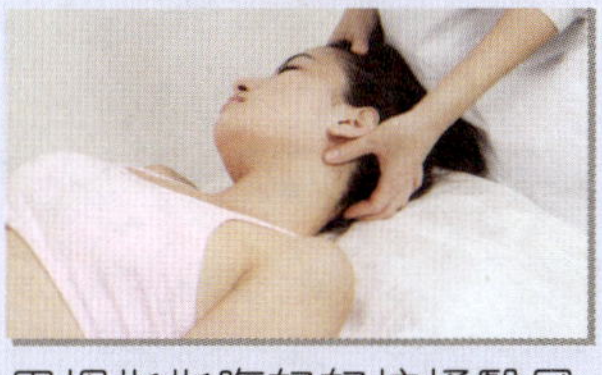

用拇指指腹轻轻按揉翳风穴，有酸、胀的感觉，左右各按揉100～200次。

2 第二步按这里

上关

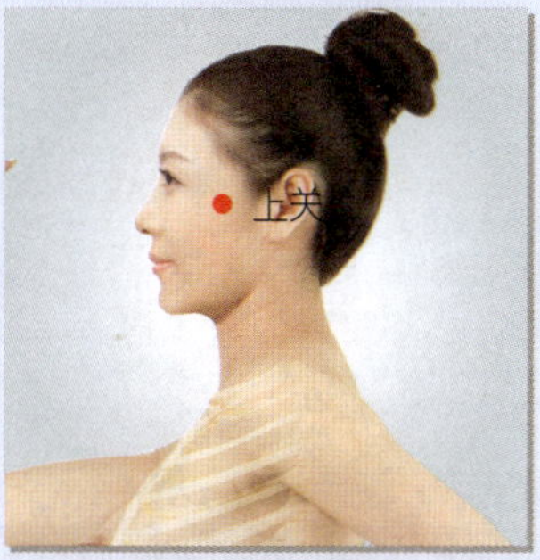

位于耳前，下关直上，当颧弓的上缘凹陷处。

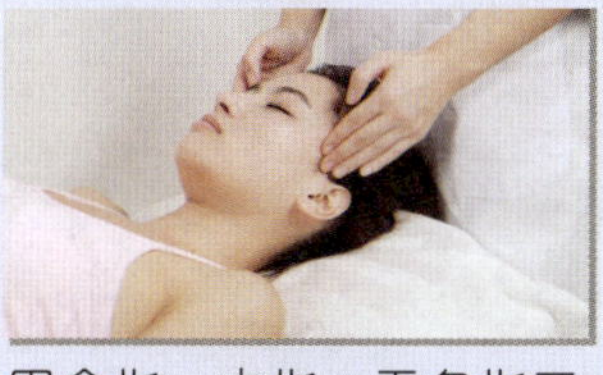

用食指、中指、无名指三指并拢，指尖放于上关穴上，中指微用力揉按3～5分钟。

3 第三步按这里

颊车

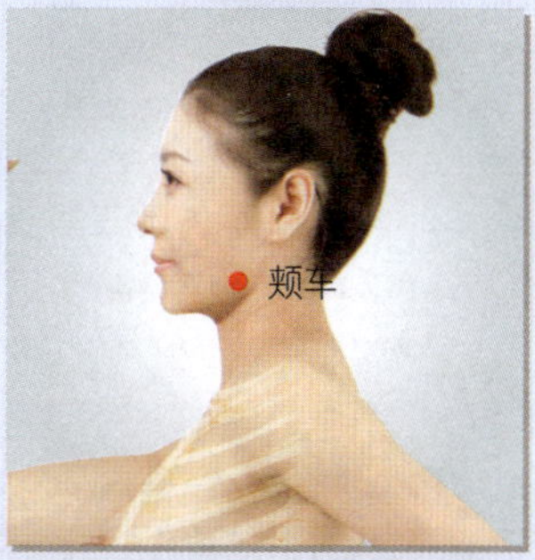

位于面颊部，下颌角前上方约一横指（中指），当咀嚼时咬肌隆起，按之凹陷处。

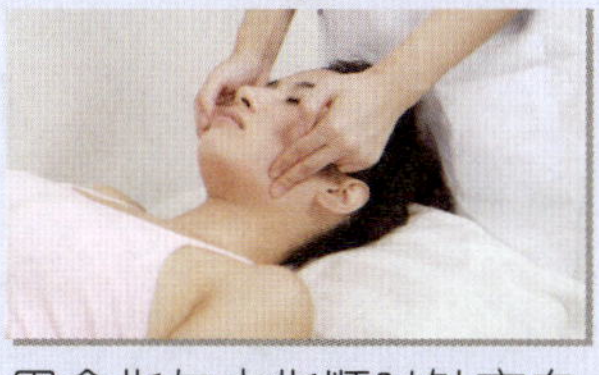

用食指与中指顺时针方向按揉颊车穴约2分钟，以有酸胀的感觉为度。

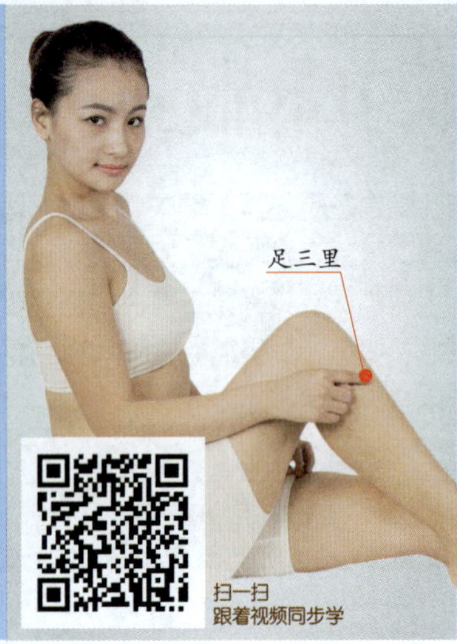

褥疮

○褥疮又名压疮，是由于身体局部组织长期受压，导致血液循环不足，引起局部皮肤及皮下组织缺血、缺氧而发生破皮、溃疡甚至坏疽。褥疮多见于截瘫、昏迷的患者。好发部位为肩胛骨、骶骨、坐骨结节、股骨大转子、足跟部等处。

穴位 特效穴位包括足三里、三阴交、阿是穴。再加上丰隆（见170页）效果会更佳。

1 第一步按这里 足三里

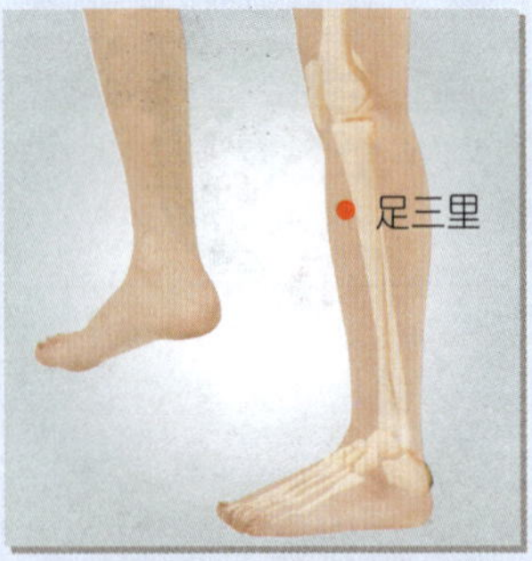

位于小腿前外侧，当犊鼻下3寸，距胫骨前缘一横指（中指）。

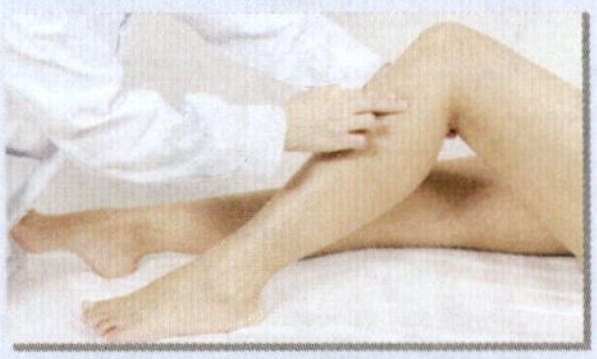

食指、中指合并按在足三里穴上，以顺时针的方向揉按各3～5次。

2 第二步按这里 三阴交

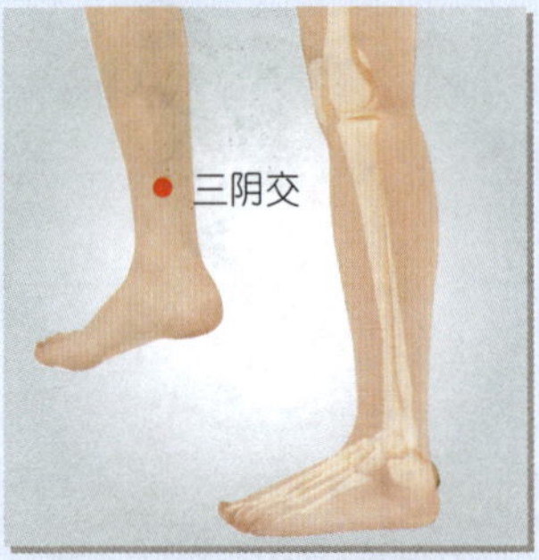

位于小腿内侧，当足内踝尖上3寸，胫骨内侧缘后方。

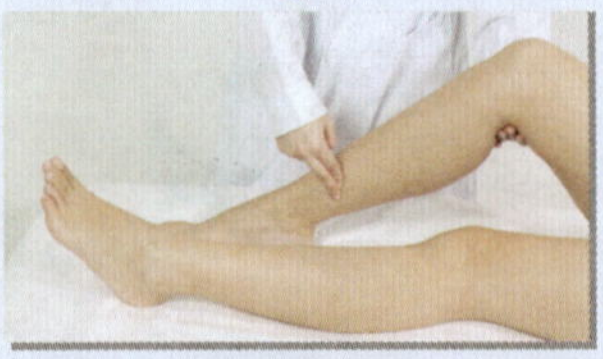

食指、中指合并按在三阴交穴上，以顺时针方向揉按2～3分钟。

3 第三步按这里 阿是穴

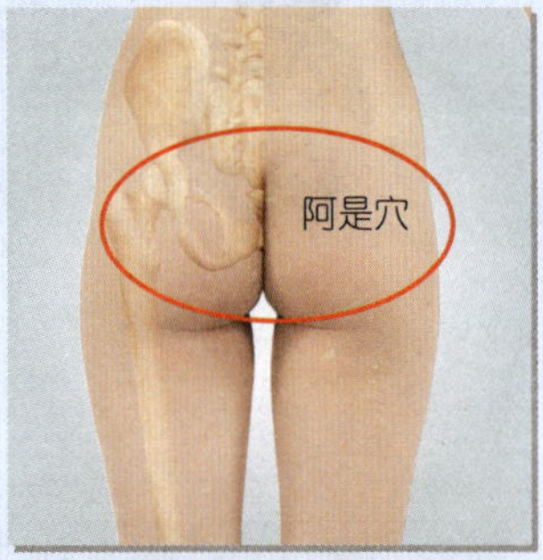

无固定名称与位置，以病痛局部或与病痛有关的压痛或缓解点为腧穴。

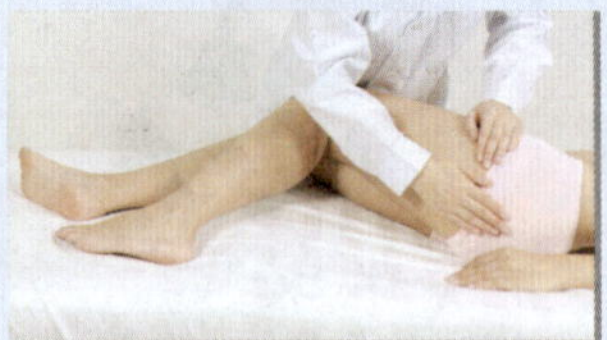

用手掌摩擦患者病灶处周围的皮肤，每隔2～3小时就给病人翻身按摩。

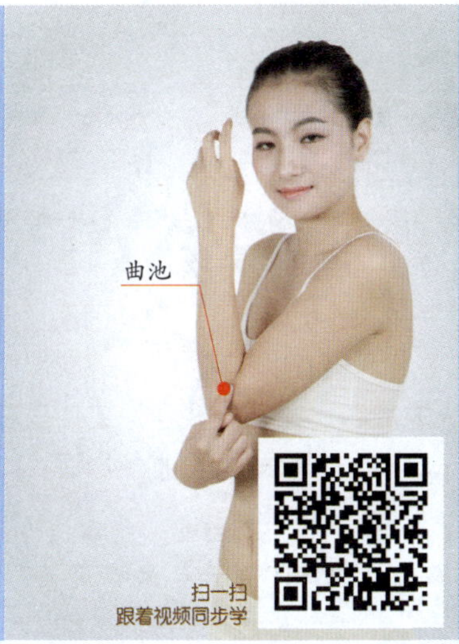

痤疮

◎痤疮是美容皮肤科最常见的病症，又叫“青春痘”、“粉刺”、“毛囊炎”，多发于面部。痤疮的发生原因较复杂，与多种因素有关，如饮食结构不合理、精神紧张、内脏功能紊乱、生活环境不佳、某些微量元素缺乏、遗传因素、大便秘结等。

穴位 特效穴位包括曲池、血海。
再加上下关（见178页）效果会更佳。

1 第一步按这里 曲池

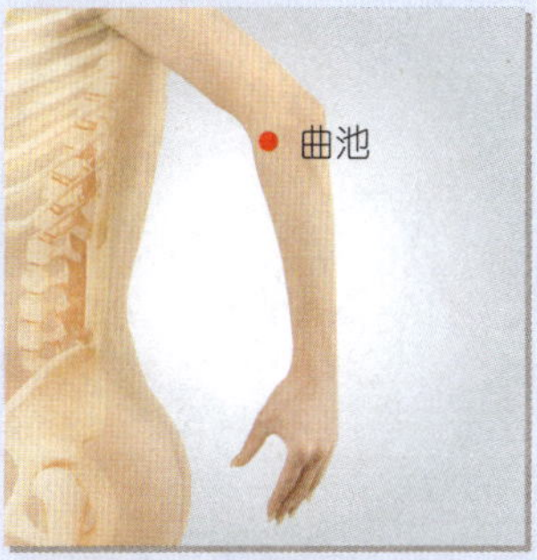

屈肘，位于横纹头外端凹陷处，尺泽穴与肱骨外上髁连线之中点。

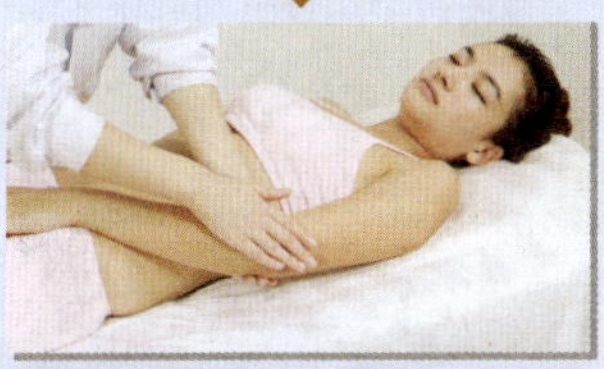

用手掌以顺时针的方向轻摩曲池穴30次，再以逆时针的方向轻摩30次。

2 第二步按这里 曲池

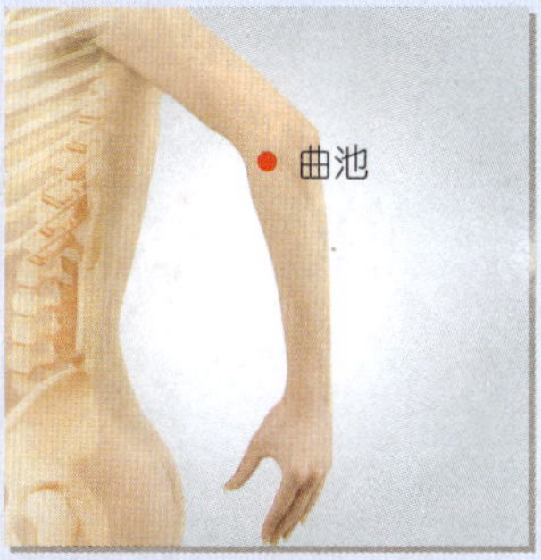

屈肘，位于横纹头外端凹陷处，尺泽穴与肱骨外上髁连线之中点。

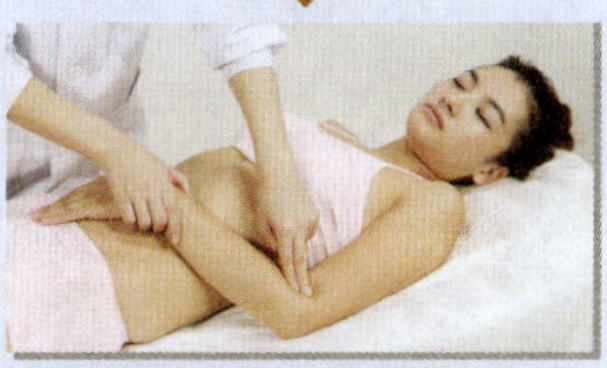

食指、中指指腹按压曲池穴，以每秒钟1～2次的频率有节奏地按压2～3分钟。

3 第三步按这里 血海

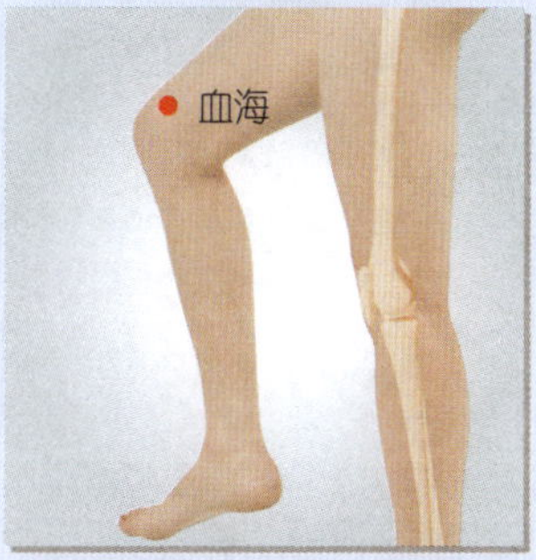

屈膝，位于大腿内侧，髌底内侧端上2寸，当股四头肌内侧头的隆起处。

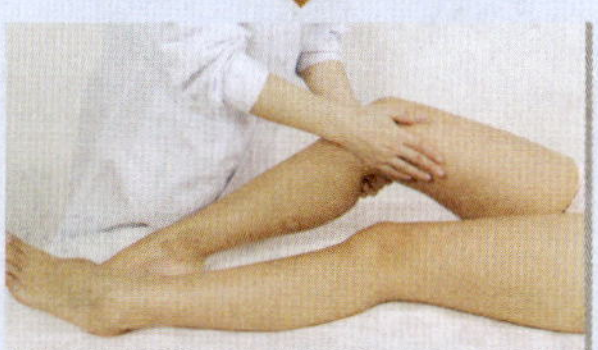

用手掌以顺时针的方向轻摩血海穴30次，再以逆时针的方向轻摩血海穴30次。

皮肤科疾病

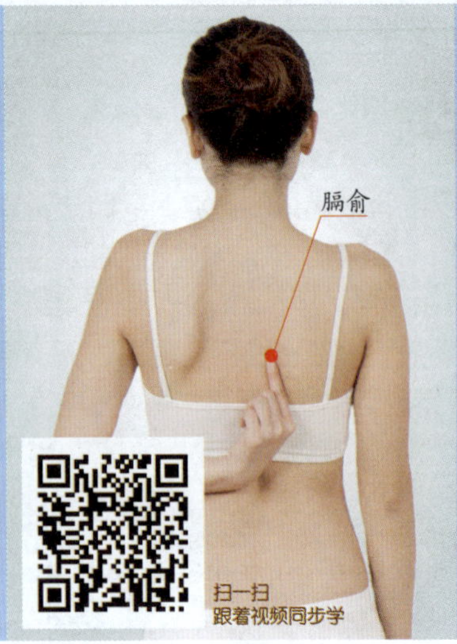

荨麻疹

◎荨麻疹俗称风疹块，中医称“瘾疹”，是一种常见的变态反应性疾病。本病多属突然发病，常因饮食、药物、肠道寄生虫、化学因素、精神因素及全身性疾患等引起发病。轻者以瘙痒为主，疹块散发出现。重者疹块大片融合，遍及全身，或伴有恶心、呕吐、发热、腹痛、腹泻，或其他全身症状。

穴位 特效穴位包括曲池、足三里、膈俞。再加上血海（见048页）效果会更佳。

1 第一步按这里

曲池

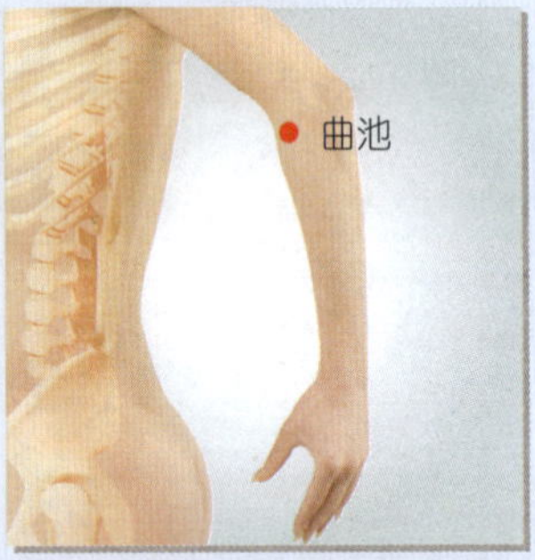

位于肘横纹外侧端，屈肘，当尺泽穴与肱骨外上髁连线中点。

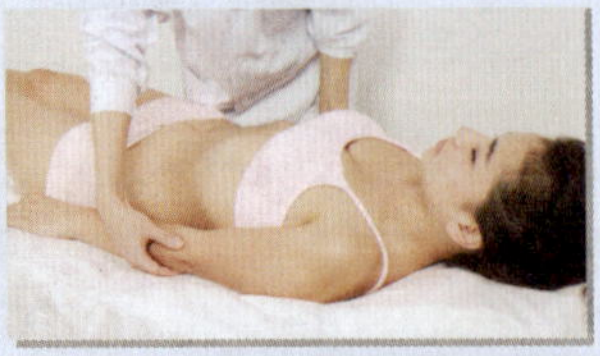

用双手拇指按住曲池穴，以顺时针的方向揉按1分钟，1分钟为1次，做5～10次。

2 第二步按这里

足三里

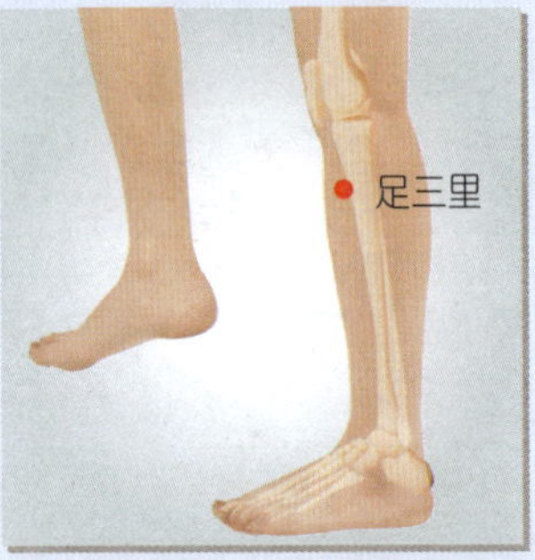

位于小腿前外侧，当犊鼻下3寸，距胫骨前缘一横指（中指）。

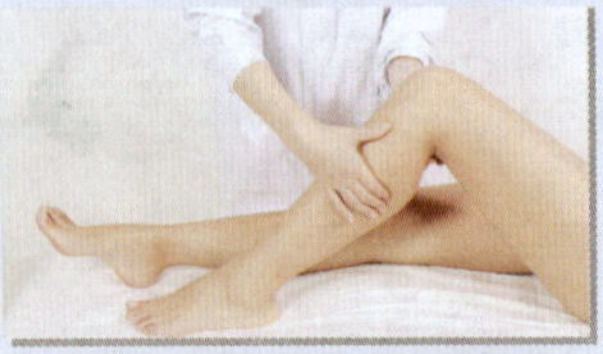

用拇指按住足三里穴，先以顺时针的方向揉按50～100次，再以逆时针的方向揉按50～100次。

3 第三步按这里

膈俞

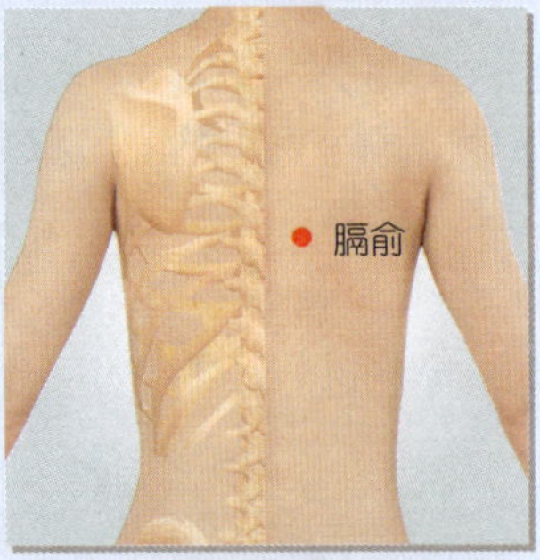

位于背部，当第七胸椎棘突下，旁开1.5寸。

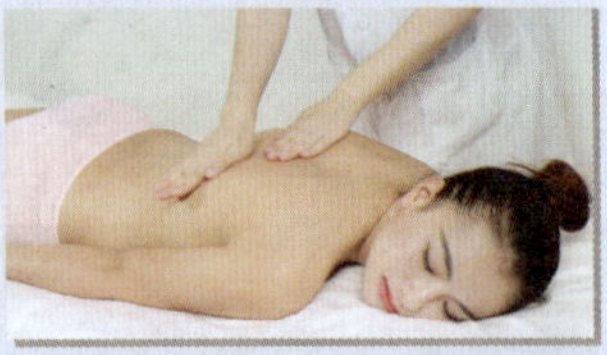

单掌来回横擦膈俞穴处的肌肉，一个来回为一次，以每秒100次的频率有节律地横擦，共做2分钟。

黄褐斑

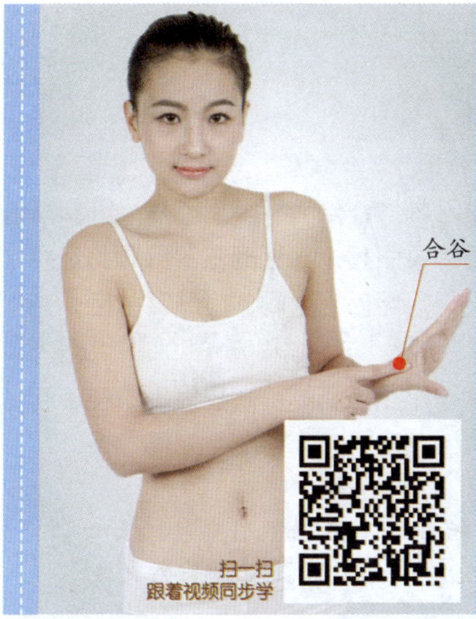

◎黄褐斑，又称“蝴蝶斑”、“肝斑”，是有黄褐色色素沉着的皮肤病。内分泌异常是本病发生的原因，与妊娠、月经不调、痛经、失眠、慢性肝病及日晒等有一定的关系。临床主要表现为颜面中部有对称性蝴蝶状的黄褐色斑片，边缘清楚。

穴位

特效穴位包括合谷、血海、三阴交。再加上足三里（见069页）、太冲（见030页）效果会更佳。

1 第一步按这里 合谷

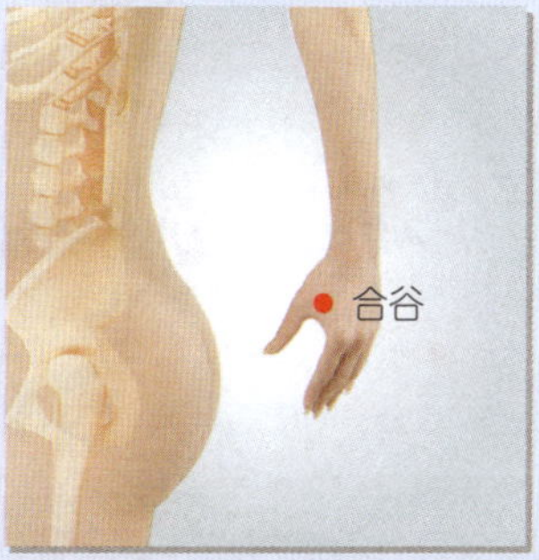

位于手背，第一、二掌骨间，当第二掌骨桡侧的中点处。

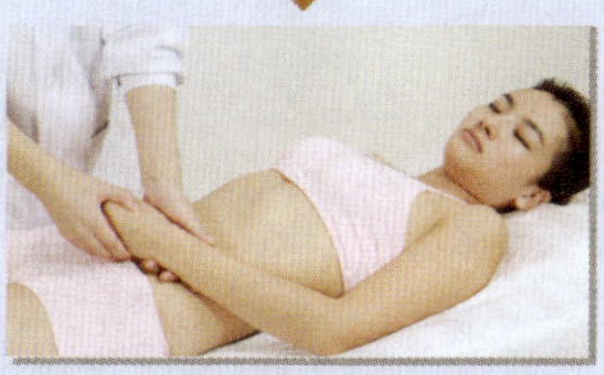

搓热双手手心后，迅速覆盖在合谷穴上，以顺时针的方向轻摩30次，再以拇指掐按合谷穴2分钟。

2 第二步按这里 血海

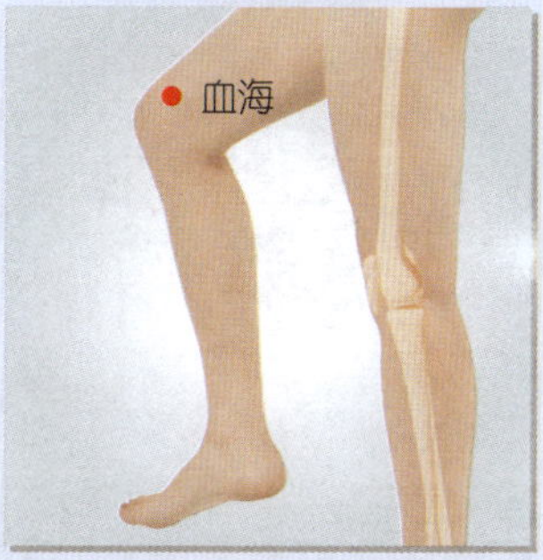

屈膝，位于大腿内侧，髌底内侧端上2寸，当股四头肌内侧头的隆起处。

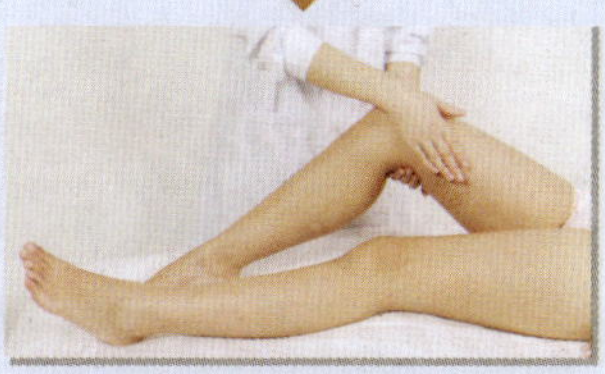

搓热双手手心后，迅速覆盖在血海穴上，以顺时针的方向轻摩30次，以透热为度。

3 第三步按这里 三阴交

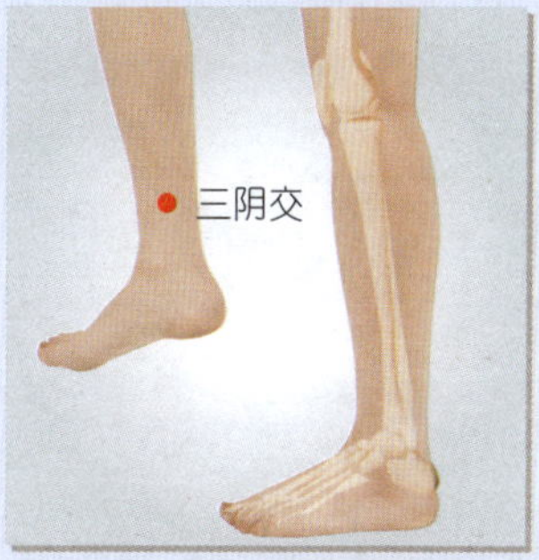

位于小腿内侧，当足内踝尖上3寸，胫骨内侧缘后方。

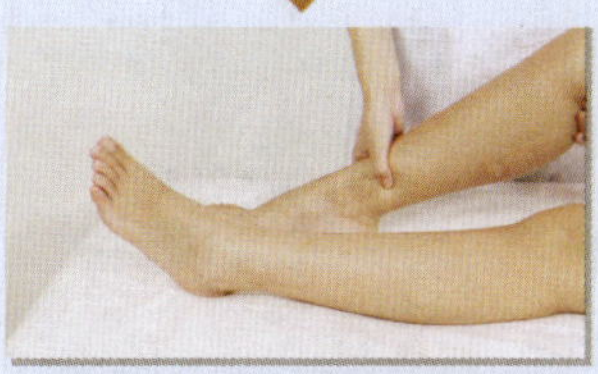

用拇指指腹按压三阴交穴，以每秒1～2下的频率有节奏地按压1分钟。

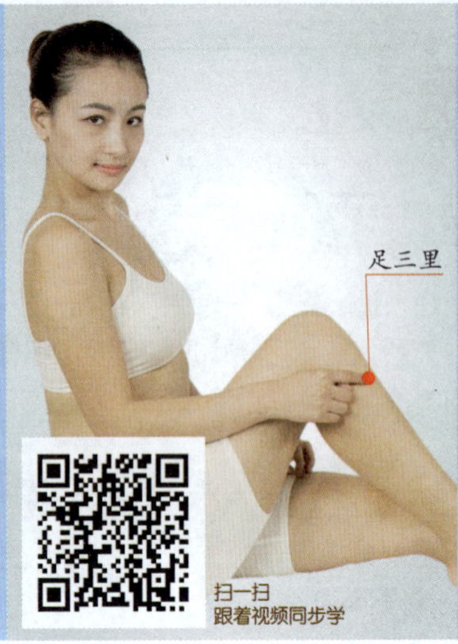

脚气

◎脚气俗称“香港脚”，是一种常见的感染性皮肤病，主要由真菌感染引起，常见的主要致病菌是红色毛癣菌。好发于足跖部和趾间，皮肤癣菌感染也可延及到足跟及足背。成人中70%～80%的人有脚气，其主要症状是足跖部和脚趾间瘙痒、脱皮、起疱、真菌传播等，甚至引起手癣。

穴位 特效穴位包括足三里、阴陵泉、太白。再加上公孙（见067页）效果会更佳。

1 第一步按这里 足三里

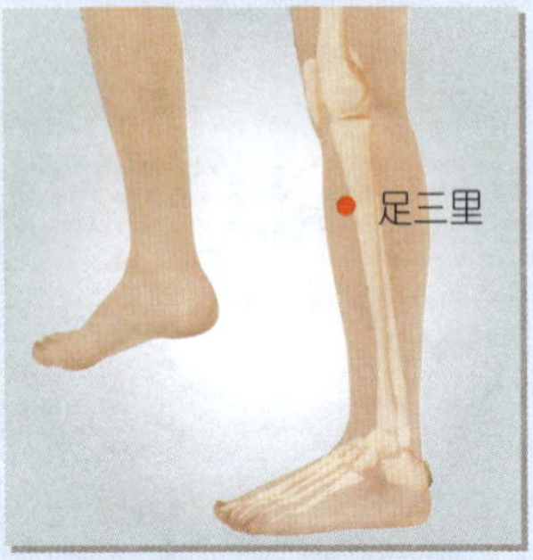

位于小腿前外侧，当犊鼻下3寸，距胫骨前缘一横指（中指）。

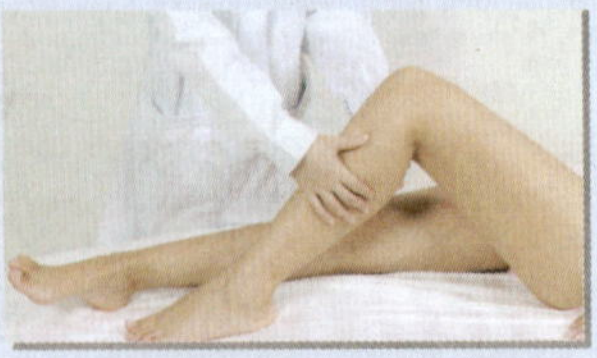

用拇指按住足三里穴，先以顺时针的方向揉按50～100次，再以逆时针的方向揉按50～100次。

2 第二步按这里 阴陵泉

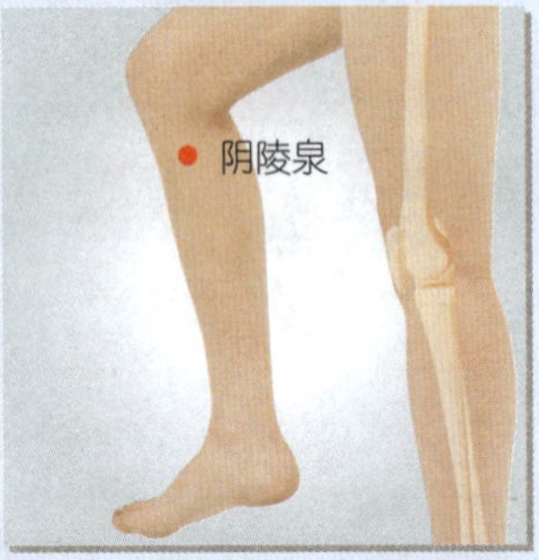

位于小腿内侧，当胫骨内侧髁后下方凹陷处。

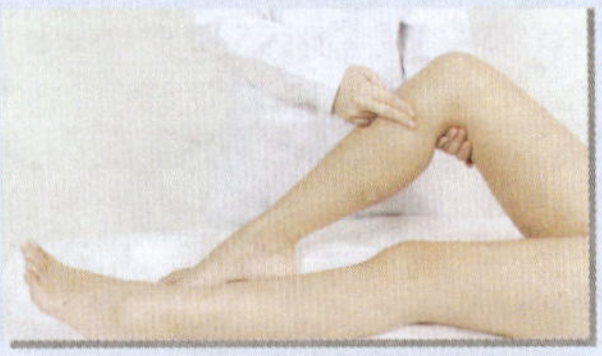

食指、中指紧并，用手指指腹端按揉腿部的阴陵泉穴50次。

3 第三步按这里 太白

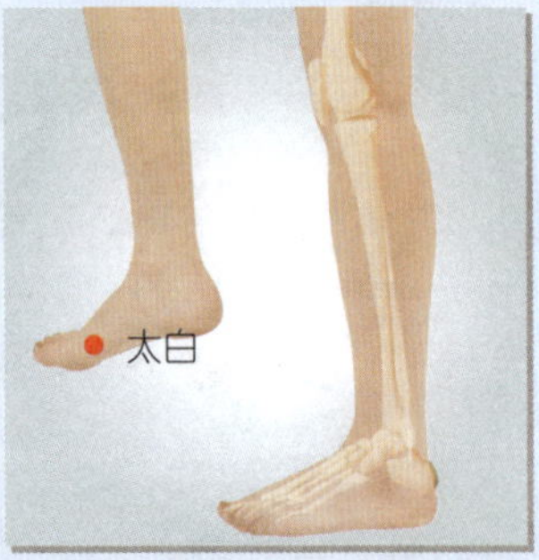

位于足内侧缘，当足大趾第一跖骨关节后下方赤白肉际凹陷处。

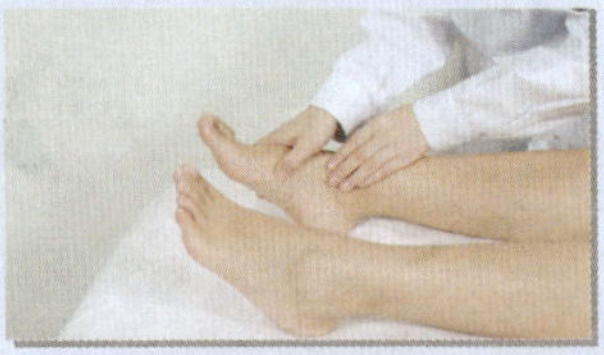

拇指指腹放于太白穴上用力压揉，以局部有酸胀感为宜，揉按3～5分钟。

皮肤科疾病

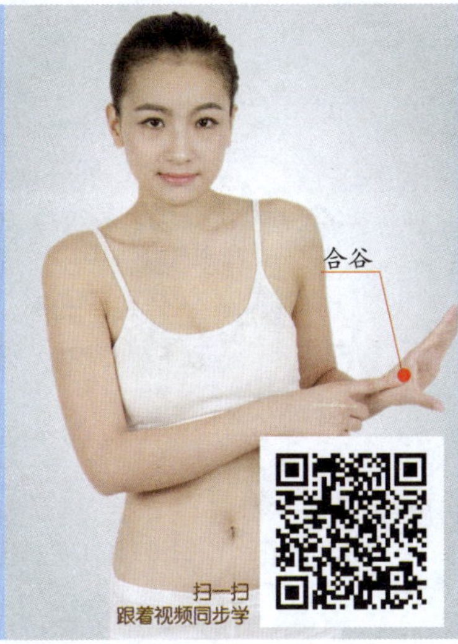

带状疱疹

◎带状疱疹是由水痘-带状疱疹病毒所引起，以沿单侧周围神经分布的簇集性小水疱为特征，常伴有明显的神经痛。发病前阶段，常有低热、乏力症状，将发疹部位有疼痛、烧灼感，持续1～3天，三叉神经带状疱疹可出现牙痛。本病春秋季的发病率较高，发病率随年龄增大而呈显著上升。

穴位 特效穴位包括合谷、翳风、风池。再加上风府（见080页）效果会更佳。

1 第一步按这里 合谷

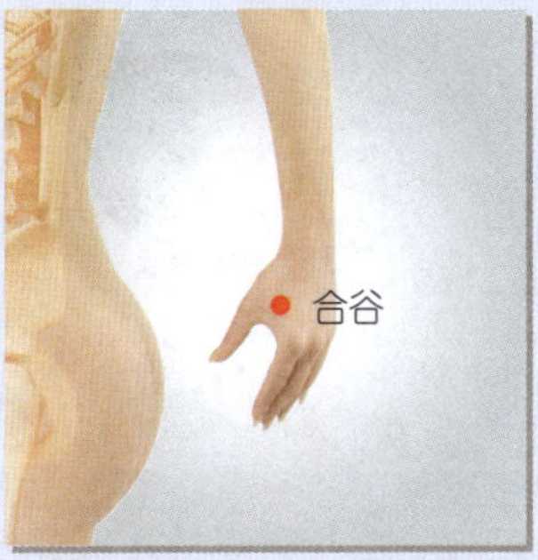

位于手背，第一、二掌骨间，当第二掌骨桡侧的中点处。

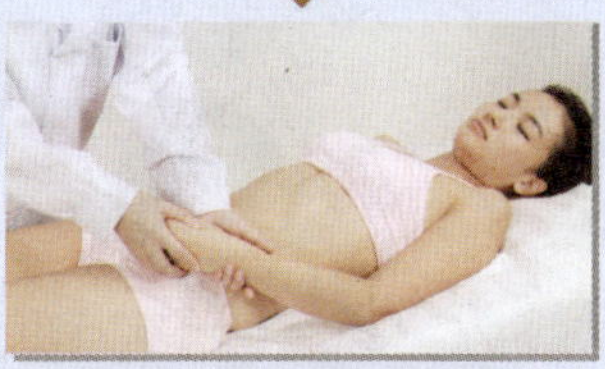

用拇指指腹按住合谷穴，以顺时针的方向按揉合谷穴100次，每天按摩三次。

2 第二步按这里 翳风

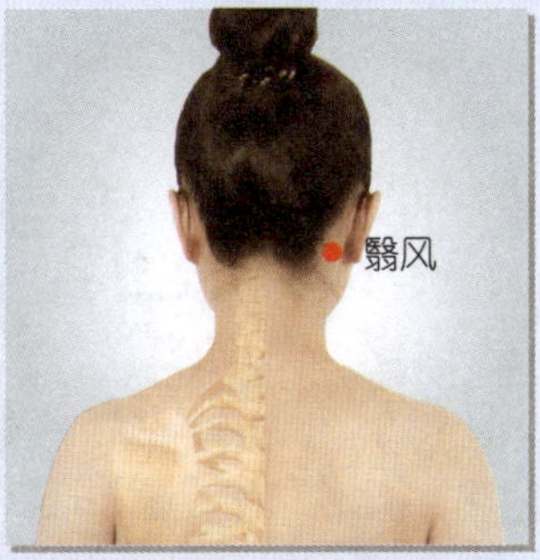

位于耳垂后，当乳突与下颌骨之间凹陷处。

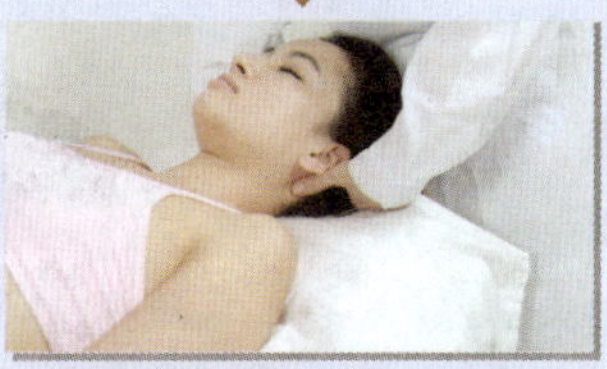

用拇指指腹按揉翳风穴2分钟，以穴位处皮肤有酸胀的感觉为度。

3 第三步按这里 风池

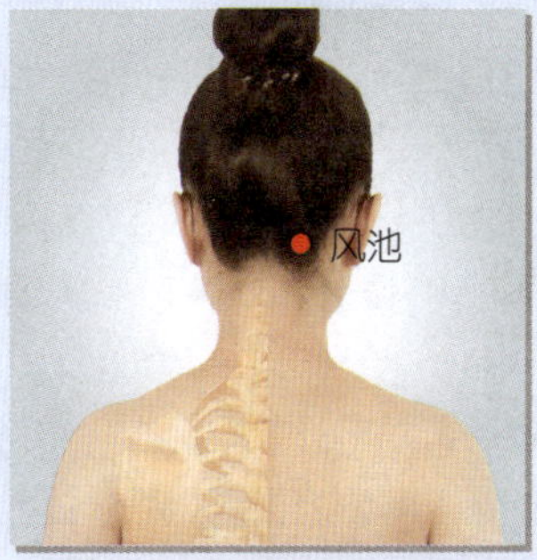

位于项部，当枕骨之下，与风府相平，胸锁乳突肌与斜方肌上端之间的凹陷处。

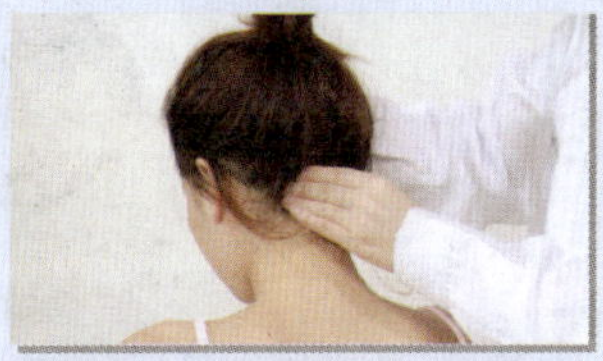

用拇指和中指指腹揉按风池穴，在按摩时，力量可以大些，以局部胀痛为宜。

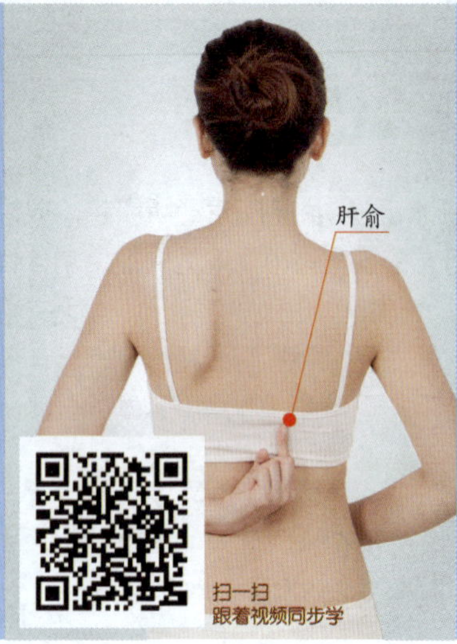

斑秃

◎斑秃也称圆形脱发症，是一种常见的局限性脱发，常常是成片的毛发、长毛或毳毛突然一夜之间或渐渐地脱落。脱发区大小不等，一般多呈圆形、椭圆形或不规则形，数目不定。患处皮肤光亮，无炎症现象，但可见毛孔边界清楚。

穴位 特效穴位包括肾俞、肝俞、百会。再加上血海（见048页）、三阴交（见048页）、风池（见113页）效果会更佳。

1 第一步按这里 肾俞

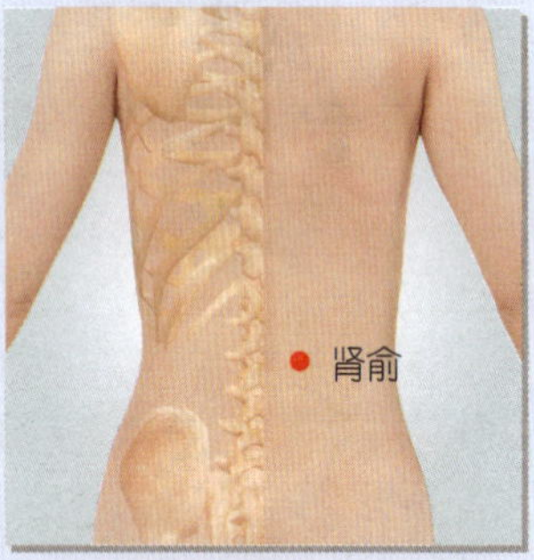

位于腰部，当第二腰椎棘突下，旁开1.5寸。

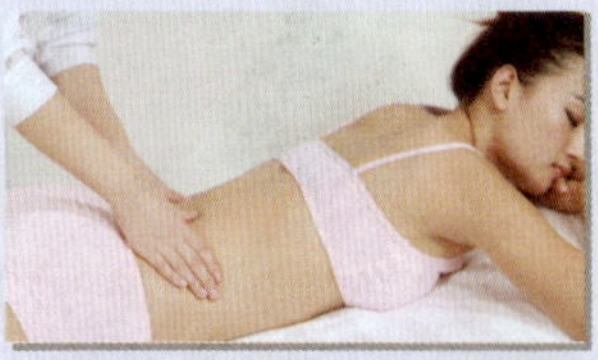

用双手拇指指腹按压脊柱两侧的肾俞穴，作顺时针揉动100次。

2 第二步按这里 肝俞

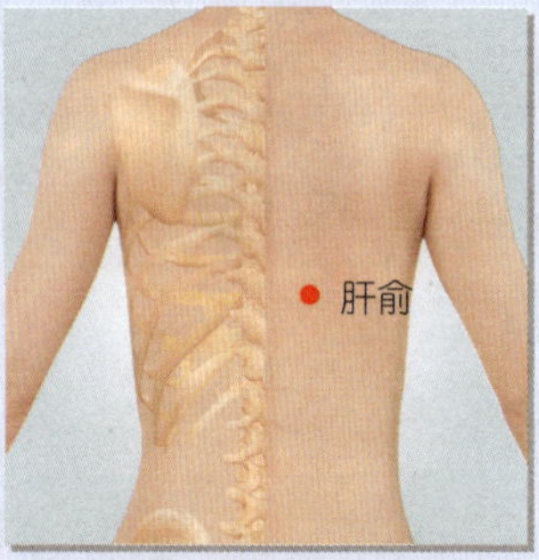

位于背部，当第九胸椎棘突下，旁开1.5寸。

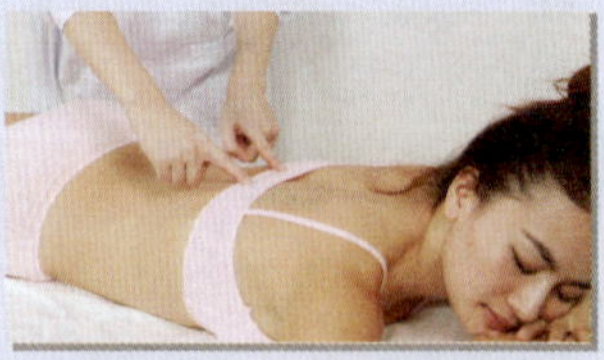

用双手食指指腹按压脊柱两侧的肝俞穴，作顺时针揉动100次。

3 第三步按这里 百会

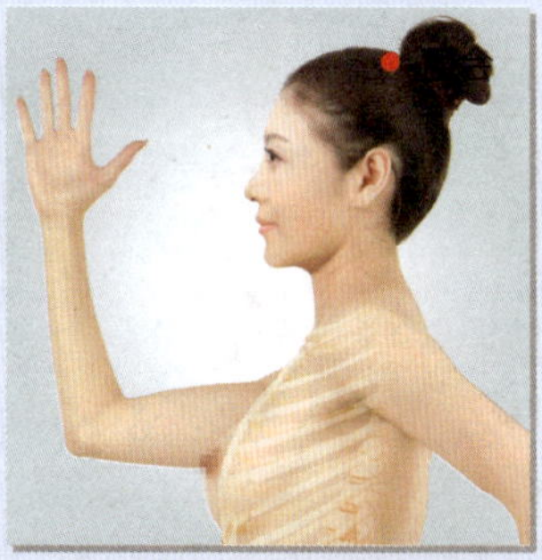

位于头部，当前发际正中直上5寸，或两耳尖连线的中点处。

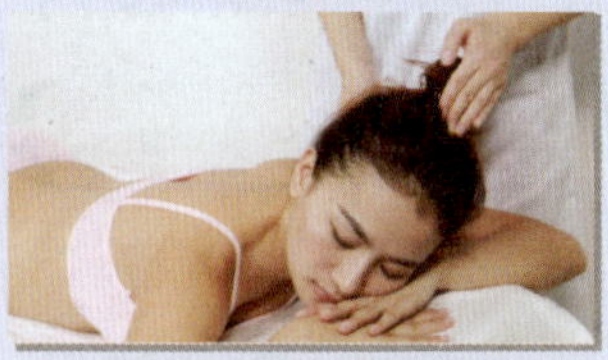

用中指指腹按揉头顶正中百会穴，感到酸胀时作顺时针揉动20次，由轻到重再至轻。

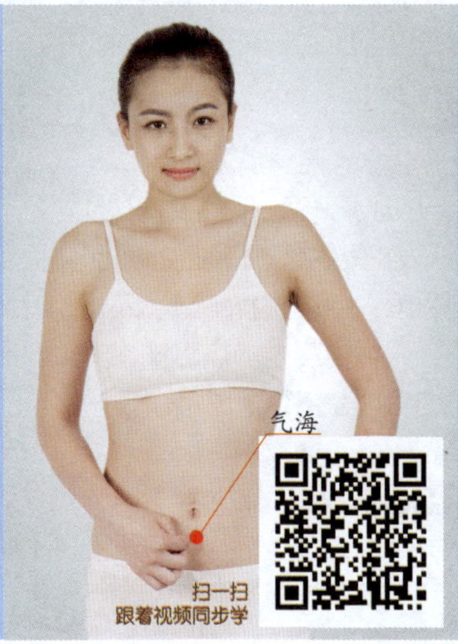

神经性皮炎

◎神经性皮炎是一种慢性皮肤神经官能症，也称为慢性单纯性苔藓。其致病原因目前尚不十分清楚，一般认为与神经功能紊乱或过敏等有关。本病好发于身体摩擦部位，临床上以病变局部奇痒，搔抓后呈丘疹状，日久皮肤形成苔藓化，皮纹变深，皮肤局部肥厚、干燥为特征。

穴位 特效穴位包括气海、关元、腹股沟。再加上印堂（见061页）效果会更佳。

1 第一步按这里 气海

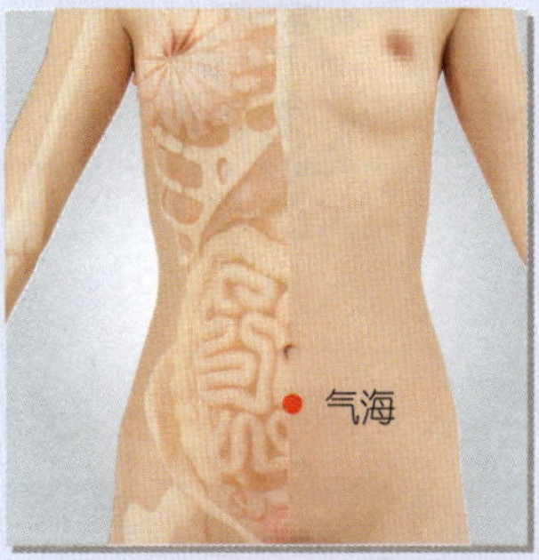

位于下腹部，前正中线上，当脐中下1.5寸。

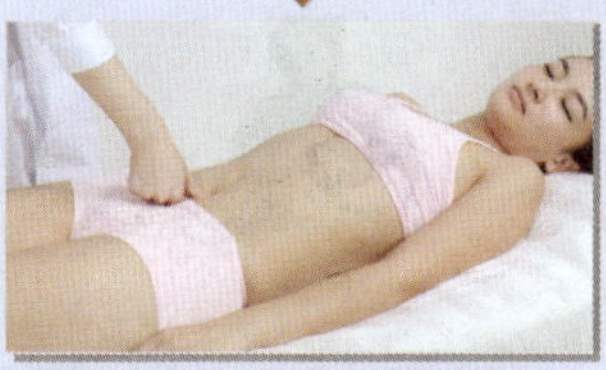

用拇指点按在气海穴上，先以顺时针的方向揉按1分钟，再以逆时针的方向揉按1分钟。

2 第二步按这里 关元

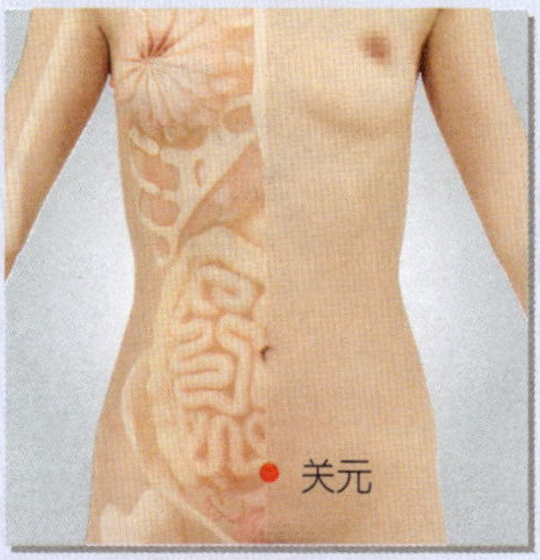

位于下腹部，前正中线上，当脐中下3寸。

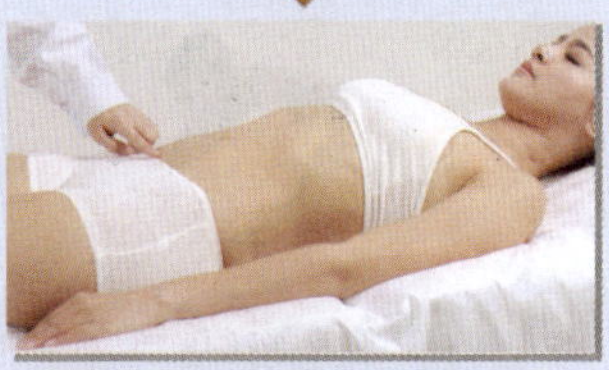

用食指点按在关元穴上，先以顺时针的方向揉按1分钟，再以逆时针的方向揉按1分钟。

3 第三步按这里 腹股沟

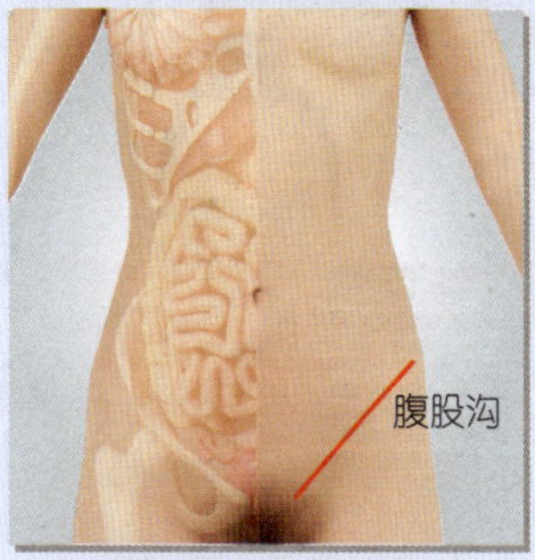

按摩部位：腹股沟。

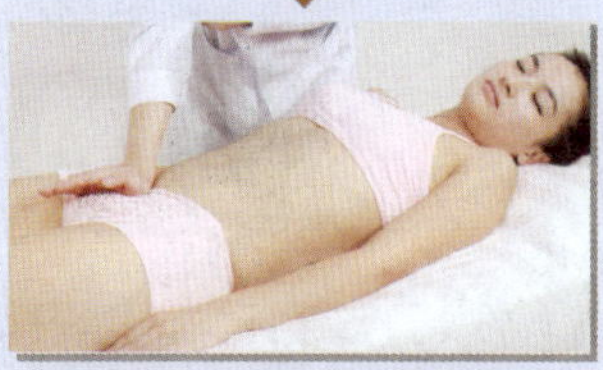

用手掌根部在两侧腹股沟处各按揉30次，再用手掌沿腹股沟方向，自上而下，推按1～3分钟。

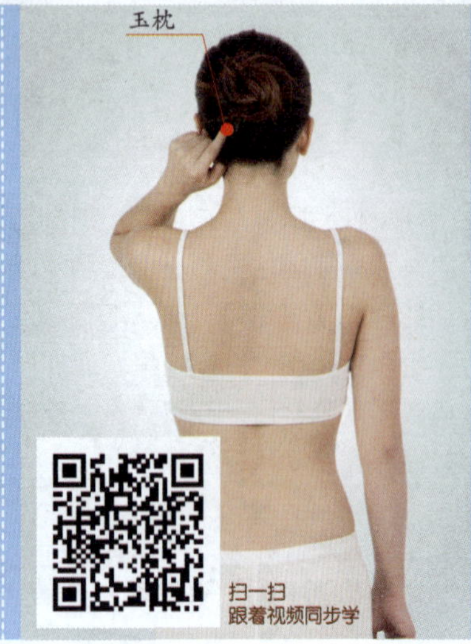

脱发

○脱发是头发脱落的现象，有生理性和病理性之分。生理性脱发是指头发正常脱落。病理性脱发是指头发异常或是过度的脱落。生活压力大、睡眠不足、饮食不当、环境污染、人体血液内的热毒排不出来、伤寒、流脑、重症流感等病症都可引起脱发。

穴位

特效穴位包括上星、率谷、玉枕。再加上百会（见029页）、风池（见113页）、三阴交（见048页）效果会更佳。

1 第一步按这里 上星

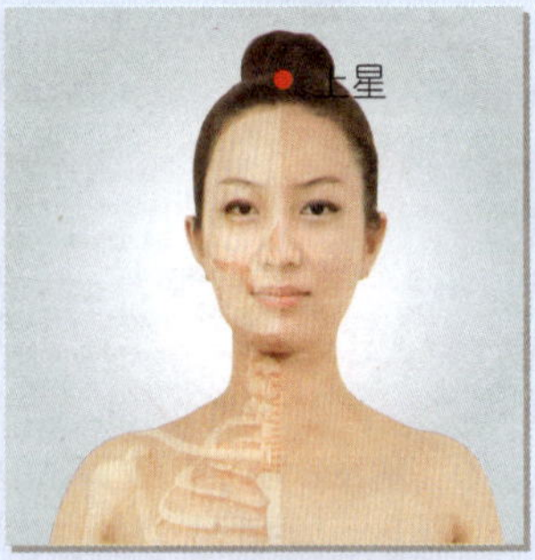

位于头部，当前发际正中直上1寸。

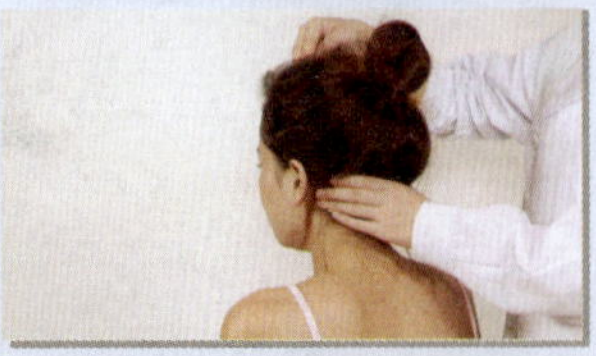

食指、中指并拢，将指腹放于上星穴上揉按3～5分钟，以局部有酸胀感为宜。

2 第二步按这里 率谷

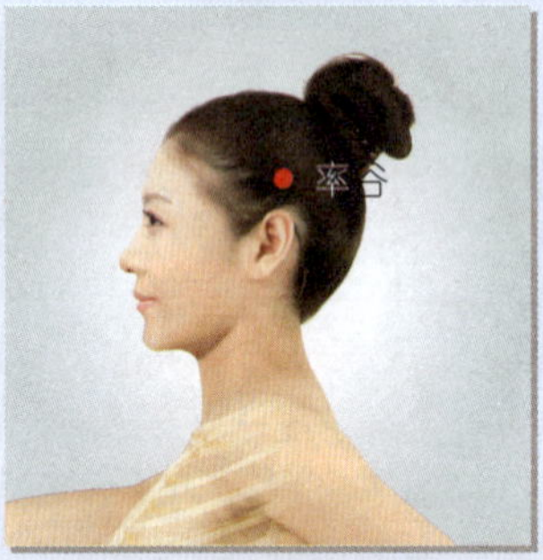

位于头部，当耳尖直上入发际1.5寸，角孙直上方。

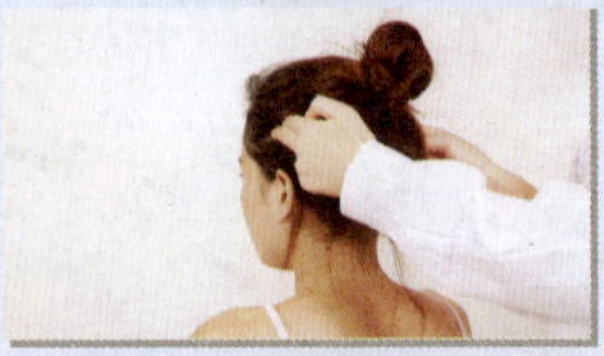

食指和中指并拢按揉率谷穴2～3分钟，以有酸胀感为度。

3 第三步按这里 玉枕

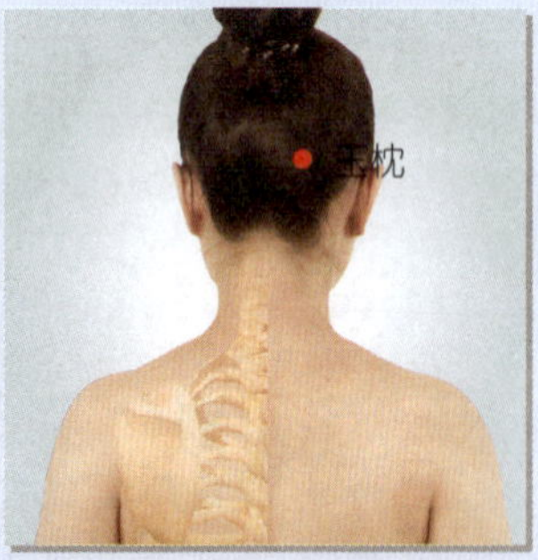

位于后头部，当后发际正中直上2.5寸，旁开1.3寸，平枕外隆凸上缘的凹陷处。

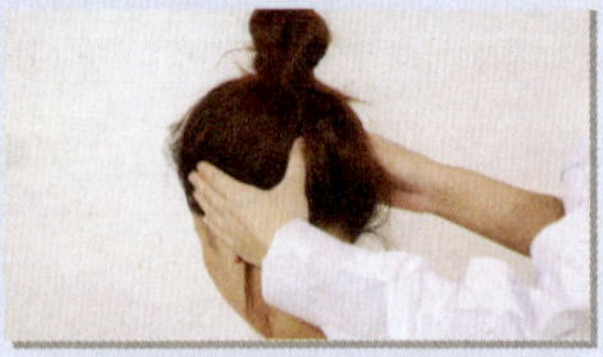

用四指做支撑，大拇指揉按玉枕穴2～3分钟。